胸腔镜解剖性肺亚段切除手术图谱

Atlas of Thoracoscopic Anatomical Pulmonary Subsegmentectomy

陈 亮 朱 全 吴卫兵 等著

东南大学出版社

东南大学电子音像出版社

图书在版编目(CIP)数据

胸腔镜解剖性肺亚段切除手术图谱 / 陈亮等著.
— 南京:东南大学出版社,2021.5(2022.3 重印)

ISBN 978-7-5641-9196-2

Ⅰ.①胸… Ⅱ.①陈… Ⅲ.①胸腔镜检-应用-肺
疾病-胸腔外科手术-图谱 Ⅳ.①R655.3-64

中国版本图书馆 CIP 数据核字(2020)第 217578 号

胸腔镜解剖性肺亚段切除手术图谱

著　者	陈　亮　朱　全　吴卫兵　等
出版发行	东南大学出版社
社　址	南京市四牌楼 2 号(邮编:210096)
责任编辑	褚　蔚(Tel:025-83790586)
经　销	全国各地新华书店
印　刷	上海雅昌艺术印刷有限公司
开　本	889mm×1194mm　1/16
印　张	34.5
字　数	955 千字
版　次	2021 年 5 月第 1 版
印　次	2022 年 3 月第 2 次印刷
书　号	ISBN 978-7-5641-9196-2
定　价	458.00 元

本社图书若有印装质量问题,请直接与营销部联系.电话:025-83791830

《胸腔镜解剖性肺亚段切除手术图谱》著作者名单

主　　著　陈　亮　南京医科大学第一附属医院（江苏省人民医院）　胸外科

朱　全　南京医科大学第一附属医院（江苏省人民医院）　胸外科

吴卫兵　南京医科大学第一附属医院（江苏省人民医院）　胸外科

其他著者

王　俊　南京医科大学第一附属医院（江苏省人民医院）　胸外科

徐心峰　南京医科大学第一附属医院（江苏省人民医院）　胸外科

闻　伟　南京医科大学第一附属医院（江苏省人民医院）　胸外科

许　晶　南京医科大学第一附属医院（江苏省人民医院）　胸外科

何志成　南京医科大学第一附属医院（江苏省人民医院）　胸外科

郑佳男　南京医科大学第一附属医院（江苏省人民医院）　胸外科

林浩然　南京医科大学第一附属医院（江苏省人民医院）　胸外科

姚　飞　南京医科大学附属江宁医院（南京市江宁医院）　胸外科

潘相龙　南京医科大学第一附属医院（江苏省人民医院）　胸外科

覃文军　东北大学医学影像智能计算教育部重点实验室

唐立钧　南京医科大学第一附属医院（江苏省人民医院）　核医学科

朱燚宁　南京医科大学附属江宁医院（南京市江宁医院）　胸外科

许洪磊　南京医科大学第一附属医院（江苏省人民医院）　胸外科

翟　荣　南京医科大学附属江宁医院（南京市江宁医院）　胸外科

徐文正　南京医科大学第一附属医院（江苏省人民医院）　胸外科

本书资助项目

江苏省科技厅省重点研发计划(社会发展)项目(BE2016790)

江苏省科技厅省重点研发计划(社会发展)临床前沿技术项目(BE2018746)

江苏省医学创新团队项目(CXTDA2017006)

江苏省卫生健康委医学科研重点项目(K2019002)

国家自然科学基金(61971118)

临床研究与转化骨干培育计划(2017CX010)

江苏省"六大人才高峰"项目(2016-WSW-028)

2019年白求恩·爱惜康卓越外科基金项目(HZB-20190528-13)

国家自然科学基金面上项目(81972175)

本书部分肺结构三维重建模型由东北大学医学影像智能计算教育部重点实验室覃文军团队与南京医科大学第一附属医院/江苏省人民医院胸外科陈亮、朱全团队合作研发的DeepInsight-三维支气管血管重建(3D-CTBA)系统软件制作。

本书部分肺结构三维重建模型由日本富士胶片(Fujifilm)公司 SYNAPSE 3D 软件制作。

本书部分肺结构三维重建模型由河北医科大学第三医院胸外科黄刚使用 Materialise 公司 Mimics（Materialise's interactive medical image control system）制作。

本书第二次印刷时,在"肺段的解剖学命名"中增加了拉丁文命名,由南京医科大学解剖教研室丁炯教授及李雷教授指导完成。

在此表示感谢!

DeepInsight 软件安装文件、申请协议、安装说明、操作说明下载地址:

链接:https://pan.baidu.com/s/18GyXNiXEoBmRE7aoxc9uEA

提取码:lclc

DeepInsight 软件交流,关注微信公众号:"DeepInsight 系统"

DeepInsight 微信二维码

序 III

PREFACE

前一部《全胸腔镜解剖性肺段切除手术图谱》于 2015 年 4 月出版,至今已五年余,这五年是中国胸腔镜肺段切除术高速发展的五年。随着对早期肺癌认识的深入和技术的完善,胸腔镜肺段切除手术由起初的只在少数医学中心开展,现已遍及全国各省、市、自治区;同时手术种类不断丰富,由起初的以舌段、背段为代表的经典段切发展到各个单段切除、亚段切除;手术途径也趋多样化,除了胸腔镜多孔,还出现了胸腔镜单操作孔、单孔和机器人段切。面对如此欣欣向荣的局面,笔者甚感欣慰。

前部书发行以来,得到了广大同道和读者的支持和鼓励,绵薄之力受到认可,我们欣慰之余更心存谢意。但前部书只是肺段切除术的初级入门参考,近几年我们对肺段切除术进行了一系列理论和技术的创新和改良,取得了良好的效果,并且在此基础上探索胸腔镜肺亚段切除术,至此已积累了各类肺段手术 2000 余例,其中肺亚段切除手术 700 余例经验。目前国际上尚无肺亚段切除的专业书籍,我认为有必要编撰一部这样的专著,与志同道合者分享。此部书我们总结前阶段研究成果,系统阐述肺亚段切除术,希望一己陋见可与读者产生共鸣。

在本书出版之际,感谢这几年在前进道路上给予我们无私帮助的各位大师,感谢我的团队,他们勇于探索、勤于思考、精于钻研,为本书的编著付出大量的汗水和心血。

鉴于胸腔镜肺亚段切除术还在不断进步,本书又为单中心经验,不足之处难免,恳请各位专家批评指正。

陈亮

2020 年 10 月

前言 ▌▌▌

肺段切除术作为肺部疾病的重要外科手段之一，并未被胸外科医生遗忘，在肺癌早诊早治的大环境下，逐渐显示出它的生命力和优越性，并在不断发展壮大。

随着对肺结节研究的深入，发现其磨玻璃成分（Ground-Glass Opacity，GGO）为主的微小肺癌在保证切缘安全的前提下，即可确保肿瘤学疗效，传统意义的肺段切除术也有过度切除之嫌。三维技术的应用，为医生拓展了视野，发现肺结节在肺内分布的随机性，结节可位于不同的肺段区间：肺段中央、段间、亚段中央、亚段间，可位于不同的肺实质深度：外周带、中间带、核心带，另外肺结节可为单发，也可为多原发。面对如此多变的肺结节，传统的肺段切除术显得捉襟见肘，为安全切除病灶、保留更多的健康肺组织，需要实施结节个体化切除。

创新是医学发展的重要动力，近几年关于肺段切除术的技术创新层出不穷。在实践中，根据肺段的锥形解剖原理，我们提出"锥式肺段切除术"的手术理论，将复杂的肺段切除术分解为"锥尖"和"锥面"的切除，适合各级各类的肺段切除术，在思想层面上简化了对手术的理解，利于手术的实施和推广。为实现精准的解剖性肺段切除术，我们突破重重难关，开发了一系列新技术，包括 3D-CTBA 手术导航系统、改良膨胀萎陷法、段间交界裁剪法等，达到理论和实际的统一。

在新思想和新技术的支持下，肺段切除术已突破原有的范畴，更小范围的解剖性呼吸单位切除——亚段、次亚段切除术应运而生，并可实行多种形式的组合切除术，这为结节个体化切除提供了技术载体。迄今，我中心已顺利实施胸腔镜解剖性肺亚段切除术 700 余例，为国际上最大的肺亚段切除中心，术式几乎涉及每一个亚段，疗效满意。在我中心，肺亚段切除术是一个业已成熟的手术，它是肺段切除术的技术升华，为胸外科医生提供了一个新的治疗手段。

近几年我在国内外巡讲授课过程中发现，许多医生对胸腔镜肺亚段切除术表现出浓厚的兴趣，但囿于目前关于肺亚段切除术的描述仅限于文献的零星报道，缺乏系统的理论和技术的阐述，这极大地限制了该技术的开展。面对巨大的临床需求，我们出版本书已水到渠成，独乐乐不如众乐乐，愿意与广大同仁分享该手术的奥秘，让更多的医生掌握开启新技术大门的钥匙。

陈亮

于江苏省人民医院胸外科

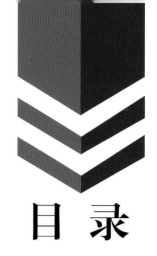

目 录

上 篇

下　篇

全胸腔镜解剖性肺亚段切除手术录像目录

第一章 总 论

肺段、肺亚段手术的发展历程

"需要乃发明之母"，肺段、肺亚段手术的出现和成熟，与所处年代胸部疾病的治疗需求以及临床医学和解剖学的发展息息相关。19 世纪末期到 20 世纪初期，由于抗生素的匮乏，支气管扩张症、肺结核和肺脓肿成为严重威胁人类生命的疾病，而外科手术切除患侧全肺是当初的唯一选择。1895 年 Macewen[1] 首次报道分期全肺切除术；1922 年 Hinz[1] 首次报道肺门结构分别结扎的方法；1933 年 Graham 和 Singer[2] 首次报道一期全肺切除术。由于手术创伤大、手术技术的不成熟和损失的健康肺组织过多，全肺切除术后患者的死亡率极高。如何能够在完全切除病变肺组织的同时保留更多的健康肺组织，成为当时的当务之急，肺段解剖学和肺段切除术应运而生。

肺段解剖学的问世和发展为肺段手术提供了必要的理论依据，其历史可以追溯到 17 世纪。Willis 在 1676 年出版的 *De Respirationis organis et usu*（《呼吸器官切除术》）一书中呈现了一幅肺叶的一个主要支气管的结构图[3]（图 1-1），Diemerbroeck 在 1685 年制作了一幅人类支气管树的版画[4]（图 1-2），这两幅图片最早描绘出支气管分支的结构。1880 年 Aeby[5] 出版 *Der Bronchialbaum der Säugethiere und des Menschen*（《哺乳动物和人的支气管树》），1889 年 Ewart[6] 出版 *The bronchi and pulmonary blood-vessels*，这两本解剖学专著详尽地研究和命名了支气管分支以及血管分支，尽管命名不同，也未涉及肺段的名称，但是都认识到肺叶可以进一步分成更小的解剖单元。1932 年，Kramer 和 Glass[7] 首次提出"支气管肺段（the bronchopulmonary segment）"的名称，并首次描绘出肺段在肺表面的位置，且首次提及所有肺脓肿均明确地位于某一个肺段。1934 年，Nelson[8] 将左、右肺各分为 4 个肺叶，即上叶、中叶、背叶和下叶，首次提出支气管扩张症累及的区域（肺段）是一个锥形。1939 年，Churchill 和 Belsey[9] 首次提出 4 个肺叶之间（包括下叶背段和基底段、左上肺固有段和舌段之间）为无血管交通的平面（an avascular plane）。1939 年，Hardie - Neil 和 Gilmour[10] 建议把第三级支气管（tertiary bronchi）命名为肺段支气管。1942 年，Brock[11] 首次提出肺段的大小可以变异，某一个肺段可以占据相邻肺段的一部分位置。这些先驱们以及随后的 Adams 和 Davenport（1942）[12]、Foster-Carter（1942）[13] 和 Appleton（1944）[14] 当时对于肺段的命名不尽相同。Jackson 和 Huber[15] 于 1943 年提出按照肺段及肺段以下解剖单元所处的位置命名，即上、下、前和后，此命名经美国气管 - 食管协会（the American Broncho-Esophagological Association）批准，并被用于第 25 版 *Gray's Anatomy*、第 10 版 *Morris' Human Anatomy* 和 *Grant's Method of Anatomy*，沿用至今[16]。1945 年，Boyden[17] 采用 Jackson 和 Huber 的方法命名肺段、亚段和次亚段，首次以同样的规则命名相应的支气管、动脉和伴行的静脉，并且首次指出外周静脉分布于肺段之间的平面。Boyden 提出以阿拉伯数字在指数的位置标识肺段，以 a、b、c 标识亚段，以阿拉伯数字标识次亚段，例如右上肺尖段的尖亚段的上次亚段标识为 S¹a1。同时 Boyden 提出了科学的肺段的解剖学定义："the bronchopulmonary segment be defined as the zone of distribution of a major bronchus which may or may not be entered by arteries from adjacent segments and which is drained peripherally by veins occupying intersegmental planes"。随后，Boyden 于 1954 年出版 Segmental Anatomy of The Lung [4]。Yamashita 于 1978 年出版 Roentgenologic anatomy of the lung [18]。这两部具有划时代意义的关于肺段解剖学的专著，极尽详细地介绍和总结了肺段和亚段的正常解剖和变异，成为肺段切除手术学的奠基石。2012 年，Nomori 和 Okada [19] 出版了 Illustrated Textbook of Anatomical Pulmonary Segmentectomy；2015 年，陈亮和朱全等 [20] 出版了《全胸腔镜解剖性肺段切除术图谱》。这两本解剖性肺段切除术的手术学专著，对于现代肺段切除术的发展起到了积极的引领及推动作用。

肺段切除术的历史最早可以追溯到 19 世纪。1881 年，Bloch 医生 [21] 通过结扎和切断的方式，切除了下肺上段的尖部，成为肺段切除术的雏形。直到 1939 年，肺段切除手术才真正问世。美国波士顿 Massachusetts General Hospital 的 Churchill 和英国伦敦 Brompton Chest Hospital 的 Belsey [9] 首次联合报道了 125 例（Churchill 44 例，Belsey 81 例）舌段切除术治疗支气管扩张症，并首次将肺段切除术称为 "segmental pneumonectomy"。文中首次提及支气管扩张症通常局限于肺叶的一个或几个肺段，并且大多同时发生于多个肺叶，提出"在切除病变肺段的同时，尽可能保留正常肺段"的理念。文章首次提出肺段有可能取代肺叶成为独立的手术切除单元，首次提及分别处理肺段支气管及血管，首次提及通过萎陷法（the deflation technic）判断段间平面，以及首次提及段间的处理方法，即沿着段间平面夹持血管钳，然后切断、连续缝合。1942 年，Adams 和 Davenport [12] 提及肺段之间为无血管的、发散的平面（avascular，diverging planes）。同年，Kent 和 Blades [22] 将肺段切除术称为 "partial pulmonary resection"。1943 年，Blades [23] 首次提及基底段的单段、双段切除和右上肺的单段切除，将肺段切除术称为 "partial lobectomy"。1946 年，Clagett 和 Deterling [24] 报道了 17 例左上肺舌段切除术，首次提及钝性分离段间交界（blunt dissection along a rather avascular plane），提出沿用至今的"牵引剥离术（a technique of traction dissection）"，将肺段切除术称为 "segmental pulmonary resection"。1947 年，Overholt 和 Langer [25] 再一次提及支气管扩张症主要是肺段的疾病，提出肺段切除术符合手术的两条基本原则，即治愈病人和尽可能保留有功能的组织。文章详细介绍了他们中心关于段间交界的呈现和钝性分离段间交界的方法，明显减少了并发症的发生率。与现代"保留段间静脉"的理论不同的是，其描述的是切断肺段静脉。文章同时提及已经完成右上肺尖段、后段、前段，以及右下肺后基底段切除术，并将肺段切除术称为 "pulmonary segmental resection"。1949 年，Ramsay [26] 将肺静脉分为肺段静脉和段间静脉（首次提及段间静脉），肺段静脉细小，与肺段动脉和支气管紧密伴行；段间静脉近端位于肺门，不伴行于肺段动脉和支气管，远端走行于段间平面。Ramsay 首次提出段间静脉可以在所有的肺段切除术中作为分离段间平面时的标志；首次提及保留段间静脉，切断其引流病变肺段一侧的静脉分支（即 Boyden [4] 于 1954 年提出的"interramal vein"、Oizumi 等 [27] 于 2011 年首次提出的"段内静脉"）；首次明确提出位于中心的肺段动脉、支气管和静脉通往一个锥形的肺泡组织区域，为我们提出的锥式肺段切除术提供了理论依据。在同一年，Scannell [28] 报道了首例右下肺内基底段（S^7）切除术。1950 年 Overholt、Woods 和 Ramsay [21] 详尽地描述了肺段切除术（称之为 "segmental pulmonary resection"）的技术细节以及肺扭转、段面漏气、支气管胸膜瘘等并发症的防治方法。所有这些早期的对肺段切除术的探索和总结，奠定了肺段切除术的理论基础，成为不朽的经典之作。"肺段切除术"（"segmentectomy"）这一术语最早出现于 1952 年 Herbeau [29] 的法语文章里，英文文献里第一次出现 "segmentectomy" 是在 1959 年 [30]。

20 世纪 50 年代以前，肺段切除术主要是用于治疗肺脓肿、肺结核和支气管扩张症等良性肺部疾病，随着青霉素、链霉素等抗生素的问世及临床应用，这些疾病得到了很好的控制，肺段切除术逐渐淡出。到了

20 世纪 60 年代，Clagett[31] 和 Thomford[32] 将肺段切除术用于肺部转移性肿瘤的治疗。1972 年，Bonfils-Roberts 和 Clagett[33] 首次提出肺段切除术可以选择性地用于高龄及心肺功能差的肺癌病人，随后 Jensik[34,35]、Read[36]、Warren[37] 等陆续报道肺段切除术治疗早期肺癌的肿瘤学疗效与肺叶切除术相似，提出肺段切除术是外科治疗肺癌的一种选择。1982—1988 年，北美肺癌研究小组（LCSG）开展了一项前瞻性、随机性的 Ⅲ 期临床研究，比较局限性肺切除术（肺段切除术和肺楔形切除术）和肺叶切除术，Ginsberg 等[38] 于 1995 年报道了该项研究结果：局限性肺切除术后复发率、局部复发率、总死亡率和与肺癌相关的死亡率均明显增加。此后，肺叶切除术成为治疗早期非小细胞肺癌（non-small cell lung cancer，NSCLC）的"金标准"，而解剖性肺段切除术仅成为心肺功能差、不能耐受肺叶切除术病人的一种妥协性手术。但是，近年来对 LCSG 结论的质疑越来越多，该项研究中肺楔形切除术占局限性肺切除术组的 1/3、肿瘤直径最大为 3 cm，不能准确评判肺叶和肺段切除术的肿瘤学疗效。Okada[39]、Nomori[40]、Koike[41] 以及 D'Amico[42]、Shapiro[43]、Schuchert[44]、McKenna[45] 等学者的回顾性研究发现，肺段切除术用于治疗直径 ≤2 cm 的 NSCLC，其肿瘤学疗效明显优于肺楔形切除术；而与肺叶切除术相比，其肿瘤学疗效无明显差异，其优势在于术后并发症少、死亡率低，能够在彻底切除肿瘤的同时最大限度地保存正常的肺组织。近 10 余年来，随着临床诊断学技术的提高，如低剂量螺旋 CT 的筛查、高分辨率 CT、PET－CT 和电磁导航支气管镜（Electromagnetic Navigation Bronchoscopy，ENB）等应用于诊断肺外周结节，早期 NSCLC 的诊断水平得到极大的提高。大量的研究发现，T1 期肺腺癌的细胞亚型和肿瘤的大小与手术的预后密切相关，2015 年世界卫生组织（WHO）发布了最新的肺部肿瘤分类[46]，2017 年 AJCC/UICC 的第八版国际肺癌分期[47] 把 T1 期分为 T1a（≤1 cm）、T1b（>1 cm，≤2 cm）和 T1c（>2 cm，≤3 cm）。与此同时，对于肺段切除术和肺叶切除术治疗早期肺癌的多中心、前瞻性、随机性 Ⅲ 期临床研究（CALGB 140503、JCOG0802/WJOG4607L）正在进行并已经完成入组，其中 JCOG0802/WJOG4607L 研究结果提示：肺段切除术治疗直径 ≤2 cm、CTR>0.5 的外周非小细胞肺癌，术后 5 年总生存率优于肺叶切除术，兼有肺功能保护的优势。

当代肺段切除术，尤其是胸腔镜解剖性肺段切除术，已经到了日趋成熟的阶段。其发展与现代影像学技术的发展相辅相成，三维 CT 血管和支气管重建技术的出现和临床应用，推动胸腔镜解剖性肺段切除术进入个体化、精准切除的新时代。2003 年 Watanabe 等[48] 首次报道三维 CT 血管成像技术在解剖性肺切除术中的应用，2009 年 Yamada 等[49] 首次报道多排 CT 血管造影在胸腔镜肺段切除术中的应用，2015 年 Chan 等[50] 报道了在治疗早期 NSCLC 的解剖性肺段或肺叶切除术前进行三维肺重建的技术。2016 年吴卫兵和陈亮等[51,52] 报道了三维支气管血管成像（Three-dimensional computed tomography bronchography and angiography，3D-CTBA）在胸腔镜肺段、肺亚段以及次亚段切除术前评估中的意义，首次提出亚段间静脉和次亚段间静脉的概念。在肺段切除术的手术技术不断完善的历程中，人们也在探索切除肺段以下更小的解剖单元。1947 年，Overholt 和 Langer[25] 在文章中首次提及 2 例肺亚段切除术（RS³b、LS⁶a 切除术）。1990 年，Itoi 等[53] 首次详细报道了一例右上肺前段的内亚段（S³b）切除术。2010 年，Nakamoto 等[54] 报道在三维 CT 血管重建指导下开胸行超选择性肺段切除术，文章中首次提及 5 例肺次亚段切除术（daughter segmentectomy，DS）。2016 年，吴卫兵和陈亮等[51] 首次报道了 2 例在三维成像指导下的胸腔镜肺次亚段切除术（sub-subsegmentectomy）。

经历了一个多世纪，肺段切除术见证了时代的变迁、解剖学的发展和科技的进步。目前，在 3D-CTBA 指导下的术前规划、术中精准操作，已经使得胸外科医生可以完成以肺结节为中心的个体化手术，即肺段的亚单元的切除，包括亚段切除、联合亚段切除、次亚段切除、联合次亚段切除等。

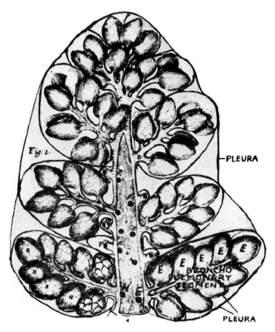

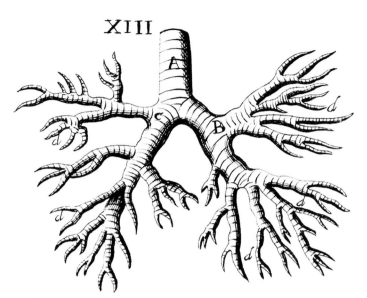

图 1－1　Willis 于 1676 年呈现的一幅肺叶支气管结构图
（The publishers thank the New Zealand Medical
journal for permission to reproduce this figure.）

图 1－2　Diemerbroeck 于 1685 年制作的人类支气管树版画

参考文献

1. Meade RH. A History of Thoracic Surgery[M]. Springfield，Charles C Thomas，1961.

2. Graham EA，Singer JJ. Successful removal of an entire lung for carcinoma of the bronchus[J]. JAMA，1933，101：1371.

3. Hardie-Neil J，Gilmour W. Anatomy of the bronchial tree[J]. New Zealand Medical Journal，1946，45：20－34.

4. Boyden EA. Segmental Anatomy of the Lung[M]. New York：McGraw Hill，1954.

5. Aeby C. Der Bronchialbaum der Säugethiere und des Menschen[M]. Nebst Bemerkungen uber den Bronchialbaum der Vögel und Reptilien. Wilhelm Engelmann，Leipzig，1880.

6. Ewart W. The Bronchi and Pulmonary Blood-vessels：Their anatomy and nomenclature：with a criticism of professor Aeby's views on the bronchial tree of mammalia and of man[M]. London，Baillière，Tindall and Cox.，1889.

7. Kramer R，Glass A. Bronchoscopic localization of lung abscess[J]. Ann Otol Rhinol Laryngol，1932，41：1210.

8. Nelson HP. Postural drainage of the lung[J]. Br Med J，1934，2(3840)：251－255.

9. Churchill ED，Belsey R. Segmental pneumonectomy in bronchiectasis：The lingula segment of the left upper lobe[J]. Ann Surg，1939，109(4)：481－499.

10. Hardie-Neil J，Gilmour W. The anatomy of the bronchial tree[J]. Brit Med J，1939，1：495－498.

11. Brock RC，Hodgkiss F，Jones HO. Bronchial embolism and posture in relation to lung abscess[J]. Guy's Hosp Rep，1942，91：131－138.

12. Adams R，Davenport LF. The technic of bronchography and a system of bronchial nomenclature[J]. JAMA，1942，118：111－116.

13. Foster-Carter AF. The anatomy of the bronchial tree[J]. Br J Tuberc，1942，36：19－49.

14. Appleton AB. Segments and blood-vessels of the lungs[J]. Lancet，1944，244(6323)：592－594.

15. Jackson CL，Huber JF. Correlated applied anatomy of the bronchial tree and lungs with a system of nomenclature[J]. Dis. Chest，1943，9(4)：319－326.

16. Huber JF. Practical correlative anatomy of the bronchial tree and lungs[J]. Journal of the National Medical Association. 1949，41(2)：49－60.

17. Boyden EA. The intrahilar and related segmental anatomy of the lung[J]. Surgery，1945，18：706－731.

18. Yamashita H. Roentgenologic Anatomy of The Lung[M]. New York：Igaku-Shoin Medical Publishers，1978.

19. Nomori H，Okada M. Illustrated Textbook of Anatomical Pulmonary Segmentectomy[M]. Heidelberg：Springer，2012.

20. 陈亮，朱全.全胸腔镜解剖性肺段切除手术图谱[M].南京：东南大学出版社，2015.

21. Overholt RH，Woods FM，Ramsay BH. Segmental pulmonary resection：details of technique and results[J]. J Thorac Surg，1950，207－225.

22. Kent EM，Blades B. The anatomic approach to pulmonary resection[J]. Ann Surg，1942，116：782－794.

23. Blades B. Conservation of lung tissue by partial lobectomy[J]. Ann Surg，1943，118：353－365.

24. Clagett OT，Deterling RA，Jr. A technique of segmental pulmonary resection with particular reference to lingulectomy[J]. J Thorac Surg，1946，15：227－238.

25. Overholt RH，Langer L. A new technique for pulmonary segmental resection：its application in the treatment of bronchiectasis[J]. Surg Gynecol Obstet，1947，84(3)：257－268.

26. Ramsay BH. The anatomic guide to the intersegmental plane[J]. Surgery，1949，25(4)：533－538.

27. Oizumi H，Kanauchi N，Kato H，et al. Anatomic thoracoscopic pulmonary segmentectomy under 3-dimensional multidetector computed tomography simulation：A report of 52 consecutive cases[J]. J Thorac Cardiovasc Surg，2011，141：678－682.

28. Scannell JG. An anatomic approach to segmental resection[J]. J Thorac Surg，1949，18(1)：64－74.

29. Herbeau M，Chesneau G. Technics of endobronchial anesthesia in pulmonary lobectomies and segmentectomies[J]. Anesth Anal，1952，9(1)：103－108.

30. Kennedy JH. Bronchopulmonary moniliasis：treatment by segmentectomy[J]. J Thorac Surg，1959，37：231.

31. Clagett OT，Woolner LB. Surgical treatment of solitary metastatic pulmonary lesion[J]. Med Clin North Am，1964，48：939－943.

32. Thomford NR，Woolner LB，Clagett OT. The surgical treatment of metastatic tumors in the lungs[J]. J Thorac Cardiovasc Surg，1965，49：357－363.

33. Bonfils-Roberts EA，Clagett OT. Contemporary indications for pulmonary segmental resections[J]. J Thorac Cardiovasc Surg，1972，63(3)：433－438.

34. Jensik RJ，Faber LP，Milloy FJ，et al. Segmental resection for lung cancer：a fifteen-year experience[J]. J Thorac Cardiovasc Surg，1973，66(4)：653－672.

35. Jensik RJ，Faber LP. Kittle CF. Segmental resection for bronchogenic carcinoma[J]. Ann Thorac Surg，1979，28(5)：475－483.

36. Read RC，Yoder G，Schaeffer RC. Survival after conservative resection for T1N0M0 non-small cell lung cancer[J]. Ann Thorac Surg，1990，49：391－398.

37. Warren WH，Faber LP. Segmentectomy versus lobectomy in patients with stage I pulmonary carcinoma. Five-year survival and patterns of intrathoracic recurrence[J]. J Thorac Cardiovasc Surg，1994，107：1087－1093［discussion：1093－1094］.

38. Ginsberg RJ，Rubinstein LV. Randomized trial of lobectomy versus limited resection for T1N0 non-small cell lung cancer[J]. Ann Thorac Surg，1995，60：615－622［discussion：622－623］.

39. Okada M，Koike T，Higashiyama M，et al. Radical sublobar resection for small-sized non-small cell lung cancer：A multicenter study[J]. J Thorac Cardiovasc Surg，2006，132：769－775.

40. Nomori H. Segmentectomy for c-T1N0M0 non-small cell lung cancer[J]. Surg Today，2014，4(5)：812－819.

41. Koike T，Yamato Y，et al. Prognostic predictors in non-small cell lung cancer patients undergoing intentional segmentectomy[J]. Ann Thorac Surg，2012，93：1788－1794.

42. Yang CF，D'Amico TA. Thoracoscopic segmentectomy for lung cancer[J]. Ann Thorac Surg，2012，94：668－681.

43. Shapiro M，Weiser TS，Swanson SJ，et al. Thoracoscopic segmentectomy compares favorably with thoracoscopic lobectomy for patients with small stage I lung cancer[J]. J Thorac Cardiovasc Surg，2009，137：1388－1393.

44. Schuchert MJ，Abbas G，Awais O，et al. Anatomic segmentectomy for the solitary pulmonary nodule and early-stage lung cancer[J]. Ann Thorac Surg，2012，93：1780－1785.

45. Soukiasian HJ，Hong E，McKenna RJ. Video-assisted thoracoscopic trisegmentectomy and left upper lobectomy provide equivalent survivals for stage IA and IB lung cancer[J]. J Thorac Cardiovasc Surg，2012，144：S23－26.

46. Travis WD，Brambilla E，Nicholson AG，et al. The 2015 World Health Organization Classification of Lung Tumors：Impact of Genetic，Clinical and Radiologic Advances Since the 2004 Classification[J]. J Thorac Oncol，2015，10(9)：1243－1260.

47. Detterbeck FC，Boffa DJ，Kim AW，et al. The Eighth Edition Lung Cancer Stage Classification[J]. Chest，2017，151(1)：193－203.

48. Watanabe S，Arai K，Watanabe T，et al. Use of three-dimensional computed tomographic angiography of pulmonary vessels for lung resections[J]. Ann Thorac Surg，2003，75：388－392.

49. Yamada S，Suga A，Inoue Y，et al. Use of multi-detector row angiography for the arrangement of video-assisted modified segmental resection[J]. Eur J Cardiothorac Surg，2009，36：727－730.

50. Chan EG，Landreneau JR，Schuchert MJ，et al. Preoperative (3-dimensional) computed tomography lung reconstruction before anatomic segmentectomy[J]. J Thorac Cardiovasc Surg，2015，150：523－528.

51. Wu WB，Xu XF，Wen W，et al. Thoracoscopic pulmonary sub-subsegmentectomy based on three-dimensional images[J]. AnnThorac Surg，2016，102(5)：e389－391.

52. Wu WB，Xu XF，Wen W，et al. Three-dimensional computed tomography bronchography and angiography in the preoperative evaluation of thoracoscopic segmentectomy and subsegmentectomy[J]. J Thorac Dis，2016，8(Suppl 9)：S710－715.

53. Itoi K，Takashima Y，Reshad K，et al. A case of pulmonary arteriovenous fistula treated by subsegmentectomy with CUSA[J]. Nihon Kyobu Geka Gakkai Zasshi，1990，38(7)：1198－1202.

54. Nakamoto K，Omori K，Nezu K，et al. Superselective segmentectomy for deep and small pulmonary nodules under the guidance of three-dimensional reconstructed computed tomographic angiography[J]. Ann Thorac Surg，2010，89：877－884.

（陈亮）

第二章　肺亚段的解剖学

第一节　肺亚段解剖学命名发展史

人类对未知的探索是永恒的,且越是向前发展,对自身的关注就越发深入。在解剖学发展过程中,肺的解剖学研究有着明显的阶段特征,肺解剖结构研究和基础概念重要进展基本都是基于支气管的研究,正如 Huber 所言:对肺的终极分析实际上就是通向肺的全部支气管的完整分析。而支气管肺段的命名发展过程很大程度上映射了肺解剖发展史,也体现了肺外科手术的变迁历史。

一、肺段研究起源

肺解剖研究可追溯至 17 世纪初显微镜的发明。1661 年,意大利博洛尼亚的医学教授 Marcello Malpighi 观察到青蛙肺泡毛细血管网络,并发现气管终末于扩张的囊泡,而并非多孔的肺实质。近代对肺的解剖研究由此正式开启[1]。与 Malpighi 同时代的荷兰乌特勒支大学解剖医学教授 Isbrandi de Diemerbroeck[2],发表了首张完整的支气管树图(参见图 1 - 2),该图已经显示了所有现代著作中的段支气管,并在此之后不久阐述了气管在第四胸椎水平分为两支分别进入两侧肺,随后逐次二分并终末于分散在肺动静脉之间的小分支,相连并开口于肺泡。这些肌性的分支被称为“BRONCHIA”。但此后,肺解剖研究一直停滞,直到 19 世纪末比较解剖学和胚胎学的黄金时期到来。

肺段命名本质上起源于 Christoph Theodor Aeby 的研究。Aeby 在瑞士巴塞尔的学生时代师从 Rutimeyer 教授学习比较解剖学。1878 年,Aeby 开始研究完整尸体的金属灌注肺模型,他注意到左侧支气管有更大的倾斜度,此外,左上叶在形态上与右上叶不同,因此他开始利用比较解剖学来证实。需要说明的是,鉴于解剖学发展历史原因,当时采用拉丁语记录的只是解剖术语,而非命名。从系统的观点来看,解剖学和其他科学领域一样使用了专门的词汇,但与其他学科不同的是,解剖学术语和命名的区别非常严格。术语学被理解为指定科学领域中使用的术语体系,而命名则涵盖术语学范围内所创造的术语,是一种按一定分类原则来排列的精确定义的规范化系统,而且命名必须是由专业领域委员会批准再被专业团体广泛接受的[3]。

1880 年,Aeby 出版了专著,这是致力于分析支气管分支模式的第一部著作,其基础是 14 种哺乳类动物的肺解剖和铸塑模型,其中人肺专门采用金属铸塑方法研究[4]。该书中,Aeby 将对称分布于双侧肺动脉之下的发自主支气管的分支分为 4 支腹支和 4 支背支（图 2-1-1），标记为 v1 至 v4，d1 至 d4，而将位于右肺动脉之上的右上叶支气管单独标记为动脉上支气管"R.（＝ramus）eparterialis"。右侧第一腹支供应中叶，左侧第一腹支供应左上叶。Aeby 将右下叶邻近心脏表面分布的支气管标记为"c"（该支对应于现代命名中的 B[7]），指出该支在左下叶中缺如，并重点提出该附属支气管与第一腹侧动脉下支气管相关，在许多哺乳动物中该支供应一个独立的心下叶，Aeby 将其命名为"心叶"支气管。这种基于腹侧、背侧的支气管分支分类和标记方法相对简单，但是，各支分布范围、体积因个体差异变化甚大，导致这种解剖标记在理解支气管图时的不便。

Aeby 的研究结果一开始并没有引起临床医师的注意。直至十二年后，他的前同事 Hasse 意识到这种临床需求，发表了 4 幅成人肺和新生儿肺解剖图片[5]。这些图片从前侧、外侧和后侧描绘了肺轮廓内的支气管树，并将 Aeby 的解剖术语改良后加以采用。例如，现在

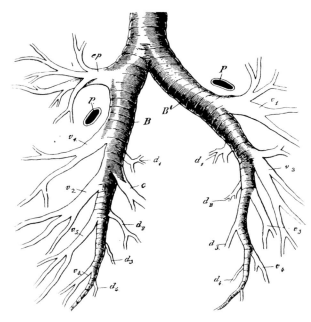

图 2-1-1　Aeby 于 1880 年发表的支气管分支模式图

（引自 Aeby C.：Der Bronchialbaum der Säugethiere und des Menschen，Leipzig，1880.）

所知道的外基底段支气管（B[9]）被称为外部终端支气管，而后基底段（B[10]）被称为内部支气管。Hasse 在右上肺叶的研究取得了实质性进展，他确认了三个段支气管并给予了沿用至今的命名（前、尖和后段支气管）。Hasse 对左上肺叶各部分应用了与右侧相同的术语，并将左上叶支气管干标记为左侧动脉下支气管第一支。

1920 年，Felix 在第二版 *Sauerbruch's Chirurgie der Brustorgane* 发表了 Hasse 的图片[6]。在接受 Hasse 对上叶支气管命名的同时，他将中叶支气管分为外侧和前侧分支，他再次采用了 Aeby 所有动脉下支气管的术语，并构建了图 2-1-2 所示的草图。自此，Aeby 对人肺支气管树的解释示意图成了临床最早应用的肺模式图。

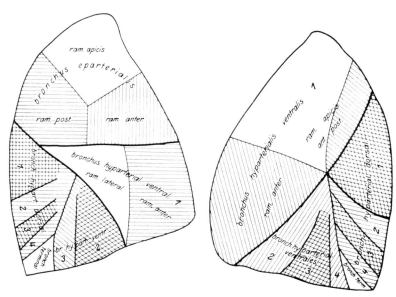

图 2-1-2　Felix 发表的支气管分布模式图

（引自 Boyden EA. Segmental Anatomy of The Lung. New York：McGraw Hill，1954）

第一个指出 Aeby 体系不足之处的是伦敦布朗登医院的病理学家 William Ewart。Ewart 认为将哺乳动物的模式用于人过于牵强,人类支气管分支模式更复杂,并提出支气管模式的差异是进化的结果[7]。三十年后,美国解剖学家 George S. Huntington 拓展了这样的观点,认为没有单一模式的支气管结构,各种类型哺乳动物肺的形态都是适应胸腔结构、呼吸需要和运动模式等的结果[8]。

Ewart 提出,"为了简化描述,必须将肺划分至比肺叶更小的区域"。在尖、基底、上和下腋区的基础上,加上了胸、心、中背部、心后和其他区域,其描述的这些区域实际上和许多初级支气管分布区域是一致的。Ewart 描述的九个"支气管分布区"具体如下(其对应的 Jackson-Huber 肺段命名标记于方括号内):

1. The apical distribution [apical segment];

2. The axillary distribution [posterior segment];

3. The pectoral distribution [anterior segment];.

4. The cardiac distribution [lateral and medial segments];

5. The posterior-horizontal distribution [superior segment];

6. The retro-cardiac distribution [medial basal segment];

7. The anterior-basic distribution [anterior basal segment];

8. The axillary-basic distribution [lateral basal segment];

9. The posterior-basic distribution [posterior basal segment]

Ewart 的分区标准有着非常重大的意义,该分类实际上就是现代肺段分布的原型。但是 Ewart 著作中"初级支气管"一词并非指分支的分级次序,编号和分支级别并不对应,其描述的 1 和 2 编号的是右支气管干的三级分支,4 编号对应的反而是一级分支,其他的则是二级分支。Ewart 只是选择了靠近肺门起源的较大气管的支配区,他意识到其选择的主观局限性,并建议将分布区的解剖界限定义工作延迟到研究支气管树细分至小叶以后进行。Ewart 的命名主要基于解剖关系和方向特征,对部分较细的分支进行了标示,并比较了动静脉的部分细节,但其插图包含了很多重叠结构,以至理解极端困难。尽管如此,1889 年 Ewart 的专著是里程碑式的最具原创性和精确性的工作之一,超越了他的时代。

二、肺段研究的发展

1932 年,Kramer 和 Glass 的研究翻开了肺段研究的新篇章,这两者,一位是支气管镜医师、另一位是纽约西奈山医院的外科住院医师。当时的外科医师都急于寻求一种对肺脓肿更准确的体表定位方法,包括从何处进入胸腔进行引流等等。在这样的临床需求下,Glass 提出"建立一个比肺叶更小、更准确的定位单元"[9]。由于区域差异及信息共享的不便,Glass 对 Ewart 先前的工作成果并不了解,他将此命名为"bronchopulmonary segment",指出"这不仅代表解剖单元,而且代表了病理单元"。除了定义了我们现在普遍接受的"支气管肺段"这个名词,Glass 用不同的彩色液体染料注入肺叶支气管的各主要分支,首次显现了肺段表面分布图,该图总共标示了 11 个段,除胸区的两个亚段和中肺叶的两个分支被当成了段,基本都与 Ewart 提出的区域相对应。Kramer 和 Glass 的研究首次将基础解剖研究转化至临床实际应用,有着非常重要的意义。Glass 对段和支气管采用相同的名称使得术语更为简化,但在 Glass 的标示体系中,存在着同一名称应用于多个段的情况,如尖段、腋段等,而且 Glass 将前段支气管腋支作为独立分支,提出右上叶四个段支气管的理念则是有误导性的,使得后续部分研究者的工作都是在这种错误理念的指导下进行的。此外,Glass 对左肺的关注不够,也没有指出两肺形态的显著差异。

两年后,圣巴塞洛缪医院和布兰普顿医院的外科医生 H.P.Nelson 从肺的体位引流角度重新审视了

Ewart 的九个分区,并对术语提出了四处改进,使用"后水平"区替代"背"区(Aeby),"后心"区替代"心"区(Aeby),"中叶"(右和左)和"腹"(左中)区替代 Ewart 的"心"区。最后的两个改进反映了 Nelson 早期的每侧肺有四个主要二级支气管,进而由上、下、腹、背四个叶组成的概念[10],其背叶即下叶上段,左肺中叶即舌段。Glass 和 Nelson 的研究对使用英语的临床医生治疗胸部疾病有着直接而深远的影响,很快,美国和英联邦健康领域就出现了一系列的临床相关文件。

在此阶段中,另一个受到重视的区域是 Ewart 描述的次后水平区(对应于 Aeby 的 d2 区)。1937 年,新西兰奥克兰咽喉外科医生 J. Hardie Neil 和他的同事们对这个区域容易吸入异物印象深刻,他们提议应对该区独立分析,将之命名为"subapical segment"[11],后来在 Boyden 的著作中,该段又被称为"subsuperior",实际上这也是最早的关于" * 段(星段)"的描述。

1939 年,波士顿麻省总医院的胸外科医生 Churchill 和来自布兰普顿医院的 Belsey 确立了支气管肺段是外科手术单位的原则。他们发现,在 80% 的左下叶支气管扩张患者中,左上叶的下半部分也存在支气管扩张。他们将上叶的这部分命名为"lingula",该命名来源于左上侧的小舌头形状,并提出应将病变的舌段与下叶同时切除。在该报道中,他们首次提及肺叶间为无血管平面,采用萎陷法可以显示舌段和邻近段的段间平面,并可沿此平面切除舌段。这为胸科手术开辟了新的更为广阔的领域[12]。同年,Pierce 和 Stocking 引入了左、右胸前方斜向摄片的方法,从而极大地推动了支气管造影中所见结构的临床理解[13]。

关于支气管树的第一个彻底的临床解剖描述出现在 1942 年 1 月。当时布兰普顿医院的住院医务人员 A.F.Foster-Carter 采用解剖、火棉胶铸型、充气、注入染料和支气管造影术一系列方法获得了清晰且相互关联的图像。该著作首次在讨论变异的同时,得到"动脉上支气管"的三个分支主干及其分支的精确图像,描述了右肺由十个肺段组成,左肺由八个肺段组成[14]。然而,在这部著作中,左侧舌段和右中叶之间的差别以及左肺"心"区的存在仍未被发现,除心区外,各节段根据其在肺内位置(如基部、顶端)或者方向给予术语命名。随后,Foster-Carter 和 Hoyle 还结合其研究成果演示了疾病所在段的影像学表现,用于临床识别各段的塌陷和实变特征[15]。

1943 年,在费城的天普大学医学院,支气管镜学家 Chevalier L. Jackson 和解剖学家 John F. Huber 在总结了前人命名的基础上,指出了既往命名中选择的术语与命名法规则不相符合。他们采用 1939 年 Neil 演示的方法[16],用一个小气囊充气使每个段膨胀,同时结合解剖和染料的方法重新进行了研究。其研究成果的重要性在于:第一,精确描述了支气管和段的更常见排列;第二,描述了支气管镜下段排布与支气管嵴的关系;第三,采用在英语国家被广泛接受的术语。Jackson 和 Huber 对其术语的设计理念描述如下:"一个被普遍接受的标准临床术语非常必要,这个术语将会被支气管镜医师、胸外科医生和放射科医生所接受,并且会得到解剖学家的认可。把段在肺叶中的位置作为选择名称的共同基础,这些名称应该尽量精确并易于理解"。Jackson 和 Huber 提出的简单命名系统发表于 1943 年的 Diseases of the Chest[17]。自此,由 Jackson 和 Huber 选择和设计的命名首次应用于人类肺支气管及相应肺段,并被沿用至今。

与此同时的 1942—1944 年期间,伦敦盖伊和布兰普顿医院的胸外科医生 R.C.Brock 发表了"肺脓肿手术相关支气管树解剖"一系列经典研究成果。1946 年,这些研究以书的形式再次出版[18]。鉴于当时还没有出现抗生素,Brock 的直接目标是精确定位病变的肺段,并确定段与胸壁的确切关系,以利于外科引流。为了达到这些目的,他采用金属铸模构建支气管树用作支气管图的指导;对新鲜肺进行注射显示肺段的表面分布情况;绘制显示段与胸腔相对关系的图谱。Brock 对外侧(腋支)的支气管给予了非常详细的描述,精确至亚段支气管;此外,对支气管树和段的变异也进行了初步的描述。总的来说,Brock 的贡献也是肺段研究中的一个重要节点。在 Brock 报道之前,支气管肺段解剖和命名法的混乱在 1942 年出版的"War Injuries of the Chest"可见一斑[19]。在英语版的其他报道中,各种解剖和命名不尽相同,包括 Adams、Davenport、Nelson、Neil、

Gilmour，Gwynne，Appleton，Foster-Carter 的版本，其中许多研究仅仅基于支气管镜观察结果。

在 Brock 报道支气管肺段的命名之前，外科肺段切除手术也正在快速发展。1939 年 Edwin Churchill 和 Ronald Belsey 报道了舌段和基底段切除治疗支气管扩张，从而提出肺段切除保留有功能肺组织的理念[12]。1943 年 Brian Blades 报道了基底段切除[20]。1947 年 Richard Overholt 和 Lazaro Langer 报道了利用肺段切除治疗肺不张，文章给出了 21 个患者治疗的细节，包括舌段，基底段和右上叶前段切除，作者强调使用钝性分离段间交界[21]，这与 1946 年 Clagett OT 和 Deterling RA 首次提及钝性分离段间交界的理念相一致[22]。1947 年 Gordon Scannell 报道了右下肺内基底段和左上肺前段切除的经验[23]，他曾和 Boyden 一起在实验室进行肺段解剖的工作；而 Overholt RH 等则在 1950 年详细描述了钝性分离段间交界的方法[24]。

明尼苏达大学解剖系的 Edward A. Boyden 首先意识到外科医师在进行肺段切除时亟需统一命名的问题，他从 1945 年开始连续报道其研究结果并于 1954 年汇编成专著。Boyden 及同事的研究成果有其独到之处，该著作也成为肺段研究学习的经典之作[25]。Boyden 提出了著名的"＊"（asterisks）段，指出 Jackson-Huber 命名的"subsuperior"、Ewart 命名的"lesser posterior horizontal distribution"、Aeby 命名的"the second dorsal hyparterial bronchus"、Neil（1939）和 Brock（1943）命名的"subapical"，实际都对应于"＊"段，其具体定位间置于上段和后基底段之间，可延伸至腋中线水平。Boyden 对段支气管、段动脉和段间静脉的形态及异常分支进行了统计，提出对异常分支采用以"X"标记的特殊命名方法。当常见肺段分布区域的支气管分支发自邻近肺段的支气管时，此分支称之为"X"。例如 BX＊（10）表示在本应由 B＊ 支配的区域由 B[10] 分支支配，而原来的 B＊ 变小或者缺失。Boyden 的研究结果纳入了叶、段、亚段血管的详细分离结果，对支气管和血管采用了一致的分级编号系统，并对三级支气管的命名制定了相应的规则，例如每个支气管都有一个阿拉伯数字在指数位置（如 B[1] 是第一个段，即尖段支气管），其分支被编号为 a 和 b，而这些分支的分支又被编号为阿拉伯数字，如 B[1]a1、B[1]a2 等等；提出段支气管的 a 和 b 分支从上往下命名，在右肺按逆时针顺序，在左肺中按顺时针顺序；对应的动脉采用相同的标示，如 A[1]a、A[1]b 等，相应的下方静脉亦如此，如静脉 V[1]a、V[1]b 等。需要指出的是，这种规则在下肺并不完全符合。Boyden 还针对 Jackson-Huber 命名法提出了一些质疑，例如建议根据右上叶后段支气管位于更后的位置应将前段支气管标记为 B[2] 而将后段支气管标记为 B[3]；左下肺 B[7] 不应被忽略；下叶上段采用"apical"替代"superior"违反了法国命名委员会的第三原则；对于上叶和中叶支气管开口之间的支气管没有明确的命名；对"subsuperior"支气管没有任何描述[26]。

三、肺段命名的成熟

随着以肺段为手术单元的外科手术的日益发展，迫切需要对肺段解剖的明确定义以及广为接受的国际命名系统。1949 年夏天，国际耳鼻喉学大会在伦敦召开，荷兰格罗宁根的 E.Huizinga 教授提议会议出席者中成立一个 15 人的国际委员会，探索建立支气管肺段公认命名法，建议将此前英国胸科协会小组委员会的报告作为讨论的基础。国际委员会代表们一致赞同所采用的系统必须简单，容易翻译为其他语言，而且必须和已经确立的解剖学知识和描述相一致。每个支气管肺段必须有相应的数字标记，肺段和相应段支气管的命名应该一致。经过四小时的讨论，国际委员会达成了协议。随后的大会（1949 年 7 月）和胸科协会（1950 年 2 月 4 日）都采用了这个非正式国际委员会的报告。委员会分别审核了由 Brock，Foster Carter，Jackson 和 Huber，Huizinga，Kourisky 提交的五种命名方法，这五种命名法中的解剖描述仅在一些微小细节上有不同。然而，对左下肺内基底段是否作为一个独立段存在争议。Jackson 和 Huber 将左下肺前基底段和内基底段合并称为前内基底段，并注意到它们来自下叶支气管的一个单分支。Brock 所用的"Apical"还是

THE PROPOSED INTERNATIONAL NOMENCLATURE COMPARED WITH VARIOUS OTHER SCHEMES

International Nomenclature	Brock	Jackson and Huber	Huizinga	Kourilsky et al.	Foster-Carter
RIGHT					
Upper lobe bronchus					
Apical (1)	Pectoral	Anterior	Pectoral	Anterior }Lat-	Anterolateral
Posterior (2)	Subapical	Posterior	Axillary	Posterior }eral	Posterolateral
Anterior (3)	Apical	Apical	Apical	Apical	Apical
Lower part of right main bronchus					Descending
Middle lobe bronchus					
Lateral (4)	Lateral	Lateral	Lateral	Lateral	Lateral
Medial (5)	Medial	Medial	Medial	Anterior	Anterior
Lower lobe bronchus					
Apical (6)	Apical	Superior	Upper dorsal	Apical	Dorsal
Medial basal (cardiac) (7)	Cardiac	Medial basal	Cardial	Medial	Cardiac
Anterior basal (8) ..	Anterior basal	Anterior basal	Upper ventral	Anterior	Anterior basic
Lateral basal (9) ..	Middle basal	Lateral basal	Lower ventral	Lateral	Middle basic
Posterior basal (10) ..	Posterior basal	Posterior basal	Lower dorsal	Posterior	Posterior basic
LEFT					
Upper lobe bronchus					
Upper division	Apico-pectoral	Upper division	—	—	Ascending
Apical (1)	Apical	Apical	Apical	Apical	Apical
Apico-posterior (1) and (2)	—	Apical posterior	Middle	—	Apico-posterior
Posterior (2)	Subapical	Posterior	—	Posterior	Posterolateral
Anterior (3)	Pectoral	Anterior	—	Anterior	Anterolateral
Lingula (lower division) ..	Lingula	Lower (lingular) division	Anterior	Lingula	Lingula
Superior (4)	Upper	Superior	—	Upper	Lateral
Inferior (5)	Lower	Inferior	—	Lower	Anterior
Lower lobe bronchus					
Apical (6)	Apical	Superior	Dorsal	Apical	Dorsal
Anterior basal (8) ..	Anterior basal	Anterior-medial basal	Lateral-ventral	Anterior	Anterior basic
Lateral basal (9) ..	Middle basal	Lateral basal		Lateral	Middle basic
Posterior basal (10) ..	Posterior basal	Posterior basal	}Dorsal-medial	Posterior	Posterior basic

图 2 - 1 - 3 肺段国际命名法与其他命名系统[27]

Jackson 和 Huber 所采用的"Superior"适于下叶第一个段也是会议争议之一,最终"Apical"被接受,Brock 的中基底段被改为外基底段。1950 年 Brock 在 Thorax 杂志记录了该事件[27]。这个国际命名法解决了支气管肺段解剖的主要争论,一直沿用至 1955 年第一版 Nomina Anatomica 的出版。直至 2011 年,联邦国际解剖学术语计划(FIPAT)正式在线发布的解剖学术语(Terminologia Anatomica,TA)中,都基本沿袭了这个版本的命名,右肺包含了十个段,左肺包含九个段,其中左上肺将尖、后段加以整合,并明确了左下肺中内基底段占有一定比例不应被舍弃[28]。

　　1950 年支气管肺段国际命名法的发表标志着胸外科手术在 20 世纪 50 年代逐步走向成熟,并推动了肺段解剖应用在世界各国逐步开展。亚洲各国也纷纷成立了胸外科学,令国人自豪的是,1960 年安徽医学院解剖教研组的江家元教授在对 85 对尸体肺采用色素明胶注射、支气管和血管塑型、剥离等方法研究后出版了我国第一部《支气管肺段外科解剖学》著作,这本著作中的中文肺段命名基本对应于国际命名法,为我国的肺段解剖研究奠定了基础[29]。此期日本胸外科也在迅速发展,在肺段解剖结构的命名上也有了其特殊的改进,例如 Ikeda 在 1969 年提出的纤维支气管镜检查支气管分级标记方法,对Ⅱ级支气管采用 B1、B2 依次标记,Ⅲ级支气管采用 a、b、c 依次标记,Ⅳ级采用 i、ii、iii 依次标记,Ⅴ级则采用 α、β、γ 依次标记[30]。另一部肺段研究的不朽著作出现在 1978 年,Yamashita 教授在解剖研究的基础上将肺段研究采用影像学的方法进行了进一步阐释,自此肺段解剖学从尸体解剖发展到影像解剖的新阶段[31]。2016 年 Shimizu 教授采用三维重建方法收集了右上肺静脉的分布和变异数据,创建了简化的肺静脉模型图,并对既往肺段静脉的命名提出了改良建议[32]。

值得一提的是,肺段动脉因其与支气管的伴行较为密切,因而命名较为明确,与支气管相一致。而肺段静脉的命名则因分布特点及相对多变的特点经历了较为复杂的过程。理想的命名选择是可以直接标识每个肺段相关的特定静脉,然而静脉走行于每个单元(肺段、亚段、次亚段)之间,分支众多,引流区域涉及邻近肺段甚至更远的段。一系列的报道都是尝试将静脉与邻近的支气管和动脉关联起来进行命名,这似乎是最简单也最现实的方法,但命名时描述繁琐,静脉与支气管的位置关系并非一成不变,静脉与相应动脉相比编号数目更多。Appleton AB 起初将静脉划分为表浅静脉和深部静脉,在 1944 年首次提及静脉走行于段间,并提出段间平面和静脉在肺段切除中的处理方法[33]。如果没有 Appleton 的研究,人们不会意识到静脉在支气管肺段和段间平面的分布形式。1945 年,Boyden 再次提出段间平面及静脉走行于段间,使用了"the intersegmental planes"定义段间平面,并指出支气管肺段分支是定义肺段的基础,肺段动脉可以由邻近肺段发出,段内血液则由沿段间平面分布的静脉回流。1949 年,Beatty Ramsay 首次提出静脉包括段静脉和段间的静脉,明确使用了"the intersegmental veins"定义段间静脉,并指出段间的静脉对引导段间平面的重要性[34]。1954,Boyden EA 使用"interramal"和"the segmental ramus"表达了段内静脉概念的雏形[25],直到 2010 年,"intrasegmental vein"一词才被 Oizumi H 提出用于定义段内静脉[35]。此后,肺段切除时静脉的处理引起了外科医师的高度关注。在以肺亚段为解剖单位时,段内的静脉则又可以细分为亚段内静脉和亚段间静脉,按照这个规律可继续细分为次亚段内静脉和次亚段间静脉。吴卫兵等[36]在 2016 年明确使用了"intersubsegmental veins"和"intersubsubsegmental veins"描述了静脉的这种规律。解剖单位边缘的静脉除了可以提供解剖指导,在切除解剖单位时保留其边缘静脉尚能有效保留邻近单位的血液回流,但应注意的是这种保留应该以肿瘤充分切除为前提。

四、展望

时至今日,随着影像设备和技术的发展,肺段解剖正经历着翻天覆地的变化,海量的三维影像解剖信息也揭示着肺段命名的工作远未结束,期待在这些技术和理念的带动下,肺段解剖研究朝着更为精确的方向发展,使得肺段的支气管、血管、淋巴管和神经支配都拥有准确的命名。

参考文献

1. Malpighi M. Depulmonibus[M]. London:Philosophical Transactions of the Royal Society,1661.

2. Diemerbroeck,lsbrandi D. Anatomes Corporis Humani, in Opera Omnia Anatomica et Medica[M]. Liber secundus, De Thorace. (Esp. Cap. XⅢ,XⅣ, and Tab. IX, p. 281 of 1685 Ed.),1672.

3. Kachlik D，Baca V，Bozdechova I，et al. Anatomical terminology and nomenclature：Past，present and highlights[J]. Surg Radiol Anat（2008）30：459－466.

4. Aeby C. Der Bronchialbaum der Säugethiere und des Menschen[M]. Nebst Bemerkungen uber den Bronchialbaum der Vögel und Reptilien. Wilhelm Engelmann，Leipzig，1880.

5. Hasse C. Ueber den Bau der menschlichen Lungen[J]. Arch. f. Anat. u Entwick，1892：324－345（Taf. XIX—XXI）.

6. Felix，Walther. Die Anatomie der Lungen und Brustfelle. In Ferdinand Sauerbruch's 'Die Chirurgie der Brustorgane' 2nd Ed，Vol. 1[M]. Berlin：Julius Springer，1920：55－107.

7. Ewart W. The Bronchi and Pulmonary Blood-vessels：Their anatomy and nomenclature；with a criticism of professor Aeby's views on the bronchial tree of mammalia and of man[M]. London，Baillière，Tindall and Cox.，1889.

8. Huntington GS. A critique of the theories of pulmonary evolution in the mammalia[J]. Am. J. Anat.，1920，27：99－201.

9. Kramer R，Glass A. Bronchoscopic localization of lung abscess[J]. Ann Otol Rhinol Laryngol，1932，41：1210.

10. Nelson HP. Postural drainage of the lung[J]. Br Med J，1934，2（3840）：251－255.

11. Hardie-Neil J，Gilmour W. Bronchopulmonary segments：Radiological，pathological and bronchoscopic considerations with special reference to subapical bronchopulmonary segment[J]. Med J Aust，1937，2：165－172.

12. Churchill ED，Belsey R. Segmental pneumonectomy in bronchiectasis：The lingula segment of the left upper lobe[J]. Ann Surg，1939，109（4）：481－499.

13. Pierce CB，Bruce WS. The roentgenological anatomy of the chest II. The bronchial distribution[J]. Am. Rev. Tuberc.，1939，39：516－527.

14. Foster-Carter AF. The anatomy of the bronchial tree[J]. Br J Tuberc，1942，36：19－49.

15. Foster-Carter AF，Clifford H. The segments of the lungs. A commentary on their investigation and morbid radiology[J]. Dis. Chest，1945，11：511－564.

16. Hardie-Neil J，Gilmour W. Anatomy of the bronchial tree[J]. New Zealand Medical Journal，1946，45：20－34.

17. Jackson CL，Huber JF. Correlated applied anatomy of the bronchial tree and lungs with a system of nomenclature[J]. Dis. Chest，1943，9（4）：319－326.

18. Brock RC，Hodgkiss F，Jones HO. The Anatomy of the Bronchial Tree. With Special Reference to the Surgery of Lung Abscess[M]. New York：Oxford University Press，1946.

19. Davies HM，Coope R. War injuries of the chest[J]. Edinburgh，E S Livingstone，1942：4（5）.

20. Blades B. Conservation of lung tissue by partial lobectomy[J]. Ann Surg，1943，118：353－365.

21. Overholt RH，Langer L. A new technique for pulmonary segmental resection：its application in the treatment of bronchiectasis[J]. Surg Gynecol Obstet，1947，84（3）：257－268.

22. Clagett OT，Deterling RA. A technique of segmental pulmonary resection with particular reference to lingulectomy[J]. J Thorac Surg，1946，15：227－238.

23. Scannell JG. A study of variations of the bronchopulmonary segments in the left upper lobe[J]. J Thorac Surg，1947，16（5）：530－537.

24. Overholt RH，Woods FM，Ramsay BH. Segmental pulmonary resection：details of technique and results[J]. J Thorac Surg，1950，207－225.

25. Boyden EA. Segmental Anatomy of the Lung[M]. New York：McGraw Hill，1954.

26. Boyden EA. A critique of the international nomenclature on bronchopulmonary segments[J]. Dis Chest，1953，23（3）：266－269.

27. Negus VE，Appleton AB，Brock RC，et al. The nomenclature of broncho-pulmonary anatomy；an international nomenclature accepted by the thoracic society[J]. Thorax，1950，5（3）：222－228.

28. www.unifr.ch/ifaa/Public/EntryPage/TA98%20Tree/TA98%20EN/06%20TA98%20EN.htm

29. 江家元.支气管肺段外科解剖学[M].上海：上海科学技术出版社.1960.

30. Ikeda S. Atlas of Flexible Bronchofiberscopy[M]. Stuttgart：Editorial Georg Thieme，1974.

31. Yamashita H. Roentgenologic Anatomy of the Lung[M]. New York：Igaku-Shoin Medical Publishers，1978.

32. Shimizu K，Nagashima T，Ohtaki Y，et al. Analysis of the variation pattern in right upper pulmonary veins and establishment of simplified vein models for anatomical segmentectomy[J]. Gen Thorac Cardiovasc Surg，2016，64(10)：604-611.

33. Appleton AB. Segments and blood-vessels of the lungs[J]. Lancet，1944，244(6323)：592-594.

34. Ramsay BH. The anatomic guide to the intersegmental plane[J]. Surgery，1949，25(4)：533-538.

35. Oizumi H，Endoh M，Takeda S，et al. Anatomical lung segmentectomy simulated by computed tomographic angiography[J]. Annals of Thoracic Surgery，2010，90(4)：1382-1383.

36. Wu WB，Xu XF，Wen W，et al. Thoracoscopic pulmonary sub-subsegmentectomy based on three-dimensional images[J]. AnnThorac Surg，2016，102(5)：e389-391.

（王俊）

第二节 肺段的解剖学命名

一、肺段及亚段以下解剖结构的命名规则和静脉的细化命名

肺段、亚段及亚段以下解剖结构按照其所属支气管命名。支气管分为七级,肺叶支气管为Ⅰ级分支,肺段支气管为Ⅱ级分支,亚段支气管为Ⅲ级分支,次亚段支气管为Ⅳ级分支,次亚段以下支气管分别为Ⅴ、Ⅵ、Ⅶ级分支。支气管命名法则[1-3]：根据肺段、亚段、次亚段在肺叶、肺段、亚段内所处的位置(上、下关系为第一优先,后、前关系为第二优先,其次为外、内关系)及第一次分支情况[注1],给予其所属支气管相应的名称。肺段支气管以 B 命名,具体肺段以阿拉伯数字标注在右上指数位置,亚段支气管以小写英文字母命名;由于次亚段支气管及其以下分支解剖变异极为复杂,无法以其所处的位置给予具体命名,因此以阿拉伯数字1、2、3 或罗马数字i、ii、iii 命名次亚段支气管,次亚段以下支气管以小写希腊字母 α、β、γ 和英文字母 x、y、z 命名,如 $S^1 ai\alpha xx$、$S^1 ai\alpha xy$。

肺段动脉和静脉的命名：Boyden 于1945 年提出对于与肺段支气管及其分支伴行的肺段动脉及其分支,采用与肺段支气管一致的命名规则,即动脉以 A 命名,具体肺段动脉以阿拉伯数字标注在右上指数位置,亚段动脉以小写英文字母命名,次亚段动脉以阿拉伯数字1、2、3 或罗马数字i、ii、iii 命名,如 $A^1 ai$、$A^1 aii$。对于与肺段支气管平行的一支静脉主干采用与肺段支气管一致的命名规则,即静脉以 V 命名,具体肺段以阿拉伯数字标注在右上指数位置,如 V^1、V^2。

Boyden 首先提出"肺段静脉的末梢分布于段间"的理念,因此,静脉的命名与动脉、支气管有所区别。在本书中,我们依据手术病人的薄层 CT、三维成像和手术中所见,建议对部分的静脉分支重新定义,如 $V^{10}c$;同时,对于肺段静脉的主要分支均明确定义了"亚段间静脉及位置"、沿用小写英文字母的命名,如 $V^1 a$、$V^1 b$。由于每一个亚段均为立体结构、并与周围多个亚段毗邻,某一亚段间可以有一个以上的亚段间静脉分支,依据空间位置、采用阿拉伯数字1、2 命名,如 $V^{1+2}b1$、$V^{1+2}b2$,以进一步细化亚段间静脉的分支:

① 在右上肺通常有一个静脉分支走行于 S^1、S^2、S^3 三个肺段中央,回流至 V^2a、V^2b 或中心静脉;在左上肺也通常有一个静脉分支走行于 S^{1+2}、S^3a 两个肺段的中央,回流至 V^{1+2}。Yamashita 在专著中将其命名为 V^1l(lateral)。鉴于其在右上肺通常回流至 V^2、在左上肺回流至 V^{1+2},我们建议将其统一命名为 Vl(lateral)。Vl 的临床意义在于:如果结节位于肺野中三分之一、并且接近 Vl,肺段或亚段切除则需要慎重考虑。

② 左上肺的三个相邻亚段 S^{1+2}c、S^3a、S^4a,两两之间均存在亚段间静脉。此外,由于某一段间或亚段间静脉通常有两个或两个以上的分支,我们参照日本次亚段支气管的命名法则,给出了一些细化的命名建议。例如,左上肺 V^{1+2}d 通常有三个分支,V^{1+2}d1 定义为 LS^{1+2}c 与 S^3a 之间的亚段间静脉,V^{1+2}d2 为 LS^{1+2}c 与 S^4a 之间的亚段间静脉,V^{1+2}d3 为 S^3a 与 S^4a 之间的亚段间静脉。

③ 左上肺 S^3 的三个亚段 S^3a、S^3b、S^3c 呈锥形分布,两两亚段间通常有两个静脉分支,分别回流至不同的段间静脉。如 V^3a,位于上、后方,走行于 S^3a 和 S^3c 之间的静脉为 V^3a1、回流至 V^{1+2};位于前、下方,走行于 S^3a 和 S^3b 之间的静脉为 V^3a2,回流至 V^3b。

④ 右中肺、左上肺舌段的三个相邻亚段 S^4a、S^4b、S^5a 呈锥形分布,S^4a 和 S^5a、S^4a 和 S^4b 之间通常各有一个静脉分支。由于右中肺 S^4、S^5 呈外、内排列,我们建议将位于 S^4a 和 S^5a、S^4a 和 S^4b 之间的 V^4a 分支定义为 V^4a1、V^4a2;由于左上肺舌段 S^4、S^5 呈上、下排列,将位于 S^4a 和 S^4b、S^4a 和 S^5a 之间的 V^4a 分支定义为 V^4a1、V^4a2。

⑤ 下肺 S^6 的三个相邻亚段 S^6a、S^6b、S^6c 呈锥形分布,两两亚段之间均有一到两支亚段间静脉,按照我们的研究,结合 Yamashita 和 Nomori 的既往命名,我们建议将位于 S^6a 和 S^6c、S^6a 和 S^6b 之间的 V^6a 分支定义为 V^6a1、V^6a2,将位于 S^6b 和 S^6c、S^6b 和 S^8a、S^6b 和 S^8a 之间的 V^6b 分支定义为 V^6b1、V^6b2、V^6b3。

⑥ 下肺 V^8a 通常有三个分支,V^8a1 为 S^8a、S^9a 之间的亚段间静脉,V^8a2 为 S^9a 和 S^8b 之间的亚段间静脉,V^8a3 为 S^8a 和 S^8b 之间的亚段间静脉;下肺 V^9a 通常有三个分支,V^9a1 为 S^9a、S^{10}a 之间的亚段间静脉,V^9a2 为 S^{10}a 和 S^{10}b 之间的亚段间静脉,V^9a3 为 S^9a 和 S^9b 之间的亚段间静脉。[注2]

⑦ S^{10} 的三个亚段 S^{10}a、S^{10}b、S^{10}c 呈锥形分布,两两亚段之间均有亚段间静脉。前面已经定义 V^9a2 为 S^{10}a 和 S^{10}b 之间的亚段间静脉;V^{10}a 为 S^{10}a 和 S^{10}c 之间的亚段间静脉、回流至 V^{10} 或 V^{9+10};V^{10}b 为 S^{10}b 和 S^{10}c 之间的亚段间静脉;我们将 V^{10}c 重新定义为 S^7b(右下肺 S^7 缺如及左下肺时为 S^8b)和 S^{10}c 之间的亚段间静脉,伴随下肺韧带上缘嵌入基底段深部,回流至 V^{10}、IBV 或 IPV。

【注1】部分病人呈现亚段支气管及血管变异,Boyden 和 Hartmann(1946)把正常肺段或亚段所处位置的、来源于临近的其他肺段或亚段的支气管及血管命名为 BX、AX 及 VX。例如,右上肺 S^3a 仅有一个支气管分支 B^3aii 与 B^3b 共干,而在正常 S^3ai 的位置有一个支气管发自 B^1,可以称之为 BX^3ai;左上肺 A^3 自叶间发自 A^4,可以称之为 AX^3;左下肺 V^9a 汇入 V^8a,可以称之为 VX^9a。

【注2】增加此命名是因为在 S^8a 与 S^8b 之间、S^9a 与 S^9b 之间,往往会在两侧各有一静脉分支,汇入 V^8a、V^9a;部分病例 V^8a、V^9a 有典型三分支,部分病例可能会存在其中一个分支缺如、由另外一侧的分支替代。例如,在部分病人,V^8a 为优势静脉,只有一支走行于 S^9a、S^9b 亚段间平面之间的亚段间静脉回流至 V^8a,在 S^9a、S^9b 亚段间平面之间仅有 V^8a2,而 V^9a3 缺如。

肺段及亚段的命名 Nomenclature of Pulmonary Segments and Subsegments

(一) 右肺上叶 Superior Lobe of Right Lung [lobus superior pulmonis dextri]

1. S^1——尖段 apical segment [segmentum apicale]

(a) S^1a——尖亚段 proper apical subsegment [subsegmentum apicale proprium]

(b) S^1b——前亚段 anterior subsegment [subsegmentum anterius]

2. S^2——后段 **posterior segment** ［segmentum posterius］

（a）S^2a——后亚段 posterior subsegment ［subsegmentum posterius］

（b）S^2b——外亚段 lateral subsegment ［subsegmentum laterale］

3. S^3——前段 **anterior segment** ［segmentum anterius］

（a）S^3a——外亚段 lateral subsegment ［subsegmentum laterale］

（b）S^3b——内亚段 medial subsegment ［subsegmentum mediale］

（二）右肺中叶 Middle Lobe of Right Lung ［lobus medius pulmonis dextri］[注1]

1. S^4——外侧段 **lateral segment** ［segmentum laterale］

（a）S^4a——外亚段 lateral subsegment ［subsegmentum laterale］

（b）S^4b——内亚段 medial subsegment ［subsegmentum mediale］

2. S^5——内侧段 **medial segment** ［segmentum mediale］[注2]

（a）S^5a——上亚段 superior subsegment ［subsegmentum superius］

（b）S^5b——下亚段 inferior subsegment ［subsegmentum inferius］

【注 1】部分病人右中肺支气管的两个分支呈外、下和内、上排列，Boyden 和 Hamer（1951）将位于外下方的肺段命名为 S^4，内上方的肺段命名为 S^5。

【注 2】S^5a 和 b 为上、下排列时，位于上方为 S^5a，位于下方的为 S^5b；S^5a 和 b 为外、内排列时，位于外侧为 S^5a，位于内侧的为 S^5b。Boyden 和 Hamer（1951）及 Yamashita（1978）均将其命名为上、下亚段，Nomori 和 Okada（2012）将其命名为外、内亚段。

（三）右肺下叶 Inferior Lobe of Right Lung ［lobus inferior pulmonis dextri］

1. S^6——上段 **superior segment** ［segmentum superius］

（a）S^6a——上亚段 superior subsegment ［subsegmentum superius］

（b）S^6b——外亚段 lateral subsegment ［subsegmentum laterale］

（c）S^6c——内亚段 medial subsegment ［subsegmentum mediale］

2. S^*——星段 **subsuperior segment** ［segmentum subsuperius］[注]

（a）S^*a——外亚段 lateral subsegment ［subsegmentum laterale］

（b）S^*b——后亚段 posterior subsegment ［subsegmentum posterius］

【注】Aeby（1880）将其支气管命名为"the second dorsal hyparterial bronchus"，Ewart（1889）将其命名为"the lesser posterior horizontal bronchus"，Neil（1937）[3] 和 Brock（1943）[4] 将其命名为"subapical branch"，Jackson 和 Huber（1943）建议将其命名为"subsuperior or suprabasal branch"，Boyden（1945）将其命名为"subsuperior branch"，以符号"asterisk"（＊）表示，即 B^*，并将其分为 a、b 两支。

3. S^7——内基底段 **medial basal segment** ［segmentum basale mediale］[注]

（a）S^7a——前亚段 anterior subsegment ［subsegmentum anterius］

（b）S^7b——后亚段 posterior subsegment ［subsegmentum posterius］

【注】Boyden（1945）和 Yamashita（1978）均将 S^7 位于前方的亚段命名为 S^7a，位于后方的亚段命名为 S^7b。究其原因，考虑为在解剖位置上 S^7a 高于 S^7b。结合 Boyden 和 Yamashita 对 B^7 的分型，我们建议将其分为 4 型：B7a 型、B7ab 型、B7b 型（B^7b only or B^7b ＋ B^*）和 B7 缺如型。

4. S^8——前基底段 **anterior basal segment** ［segmentum basale anterius］

（a）S^8a——外亚段 lateral subsegment ［subsegmentum laterale］

（b）S^8b——内亚段 medial subsegment ［subsegmentum mediale］

5. S^9——外基底段 lateral basal segment ［segmentum basale laterale］

(a) S^9a——外亚段 lateral subsegment ［subsegmentum laterale］

(b) S^9b——内亚段 medial subsegment ［subsegmentum mediale］

6. S^{10}——后基底段 posterior basal segment ［segmentum basale posterius］

(a) S^{10}a——后亚段 posterior subsegment ［subsegmentum posterius］

(b) S^{10}b——外亚段 lateral subsegment ［subsegmentum laterale］

(c) S^{10}c——内亚段 medial subsegment ［subsegmentum mediale］

（四）左肺上叶 Superior Lobe of Left Lung ［lobus superior pulmonis sinistri］

1. 固有段 Upper Division（S^{1+2}＋S^3）

(1) S^{1+2}——尖后段 apicoposterior segment ［segmentum apicoposterius］[注]

(a) S^{1+2}a——尖亚段 apical subsegment ［subegmentum apicale］

(b) S^{1+2}b——后亚段 posterior subsegment ［subsegmentum posterius］

(c) S^{1+2}c——外亚段 lateral subsegment ［subsegmentum laterale］

(2) S^3——前段 anterior segment ［segmentum anterius］

(a) S^3a——外亚段 lateral subsegment ［subsegmentum laterale］

(b) S^3b——内亚段 medial subsegment ［subsegmentum mediale］

(c) S^3c——上亚段 superior subsegment ［subsegmentum superius］

【注】Nelson（1934）将其支气管命名为"axillary-apical bronchus"；Foster-Carter（1942）、Jackson 和 Huber（1943）、Boyden（1945）将其命名为"apical-posterior segment"。Boyden（1945）将其亚段支气管命名为 B^1a，b 和 B^2a，b；日本胸外科学会支气管命名委员会（The Committee on Bronchial Nomenclature of the Japanese Thoracic Surgery Association）（1946）将其亚段支气管命名为 B^{1+2}a，b，c。

2. 舌段 Lingular/Lower Division（S^4＋S^5）

(1) S^4——上舌段 superior lingular segment ［segmentum lingulare superius］

(a) S^4a——外亚段 lateral subsegment ［subsegmentum laterale］[注]

【注】Boyden（1945）将其命名为后亚段（posterior subsegment）；Yamashita（1978）将其命名为外亚段（lateral subsegment）。

(b) S^4b——前亚段 anterior subsegment ［subsegmentum anterius］

(2) S^5——下舌段 inferior lingular segment ［segmentum lingulare inferius］

(a) S^5a——上亚段 superior subsegment ［subsegmentum superius］

(b) S^5b——下亚段 inferior subsegment ［subsegmentum inferius］

（五）左肺下叶 Inferior Lobe of Left Lung ［lobus inferior pulmonis sinistri］

1. S^6——上段 superior segment ［segmentum superius］

(a) S^6a——上亚段 superior subsegment ［subsegmentum superius］

(b) S^6b——外亚段 lateral subsegment ［subsegmentum laterale］

(c) S^6c——内亚段 medial subsegment ［subsegmentum mediale］

2. S^*——星段 subsuperior segment ［segmentum subsuperius］

(a) S^*a——外亚段 lateral subsegment ［subsegmentum laterale］

(b) S^*b——后亚段 posterior subsegment ［subsegmentum posterius］

3. S^8——前基底段 anterior basal segment ［segmentum basale anterius］

（a）S^{8}a——外亚段 lateral subsegment ［subsegmentum laterale］

（b）S^{8}b——内亚段 medial subsegment ［subsegmentum mediale］

4. S^9——外基底段 lateral basal segment ［segmentum basale laterale］

（a）S^{9}a——外亚段 lateral subsegment ［subsegmentum laterale］

（b）S^{9}b——内亚段 medial subsegment ［subsegmentum mediale］

5. S^{10}——后基底段 posterior basal segment ［segmentum basale posterius］

（a）S^{10}a——后亚段 posterior subsegment ［subsegmentum posterius］

（b）S^{10}b——外亚段 lateral subsegment ［subsegmentum laterale］

（c）S^{10}c——内亚段 medial subsegment ［subsegmentum mediale］

二、肺段及亚段支气管的命名 Nomenclature of Segmental and Subsegmental Bronchi

（一）右上叶支气管 Right Superior Lobar Bronchus ［bronchus lobaris superior dexter］

1. B^1——尖段支气管 apical segmental bronchus ［bronchus segmentalis apicalis］

（a）B^{1}a——尖亚段支气管 proper apical subsegmental bronchus ［bronchus subsegmentalis apicalis proprior］

（b）B^{1}b——前亚段支气管 anterior subsegmental bronchus ［bronchus subsegmentalis anterior］

2. B^2——后段支气管 posterior segmental bronchus ［bronchus segmentalis posterior］

（a）B^{2}a——后亚段支气管 posterior subsegmental bronchus ［bronchus subsegmentalis posterior］

（b）B^{2}b——外亚段支气管 lateral subsegmental bronchus ［bronchus subsegmentalis lateralis］

3. B^3——前段支气管 anterior segmental bronchus ［bronchus segmentalis anterior］

（a）B^{3}a——外亚段支气管 lateral subsegmental bronchus ［bronchus subsegmentalis lateralis］

（b）B^{3}b——内亚段支气管 medial subsegmental bronchus ［bronchus subsegmentalis medialis］

（二）右中叶支气管 Right Middle Lobar Bronchus ［bronchus lobaris medius dexter］

1. B^4——外侧段支气管 lateral segmental bronchus ［bronchus segmentalis lateralis］

（a）B^{4}a——外亚段支气管 lateral subsegmental bronchus ［bronchus subsegmentalis lateralis］

（b）B^{4}b——内亚段支气管 medial subsegmental bronchus ［bronchus subsegmentalis medialis］

2. B^5——内侧段支气管 medial segmental bronchus ［bronchus segmentalis medialis］

（a）B^{5}a——上亚段支气管 superior subsegmental bronchus ［bronchus subsegmentalis superior］

（b）B^{5}b——下亚段支气管 inferior subsegmental bronchus ［bronchus subsegmentalis inferior］

（三）右下叶支气管 Right Inferior Lobar Bronchus ［bronchus lobaris inferior dexter］

1. B^6——上段支气管 superior segmental bronchus ［bronchus segmentalis superior］

（a）B^{6}a——上亚段支气管 superior subsegmental bronchus ［bronchus subsegmentalis superior］

（b）B^{6}b——外亚段支气管 lateral subsegmental bronchus ［bronchus subsegmentalis lateralis］

（c）B^{6}c——内亚段支气管 medial subsegmental bronchus ［bronchus subsegmentalis medialis］

2. B*——星段支气管 subsuperior segmental bronchus ［bronchus segmentalis subsuperior］

（a）B*a——外亚段支气管 lateral subsegmental bronchus ［bronchus subsegmentalis lateralis］

（b）B*b——后亚段支气管 posterior subsegmental bronchus ［bronchus subsegmentalis posterior］

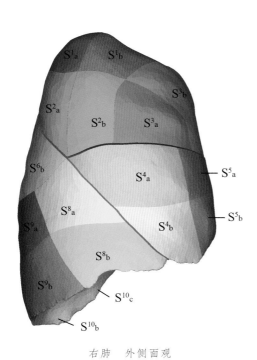

右肺　外侧面观

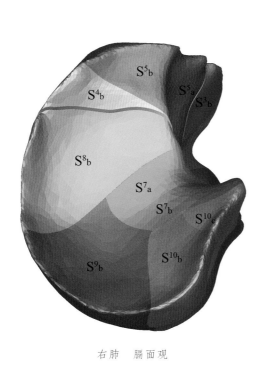

右肺　膈面观

右肺　后面观

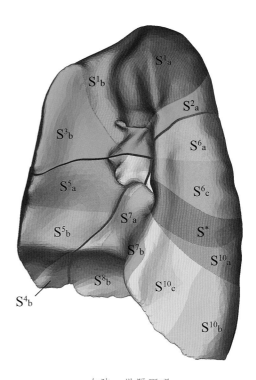

右肺　纵隔面观

图 2 - 2 - 1　右肺肺亚段模式图

（郑佳男制图）

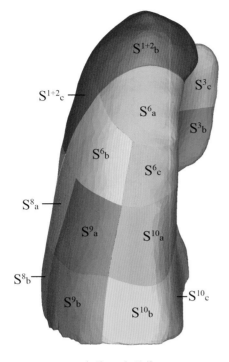

左肺　后面观

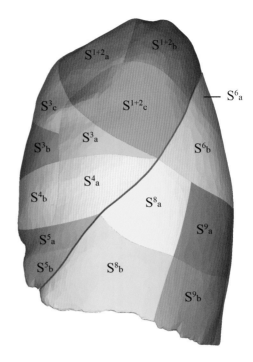

左肺　外侧面观

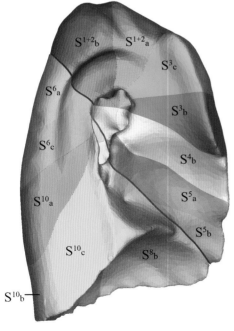

左肺　纵隔面观

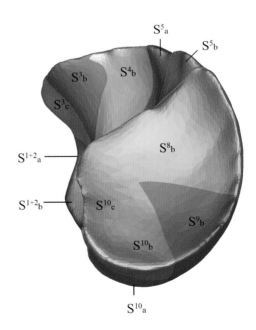

左肺　膈面观

图 2 - 2 - 2　左肺肺亚段模式图

（郑佳男制图）

3. B^7——内基底段支气管 medial basal segmental bronchus〔bronchus segmentalis basalis medialis〕

（a）B^{7}a——前亚段支气管 anterior subsegmental bronchus〔bronchus subsegmentalis anterior〕

（b）B^{7}b——后亚段支气管 posterior subsegmental bronchus〔bronchus subsegmentalis posterior〕

4. B^8——前基底段支气管 anterior basal segmental bronchus〔bronchus segmentalis basalis anterior〕

（a）B^{8}a——外亚段支气管 lateral subsegmental bronchus〔bronchus subsegmentalis lateralis〕

（b）B^{8}b——内亚段支气管 medial subsegmental bronchus〔bronchus subsegmentalis medialis〕

5. B^9——外基底段支气管 lateral basal segmental bronchus〔bronchus segmentalis basalis lateralis〕

（a）B^{9}a——外亚段支气管 lateral subsegmental bronchus〔bronchus subsegmentalis lateralis〕

（b）B^{9}b——内亚段支气管 medial subsegmental bronchus〔bronchus subsegmentalis medialis〕

6. B^{10}——后基底段支气管 posterior basal segmental bronchus〔bronchus segmentalis basalis posterior〕

（a）B^{10}a——后亚段支气管 posterior subsegmental bronchus〔bronchus subsegmentalis posterior〕

（b）B^{10}b——外亚段支气管 lateral subsegmental bronchus〔bronchus subsegmentalis lateralis〕

（c）B^{10}c——内亚段支气管 medial subsegmental bronchus〔bronchus subsegmentalis medialis〕

（四）左上叶支气管 Left Superior Lobar Bronchus〔bronchus lobaris superior sinister〕

1. 固有段 Upper Division（S^{1+2}＋S^3）

（1）B^{1+2}——尖后段支气管 apicoposterior segmental bronchus〔bronchus segmentalis apicoposterior〕

（a）B^{1+2}a——尖亚段支气管 apical subsegmental bronchus〔bronchus subsegmentalis apicalis〕

（b）B^{1+2}b——后亚段支气管 posterior subsegmental bronchus〔bronchus subsegmentalis posterior〕

（c）B^{1+2}c——外亚段支气管 lateral subsegmental bronchus〔bronchus subsegmentalis lateralis〕

（2）B^3——前段支气管 anterior segmental bronchus〔bronchus segmentalis anterior〕

（a）B^{3}a——外亚段支气管 lateral subsegmental bronchus〔bronchus subsegmentalis lateralis〕

（b）B^{3}b——内亚段支气管 medial subsegmental bronchus〔bronchus subsegmentalis medialis〕

（c）B^{3}c——上亚段支气管 superior subsegmental bronchus〔bronchus subsegmentalis superior〕

2. 舌段 Lingular/Lower Division（S^4＋S^5）

（1）B^4——上舌段支气管 superior lingular bronchus〔bronchus lingularis superior〕

（a）B^{4}a——外亚段支气管 lateral subsegmental bronchus〔bronchus subsegmentalis lateralis〕

（b）B^{4}b——前亚段支气管 anterior subsegmental bronchus〔bronchus subsegmentalis anterior〕

（2）B^5——下舌段支气管 inferior lingular bronchus〔bronchus lingularis inferior〕

（a）B^{5}a——上亚段支气管 superior subsegmental bronchus〔bronchus subsegmentalis superior〕

（b）B^{5}b——下亚段支气管 inferior subsegmental bronchus〔bronchus subsegmentalis inferior〕

（五）左下叶支气管 Left Inferior Lobar Bronchus〔bronchus lobaris inferior sinister〕

1. B^6——上段支气管 superior segmental bronchus〔bronchus segmentalis superior〕

（a）B^{6}a——上亚段支气管 superior subsegmental bronchus〔bronchus subsegmentalis superior〕

（b）B^{6}b——外亚段支气管 lateral subsegmental bronchus〔bronchus subsegmentalis lateralis〕

（c）B^{6}c——内亚段支气管 medial subsegmental bronchus〔bronchus subsegmentalis medialis〕

2. B*——星段支气管 subsuperior segmental bronchus〔bronchus segmentalis subsuperior〕

(a) B*a——外亚段支气管 lateral subsegmental bronchus〔bronchus subsegmentalis lateralis〕

(b) B*b——后亚段支气管 posterior subsegmental bronchus〔bronchus subsegmentalis posterior〕

3. B^8——前基底段支气管 anterior basal segmental bronchus〔bronchus segmentalis basalis anterior〕

(a) B^{8}a——外亚段支气管 lateral subsegmental bronchus〔bronchus subsegmentalis lateralis〕

(b) B^{8}b——内亚段支气管 medial subsegmental bronchus〔bronchus subsegmentalis medialis〕

4. B^9——外基底段支气管 lateral basal segmental bronchus〔bronchus segmentalis basalis lateralis〕

(a) B^{9}a——外亚段支气管 lateral subsegmental bronchus〔bronchus subsegmentalis lateralis〕

(b) B^{9}b——内亚段支气管 medial subsegmental bronchus〔bronchus subsegmentalis medialis〕

5. B^{10}——后基底段支气管 posterior basal segmental bronchus〔bronchus segmentalis basalis posterior〕

(a) B^{10}a——后亚段支气管 posterior subsegmental bronchus〔bronchus subsegmentalis posterior〕

(b) B^{10}b——外亚段支气管 lateral subsegmental bronchus〔bronchus subsegmentalis lateralis〕

(c) B^{10}c——内亚段支气管 medial subsegmental bronchus〔bronchus subsegmentalis medialis〕

三、肺段及亚段动脉的命名 Nomenclature of Segmental and Subsegmental Arteries

（一）右上叶动脉 Right Superior Lobar Arteries〔arteriae lobares superiores dextrae〕

1. A^1——尖段动脉 apical segmental artery〔arteria segmentalis apicalis〕

(a) A^{1}a——尖亚段动脉 proper apical subsegmental artery〔arteria subsegmentalis apicalis propria〕

(b) A^{1}b——前亚段动脉 anterior subsegmental artery〔arteria subsegmentalis anterior〕

2. A^2——后段动脉 posterior segmental artery〔arteria segmentalis posterior〕

(a) A^{2}a——后亚段动脉 posterior subsegmental artery〔arteria subsegmentalis posterior〕

(b) A^{2}b——外亚段动脉 lateral subsegmental artery〔arteria subsegmentalis lateralis〕

3. A^3——前段动脉 anterior segmental artery〔arteria segmentalis anterior〕

(a) A^{3}a——外亚段动脉 lateral subsegmental artery〔arteria subsegmentalis lateralis〕

(b) A^{3}b——内亚段动脉 medial subsegmental artery〔arteria subsegmentalis medialis〕

（二）右中叶动脉 Right Middle Lobar Artery〔arteria lobaris media dextra〕

1. A^4——外侧段动脉 lateral segmental artery〔arteria segmentalis lateralis〕

(a) A^{4}a——外亚段动脉 lateral subsegmental artery〔arteria subsegmentalis lateralis〕

(b) A^{4}b——内亚段动脉 medial subsegmental artery〔arteria subsegmentalis medialis〕

2. A^5——内侧段动脉 medial segmental artery〔arteria segmentalis medialis〕

(a) A^{5}a——上亚段动脉 superior subsegmental artery〔arteria subsegmentalis superior〕

(b) A^{5}b——下亚段动脉 inferior subsegmental artery〔arteria subsegmentalis inferior〕

（三）右下叶动脉 Right Inferior Lobar Arteries ［arteriae lobares inferiores dextrae］

1. A^6——上段动脉 superior segmental artery ［arteria segmentalis superior］

（a）A^6a——上亚段动脉 superior subsegmental artery ［arteria subsegmentalis superior］

（b）A^6b——外亚段动脉 lateral subsegmental artery ［arteria subsegmentalis lateralis］

（c）A^6c——内亚段动脉 medial subsegmental artery ［arteria subsegmentalis medialis］

2. A^*——星段动脉 subsuperior segmental artery ［arteria segmentalis subsuperior］

（a）A^*a——外亚段动脉 lateral subsegmental artery ［arteria subsegmentalis lateralis］

（b）A^*b——后亚段动脉 posterior subsegmental artery ［arteria subsegmentalis posterior］

3. A^7——内基底段动脉 medial basal segmental artery ［arteria segmentalis basalis medialis］

（a）A^7a——前亚段动脉 anterior subsegmental artery ［arteria subsegmentalis anterior］

（b）A^7b——后亚段动脉 posterior subsegmental artery ［arteria subsegmentalis posterior］

4. A^8——前基底段动脉 anterior basal segmental artery ［arteria segmentalis basalis anterior］

（a）A^8a——外亚段动脉 lateral subsegmental artery ［arteria subsegmentalis lateralis］

（b）A^8b——内亚段动脉 medial subsegmental artery ［arteria subsegmentalis medialis］

5. A^9——外基底段动脉 lateral basal segmental artery ［arteria segmentalis basalis lateralis］

（a）A^9a——外亚段动脉 lateral subsegmental artery ［arteria subsegmentalis lateralis］

（b）A^9b——内亚段动脉 medial subsegmental artery ［arteria subsegmentalis medialis］

6. A^{10}——后基底段动脉 posterior basal segmental artery ［arteria segmentalis basalis posterior］

（a）$A^{10}a$——后亚段动脉 posterior subsegmental artery ［arteria subsegmentalis posterior］

（b）$A^{10}b$——外亚段动脉 lateral subsegmental artery ［arteria subsegmentalis lateralis］

（c）$A^{10}c$——内亚段动脉 medial subsegmental artery ［arteria subsegmentalis medialis］

（四）左上叶动脉 Left Superior Lobar Arteries ［arteriae lobares superiores sinistrae］

1. 固有段 Upper Division（$S^{1+2}+S^3$）

（1）A^{1+2}——尖后段动脉 apicoposterior segmental artery ［arteria segmentalis apicoposterior］

（a）$A^{1+2}a$——尖亚段动脉 apical subsegmental artery ［arteria subsegmentalis apicalis］

（b）$A^{1+2}b$——后亚段动脉 posterior subsegmental artery ［arteria subsegmentalis posterior］

（c）$A^{1+2}c$——外亚段动脉 lateral subsegmental artery ［arteria subsegmentalis lateralis］

（2）A^3——前段动脉 anterior segmental artery ［arteria segmentalis anterior］

（a）A^3a——外亚段动脉 lateral subsegmental artery ［arteria subsegmentalis lateralis］

（b）A^3b——内亚段动脉 medial subsegmental artery ［arteria subsegmentalis medialis］

（c）A^3c——上亚段动脉 superior subsegmental artery ［arteria subsegmentalis superior］

2. 舌段 Lingular Division（S^4+S^5）

（1）A^4——上舌段动脉 superior lingular artery ［arteria lingularis superior］

（a）A^4a——外亚段动脉 lateral subsegmental artery ［arteria subsegmentalis lateralis］

（b）A^4b——前亚段动脉 anterior subsegmental artery ［arteria subsegmentalis anterior］

（2）A^5——下舌段动脉 inferior lingular artery ［arteria lingularis inferior］

（a）A^5a——上亚段动脉 superior subsegmental artery ［arteria subsegmentalis superior］

（b）A^5b——下亚段动脉 inferior subsegmental artery ［arteria subsegmentalis inferior］

（五）左下叶动脉 Left Inferior Lobar Arteries ［arteriae lobares inferiores sinistrae］

1. A^6——上段动脉 superior segmental artery ［arteria segmentalis superior］

（a）A^6a——上亚段动脉 superior subsegmental artery ［arteria subsegmentalis superior］

（b）A^6b——外亚段动脉 lateral subsegmental artery ［arteria subsegmentalis lateralis］

（c）A^6c——内亚段动脉 medial subsegmental artery ［arteria subsegmentalis medialis］

2. A^*——星段动脉 subsuperior segmental artery ［arteria segmentalis subsuperior］

（a）A^*a——外亚段动脉 lateral subsegmental artery ［arteria subsegmentalis lateralis］

（b）A^*b——后亚段动脉 posterior subsegmental artery ［arteria subsegmentalis posterior］

3. A^8——前基底段动脉 anterior basal segmental artery ［arteria segmentalis basalis anterior］

（a）A^8a——外亚段动脉 lateral subsegmental artery ［arteria subsegmentalis lateralis］

（b）A^8b——内亚段动脉 medial subsegmental artery ［arteria subsegmentalis medialis］

4. A^9——外基底段动脉 lateral basal segmental artery ［arteria segmentalis basalis lateralis］

（a）A^9a——外亚段动脉 lateral subsegmental artery ［arteria subsegmentalis lateralis］

（b）A^9b——内亚段动脉 medial subsegmental artery ［arteria subsegmentalis medialis］

5. A^{10}——后基底段动脉 posterior basal segmental artery ［arteria segmentalis basalis posterior］

（a）$A^{10}a$——后亚段动脉 posterior subsegmental artery ［arteria subsegmentalis posterior］

（b）$A^{10}b$——外亚段动脉 lateral subsegmental artery ［arteria subsegmentalis lateralis］

（c）$A^{10}c$——内亚段动脉 medial subsegmental artery ［arteria subsegmentalis medialis］

四、肺段及段间静脉的命名 Nomenclature of Segmental and Intersegmental Veins

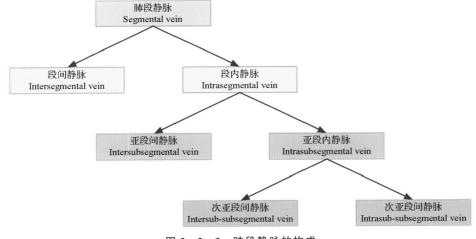

图 2 - 2 - 3　肺段静脉的构成

（姚飞制图）

侧位

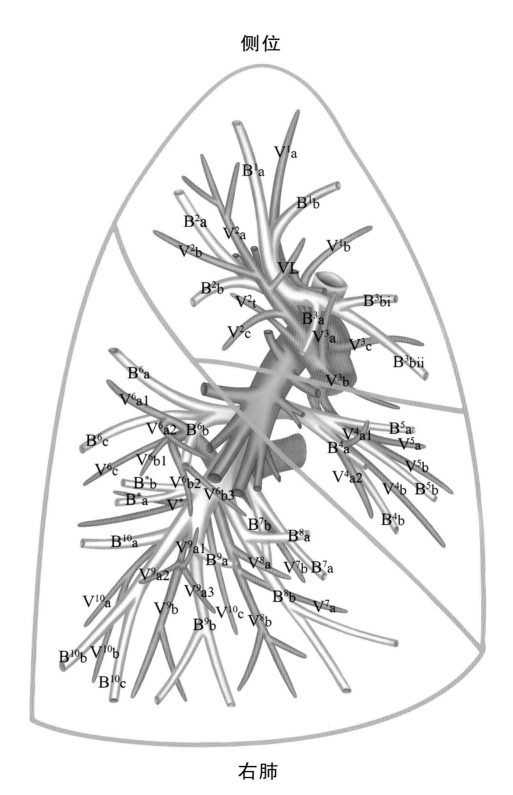

右肺

图 2－2－4　肺亚段支气管、静脉图——右侧

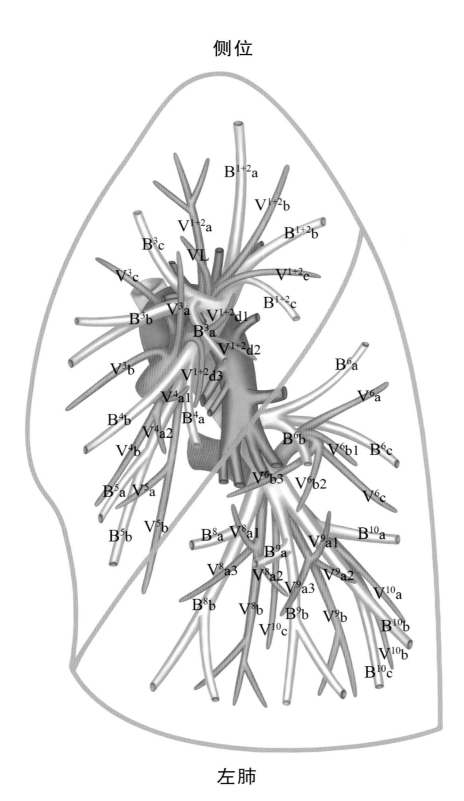

侧位

左肺

图 2 - 2 - 5　肺亚段支气管、静脉图——左侧

（吴卫兵制图）

（一）右上肺静脉 Right Superior Pulmonary Vein［vena pulmonalis dextra superior］

1. V^1——尖段静脉 apical vein［vena apicalis］

（a）V^1a：亚段间静脉，走行于 S^1a 和 S^1b 之间（intersubsegmental，between S^1a and S^1b）

（b）V^1b：段间静脉，走行于 S^1 和 S^3 之间；准确地为亚段间静脉，走行于 S^1b 和 S^3b 之间（intersegmental，between S^1 and S^3；exactly，intersubsegmental，between S^1b and S^3b）

2. V^2——后段静脉 posterior vein［vena posterior］

（a）V^2a：段间静脉，走行于 S^1 和 S^2 之间；准确地为亚段间静脉，走行于 S^1a 和 S^2a 之间（intersegmental，between S^1 and S^2；exactly，intersubsegmental，between S^1a and S^2a）

（b）V^2b：亚段间静脉，走行于 S^2a 和 S^2b 之间（intersubsegmental，between S^2a and S^2b）

（c）V^2c：段间静脉，走行于 S^2 和 S^3 之间；准确地为亚段间静脉，走行于 S^2b 和 S^3a 之间（intersegmental，between S^1 and S^2；exactly，intersubsegmental，between S^2b and S^3a）

（d）V^2t[注]：亚段间静脉或段间静脉，走行于 S^2a 和 S^2b 或 S^1a 和 S^2a 之间，极少数病人 V^1a 回流至 V^2t（intersubsegmental or intersegmental，between S^2a and S^2b，or between S^1a and S^2a. V^1a draining into V^2t in the rare case）

【注】Boyden and Scannell（1948）将这个后段静脉的分支命名为"terminal rami"；Yamashita（1978）将其命名为 V^2t（t：terminalis）

3. V^3——前段静脉 anterior vein［vena anterior］

（a）V^3a：亚段间静脉，走行于 S^3a 和 S^3b 之间（intersubsegmental，between S^3a and S^3b）

（b）V^3b：亚段内静脉或叶间静脉，走行于 S^3b 下方，或 S^3b 与 S^5 之间（intrasubsegmental or interlobar，below S^3b，or between S^3b and S^5）

（c）V^3c：亚段内静脉，走行于 S^3b 内；准确地为次亚段间静脉，走行于 S^3bi 和 S^3bii 之间（intrasubsegmental，in S^3b；exactly，intersub-subsegmental，between S^3bi and S^3bii）

【注1】Vl（l：lateral）：段间静脉，走行于 S^1、S^2 和 S^3 中间（intersegmental，in the middle of S^1，S^2 and S^3）

【注2】Central vein：$V^2a+V^2b+V^2c+V^2t+V^3a$（$+V^1a$ or V^1a+b）

4. 中叶静脉 Middle lobe vein［vena lobi medii］

（1）V^4——外侧段静脉 lateral vein［vena segmentalis lateralis］

（a）V^4a：亚段间静脉，走行于 S^4a 和 S^5a、S^4a 和 S^4b 之间（intersubsegmental，between S^4a and S^5a，and between S^4a and S^4b）

① V^4a1：亚段间静脉，走行于 S^4a 和 S^5a 之间（intersubsegmental，between S^4a and S^5a）

② V^4a2：亚段间静脉，走行于 S^4a 和 S^4b 之间（intersubsegmental，between S^4a and S^4b）

（b）V^4b：亚段间静脉，走行于 S^4b 和 S^5b 之间（intersubsegmental，between S^4b and S^5b）

（2）V^5——内侧段静脉 medial vein［vena medialis］

（a）V^5a：亚段间静脉，走行于 S^5a 和 S^5b 之间（intersubsegmental，between S^5a and S^5b）

（b）V^5b：亚段内静脉，走行于 S^5b 下方（intrasubsegmental，below S^5b）

（二）右下肺静脉 Right Inferior Pulmonary Vein［vena pulmonalis dextra inferior］

1. V^6——上段静脉 superior vein［vena superior］

（a）V^6a：亚段间静脉，走行于 S^6a 和 S^6c、S^6a 和 S^6b 之间（intersubsegmental，between S^6a and S^6c，and S^6a and S^6b）

① V^6a1：亚段间静脉，走行于 S^6a 和 S^6c 之间（intersubsegmental，between S^6a and S^6c）

② V^6a2：亚段间静脉，走行于 S^6a 和 S^6b 之间（intersubsegmental，between S^6a and S^6b）

（b）V^6b：段间静脉，走行于 S^6、S^9 和 S^8 之间；准确地为亚段间静脉，走行于 S^6b 和 S^6c、S^6b 和 S^9a、S^6b 和 S^8a 之间（intersegmental，among S^6，S^8 and S^9；exactly，intersubsegmental，between S^6b and S^6c，S^6b and S^9a，and S^6b and S^8a）

① V^6b1：亚段间静脉，走行于 S^6b 和 S^6c 之间（intersubsegmental，between S^6b and S^6c）

② V^6b2：亚段间静脉，走行于 S^6b 和 S^9a 之间（intersubsegmental，between S^6b and S^9a）

③ V^6b3：亚段间静脉，走行于 S^6b 和 S^8a 之间（intersubsegmental，between S^6b and S^8a）

（c）V^6c：段间静脉，走行于 S^6 和 S^{10} 或 S^* 之间；准确地为亚段间静脉，走行于 S^6c 和 S^{10}a、S^* 或 S^7b（右肺 B^7ab 型或 B^7b 型时）之间［intersegmental，between S^6 and S^{10} or S^*；exactly，intersubsegmental，between S^6c and S^{10}a，S^* or S^7b（when B^7 is B^7ab or B^7b type）］[注]

【注】右下肺 B^7 为 B^7a 型时，S^6 与 S^7 在空间位置上无连续，S^6c 与 S^{10}a 或 S^* 相连续；B^7 为 B^7ab 型或 B^7b 型时，S^6c 与 S^7b 或 S^* 相连续。

2. V^*——星段静脉 subsuperior vein［vena subsuperior］

星段静脉可回流至 V^6、基底干静脉、上基底段静脉或其分支、或下基底段静脉或其分支（V^* may drain into V^6，the common basal vein，the superior basal vein or its branches，or the inferior basal vein or its branches）

3. V^7——内基底段静脉 medial basal vein[注]［vena basalis medialis］

（a）V^7a：亚段间静脉，走行于 S^7a 和 S^8b 之间，回流至 V^8b、V^8、上基底段静脉或基底干静脉（intersubsegmental，between S^7a and S^8b，to drain into V^8b，V^8，the superior basal vein，or the common basal vein）

（b）V^7b：亚段间静脉，走行于 S^7a 和 S^7b 之间，回流至 V^{10}、上基底段静脉、下基底段静脉、基底干静脉或下肺静脉（intersubsegmental，between S^7a and S^7b，to drain into V^{10}，the superior basal vein，the inferior basal vein，the common basal vein，or the inferior pulmonary vein）

【注】在解剖位置关系上，S^7a 与 S^8b 毗邻，参照 Yamashita(1978)的命名，将 V^7a 定义为走行于 S^7a 和 S^8b 之间的亚段间静脉，将 V^7b 定义为走行于 S^7a 和 S^7b 之间的亚段间静脉。

4. V^8——前基底段静脉 anterior basal vein［vena basalis anterior］

（a）V^8a：亚段间静脉，走行于 S^8a 和 S^9a、S^8a 和 S^8b、S^9a 和 S^9b 之间（intersubsegmental，between S^8a and S^9a，S^8a and S^8b，and S^9a and S^9b）

① V^8a1：亚段间静脉，走行于 S^8a 和 S^9a 之间（intersubsegmental，between S^8a and S^9a）

② V^8a2：亚段间静脉，走行于 S^9a 和 S^9b 之间（intersubsegmental，between S^9a and S^9b）

③ V^8a3：亚段间静脉，走行于 S^8a 和 S^8b 之间（intersubsegmental，between S^8a and S^8b）

（b）V^8b：亚段间静脉，走行于 S^8b 和 S^9b 之间（intersubsegmental，between S^8b and S^9b）

5. V⁹——外基底段静脉 lateral basal vein［vena basalis lateralis］

（a）V⁹a：亚段间静脉，走行于 S⁹a 和 S¹⁰a、S¹⁰a 和 S¹⁰b、S⁹a 和 S⁹b 之间（intersubsegmental，between S⁹a and S¹⁰a，S¹⁰a and S¹⁰b，and S⁹a and S⁹b）

① V⁹a1：亚段间静脉，走行于 S⁹a 和 S¹⁰a 之间（intersubsegmental，between S⁹a and S¹⁰a）

② V⁹a2：亚段间静脉，走行于 S¹⁰a 和 S¹⁰b 之间（intersubsegmental，between S¹⁰a and S¹⁰b）

③ V⁹a3：亚段间静脉，走行于 S⁹a 和 S⁹b 之间（intersubsegmental，between S⁹a and S⁹b）

（b）V⁹b：亚段间静脉，走行于 S⁹b 和 S¹⁰b 之间（intersubsegmental，between S⁹b and S¹⁰b）

6. V¹⁰——后基底段静脉 posterior basal vein［vena basalis posterior］

（a）V¹⁰a：亚段间静脉，走行于 S¹⁰a 和 S¹⁰c 之间（intersubsegmental，between S¹⁰a and S¹⁰c）

（b）V¹⁰b：亚段间静脉，走行于 S¹⁰b 和 S¹⁰c 之间（intersubsegmental，between S¹⁰b and S¹⁰c）

（c）V¹⁰c：段间静脉，伴随下肺韧带上缘嵌入 S¹⁰ 和 S⁷ 交界深部；准确地为亚段间静脉，走行于 S¹⁰c 和 S⁷b（S⁷ 缺如时为 S⁸b）之间［intersegmental，running in the upper edge of the lower pulmonary ligament and embedded deeply into the border between S¹⁰ and S⁷；exactly，intersubsegmental，between S¹⁰c and S⁷b（S⁸b when S⁷ absent）］

（三）左上肺静脉 Left Superior Pulmonary Vein［vena pulmonalis sinistra superior］

1. V¹⁺²——尖后段静脉 apicoposterior vein［vena apicoposterior］

（a）V¹⁺²a：段间静脉，走行于 S¹⁺² 和 S³ 之间；准确地为亚段间静脉，走行于 S¹⁺²a 和 S³c 之间（intersegmental，between S¹⁺² and S³；exactly，intersubsegmental，between S¹⁺²a and S³c）

（b）V¹⁺²b：亚段间静脉，走行于 S¹⁺²a 和 S¹⁺²b 之间（intersubsegmental，between S¹⁺²a and S¹⁺²b）

（c）V¹⁺²c：亚段间静脉，走行于 S¹⁺²b 和 S¹⁺²c 之间（intersubsegmental，between S¹⁺²b and S¹⁺²c）

（d）V¹⁺²d：亚段间静脉，走行于 S¹⁺²c、S³a 和 S⁴a 之间（intersubsegmental，among S¹⁺²c，S³a and S⁴a）

① V¹⁺²d1：亚段间静脉，走行于 S¹⁺²c 和 S³a 之间（intersubsegmental，between S¹⁺²c and S³a）

② V¹⁺²d2：亚段间静脉，走行于 S¹⁺²c 和 S⁴a 之间（intersubsegmental，between S¹⁺²c and S⁴a）

③ V¹⁺²d3：亚段间静脉，走行于 S³a 和 S⁴a 之间（intersubsegmental，between S³a and S⁴a）

2. V³——前段静脉 anterior vein［vena anterior］

（a）V³a：亚段间静脉，走行于 S³a 和 S³c、S³a 和 S³b 之间（intersubsegmental，between S³a and S³c，and S³a and S³b）

① V³a1：亚段间静脉，走行于 S³a 和 S³c 之间（intersubsegmental，between S³a and S³c）

② V³a2：亚段间静脉，走行于 S³a 和 S³b 之间（intersubsegmental，between S³a and S³b）

（b）V³b：段间静脉，走行于 S³ 和 S⁴ 之间；准确地为亚段间静脉，走行于 S³b 和 S⁴b 之间（intersegmental，between S³ and S⁴；exactly，intersubsegmental，between S³b and S⁴b）

（c）V³c：亚段间静脉，走行于 S³b 和 S³c 之间（intersubsegmental，between S³b and S³c）

【注】Vl：段间静脉，走行于 S¹⁺² 和 S³a 之间（intersegmental，between S¹⁺² and S³a）

3. V⁴——上舌段静脉 superior lingular vein［vena lingularis superior］

（a）V⁴a：亚段间静脉，走行于 S⁴a 和 S⁴b、S⁴a 和 S⁵a 之间（intersubsegmental，between S⁴a and S⁴b，and S⁴a and S⁵a）

① V⁴a1：亚段间静脉，走行于 S⁴a 和 S⁴b 之间（intersubsegmental，between S⁴a and S⁴b）

② V⁴a2：亚段间静脉，走行于 S⁴a 和 S⁵a 之间（intersubsegmental，between S⁴a and S⁵a）

（b）V⁴b：亚段间静脉，走行于 S⁴b 和 S⁵a 之间（intersubsegmental，between S⁴b and S⁵a）

4. V^5——下舌段静脉 inferior lingular vein〔Vena lingularis inferior〕

(a) V^5a：亚段间静脉，走行于 S^5a 和 S^5b 之间(intersubsegmental，between S^5a and S^5b)

(b) V^5b：亚段内静脉，走行于 S^5b 下方(intrasubsegmental，below S^5b)

（四）左下肺静脉 Left Inferior Pulmonary Vein〔vena pulmonalis sinistra inferior〕

1. V^6——上段静脉 superior vein〔vena superior〕

(a) V^6a：亚段间静脉，走行于 S^6a 和 S^6c、S^6a 和 S^6b 之间(intersubsegmental，between S^6a and S^6c，and S^6a and S^6b)

① V^6a1：亚段间静脉，走行于 S^6a 和 S^6c 之间(intersubsegmental，between S^6a and S^6c)

② V^6a2：亚段间静脉，走行于 S^6a 和 S^6b 之间(intersubsegmental，between S^6a and S^6b)

(b) V^6b：段间静脉，走行于 S^6、S^9 和 S^8 之间；准确地为亚段间静脉，走行于 S^6b 和 S^6c、S^6b 和 S^9a、S^6b 和 S^8a 之间(intersegmental，among S^6，S^8 and S^9；exactly，intersubsegmental，between S^6b and S^6c，S^6b and S^9a，and S^6b and S^8a)

① V^6b1：亚段间静脉，走行于 S^6b 和 S^6c 之间(intersubsegmental，between S^6b and S^6c)

② V^6b2：亚段间静脉，走行于 S^6b 和 S^9a 之间(intersubsegmental，between S^6b and S^9a)

③ V^6b3：亚段间静脉，走行于 S^6b 和 S^8a 之间(intersubsegmental，between S^6b and S^8a)

(c) V^6c：段间静脉，走行于 S^6 和 S^{10} 或 S^* 之间；准确地为亚段间静脉，走行于 S^6c 和 $S^{10}a$ 或 S^* 之间(intersegmental，between S^6 and S^{10} or S^*；exactly，intersubsegmental，between S^6c and $S^{10}a$ or S^*)

2. V^*——星段静脉 subsuperior vein〔vena subsuperior〕

星段静脉可回流至 V^6、基底干静脉、上基底段静脉或其分支、或下基底段静脉或其分支(V^* may drain into V^6，the common basal vein，the superior basal vein or its branches，or the inferior basal vein or its branches)

3. V^8——前基底段静脉 anterior basal vein〔vena basalis anterior〕

(a) V^8a：亚段间静脉，走行于 S^8a 和 S^9a、S^8a 和 S^8b、S^9a 和 S^9b 之间(intersubsegmental，between S^8a and S^9a，S^8a and S^8b，and S^9a and S^9b)

① V^8a1：亚段间静脉，走行于 S^8a 和 S^9a 之间(intersubsegmental，between S^8a and S^9a)

② V^8a2：亚段间静脉，走行于 S^9a 和 S^9b 之间(intersubsegmental，between S^9a and S^9b)

③ V^8a3：亚段间静脉，走行于 S^8a 和 S^8b 之间(intersubsegmental，between S^8a and S^8b)

(b) V^8b：亚段间静脉，走行于 S^8b 和 S^9b 之间(intersubsegmental，between S^8b and S^9b)

4. V^9——外基底段静脉 lateral basal vein〔vena basalis lateralis〕

(a) V^9a：亚段间静脉，走行于 S^9a 和 $S^{10}a$、$S^{10}a$ 和 $S^{10}b$、S^9a 和 S^9b 之间(intersubsegmental，between S^9a and $S^{10}a$，$S^{10}a$ and $S^{10}b$，and S^9a and S^9b)

① V^9a1：亚段间静脉，走行于 S^9a 和 $S^{10}a$ 之间(intersubsegmental，between S^9a and $S^{10}a$)

② V^9a2：亚段间静脉，走行于 $S^{10}a$ 和 $S^{10}b$ 之间(intersubsegmental，between $S^{10}a$ and $S^{10}b$)

③ V^9a3：亚段间静脉，走行于 S^9a 和 S^9b 之间(intersubsegmental，between S^9a and S^9b)

(b) V^9b：亚段间静脉，走行于 S^9b 和 $S^{10}b$ 之间(intersubsegmental，between S^9b and $S^{10}b$)

5. V^{10}——后基底段静脉 posterior basal vein〔vena basalis posterior〕

（a）V^{10}a：亚段间静脉，走行于 S^{10}a 和 S^{10}c 之间（intersubsegmental，between S^{10}a and S^{10}c）

（b）V^{10}b：亚段间静脉，走行于 S^{10}b 和 S^{10}c 之间（intersubsegmental，between S^{10}b and S^{10}c）

（c）V^{10}c：段间静脉，伴随下肺韧带上缘嵌入 S^{10} 和 S^8 交界深部；准确地为亚段间静脉，走行于 S^{10}c 和 S^8b 之间（intersegmental，running in the upper edge of the lower pulmonary ligament and embedded deeply into the border between S^{10} and S^8；exactly，intersubsegmental，between S^{10}c and S^8b）

参考文献

1. Jackson CL，Huber JF. Correlated applied anatomy of the bronchial tree and lungs with a system of nomenclature〔J〕. Dis. Chest，1943，9(4)：319 – 326.

2. Boyden EA. The intrahilar and related segmental anatomy of the lung〔J〕. Surgery，1945，18：706 – 731.

3. General Rule for Clinical and Pathological Record of Lung Cancer（The 8th Edition）〔J〕. Japanese Lung Cancer Association. 2017.

4. Neil JH，Gilmour W. Bronchopulmonary segments：Radiological，pathological and bronchoscopic considerations with special reference to subapical bronchopulmonary segment〔J〕. Med J Aust，1937，2：165 – 172.

5. Brock RC，Hodgkiss F，Jones HO. Bronchial embolism and posture in relation to lung abscess〔J〕. Guy's Hosp Rep，1942，91：131 – 138.

6. Negus VE，Appleton AB，Brock RC，et al. The nomenclature of broncho-pulmonary anatomy；an international nomenclature accepted by the thoracic society〔J〕. Thorax，1950，5(3)：222 – 228.

7. Boyden EA. Segmental Anatomy of the Lung〔M〕. New York：McGraw Hill，1954.

8. Nelson HP. Postural drainage of the lung. Br Med J，1934，2：251 – 255.

9. Foster-Carter AF. The Anatomy of the Bronchial Tree. Brit JTuberc，1942，36：19 – 39.

10. Boyden EA andHartmann JF. An analysis of variations in the bronchopulmonary segments of the left upper lobes of fifty lungs. Am J Anat，1946，79：321 – 60.

11. Boyden EA and Scannell JG. An analysis of variations in thebronchovascular pattern of the right upper lobes of fifty lungs. Am J Anat，1948，82 (1)：27 – 73.

12. Boyden EA and Hamer CJ. An analysis of variations in thebronchovascular patterns of the middle lobe in fifty dissected and twenty injected lungs. J Thorac Surg，1951，21 (2)：172 – 180.

13. Yamashita H. Roentgenologic Anatomy of the Lung〔M〕. Tokyo：Igaku-Shoin，1978.

14. Oho K，Amemiya R. Practical Fiberoptic Bronchoscopy (6th ed)〔M〕. Tokyo：Igaku-Shoin，1994.

15. Nomori H，Okada M. Illustrated Textbook of Anatomical Pulmonary Segmentectomy〔M〕. Heidelberg：Springer，2012.

16. 陈亮，朱全.全胸腔镜解剖性肺段切除手术图谱〔M〕.南京：东南大学出版社，2015.

17. Netter FH. Atlas of Human Anatomy (3rd Edition)〔M〕. USA：New Jersey，2003.

（陈亮）

第三节 肺段、肺亚段的解剖

一、右肺上叶肺亚段的解剖

1. 右肺上叶支气管

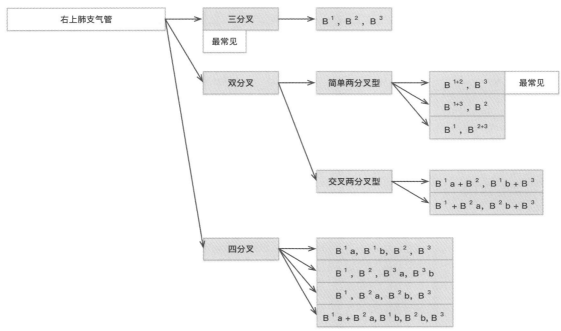

图 2 - 3 - 1 右肺上叶支气管的解剖类型

2. 右肺上叶肺动脉

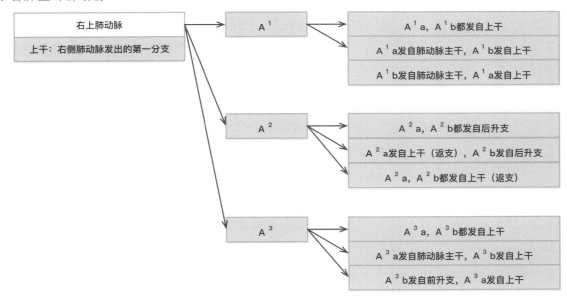

图 2 - 3 - 2 右肺上叶肺动脉的解剖类型

3. 右肺上叶肺静脉

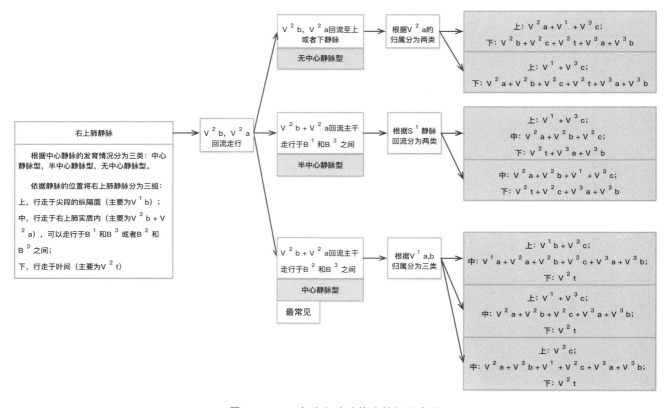

图 2 - 3 - 3   右肺上叶肺静脉的解剖类型

二、左肺上叶肺亚段的解剖

1. 左肺上叶支气管

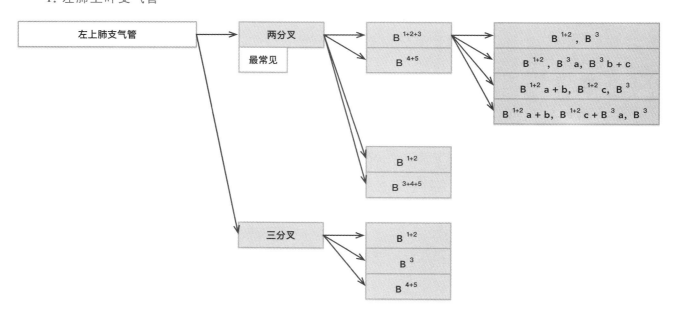

图 2 - 3 - 4   左肺上叶支气管的解剖类型

2. 左肺上叶肺动脉

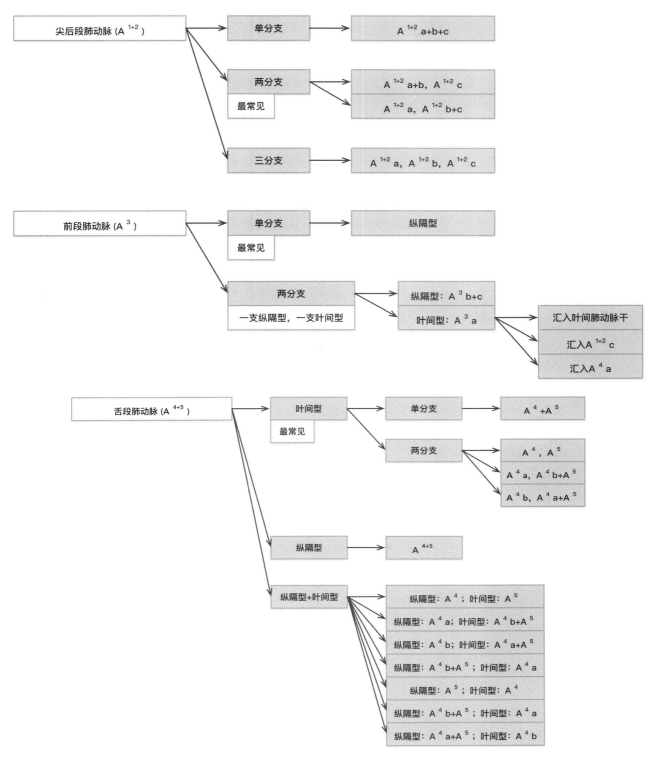

图 2-3-5　左肺上叶肺动脉的解剖类型

3. 左肺上叶肺静脉

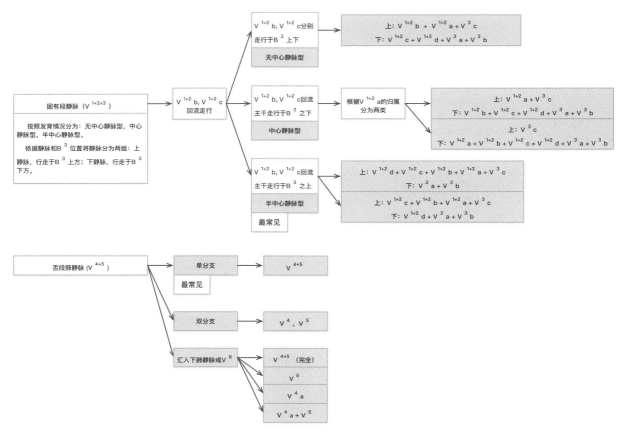

图 2 - 3 - 6　左肺上叶肺静脉的解剖类型

三、下叶肺亚段的解剖

1. 下叶支气管

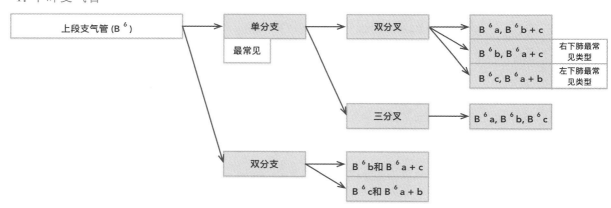

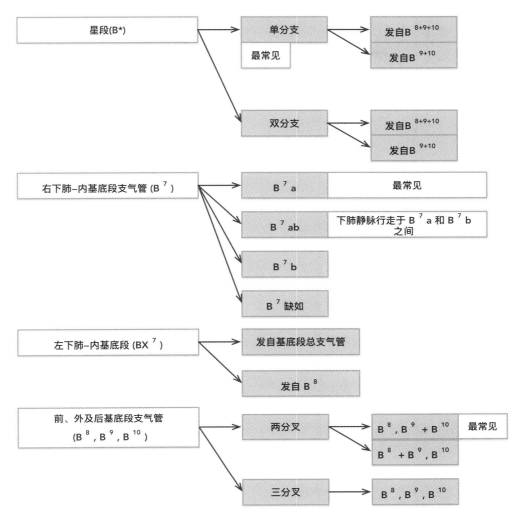

图 2 - 3 - 7　双肺下叶支气管的解剖类型

2. 下叶肺动脉

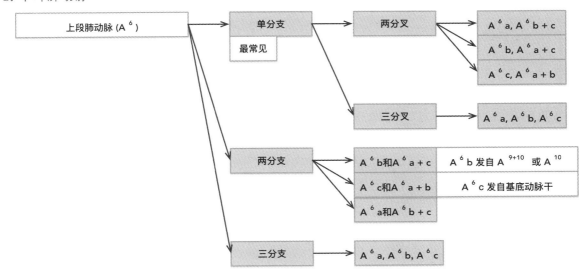

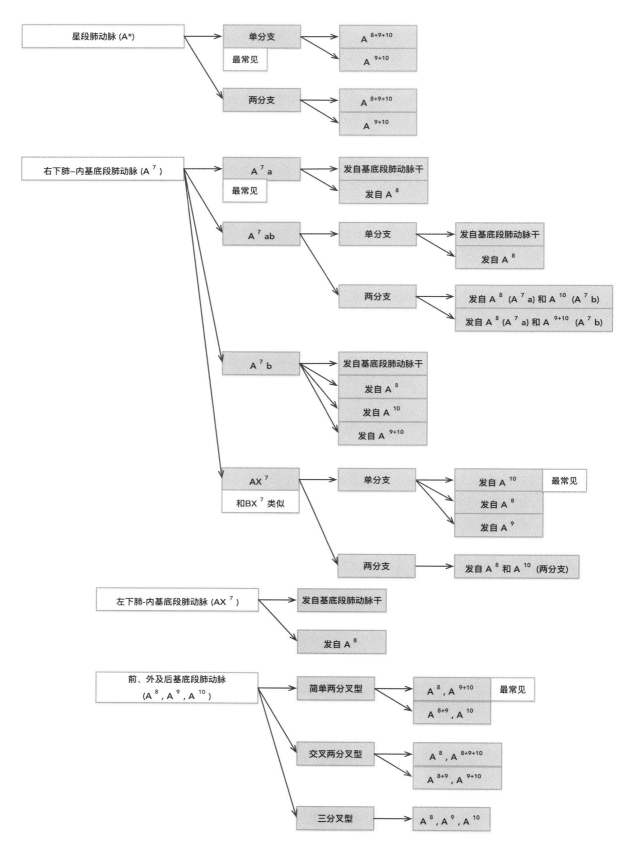

图 2 - 3 - 8 双肺下叶肺动脉的解剖类型

3. 下叶肺静脉

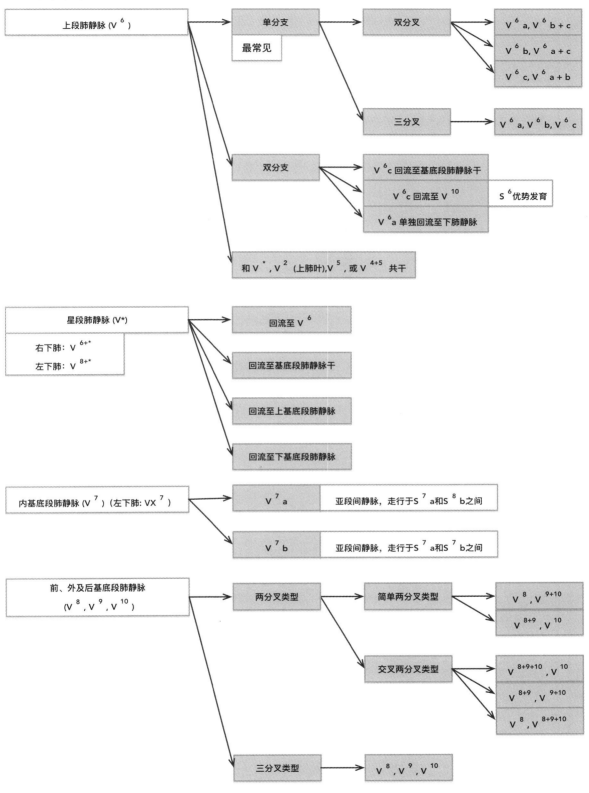

图 2 - 3 - 9　双肺下叶肺静脉的解剖类型

（姚飞）

第三章 三维支气管血管成像

第一节 三维支气管血管成像的发展历史

20 世纪 80 年代 CT 成像技术的发展使得肺部血管、支气管研究由实物解剖进入了影像解剖的时代，90 年代三维支气管血管成像（3D-Computed Tomography Bronchography and Angiography，3D-CTBA）给胸外科提供了更为精确的诊断及手术信息。

一、3D 支气管树

1990 年，Kitaok 在体外肺膨胀肺标本中使用 CT 薄层连续扫描重建 3D 支气管树，并指出为获得良好的支气管成像，其层厚应≤1.4 mm[1]。同年，Ney 也对 4 个体外肺标本实施了成像并分享了自己的重要经验[2]。1991 年，Kavuru 使用低剂量 CT 进行了 3D 支气管树的重建，并首次指出 3D 支气管树对于未来胸外科医生的手术及穿刺活检技术所内含巨大潜力[3]。有关解剖研究中，1993 年 Takahashi 在体外 0.5 mm/层的 CT 数据中明确证实了支气管树与肺动脉的伴行关系[4]。自此，大量的标本研究开始逐渐转化到人体临床的应用。1995 年，Tello 验证了 3D 支气管树与纤支镜真实解剖结构的吻合性，并指出使用 CT 扫描进行重建获得支气管解剖的简易性[5]。同年，Lacrosse 在临床中开展了 3 名支气管支架术后与 2 名单肺移植患者的支气管 3D 重建，证实了其临床应用价值[6]。1996 年，Remy 使用 3D 支气管树成像评估了慢性阻塞性肺病的气道情况[7]。Sagy 也将 3D 支气管树应用于婴幼儿的气道阻塞的研究中[8]。1998 年，Liewald 在 24 名非小细胞肺癌术后及 6 名支气管袖状切除的患者中，以 3D 支气管树为基础，成功开展了虚拟纤支镜随访[9]。1998 年，同期两篇 3D 支气管树成像相关的文章，综述了 3D 影像在胸部疾病诊断及治疗的重要意义[10,11]。以上的研究为虚拟纤支镜系统的诞生提供了良好理论依据。2000 年，Mori 开发了虚拟纤支镜解剖自动标识系统，与纤维支气管镜对比后，验证了 93% 的解剖命名对应性[12]。2001 年，Takabatake 详细描述了虚拟纤支镜系统的临床应用方法[13]。此后，伴随着 CT 技术的发展，3D 支气管树的成像更趋向于细节的捕捉，为影像学解剖研究、疾病诊断、手术规划提供更丰满的信息。

二、3D 肺血管树

在 3D 血管成像方面，早在 1985 年，Sinak 开始通过 3D 血管成像（3D-Computed Tomography Angiography，3D-CTA）进行先天性心脏病的研究[14]。由于肺部气体是优良的对比剂，1994 年 Remy 在无造影剂的情况下进行了肺部动静脉畸形解剖研究[15]。1996 年 Chung 综述了 3D-CTA 在高效、高质量获取胸腔血管结构上的价值，奠定了其必然取代传统血管造影的地位[16]。在经过肺静脉循环栓塞，静脉曲张咯血及肺隔离症等疾病的 CTA 研究后,Johnson 于 1998 年综述了 3D-CTA 在胸外科领域的巨大临床意义[10,17-19]。2003年,伴随着 CT 技术的发展,3D-CTA 开始了心脏冠脉系统的研究[20]。同年,Watanabe 首次报道了 3D 肺部血管在解剖性肺切除中的应用,指出其对于肺动脉分支的辨识和处理可减少意外出血,尤其是在肺裂致密粘连或肺裂不全时具有重要意义[21]。2007 年,Hu 首次描绘了在胸外科手术中,3D 图像较 2D 图像更具有优势[22]。2008 年,Fukuhara 确认了 3D-CTA 在肺叶切除中的安全性[23]。2010 年,Oizumi 使用 3D-CTA 进行肺段术前规划,并使用段间静脉进行段间平面划分[24]。一年后,Oizumi 再次借助此技术成功实施了 52 例解剖性肺段切除术[25]。

三、3D 支气管血管成像

由于支气管、血管显影方式不同,将其同时显示较为困难,3D-CTBA 的发展一直受到软件的限制。2008年,Akiba 在右上肺切除时,首次对患者进行了 3D 血管、支气管同时成像,并发现患者存在"气管支气管"变异,呼吁将 3D 支气管血管成像(3D-CTBA)作为肺部手术术前规划的常规检查[26]。2012 年 Eguchi 与 Shimizu 在肺段切除中,先后使用 3D-CTBA 作为肺段切除的导航[27,28]。2013 年,江苏省人民医院胸外科在国内率先将3D-CTBA 应用于胸腔镜解剖性肺段和亚段切除术,并与东软医疗、东北大学合作,于 2016 年研发出具有自主知识产权的国内第一款三维支气管及血管成像软件 DeepInsight,目前已经受到广泛应用和推广[29,30]。

参考文献

1. Kitaoka H，Yumoto T. Three-dimensional CT of the bronchial tree. A trial using an inflated fixed lung specimen [J]. Invest Radiol，1990，25(7)：813 – 817.

2. Ney D R，Kuhlman J E，Hruban R H，et al. Three-dimensional CT-volumetric reconstruction and display of the bronchial tree [J]. Invest Radiol，1990，25(6)：736 – 742.

3. Kavuru M，Ney D，Fishman E K，et al. Three-dimensional imaging of the lung in vivo：work in progress [J]. J Digit Imaging，1991，4(3)：137 – 142.

4. Takahashi M，Murata K，Morita R. Morphological analysis of the secondary pulmonary lobule with inflated fixed lung specimen. Part 1：Evaluation of the branching pattern and course of the intralobular pulmonary artery [J]. Nihon Igaku Hoshasen Gakkai Zasshi，1993，53(9)：999 – 1009.

5. Tello R，Kruskal J，Dupuy D，et al. In vivo three-dimensional evaluation of the tracheobronchial tree [J]. J Thorac Imaging，1995，10(4)：291 – 293.

6. Lacrosse M，Trigaux J P，Van Beers B E，et al. 3D spiral CT of the tracheobronchial tree [J]. J Comput Assist Tomogr，1995，19(3)：341 – 347.

7. Remy-Jardin M，Remy J，Deschildre F，et al. Obstructive lesions of the central airways：evaluation by using spiral CT with multiplanar and three-dimensional reformations [J]. Eur Radiol，1996，6(6)：807 – 816.

8. Sagy M，Poustchi-Amin M，Nimkoff L，et al. Spiral computed tomographic scanning of the chest with three dimensional imaging in the diagnosis and management of paediatric intrathoracic airway obstruction [J]. Thorax，1996，51(10)：1005 – 1009.

9. Liewald F，Lang G，Fleiter T，et al. Comparison of virtual and fiberoptic bronchoscopy [J]. Thorac Cardiovasc Surg，1998，46(6)：361 – 364.

10. Johnson P T，Fishman E K，Duckwall J R，et al. Interactive three-dimensional volume rendering of spiral CT data：current applications in the thorax [J]. Radiographics，1998，18(1)：165 – 187.

11. Remy J，Remy-Jardin M，Artaud D，et al. Multiplanar and three-dimensional reconstruction techniques in CT：impact on chest diseases [J]. Eur Radiol，1998，8(3)：335 – 351.

12. Mori K，Hasegawa J，Suenaga Y，et al. Automated anatomical labeling of the bronchial branch and its application to the virtual bronchoscopy system [J]. IEEE Trans Med Imaging，2000，19(2)：103 – 114.

13. Takabatake H，Mori M，Natori H，et al. Virtual bronchoscope system [J]. Rinsho Byori，2001，49(4)：352 – 355.

14. Sinak L J，Liu Y H，Block M，et al. Anatomy and function of the heart and intrathoracic vessels in congenital heart disease：evaluation with the Dynamic Spatial Reconstructor [J]. J Am Coll Cardiol，1985，5(1 Suppl)：70S – 76S.

15. Remy J，Remy-Jardin M，Giraud F，et al. Angioarchitecture of pulmonary arteriovenous malformations：clinical utility of three-dimensional helical CT [J]. Radiology，1994，191(3)：657 – 664.

16. Chung J W，Park J H，Im J G，et al. Spiral CT angiography of the thoracic aorta [J]. Radiographics，1996，16(4)：811 – 824.

17. Bongartz G，Boos M，Scheffler K，et al. Pulmonary circulation [J]. Eur Radiol，1998，8(5)：698 – 706.

18. Ferretti G R，Arbib F，Bertrand B，et al. Haemoptysis associated with pulmonary varices：demonstration using computed tomographic angiography [J]. European Respir J，1998，12(4)：989 – 992.

19. Franco J，Aliaga R，Domingo M L，et al. Diagnosis of pulmonary sequestration by spiral CT angiography [J]. Thorax，1998，53(12)：1089 – 1092；discussion 8 – 9.

20. Horisaki T，Yamashita T，Yokoyama H，et al. Three-dimensional reconstruction of computed tomographic images of anomalous origin of the left main coronary artery from the pulmonary trunk in an adult [J]. Am J Cardiol，2003，92(7)：898 – 899.

21. Watanabe S-I，Arai K，Watanabe T，et al. Use of three-dimensional computed tomographic angiography of pulmonary vessels for lung resections [J]. Ann Thorac Surg，2003，75(2)：388 – 392；discussion 92.

22. Hu Y，Malthaner R A. The feasibility of three-dimensional displays of the thorax for preoperative planning in the surgical treatment of lung cancer [J]. Eur J Cardiothorac Surg，2007，31(3)：506 – 511.

23. Fukuhara K，Akashi A，Nakane S，et al. Preoperative assessment of the pulmonary artery by three-dimensional computed tomography before video-assisted thoracic surgery lobectomy [J]. Eur J Cardio-thorac，2008，34(4)：875 – 877.

24. Oizumi H，Endoh M，Takeda S，et al. Anatomical lung segmentectomy simulated by computed tomographic angiography [J]. Ann Thorac Surg，2010，90(4)：1382 – 1383.

25. Oizumi H，Kanauchi N，Kato H，et al. Anatomic thoracoscopic pulmonary segmentectomy under 3-dimensional multidetector computed tomography simulation：a report of 52 consecutive cases [J]. J Thorac Cardiovasc Surg，2011，141(3)：678 – 682.

26. Akiba T，Marushima H，Takagi M，et al. Preoperative evaluation of a tracheal bronchus by three-dimensional 64-row multidetector-row computed tomography (MDCT) bronchography and angiography：report of a case [J]. Surg Today，2008，38(9)：841 – 843.

27. Eguchi T，Takasuna K，Kitazawa A，et al. Three-dimensional imaging navigation during a lung segmentectomy using an iPad [J]. European J Cardio-thoracic Surg Official J European Assoc Cardio-thoracic Surg，2012，41(4)：893 – 897.

28. Shimizu K，Nakano T，Kamiyoshihara M，et al. Segmentectomy guided by three-dimensional computed tomography angiography and bronchography [J]. Interact Cardiovasc Thorac Surg，2012，15(2)：194 – 196.

29. Wu W-B，Xu X-F，Wen W，et al. Thoracoscopic Pulmonary Sub-Subsegmentectomy Based on Three-Dimensional Images [J]. Ann Thorac Surg，2016，102(5)：e389 – e391.

30. Wu W-B，Xu X-F，Wen W，et al. Three-dimensional computed tomography bronchography and angiography in the preoperative evaluation of thoracoscopic segmentectomy and subsegmentectomy [J]. J Thorac Dis，2016，8(9)：S710 – S715.

（徐心峰）

第二节 胸部三维重建方法

一、胸部三维重建

胸部三维重建是指利用胸部计算机断层扫描(CT)、核磁共振(MRI)、X线等影像学资料,在计算机上使用三维可视化软件进行计算、渲染,构建出胸部骨骼、血管、软组织等解剖结构的虚拟三维结构的过程。

肺的血管与气管解剖结构复杂,往往伴有变异,具有个性化特征。随着肺段手术的发展,对手术精准性的要求越来越高。高质量的胸部三维重建能帮助临床医生轻松地辨认解剖结构,实现术前准确规划、术中精准切除,从而减少手术并发症,缩短手术时间,对年轻医师而言则可缩短他们的手术学习曲线。近年来,三维重建可视化软件在胸外科手术中的应用越来越广泛。

目前应用较广的三维可视化软件基于绘制方式大致分为两类:体绘制软件(以 OsiriX、DeepInsight 为代表)、面绘制软件(以 Mimics、Synapse 为代表),两种算法各有优缺点。

体绘制是直接将三维图像的体素点通过一定的透明度叠加计算后直接对屏幕上的像素点着色,特点是能更清楚地表现体数据内部细节,画面有"真实感"。但是这种算法通常对计算机的计算能力(特别是图形显示卡的运算压力)要求较高,对原始影像数据的要求较高,得到的三维图像不能简便地进行后处理。

面绘制是对"内容"的表面建立一个三角形网格模型,再对这个三角形网格模型进行渲染,由此可以在屏幕上看到想要的内容,同时可以调节视角进行全方位的观察。其特点是能够对所得的三维图像进行丰富的编辑和后处理,对原始影像数据要求较低。但是这种算法得到的三维图像画面"模拟感"较重,与真实解剖结构有一定的差距,使用这类方法的三维可视化软件大多操作复杂,对软件操作者要求较高。

	代表软件	对原始数据要求	操作难度	后处理能力
体绘制	OsiriX、DeepInsight	高	低	弱
面绘制	Mimics、Synapse	低	高	强

二、高质量三维重建图像的标准

1. 血管、气管、支气管、软组织、骨骼等解剖结构真实、清晰、完整、区分明显、易于辨认。
2. 病变位置、范围准确,与相邻结构关系清晰可辨。
3. 三维图像能多角度旋转和显示。
4. 三维图像可实现多种设备播放和显示,文件体积适中。
5. 能提供相应的标识、参考线等,指示重要结构,指导切除范围。

三、常用三维重建软件的介绍

1. DeepInsight

DeepInsight 是南京医科大学第一附属医院/江苏省人民医院胸外科团队与东北大学计算机科学与工程学院计算机软件国家工程研究中心医学影像智能计算教育部重点实验室共同开发的一款三维可视化软件,

是专门针对肺段、肺亚段手术研发的软件,采用可视化先验知识的方法实现肺动、静脉提取,通过预设血管阻光度的方法来获得满足肺段切除术的肺动、静脉结构;采用了非线性偏微分方程方法进行支气管的提取。在国内外研发的同类型软件中 DeepInsight 具有速度快、成像质量好、操作简单、功能实用等优势。本软件对胸部影像数据的要求相对较高,目前正在积极改进。

2. OsiriX

OsiriX 是由瑞士 Pixmeo SARL 公司开发的医疗图像处理软件,可以把 CT 和 MRI 的数据加以整合而生成 3D 图像,操作简单,可以旋转,透视,甚至进行动画等各种操作。操作过程流畅、成像质量好是其特色,目前只支持苹果操作系统。

3. Mimics

Mimics 是 Materialise 公司开发的交互式的医学影像控制系统,即为 Materialise's interactive medical image control system,它是模块化结构的软件,可以根据用户的不用需求搭配不同模块。Mimics 是一套高度整合而且易用的 3D 图像生成及编辑处理软件,它能输入各种扫描的数据(CT、MRI),建立 3D 模型进行编辑,然后输出通用的 CAD(计算机辅助设计)、FEA(有限元分析)、RP(快速成型)格式,可以在 PC 机上进行大规模数据的转换处理。其后期处理、编辑能力强大。

4. Synapse 3D

Synapse 3D 是富士公司(Fujifilm)设计研发的一套可视化高级分析工具。Fujifilm 利用其专利的图像识别引擎技术改进了血管自动分割和分析算法,具有一键式测量工具和独有的蒙片分割技术。易用性和经过优化设计的先进图像分析流程是其最大的特色,具有功能丰富、实用性强等特点。

因肺脏是半实质含气脏器,血流快,易受呼吸运动和心脏搏动影响形成伪影,目前市场中还没有一款软件能完美地满足临床要求。因此,胸部三维重建要求操作者综合利用各种软件,实现软件之间的优势互补。

四、3D-CTBA 重建软件的操作(以 DeepInsight 为例)

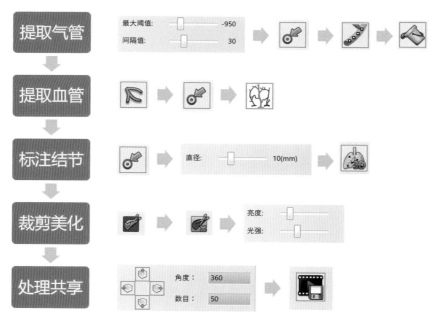

图 3-2-1 3D-CTBA 重建软件的操作

(郑佳男)

第三节　适用于三维重建的胸部影像数据采集

一、适用于三维重建的高质量胸部影像数据采集

高质量的影像数据是胸部三维重建的前提,对提高重建的准确度、减少软件操作时间至关重要。高质量的胸部影像数据采集应达到如下要求:

(1) 在一次扫描中显示肺动脉、肺静脉及其分支(辐射剂量小、对比剂注射量少);

(2) 肺动脉和肺静脉显示要有密度差异;

(3) 能清晰显示肺部血管、气管及支气管、肺部病变;

(4) 层厚、分辨率适中,数据方便三维重建软件的处理;

(5) 不良反应少,费用适中。

目前采用不使用对比剂的 CT 扫描数据也可以进行三维重建,但不易区分肺动脉、肺静脉,或在软件操作中需要使用人工操作来区分肺动、静脉。使用对比剂的高质量 CT 扫描数据可以自动区分肺动、静脉,或缩短人工操作的时间,减少分割错误的发生。

二、CT 扫描影像数据采集的质控条件

进行增强 CT 或肺部 CTA 扫描,需要以下条件:

1. 使用 64 排以上 CT 机,层厚在 1.0 mm 以下。

2. 在患者深吸气并保持屏气状态下进行扫描,建议引导患者在扫描床上练习憋气 5 次左右再采集。有基础疾病配合困难患者,可考虑经过一定时间的呼吸康复训练后进行检查。

3. 控制好对比剂剂量和扫描时间。通过团注试验法(test bolus 法)获得肺动脉和主动脉内的"时间-密度曲线",选择团注试验法时的扫描层面最好是主动脉、肺动脉窗内肺动脉干的水平。通过分析"时间-密度"曲线,从而评估肺动脉和主动脉内对比剂浓度的达峰时间,然后设置对比剂的注射剂量和延迟扫描的时间,开始正式扫描。

4. 图像的评判标准是肺动脉和主动脉内均可显影,肺静脉内的 CT 值要高于肺动脉内的 CT 值,且两者的 CT 差值应在 150～350HU 之间。

5. 一般来说,采集可以从足侧至头侧(也可以从头侧至足侧),一次屏气扫描成像,避免多次反复扫描。

6. 为了得到合适的胸部图像,建议只扫描胸部,不要和头颈部或腹部联合扫描。

7. 采集前去除患者扫描区域(胸部)内的异物,如身上携带的金属、玻璃、玉器、乳罩、项链、钥匙、金属纽扣、硬币、手机、挂件等。

三、江苏省人民医院胸外科中心探索的使用对比剂的胸部 CT 扫描方案

我们不断进行摸索、总结,形成了一套完整的胸部 CT 扫描方案,可以提供高质量的 CT 影像数据,方便进行后期三维重建。其原则是在一次 CT 扫描中尽量使肺动脉、肺静脉的 CT 值差值最大化。

我中心扫描患者使用的机器和对比剂如下:CT 的机型是西门子第一代双源 CT(Somatom Definition),

高压注射器是美德瑞(Medrad)双筒高压注射器,对比剂为碘普罗胺370[优维显(ultravist),拜耳医药保健有限公司生产]。患者体位为仰卧位,头先进;一般于右侧肘前静脉插入20~22 G的静脉留置针。首先,用团注试验法来获得时间-密度曲线,用以设定扫描开始的时刻和对比剂的用量。在CT定位像(Topo像)上将团注试验法的扫描层面定于主肺动脉窗水平,该水平可以显示肺动脉干、升主动脉和降主动脉的断层影像。以5 ml/s的注射速度注入20 ml对比剂,随后以相同流速追加20 ml生理盐水。注入对比剂后6 s时开始在前述设置的层面进行同层扫描,扫描间隔为2 s,一般可设置扫描20次,在扫描过程中病人自由呼吸,同时观察屏幕上的CT图像,当CT图像中主动脉内的密度开始下降时即可中止扫描。此时,得到的数据即可用于绘制肺动脉和升主动脉内的时间-密度曲线,确定扫描所需的对比剂用量和扫描的延迟时间。对比剂的注射速度为5 ml/s,对比剂注射完毕后以同样的速度追加20 ml生理盐水。扫描的方向从足侧向头侧,扫描的范围包括整个肺野,扫描时准直器厚度为0.6 mm,重建层厚为1 mm,层间距为1 mm,重建的卷积核(kernel)为软组织算法(B30)。扫描过程中病人随呼吸指令屏气扫描。

根据我中心400例行胸部CTA检查病人数据统计如下:

	PTPA(s)	PTAA(s)	Scan Time(s)	Delay Time(s)	Dose(ml)
最小值	7	11	4	13	44
最大值	19	28	7.1	30	98
平均	9.88	17.3	5.47	19.3	65

由此数据得出适用于我中心机器的延迟时间及注射剂量运算公式:

$$Delay\ Time = PTAA + 2$$
$$Dose = (PTAA - PTPA + Scan\ Time) \times 5$$

PTAA(peak time of ascending aorta):升主动脉达峰时间;

PTPA(peak time of pulmonary artery):肺动脉达峰时间;

Scan Time:扫描时间;

Delay Time:延迟时间;

Dose:对比剂用量。

＊ 此公式仅为适用于我中心机器的经验性公式,由于各中心机器型号不同,操作习惯不同,此公式不能生硬套用,可根据实际设备使用情况和患者检查数据总结适用于各自中心的扫描方案。

我中心探索的此套方案与传统的肺动脉CTA和增强CT相比,在辐射剂量、造影剂注射剂量、成像质量、三维重建处理软件的处理便利性上都有明显优势。但是各中心机器型号不同,操作习惯不同,此方案不能生硬套用,各中心可以此为启发,根据高质量胸部影像数据采集的要求探索适合自己的扫描方案。

四、碘对比剂的不良反应及处理

使用碘对比剂应注意预防不良反应的发生。

（一）不良反应分类

按照发生机制分为:

1. 特异性/过敏样反应(非剂量依赖性)

这类不良反应与碘对比剂剂量、注入方式和速度无关,其临床表现通常与一种药物或其他过敏原的过敏性

反应相同,但是在多数发生反应的患者中无法识别出抗原-抗体反应,因此被归类为过敏样或特异性反应;

2. 非特异性/类生理反应(剂量依赖性)

这类生理反应不同于过敏样反应,是机体对对比剂的一种生理性应答。这类不良反应与碘对比剂的剂量、注入方式、速度和理化性质相关,一般表现为对比剂对器官或系统所产生的反应,最常累及的器官或系统为肾、心血管系统、神经系统。

（二）症状

1. 急性反应

如:瘙痒症;荨麻疹;血管性水肿,脸红,恶心;腹泻、腹部绞痛;鼻炎(打喷嚏、鼻溢);声音嘶哑、咳嗽;呼吸困难(支气管痉挛、喉头水肿);低血压、心动过速、心律失常;心血管性休克;心跳停止;呼吸停止。

急性反应可能是致命副反应的先兆。

2. 非急性反应

如:瘙痒症;荨麻疹;血管性水肿;皮疹(斑疹、斑丘疹);轻微的多形性红斑;固定型药疹;Stevens - Johnson综合征;中毒性表皮坏死松解症;移植物抗宿主反应;血管炎。

非急性反应通常为轻度至中度一过性和自限性表现。

（三）治疗

主要为对症治疗,类似于治疗其他药物引起的皮肤反应。

治疗及管理措施包括:外用皮质类固醇药物(如地塞米松软膏、氟氢松软膏)、使用抗组胺药物(如苯海拉明、扑尔敏),严重时考虑全身使用皮质类固醇药物。今后避免或谨慎使用此类药物。

（唐立钧）

第四章 锥式肺段切除术理论及关键技术

和全肺切除术、肺叶切除术、楔形切除术一样，肺段切除术是肺部外科一种重要的手术方式，各手术方式有各自相应的适应证。肺组织的解剖性切除是余肺最大程度发挥功能的重要保障，肺段切除术可以使患者避免肺叶切除术而保留更多的肺功能，肺段的完全解剖性切除难度较大。2016 年，我中心在大量实践的基础上，按照肺段的锥式解剖学原理，提出了"锥式肺段切除术"手术理论。锥式肺段切除术不仅要求完整切除靶段，还要尽量减少对保留肺段的生理干扰，最大程度发挥保留肺段功能。通过一系列技术创新和精细的手术操作，目前已经逐步实现这个目标。

第一节 锥式肺段切除术理论

肺段切除术是将肺段、亚段等亚肺叶单元作为解剖单位的切除方式，最早于 1939 年由 Churchill 和 Belsey 报道应用舌段切除术治疗支气管扩张症，经过近 80 年的发展，随着技术、理念的创新和完善，肺段切除术不断进展，手术几乎涉及每一个肺段、亚段，甚至解剖性次亚段切除术也可顺利完成。手术适应证由开展之初的感染性疾病逐渐过渡为肺癌的妥协性切除，随着早期肺癌检出率的增高，意向性肺段切除的比例明显提高。日本的Ⅲ期临床实验 JCOG0802/WJOG4607L 结果提示：肺段切除术治疗直径≤2 cm、CTR＞0.5 的外周非小细胞肺癌，比肺叶切除术有较好的 5 年总生存率，兼有肺功能保护的优点。

肺段切除术的具体实施方法是影响术后肺功能和肿瘤学疗效的重要因素。保留更多的肺组织是为了保留更多的肺功能储备，但两者是有区别的，术后保留的肺组织可发挥正常的功能才能实现保留肺段的价值。如果误断保留肺段的动脉、支气管和段间静脉，保留的肺段被大量压榨无法复张，那保留肺段将是一块无功能的废组织。非解剖性的肺段切除术类似楔形切除术，会导致靶段肺组织的残留，对于深部肺癌结节可能引起切缘不足，甚至无法达到 R0 切除，从而影响肿瘤学疗效。所以理想的肺段切除术要完整切除靶段，确保肿瘤安全切缘，并且保留肺段完全发挥功能，不影响保留肺段的通气和换气。总之，手术要达到该切的都切掉，该留的都留住，这就需要实施完全解剖性的肺段切除术。

一、锥式肺段解剖和手术理念

完全解剖性肺段切除术要求将靶段肺组织自肺叶中完整游离出来，包括靶段支气管、血管、淋巴组织和肺实质，并且尽量减少对保留肺段生理的干扰，实施这种完全解剖性的肺段切除术难度较大。目前已经开展的解剖性肺段切除术包括：单肺段切除术、单亚段切除术、次亚段切除术、联合肺段切除术、联合亚段切除术、双亚段切除术、亚段肺段联合切除术、次亚段亚段联合切除术等等，种类繁多，技术难度差异较大。面对如此复杂多变的肺段切除术，初学者往往望而却步，所以有必要在理念上简化对肺段切除术的理解。

肺的各级解剖及功能单位均为锥形结构。1889 年 Ewart 提出肺的外观属于锥形；1934 年 Nelson 提出肺叶的"四分区"，即上、背、腹（中）和下叶，并提及每一个区域呈锥形；1945 年 Boyden 指出肺叶外观也是近似锥形；1949 年 Ramsay 描述了肺段的锥形解剖构成。肺部解剖学研究揭示了肺叶和肺段的锥式组成关系，这为肺段解剖和手术提供了直观的认识。每一个肺叶由若干个肺段组成，每一个肺段的形态略似圆锥形，尖部朝向肺门、底部朝向肺表面。同理，每一个肺段由若干个肺亚段组成，每一个肺亚段的形态略似圆锥形，尖部朝向段门、底部朝向肺表面；每一个肺亚段又由若干个肺次亚段组成，如此分解，直至最小的功能单位，即肺小叶。简言之，若干个肺段以锥式结构组成一个锥式肺叶。

肺段的构成以段支气管为中心，由相应的肺动脉段支、肺静脉段支以及淋巴管和神经纤维等共同组成。各个肺段形态各异，为不规则形锥体（图 4-1-1）。肺段的锥尖部分即段门，主要为段门处的血管、支气管。锥面分为非游离锥面和游离锥面。非游离锥面为与相邻肺段之间的段间交界面，无胸膜覆盖；游离锥面位于肺叶表面，相邻肺段的非游离锥面互相融合，正常生理状态无明显分界线，除少数假裂的存在。锥底与锥尖相对，为游离部，有完整胸膜覆盖。游离锥面和锥底游离于肺表面，与肺段切除操作无密切相关。

肺段依靠锥尖和非游离锥面固定于肺叶内，如将锥尖和非游离锥面自肺叶内分离出，肺段即可以被完整解剖性切除，"锥式肺段切除术"即按照锥形结构原理将靶段自肺叶中完整游离出。我们将手术分解为两大部分：锥尖的分离和非游离锥面的分离，锥尖为段门，非游离锥面为段间交界面。各种肺段切除术均可归纳在锥式肺段切除术范畴，所有种类的肺段切除术均具有锥尖和非游离锥面的共同特征，均可应用锥式切除术实现解剖性切除。

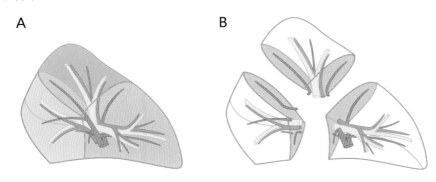

图 4-1-1 肺段锥式解剖示意图

以右上肺叶为例。A：绿色区域为尖段（S¹），黄色区域为后段（S²），紫色区域为前段（S³），粉红色区域为段间交界面，灰色管道为支气管，蓝色脉管为动脉，红色脉管为静脉。B：肺段解剖锥式分解，锥尖为段门，非游离锥面为段间交界面，段间静脉走行于段间交界面。

二、锥式肺段切除术临床解剖

1. 锥尖

肺段支气管是肺段的核心，动脉和支气管通常伴行于肺段的中央区域，所以它们的起始部即是锥尖的主要构成。靶段为单肺段时，该肺段支气管和动脉的起始部是锥尖的主要解剖结构（图 4-1-2）；同理，肺亚段支气管和动脉的起始部是肺亚段切除术的锥尖。组合肺段或肺亚段切除术时，如肺段联合相邻亚段切除术，靶段即为该肺段和相邻亚段，锥尖由该肺段的支气管、动脉和相邻亚段的支气管、动脉共同构成。走行于段门处的靶段内静脉也是锥尖的重要组成部分，如行单肺段切除术时，需要切断位于段内的亚段间静脉；行组合肺段切除术时，原来的段间静脉成为靶段内静脉，也成为锥尖的重要构成，需要切断。位于段门处的靶段肺组织、淋巴结是锥尖的附属部分,手术时为了解剖暴露血管、支气管这些脉管结构,需要剥离覆盖于脉管表面的肺组织和淋巴结。

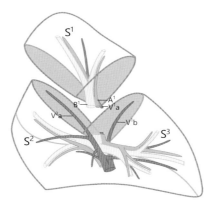

图 4 - 1 - 2　锥式肺段切除术临床解剖示意图

以右上肺尖段(S^1)为例,锥尖主要由支气管 B^1、动脉 A^1 和亚段间静脉 V^1a 在段门的起始处构成,非游离锥面为 S^1 分别与 S^2、S^3 之间的肺段间交界面,段间静脉 V^2a 走行于 S^1 和 S^2 之间,V^1b 走行于 S^1 和 S^3 之间。

在分离锥尖过程中,通常利用肺段支气管和动脉伴行的解剖关系来准确辨认锥尖构成:切断靶段动脉后,提起远侧断端,与其行进方向一致的支气管即为靶段支气管;反之亦然。需要注意的是:肺段的解剖变异较多,动脉的变异多于支气管,有时在肺门部段级支气管和动脉无伴行关系,如右上肺后段支气管和返支动脉的关系,左上肺舌段支气管和纵隔型舌段动脉的关系。越远离肺门,亚段、次亚段级支气管和动脉伴行关系越紧密,所以在不确定靶段动脉和支气管时,尽量往远端分离,以利于相互参照辨认。此外,段间静脉位于锥尖的两侧,在确定靶段段间静脉的前提下,可以参照段间静脉以确定靶段支气管或动脉。

2. 肺段静脉

自肺小叶起肺静脉即走行于小叶间,引流相邻肺小叶的静脉血,逐级汇合,至次亚段间、亚段间、段间,直至肺门部的肺叶静脉。肺静脉引流相邻肺单元的静脉血,始终走行于相邻肺单元之间,在次亚段间者称之为次亚段间静脉,是所属亚段的亚段内静脉的主要属支;在亚段间者称之为亚段间静脉,是所属肺段的段内静脉的主要属支。行肺段切除术时,需要切断所包含亚段的亚段间静脉,即段内静脉,保留走行于靶段和相邻段之间的段间静脉;同理,行亚段切除术时,需要切断所包含次亚段的次亚段间静脉,即亚段内静脉,保留亚段间静脉。在组合肺段切除术中,将组合的靶段视为一个解剖单元,所有走行于靶段内的静脉均为靶段内静脉,予以切除;走行于靶段与相邻肺段或亚段间的静脉为靶段间静脉,予以保留。

肺段静脉变异较多,误断保留肺段的主要回流静脉,术后会导致咯血,如右上肺半中心静脉,后段和尖段的血液均由此静脉回流,行尖段切除时如果误断该静脉主干,后段即无回流静脉。在不确定某支肺段静脉是否需要切断时,可留在最后处理,观察其走向,进入靶段则切断,远离靶段则保留。各级肺静脉的主要分支分布于相应的各级肺单元之间,是肺单元之间的天然分界线。在肺段切除术中保留段间静脉,除了有利于相邻肺段的静脉回流外,另一个重要作用是作为肺段间交界的客观依据。在分离肺段间交界面时,可沿着段间静脉由肺门向远端分离,当结节临近段间静脉,需要行扩大的肺段切除时,可以借此评估需要扩大切除的范围,以保证足够的切缘。

3. 非游离锥面

非游离锥面即靶段与相邻肺段之间的交界面,通常称之为段间平面,但其并非平面,而是呈不规则的曲面。如左上肺舌段和固有段之间的段间交界面较为平直,接近平面;右上肺尖段和前后段之间的段间交界面则为曲面,下肺外基底段(S^9)被 S^6、S^{7+8}、S^{10} 包绕,游离锥面较少,其段间交界面曲折复杂。

在肺表面,相邻肺段之间通常没有肉眼可见的分界标志,除了少数假裂,常见如左上肺舌段和固有段、下肺上段和基底段之间的假裂。肺段之间存在与脏层胸膜相连续的、以纤维结缔组织构成的分隔面,类似于肺裂,称为"段间间隔"。肺段间隔的完整程度在不同的个体和不同的肺段之间差异较大,通常在纵隔面、发育完整的叶裂面较明显,而在肋面较差。非游离锥面终止于肺表面处,即相邻肺段在胸膜上的交界线,正常生理状态下无法分辨,位于胸膜下的段间静脉行走于交界线,上肺前纵隔面多见,可以作为辨别段间交界的标志。还可以通过多种方法来显示交界线,如膨胀萎陷法、荧光显影法等。

在肺段切除术中非游离锥面为靶肺段与相邻肺段之间的段间交界面,在亚段切除术中,非游离锥面为靶亚段与相邻肺段或亚段之间的交界面。段间交界面的曲折程度和面积越大,手术分离难度就越大。在分离非游离锥面过程中,最好行完全解剖性分离,尽量减少对相邻肺段或亚段的通气和血流的影响,但又要控制漏气、出血等并发症。肺段静脉分布于各级肺段之间,段间静脉和非游离锥面的关系是线与面的关系,肺段切除术中可以循段间静脉和经膨胀萎陷法界定出的段间交界面来分离非游离锥面。

锥式肺段切除术源于单肺段切除术,同样适用于单亚段切除术及各种组合的肺段切除术。将靶段视作一个解剖单位,均具有锥尖和非游离锥面的共性。锥式肺段切除术不仅是一项手术技术,更是一种全新的手术理念,涵盖所有种类的肺段切除术,适合各种组合的切除方式,在理念上帮助术者从纷繁复杂的各种段切中独立出来,由繁入简,切中要点。

锥式肺段切除术是精准手术的代表,具体实施步骤是在精准设计手术方案的基础上,进行精准的段门结构分离和肺段间交界面的分离,由以下三个序贯的技术流程组成:3D-CTBA 导航肺段切除手术路径规划、肺段间交界面的精准界定和肺段间交界面的解剖性分离。"基于三维立体定位、以亚段为单位的肺结节个体化切除方案"也是锥式肺段切除术的重要内容,在后续章节陆续阐述。

第二节　3D-CTBA 导航肺段切除手术路径规划

肺段和亚段切除术的目的是在安全切除病灶的前提下,为患者保留更多的健康肺组织,保护患者肺功能,这就需要让保留的肺组织最大程度地发挥功能,所以要进行精准的切除,保护剩余肺组织的血管、支气管,以免受到损伤而影响功能。肺段的解剖分型和变异较多,个体差异较大,每个患者的肺段解剖都具有其独特性,所以术前必须充分了解每一例肺段、亚段切除的靶段和所属肺叶的解剖。在普通的二维 CT 图像上分辨出肺段的动脉、静脉和支气管难度较大,再进一步分辨出亚段的血管、支气管难度更大,而通过 3D-CTBA 肺血管和支气管重建,可以精准地分辨出肺段、肺亚段甚至次亚段的解剖结构,使术者对肺段、亚段解剖了然于心,同时,也有利于教学和交流。

肺结节可发生于肺实质内的任何部位,可位于某个肺段的中央区域,也可位于其边缘区域,可位于某个亚段的中央区域,也可位于其边缘区域。在二维 CT 图像上很难精准判定肺结节的亚段归属,3D-CTBA 重建肺结节,与周围的肺血管、支气管相互参照,可判定结节的肺亚段归属。3D-CTBA 导航肺段切除术手术路径规划,就是为了解决肺段和亚段解剖的特异性、肺结节位置的多样性,进而实施个体化的手术方案,其内容包括术前模拟手术和术中精准导航。

一、术前模拟手术

1. 肺结节的亚段归属定位和手术方式的确定

通常所说的肺结节定位,一般为术前在 CT 的引导下进行肺结节的穿刺定位,常用 Hookwire、弹簧圈、硬胶、美兰等,利用这些定位方法可在结节附近的胸膜上留下标记,方便术中寻找肺结节。但穿刺定位是有创操作,会出现气胸、血胸等并发症,还可能有定位针脱落、定位不准等不足,在纵隔面、膈面和被骨性结构遮挡的区域,这种定位方法有局限性。对于楔形切除术,CT 引导下的穿刺定位可较好地解决肺结节的定位,但对于解剖性的肺段和亚段切除术,该方法并非必须,3D 导航设计手术可免行术前肺结节穿刺定位,在切除标本中顺利找到肺结节。

由于优势型肺段的存在和肺段解剖变异多见,在二维 CT 图像上有时难以判断结节的肺段和亚段归属。在三维图像上判定肺结节的亚段归属必须遵循肺段解剖原理:肺段动脉、支气管伴行于肺段的中央,肺段静脉走行于肺段间,是肺段间交界的标志。肺亚段同理。在重建三维图像上观察肺结节,仔细分析与之相关最密切的动脉和支气管,追根溯源直至肺门,首先判断结节位于哪个肺段,再确定是哪一个亚段。需要从远端到肺门,再从肺门到远端,反复观察与肺结节相关的动脉和支气管,来判定结节所属的肺段、亚段。观察所属肺段、亚段的段间静脉和亚段间静脉,根据切缘要求来估计切除的范围,确定所要切除的肺段或亚段(如图 4-2-1,4-2-2)。

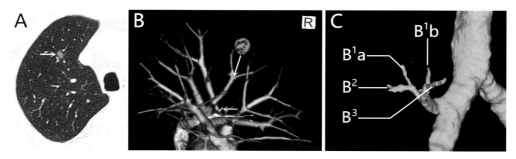

图 4-2-1　A 图中 CT 显示右上肺一磨玻璃结节,难以判断亚段归属;B 图 3D-CTBA 重建肺部血管、支气管和肺结节,白色箭头为与结节最为相关的动脉,黄色箭头为最为相关支气管,因 CT 扫描时支气管充盈不佳,导致重建支气管过早中断;C 图支气管单独重建发现,右上肺段级支气管为两分叉型,B¹a 和 B²共干,B¹b 和 B³共干。

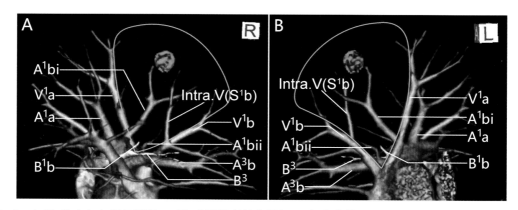

图 4-2-2　A 图:从右向左视角观察 3D 图,主要解剖结构见标示,与结节最相关动脉为 A¹bi,最相关支气管为 B¹b,沿段间静脉 V¹b 和亚段间静脉 V¹a 勾勒的绿色线条内范围为 S¹b 亚段,该 S¹b 亚段有两支次亚段动脉:A¹bi 和 A¹bii;B 图:从左向右视角观察 3D 图,多角度分析 3D 图后,发现该结节位于 S¹b 亚段中央,可行 S¹b 亚段切除术,靶段动脉为 A¹bi 和 A¹bii,靶段支气管为 B¹b,亚段内静脉 Intra.V(S¹b),须保留段间静脉 V¹b 和亚段间静脉 V¹a。

有些肺结节并非位于肺段的中央,而是位于肺段的边缘,或是位于相邻肺段之间,我们称之为"肺段间结节";同理,位于相邻亚段间的结节,称之为"亚段间结节"。在三维图像上,可以根据结节与段间静脉或亚段间静脉的密切程度来判定是否为段间结节或是亚段间结节。按照肺段切除术治疗早期肺癌的切缘宽度要求,我们设定了肺段间结节的定义标准:在三维图像上肺结节与相关的段间静脉的最小距离≤结节最大径;同理,亚段间结节为:与相关的亚段间静脉的最小距离≤结节最大径。符合这个标准的肺结节,解剖性单肺段或亚段切除术无法保证安全切缘,至少需要行扩大的肺段或亚段切除术,最好行解剖性的双亚段切除术或联合亚段切除术。个体化手术设计详见本章第五节"基于三维立体定位、以亚段为单位的肺结节个体化切除方案"。

2. 靶段血管、支气管的辨认

在判定肺结节的肺段、亚段归属和确定手术方式后,辨认需要切断的血管和支气管。在判断结节的肺段、亚段归属过程中,已经详细观察了靶段的血管和支气管(图4-2-2)。一个肺段可有一支或数支动脉供血,需要仔细观察,以防遗漏和误判,如右上肺后段,可由后升动脉单支供血,或由返支动脉单支供血,还可以由后升动脉和返支动脉共同供血,甚至有分支与前升动脉或上段动脉共干。从次亚段动脉开始,逆向观察亚段动脉、肺段动脉,判断亚段、肺段动脉发自哪个干,或是否直接由肺动脉干发出。肺段或亚段支气管相对变异较少,是较为可靠的参照依据。动脉和支气管伴行,但在肺门部动脉和支气管伴行关系往往不是很密切,很多解剖变异导致两者在段一级分支处并不伴行,常见如:右上肺后段支气管与返支动脉、左上肺舌段支气管与纵隔型舌段动脉。在亚段级、次亚段级分支处,动脉和支气管伴行较为紧密,相互作为参照进行辨认,支气管成像不佳时,可以根据动脉走行判断支气管走行。

肺段静脉的辨认需要注意区分段间静脉和段内静脉。确定好靶段支气管和动脉,按照支气管和动脉走行于肺段中央的解剖学原理,走行于相邻肺段之间的静脉即为肺段间静脉,而走行于肺段内的静脉即为肺段内静脉。对于肺段切除而言,主要的段内静脉属支就是亚段间静脉,例如右上肺 V^1a,是 S^1 的段内静脉,同时也是 S^1a 和 S^1b 的亚段间静脉。肺段切除时需要保留段间静脉,切断段内静脉,亚段切除时需要保留亚段间静脉,切断亚段内静脉。

3. 手术入路选择和切除顺序安排

在没有3D导航的肺段和亚段切除术中,由于缺乏对肺段和亚段血管、支气管的深刻认识,难以精准辨别靶段解剖结构。为了精准切除靶段,需要对肺门部进行广泛的分离,将靶段和保留段的血管、支气管充分镂空解剖,以利于辨认。这样的操作增加手术时间,广泛损伤肺门及段门部位的支气管动脉、淋巴管及神经,对保留肺段也会造成组织损伤。术前在3D图像上模拟手术,选择合适的手术入路,设计好操作顺序,可减少对保留肺段的解剖分离,提高手术的精确性和提高手术效率。

术前在3D图像上寻找与靶段相关的浅表解剖结构作为标志(图4-2-3),该解剖标志位于胸膜下,不必过多解剖分离就可发现,可作为手术入路的参照点,同时需要与邻近的浅表解剖结构进行比对。根据不同的肺段、亚段切除术,浅表解剖标志可位于肺门部,也可位于叶裂内,浅表解剖标志可以是静脉,也可以是动脉;支气管位于肺实质深部,很少作为入路选择标志。根据靶段的具体位置选择合适的手术入路,行前段、尖段、舌段的肺段和亚段切除术时,可选择胸膜下的静脉作为标志;行右上肺后段 S^2b 亚段切除和前段的 S^3a 亚段切除时,可选择叶裂内的中心静脉作为标志;行左上肺 S^4、$S^{1+2}c$ 亚段切除术,可选择叶裂内的靶动脉作为标志。下肺的肺段和亚段切除术可在叶裂内选择靶动脉作为标志,也可经下肺静脉途径选择与靶段相关的静脉作为标志。

设定好靶段相关的解剖标志和手术入路后,在3D图像上按照由浅入深的原则设计手术切除的先后顺序(图 4 - 2 - 3)。先前设定的解剖标志一般都是位于胸膜下,是最浅表的,在手术时是最先切断或是需要保留,依此为参照,观察位于其深部的解剖结构,设计好切除顺序,这有利于术中精确辨别解剖结构,提高手术效率。

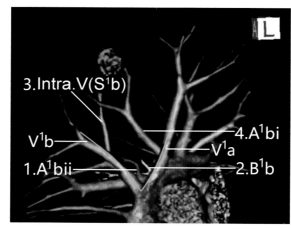

图 4 - 2 - 3　拟行 S^1b 亚段切除术,选择肺门前上方最浅表的静脉 V^1a 和 V^1b 作为解剖标志,两者汇合成的"V"字形尖端作为手术入路的起始点,按照由浅入深的原则,计划切除的靶段解剖结构顺序为:1. 次亚段动脉 A^1bii;2. 亚段支气管 B^1b;3. 亚段内静脉 $Intra.V(S^1b)$;4. 次亚段动脉 A^1bi。

二、术中精准导航

1. 虚拟和现实解剖结构的匹配辨认

将载有 3D 图像的显示屏置于术者易观察的位置,最好与腔镜显示屏并列,或将 3D 图像置入腔镜显示屏"画中画"模式。手术时及时将 3D 图像旋转调整至与实际操作相应的角度,两者反复比对,进行虚拟和现实解剖结构的一一对应,实现精准的切除。目前虚拟现实(Virtual Reality,VR)和混合现实(Mixed Reality,MR)技术已经进入医疗领域,正在探索应用中,将更好地进行精准手术导航。

按照术前设计的手术入路,首先辨认浅表的解剖标志。解剖标志的辨认十分重要,一旦辨认有误,将影响手术进程,甚至导致手术失败。根据 3D 图像上选定的解剖标志的走行特点,以及其与毗邻浅表解剖结构的位置关系,在实际的解剖中辨认出该解剖结构(图 4 - 2 - 4)。将该解剖结构作为手术入路的起始点并作为参照,由点到线,由线到面,由浅入深,逐渐扩大分离范围,分离出靶段血管和支气管,实时与 3D 图像进行比对,确定无误后切断(图 4 - 2 - 5)。

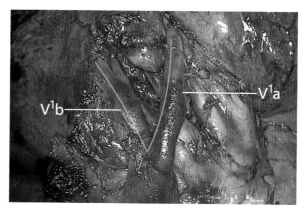

图 4 - 2 - 4　行 S^1b 亚段切除术,分离肺门部胸膜,确认解剖标志,"V"字型静脉 V^1a 和 V^1b,选定手术入路,辨认毗邻解剖结构。

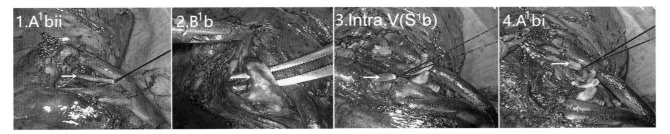

图 4-2-5　在 V 字型静脉内,按照术前规划切除顺序,由浅入深分别切断:1. 次亚段动脉 A¹bⅱ;2. 亚段支气管 B¹b; 3. 亚段内静脉 Intra.V(S¹b);4. 次亚段动脉 A¹bi。

由于存在肺膨胀、萎陷之间的差异及术中牵拉的原因,虚拟和现实的解剖结构匹配辨认有困难时,将支气管和血管自起始部尽可能向远端仔细分离,观察支气管和血管的走行趋势,根据 3D 图像上支气管、动脉和静脉的空间位置关系进行辨认,这样匹配成功率较高,可达到点对点对应和精准离断。段门分离后,观察靶段解剖结构残端和保留段结构,与 3D 图像进行比较,是否和模拟手术一致,观察有无误断或漏断的解剖结构。血管的误断和漏断将影响肺段间交界面的精准界定,发现漏断的需要切断,如误断相邻段主要的血管或支气管则要更改手术方案(图 4-2-6)。

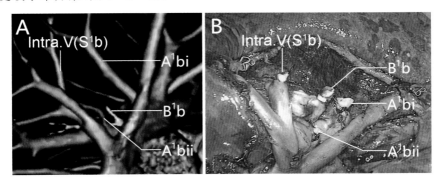

图 4-2-6　S¹b 亚段切除后,将段门结构和 3D 图进行对比,所有靶亚段血管、支气管被精准切断,段间静脉和亚段间静脉被保留,未误断相邻亚段的解剖结构。

2. 匹配辨认常见问题

(1) 重建缺失。由于支气管和血管遍布肺野,如果所有分支的远端都完全成像,就会纵横交错、相互干扰,造成靶段结构的判断困难,无法起到指导手术的作用。目前临床通常采用支气管和血管的远端至亚段水平的成像,导致末梢血管、支气管过早中断,以及细小血管、支气管分支的缺如,称为"重建缺失"现象,而支气管充盈不佳是支气管"重建缺失"的主要原因(图 4-2-1,B)。实际操作中,如发现在 3D 图上没有显示的解剖结构,则要判断是否存在"重建缺失"的现象。

(2) 动静脉混淆。这与重建软件的性能密切相关,当动、静脉紧邻或重叠,而造影时动、静脉时相控制不佳时,重建软件无法准确分离出动、静脉,导致紧邻或重叠的动、静脉互相混淆,难以分辨。例如,右上肺的前升动脉和后升动脉很容易与中心静脉的分支 V²c、V²t 相混淆,左上肺的纵隔型舌段动脉与前段静脉和舌段静脉相混淆。此时在实际解剖中的动静脉关系和 3D 图像上就有出入,需要反复比对虚拟和现实的解剖结构,判断是否存在"动静脉混淆"现象。

(3) 手术入路选择有误。重建满意的 3D 图像其解剖结构与实际的解剖结构是基本对应的,如发现实际分离的解剖结构与 3D 图像上的有明显的偏差,段门动静脉、支气管的毗邻关系与 3D 图像极不相符,在排除"重建缺失"和"动静脉混淆"现象后,应警惕手术入路选择有误。此时要观察设定的靶段相关浅表标志是否准确，将段门解剖结构充分游离后与 3D 图像对比，及时更改。

（4）肺膨胀和萎陷的差异。虽然 3D-CTBA 重建支气管、血管可直观清晰地呈现肺部解剖，但术前的成像与术中的实际解剖仍有差异，有时难以达到一一对应。因为行术前胸部 CT 检查时，肺处于膨胀的正常功能状态，而胸腔镜手术时一般都是单肺通气，术侧肺处于萎陷状态，并且手术牵拉导致肺变形，术前和术中不同状态下肺血管、支气管的走行有差异，所以需要反复观察比对，才能准确地辨认。

3. 二维 CT 在手术规划中的作用

在 3D-CTBA 应用于肺段切除术之前，主要依靠普通二维 CT 图像进行手术设计。经验丰富的医生在二维 CT 上仔细观察肺血管、支气管的走行，以及肺结节与血管、支气管的关系，从而判断结节的肺段归属，设计合理的手术方案，这有赖于医生长时间的观察和积累。自从 3D-CTBA 应用于肺段切除术后，大大简化了这个步骤，并且提高了手术设计的精准性。尽管如此，仍不能过度依赖于 3D 重建而忽略了二维 CT 的价值。现在的 3D-CTBA 图像是在二维 CT 的基础上通过专业软件模拟出来的图像，受制于重建软件和原始数据，重建的三维图像也有较大的局限性，有时无法真实反映肺部解剖和结节位置，所以很有必要将三维重建图像和二维图像结合起来进行综合分析。

在手术规划和实施过程中，当怀疑出现"重建缺失"和"动静脉混淆"现象，反复观察 3D 重建图像仍没有把握时，就要仔细分析二维薄层 CT。由于天然含气介质，细小的支气管和血管分支在 CT 图像上都可以显示清楚，只要仔细观察，一般都能看出端倪，判断 3D 图像中的支气管是在亚段还是次亚段重建缺失的。二维 CT 显示的血管首先要区分动、静脉，仔细观察其走行，分析目标血管的近端是从哪里发出的，找到起源，直至肺门，确定是静脉还是动脉。观察目标血管远端的走行特点，在末梢阶段如果与支气管如影相随、伴行密切者即为动脉，与支气管渐行渐远者则为静脉。将二维 CT 分析的结果再和三维重建图像进行对比，确定是否存在出现"重建缺失"或"动静脉混淆"现象，如果在实际手术中一一得到验证，则确认无误。

尽管肺段解剖的特异性和肺结节位置的多样性，术前 3D 肺支气管、血管和肺结节重建可以揭示肺段解剖的个体化特征，用于设计和实施精准的肺段切除术。锥式肺段切除术的三个关键技术是序贯进行、环环相扣的技术流程，3D 导航手术路径规划实际解决的是肺段切除手术设计和段门的分离，后者也就是锥式肺段切除术中锥尖的分离，这是精准肺段切除术中最重要的步骤，也是后续步骤——精准界定和分离肺段间交界的基础，如果靶段血管、支气管切断有误，不论多断少断，都将影响肺段间交界的精准界定和分离。

第三节　肺段间交界面的精准界定

通过 3D-CTBA 手术路径规划和术中导航精准分离段门后，靶段的锥尖部分已经松解，但靶段仍固定在肺叶内，要将靶段完全解剖性切除，必须先精准界定靶段与相邻肺段之间的交界面，即锥式肺段的"非游离锥面"。靶段作为一个手术的解剖单元，具有相对独立的呼吸功能，但同时与相邻肺段又有密切的关系。相邻肺段间存在局部的纤维间隔，部分人群可在高分辨 CT 图像上显示，也存在末梢血管和气道相互交通。1931 年 Van Allen 报道了肺"侧支通气"的存在，这种通气指气体不通过已知气道而从肺部的一个小叶进入另一个小叶。随后，肺泡间的 Kohn 孔、细支气管间的 Martin 通道和支气管肺泡间的 Lambert 通道被证实是侧支通气的主要通道。肺单元之间这种相对独立又互相关联的解剖特点，是精准界定肺段间交界的解剖学基础。

目前施行的肺段切除术已经超越单肺段切除术的范畴，以亚段为单位的个体化切除方式种类繁多，精准界定各种组合亚段切除术的段间交界面是一个亟待解决的技术难题。可以通过多种方法，使靶段和相邻肺段出现差异性的改变,在靶段和相邻肺段之间呈现明显的交界线,客观准确地反映肺段间交界。现在主要的方法为"差异性通气法"和"差异性染色法"两大类,现有的各种界定方法均各具优缺点,术者可根据操作习惯和医疗条件来选择合适的方法,原则是在精准界定的前提下,使用简单安全的方法。

一、差异性通气法

膨胀萎陷法是运用通气的方法,使靶段和相邻肺段出现膨胀和萎陷的差异,呈现膨胀萎陷交界线,由此界定肺段间交界面,这是临床上比较常用的经典方法。膨胀萎陷法有靶段萎陷和靶段膨胀两大类。传统的膨胀萎陷法是靶段萎陷、保留段膨胀。相对而言,靶段膨胀、保留段萎陷的方法较为准确,是目前使用的主要方法。靶段膨胀法按照膨胀机制不同分为:支气管通气膨胀和侧支通气膨胀两类。

1. 靶段萎陷法

肺段切除术最早应用于支气管扩张症、肺脓肿等感染性疾病,由于靶段病变肺组织膨胀受限,膨肺可以使邻近的健康肺段膨胀,借此来确定肺段间交界面,这称之为"萎陷法"。目前大部分教科书均介绍此方法,并命名为"膨胀萎陷法",为传统的膨胀萎陷法。具体使用流程为:切断靶段支气管后,正压通气膨胀余肺,靶段保持萎陷,靶段与保留肺段之间出现萎陷和膨胀的交界线。也可以使用相反的流程,即:术侧肺全部膨胀后阻断靶段支气管,靶段保持膨胀,余肺萎陷,靶段和保留段之间出现膨胀和萎陷的交界线。由此通过膨胀萎陷交界线来辨别靶段和相邻肺段之间的界限。

该传统的膨胀萎陷法使用简单,但存在一系列问题,导致交界线无法客观反映肺段间交界。使用常规流程切断靶段支气管后,麻醉师手控气囊膨胀肺的压力要控制得非常得当,压力过小时邻近肺段无法完全膨胀,压力过大时由于肺段间侧支通气的存在,相邻肺段的气体会弥散至靶段,靶段也会随之膨胀,无法准确界定肺段间交界。使用相反流程时,全肺膨胀后阻断靶段支气管,靶段保持膨胀,相邻肺段逐渐萎陷,但萎陷到何种程度才能反映客观的肺段间交界,保留段是如何萎陷的,传统方法均未详细说明。传统膨胀萎陷法可以用于粗略判断肺段间交界,但由于该方法的准确性不够,不适合精准设计的亚段和组合亚段切除等手术。

2. 靶段支气管通气膨胀法

（1）靶段纤维支气管镜喷射通气膨胀法

2003 年 Matsuoka 报道通过支气管镜喷射通气法精准界定肺段间交界（图 4-3-1,图 4-3-2）。术中双腔气管插管,应用纤维支气管镜插入靶段支气管,喷射通气膨胀靶段,压力控制在 2 kg/cm²,喷射频率 40 Hz,靶段逐渐膨胀,相邻段保持萎陷,出现清晰的膨胀萎陷交界线。该方法通过支气管镜准确进入靶段支气管,单纯膨胀靶段,不膨胀相邻肺段。应用得当的前提是控制好喷射通气的压力和频率,否则可能出现靶段膨胀不全,或者膨胀过度,所出现的膨胀萎陷交界线均不能客观反映肺段间交界。

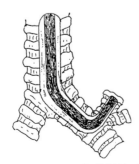

图 4-3-1　通过双腔气管插管,用 3.5 mm 纤维支气管镜插入左上肺固有段支气管,经支气管镜进行喷射通气。

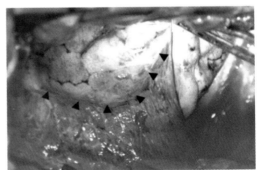

图 4-3-2　在膨胀区（切除段）和萎陷区（保留段）之间逐渐出现膨胀萎陷交界线（箭头所指）

应用该方法必须有熟练的支气管镜操作技术,支气管变异时要准确找到靶段支气管有一定难度,如果确认有误,则会导致手术失败。在施行亚段和多亚段联合切除术中,该方法有明显的不足:① 需要选用超细的纤维支气管镜才能进入亚段支气管;② 支气管镜下辨认亚段级、甚至次亚段级支气管开口,难度极大;③ 进行多亚段、甚至次亚段联合切除时,需要分别进入多个靶段支气管进行喷射通气,操作复杂,且无法控制气体自喷射导管向周围外泄。

(2)靶段支气管穿刺通气膨胀法

术中分离出靶段支气管,细针穿刺支气管,或切开置入细导管,对远侧进行充气,膨胀靶段。该方法需要控制在靶段支气管主干充气,细针和细导管容易进入靶段远侧分支,导致膨胀的只是部分靶段。另外必须要控制注射气体压力,防止气体经侧支通气膨胀保留段。

建议用软质导管插入远端的靶段支气管充气,慎用针尖等坚硬锐器。有报道针尖穿透支气管,进入肺内静脉,充气导致肺静脉气栓,再经体循环导致冠状动脉和脑动脉气栓,术中患者出现心脏骤停、脑梗塞等严重并发症。

(3)靶段支气管自然通道膨胀法

2014 年 Oizumi 报道应用改良 Knot 结结扎靶段支气管的方法。切断靶段血管,将丝线扣于靶段支气管,胸腔外打改良 Knot 结,先不收紧,膨胀全肺后,在胸腔外收紧 Knot 结,阻止气体从靶段排出。待保留段逐渐萎陷,呈现膨胀萎陷交界线,再切断靶段支气管。该方法不使用特殊器械进入靶段支气管,经由自然通道通气膨胀,保留段也同时膨胀,所以需要等待一定时间,保留段萎陷后出现交界线。

3. 改良膨胀萎陷法(基于侧支通气的膨胀萎陷法)

2011 年起本中心采用基于侧支通气的"改良膨胀萎陷法"精准界定肺段间交界。我们改进和规范了膨胀萎陷法的操作流程,并且对该方法的机理进行了初步探究,呈现出的膨胀萎陷交界线清晰可辨,具有准确、安全、简单、重复性好等优点。具体方法如下:在 3D 导航下准确切断靶段动脉、段内静脉和支气管后,麻醉师手控双肺纯氧通气,气道压 20 cm 水柱("麻醉指南"要求膨肺压力不超过 20 cmH$_2$O),至术侧完全膨胀后恢复健侧单肺通气,待保留肺段完全萎陷呈暗红色,靶段部分萎陷保持部分膨胀呈粉红色,此时在胸膜上出现清晰可辨的膨胀萎陷交界线,即为靶段和相邻肺段在胸膜上的段间交界线,而在肺实质内则是膨胀萎陷交界面。据本中心统计,出现清晰可辨的膨胀萎陷交界线的平均时间为(12.5±6.4) min(图 4 - 3 - 3)。

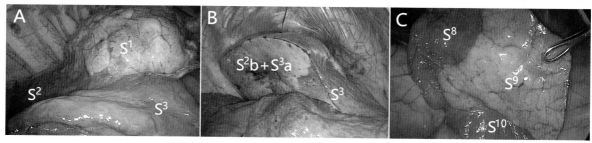

图 4 - 3 - 3 "改良膨胀萎陷法"确定肺段间交界

A:膨胀靶段为右上肺尖段(S^1);B:膨胀靶段为右上肺 S^{2}b+S^{3}a 联合亚段;C:膨胀靶段为左下肺外基底段(S^9)。

根据前期研究,我们推导"改良膨胀萎陷法"的原理(图 4 - 3 - 4):膨肺时,保留肺段的气体在正压下由肺段间的侧支通气向靶段弥散,使靶段在支气管切断后仍可全部膨胀,恢复单肺通气后,保留肺段内的气体被排出,逐渐萎陷。保留段萎陷的机制:① 弹性回缩力,肺组织的弹性回缩力促使保留段气体通过保留段支气管排出;② 肺部血液循环,肺泡毛细血管网吸收肺泡腔内气体,由肺静脉排出。而靶段因为没有完整的血液循环,支气管被切断,气体由于压力差由侧支通气排向保留段,再由保留段排出。靶段和保留段之间的压力差促使侧支通气,待靶段部分萎陷后,压差变小,侧支通气减少,膨胀萎陷交界线持续稳定存在。

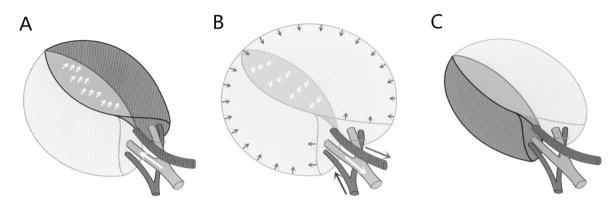

图 4-3-4 "改良膨胀萎陷法"原理示意图

A:保留段气体经侧支通气膨胀靶段;B:保留段气体由肺组织弹性回缩力经支气管排出,由肺循环血流经肺静脉排出,靶段气体由侧支通气排向保留段;C:保留段完全萎陷,靶段部分膨胀,呈现清晰胸膜交界线。

应用该方法精准界定肺段间交界的前提是,准确切断靶段动脉、段内静脉和支气管,保留段间静脉,以免影响肺组织的膨胀和萎陷。另据报道,在动物实验中应用红外温度热成像法鉴别肺段间交界,由于靶段缺乏血液循环导致温度降低,与相邻肺段出现温度差,在红外线下发现温差交界线,实验发现该方法与膨胀萎陷法出现的交界线基本一致。从该实验可推测"改良膨胀萎陷法"形成交界线的主要机制之一是,靶段和相邻肺段血液循环的差异导致膨胀和萎陷的差异。

"改良膨胀萎陷法"不仅适用于单肺段切除术,而且可应用于所有种类的肺段切除术,包括次亚段、亚段、组合亚段切除术等。只要精准切断靶段动脉、段内静脉和支气管,不误断段间静脉,呈现的交界线即可客观反映靶段与相邻肺段之间的交界。此方法不仅在胸膜上呈现交界线,而且在肺实质中也可呈现膨胀萎陷交界面,对于指导交界面的分离有重要作用。因为靶段萎陷到一定程度后,气体排出非常缓慢,所形成的交界线和交界面可持续存在,不会因为手术操作的干扰而出现明显的移位。由于在膨肺之前已经完成段门结构的分离,所以膨肺并不影响手术操作。"改良膨胀萎陷法"的另外一个优点是,如果手术中误断邻近肺段或亚段支气管或血管的分支,膨胀的靶段区域会相应扩大、均为通气-血流比失去平衡的无功能肺组织,按照膨胀-萎陷交界切除,可以明显减少术后并发症。

该方法也有其不足:术中需要等待一定时间才能出现清晰的交界线;受某些因素影响,如严重肺气肿、肺纤维化等,有时等待时间较长,肺萎陷不佳,所呈现交界线不甚清晰。通过在膨胀肺时吸入氧气中加入一氧化二氮(N_2O)的方法[O_2 和 N_2O 比例为 1:(1~2)],可以明显缩短等待时间。

二、差异性染色法

通过支气管或血流,利用染色剂使靶段和相邻肺段差异性染色,出现明显的色差边界,由此界定肺段间交界。吲哚菁绿(indocyanine green,ICG)是目前常用的染色剂。ICG 为荧光染色剂,医学上用于鉴别血管、淋巴管和肿瘤边界等。2009 年 Misaki 等报道在动物实验中静脉注射 ICG,在红外线胸腔镜下界定肺段间交界,之后陆续有报道 ICG 在人体肺段切除术的应用。染色法有正染法和反染法两种。

1. 正染法(经靶段动脉或支气管注射染料法)

术中切断靶段动脉、支气管,在其远侧残端内注入靛蓝(Indigo Carmine)或 ICG,把靶段染成蓝色或绿色,蓝色或绿色边界即肺段间交界(图 4-3-5,图 4-3-6)。此法优点是:正常视野即可在脏层胸膜观察出蓝色或绿色边界,段间交界面呈现蓝色或绿色,染色后颜色不会消退。此法不足在于:染色剂有向相邻段弥散的可能,胸腔镜微创途径下操作较为复杂,多亚段联合切除时更为繁琐。正染法也可采用其他染色剂,如美兰。

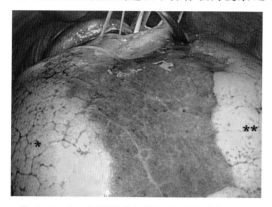

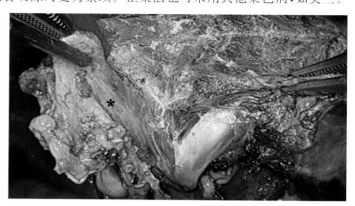

图 4-3-5 在靶段支气管远侧残端注入 ICG,左下肺 S⁹ 染成绿色。S⁸(＊)和 S¹⁰(＊＊)未染色。

图 4-3-6 在左下肺基底段分离 S⁸ 和 S⁹,S⁹ 肺实质和胸膜均被染成绿色。

2. 反染法(经体循环静脉注射染料法)

术中切断靶段动脉、支气管,自外周静脉注入 ICG,由于靶段没有肺动脉血液灌注,ICG 不能进入靶段,利用荧光显示器或红外线胸腔镜观察,靶段没有颜色改变,相邻肺段及胸壁等周围器官组织均染色,靶段和相邻肺段色差交界处即为肺段间交界(图 4-3-7)。此法优点是:不用膨肺,色差交界即时出现,可反复注射 ICG 多次染色,外周静脉注射 ICG 较为简单。此法不足在于:必须在荧光或红外胸腔镜下观察,该设备并未普及;色差边界呈现时间较短,ICG 通过脏层胸膜毛细血管网从相邻段进入靶段,所形成的色差边界逐渐向靶段移动。为延长染色时间,可临时阻断肺静脉,但应防止血栓形成,阻断时间仍不能太久。由于色差边界呈现时间较短,必须尽快在胸膜交界线做电灼标志,而在分离肺段间交界面时,靶段和相邻段之间色差已经不明显。

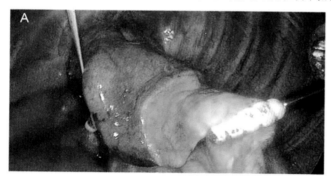

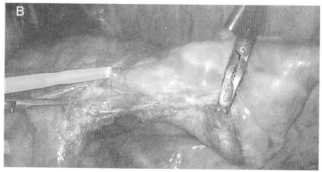

图 4-3-7 注射 ICG 界定肺段间交界

A:脏层胸膜外观(外周静脉注射 ICG 1 分钟以后),荧光胸腔镜下观察可见保留段呈绿色,靶段未染色。B:电切分离肺段间交界(外周静脉注射 ICG 4 分钟以后)。

通过气道充气或经气道或血管注射染色剂,使靶段和相邻肺段之间出现差异性膨胀或差异性染色,这是目前常用的肺段间交界的界定方法,胸膜呈现可分辨的交界线,肺段间交界呈现可分辨的交界面,以指导后续的肺段间交界面的分离。但肺段间交界的解剖和生理还未完全明了,界定方法的机制尚需进一步研究,各种方法均具有其优劣性,需要根据患者身体状况、医疗设备条件和术者操作习惯来选择合适的方法。总体而言,"改良膨胀萎陷法"具有准确、安全、简单、重复性好等优点,是精准肺段切除术的常用方法。肺段间交界的精准界定,在锥式肺段切除术中属于"非游离锥面的界定",是锥式肺段切除术中的关键技术之一,可为随后的肺段间交界面的解剖性分离做好准备。只有对肺段间交界进行客观准确的界定,才能完成精准的、解剖性的肺段间交界分离。

第四节　肺段间交界面的解剖性分离

经过各种方法精准界定靶段和相邻肺段的交界,随后进行肺段间交界面的分离,在锥式肺段切除术中属于"非游离锥面的分离",这是肺段切除术的最后一个技术步骤,关系到术后并发症和肺功能等关键问题。肺段切除和肺叶切除技术上的最大区别,主要集中在肺段间交界面的分离,肺叶切除自肺门部将肺叶游离切除,而肺段切除要将靶段自肺叶中分离出来。叶裂的存在和段裂的缺乏,是两种手术的主要解剖学区别。

肺段间交界面的几何形状和面积是决定分离难度的主要因素,也是导致术后相邻段肺压榨皱缩的重要因素。日本学者将肺段切除术分为简单手术和复杂手术两类,主要是基于靶段段间平面的多寡,相邻段间平面越多,手术越复杂。靶段较为游离时,段间交界面形状较为平直,分离较为简单,如LS^{1+5}、S^6切除术等;靶段大部分被相邻肺段包绕时,深陷于相邻段内,段间交界面形状较为复杂,分离难度较大,如RS^1、S^9、LS^3a切除术等。漏气是分离肺段间交界面的常见并发症,肺段间的末梢气道交通是导致漏气的主要因素,气道交通主要集中在外周肺实质,中央区域相对较少,所以避免在肺实质外周过度分离肺段间交界面可有效减少漏气并发症。

自1939年Churchill和Belsey首次报道肺段切除术,至今已80多年,受医疗技术和器械设备的限制,不同时期的手术方式均具有时代特色,但肺段切除术的初衷始终未变,即安全切除病灶、降低并发症、改善肺功能。围绕这个目标,广大学者不断研究探索肺段间交界的分离方法。

一、钝性分离

肺段切除术开展的早期阶段均为开放手术,开展的手术方式也较为简单。最早报道为舌段切除术,肺段间交界的分离方法为血管钳夹闭段间交界,切开后连续缝合断端。1946年Clagett和Deterling首次报道钝性分离肺段间交界的方法,1947年Overholt等做出了详细的描述。此后的胸外科专著中介绍肺段切除术时,均采用钝性剥离肺段间交界这一技术。具体操作为:切断靶段动脉和支气管后,用血管钳夹住支气管远侧残端,一手用力握住,另一手以干纱布抵住肺门区域,两手配合相反方向用力,沿段间静脉将靶段向外翻转剥离,或用手指在交界面钝性剥离,牵扯的阻力处即为段间静脉的属支,予以切断,将靶段自肺叶中分离出来。剥离后肺段间交界面会有大面积渗血,需要仔细止血,有明显的漏气处需要逐一缝合。同时强调,尽量避免折叠缝合肺段间交界的剥离面,因为这种方法会导致支气管的扭曲变形,并且不利于余肺的膨胀。

钝性剥离肺段间交界面最常见的并发症为漏气,可采用带蒂胸膜瓣覆盖缝合剥离面以减少漏气。持久漏气的发生率在10%左右,术后如大量漏气,有时需要二次手术切除余肺。钝性分离为肺段间交界的解剖性分离方法,沿段间静脉完整剥离肺段间交界面,肺段切除的先驱们已经认识到该步骤的并发症和术后肺功能的问题,这也是其他分离方法需要考虑的问题:如何控制漏气和有利于余肺复张。近二十余年来,胸腔镜微创手术逐渐普及,已经很少用开放的途径进行肺段切除术,所以用双手钝性剥离肺段间交界面的方法也逐渐废弃。

二、全缝合器分离

自从出现直线切割缝合器,开放途径的肺段切除术就应用缝合器切割分离肺段间交界。伴随腔镜手术的发展,出现腔镜直线切割缝合器,目前已经在肺段切除术中广泛应用。缝合器的钉高和长度有多种型号,可以根据不同组织的质地和厚度选用合适的缝合钉。全缝合器分离法为:切断靶段动脉、支气管和段内静脉后,沿肺段间交界用缝合器切割分离靶段。该方法充分显示缝合器的优越性,提高手术效率,术后漏气和出血并发症的发生率低,但其最大的缺陷为切缘肺组织的过度压榨(图4-4-1)。

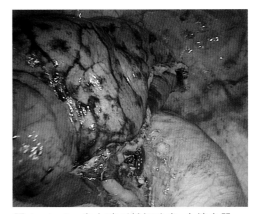

图4-4-1　左上肺 S^{1+2} 切除术,全缝合器分离段间交界面

全缝合器分离将宽广的肺段间交界面压缩成线形,相邻肺段切缘的肺组织不能复张,术后早期CT复查可见肺门部大片实变肺组织。位于交界面的段间静脉或被切断,或被压迫,相邻肺段的静脉回流受影响,这些均将妨碍相邻肺段的功能。虽然术后余肺的代偿性复张可弥补这部分肺容量的缺失,但未实现肺段切除术的初衷,即让保留的肺段最大程度地发挥功能。针对早期肺癌的肺段切除术,对于肺实质深部的肺癌结节,类似于楔形切除术的全缝合器分离法可能会导致切缘不足,引起术后局部复发率增高。

三、全能量设备分离

现在用于组织分离的常用能量设备为电刀、超声刀、激光等。切断靶段动脉、支气管和段内静脉后,沿着段间静脉和膨胀萎陷交界面,用能量设备全程锐性分离肺段间交界面(图4-4-2),可实现完全解剖性分离肺段间交界面,保留段间静脉,相邻肺段复张良好,是理想的手术方式。但此术式的不足和钝性剥离类似,漏气并发症较多。Takagi等报道全能量设备分离肺段间交界面,迟发性肺泡胸膜瘘的发生率为29%(8/28),分析其原因可能为能量设备致使创面凝固性坏死,延迟创面的愈合。

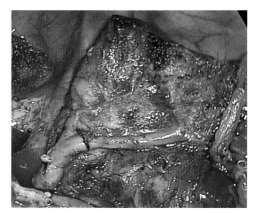

图4-4-2　全能量设备分离段间交界面,保留段间静脉

为减少漏气并发症,术中对于少量漏气,可在分离的肺段间交界创面覆盖聚乙醇酸网(Neoveil,Gunze Limited,Kyoto,Japan),并喷洒生物蛋白胶,或者将裸露创面的胸膜连续缝合,而大量漏气可能为末梢的细支气管破裂,必须仔细缝合漏气点。但即使对创面进行覆盖处理,漏气还是难免。2017年,Saito报道了一项回顾性研究,胸膜缝合组与奈维覆盖组比较,持久漏气(漏气持续7天或以上)的发生率分别为0%和8.7%,迟发性气胸的发生率分别为2.2%和10.9%。将创面边缘的脏层胸膜连续缝合,避免创面裸露,可极大地减少漏气并发症,而胸膜缝合与奈维覆盖两种方法在术后肺功能比较中未发现明显差异。将创面缝合后保留肺段切缘外观上和全缝合器分离类似,但其中有本质的区别——前者在解剖性分离肺段间交界面的基础上缝合胸膜,靶段肺组织被完整切除,段间静脉得以保留。

四、锐性分离结合缝合器分离

为实现解剖性分离肺段间交界，同时解决漏气并发症、相邻肺段过度皱缩的问题，本中心探索应用锐性分离结合缝合器分离肺段间交界面，命名为"缝合器适形裁剪法"（Stapler Tailoring Technique），其中"开门技术"（Gate Opening Technique）是该方法的关键步骤。具体方法如下：

1. 准确切断靶段动脉、支气管和段内静脉后，采用"改良膨胀萎陷法"精准界定肺段间交界（图 4-4-3），待清晰的胸膜交界线出现后，将段间静脉和膨胀萎陷交界面确定为肺段间交界面的标志，进行分离。

2. 提起靶段远侧支气管断端（锥尖），沿段间静脉由段门向远端解剖分离膨胀萎陷交界面（非游离锥面），采用电钩、超声刀或剪刀锐性分离（图 4-4-4）。无段间静脉标志时，单纯按照膨胀萎陷交界平面分离。沿途切断进入膨胀肺组织内的段内静脉。

3. 当肺段间交界锐性分离至肺实质的外 1/3、所剩段间肺组织厚度在 1~2 cm（半膨胀状态）时（图 4-4-5），沿肺表面膨胀萎陷交界线，使用腔镜切割缝合器分离剩余的段间肺组织。

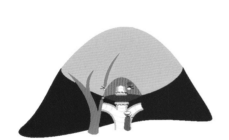 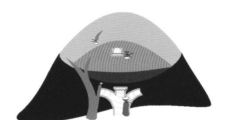 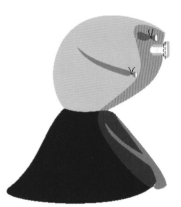

图 4-4-3　"Stapler Tailoring Technique" 模式图（自头端向足端视角） 以右上肺尖段切除为例，分离锥尖后，"改良膨胀萎陷法"精准界定肺段间交界，粉红色为尖段，暗红色部分肺门左侧为前段，右侧为后段。

图 4-4-4　在肺实质中央区域锐性分离尖段和前段、后段之间的段间交界面

图 4-4-5　锐性分离尖段和前段、后段之间的非游离锥面，至肺实质的外 1/3（自前向后视角）

对于靶段比较游离、较为平直的段间交界面，上述步骤即可顺利分离靶段（如 LS^{4+5}、S^6）；如果靶段被相邻肺段包绕（如 RS^1、RS^2b+S^3a 切除术等），段间交界面形状复杂，曲度较大，胸膜交界线的弧度较大，则采用"开门技术"。

4. "开门技术"：充分分离肺实质中央区域的肺段间交界面，不过多分离段门两侧外周的肺段间交界面，此时形成一个深入肺实质的工作面，然后使用缝合器分别切开段门两侧的肺段间交界面，为创造弧形切割线做准备（图 4-4-6，图 4-4-7）。

5. 段门两侧的段间交界面被切开后，如剩余的段间肺组织依然很厚，可继续沿着段间静脉和膨胀萎陷交界向远端分离。如剩余交界线弧度仍然很大，可继续开门，使用缝合器迂回切开剩余的段间肺组织（图 4-4-8）。

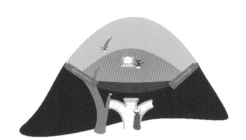

图 4 - 4 - 6　应用"开门技术"切开段门
　　　　　　两侧尖段和前段、后段之
　　　　　　间的段间肺组织

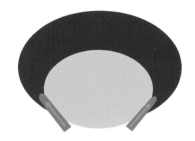

图 4 - 4 - 7　右侧尖段切除
　　　　　　"开门技术"
　　　　　　(肋面向肺门视角)

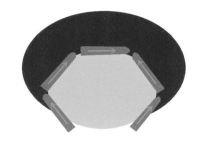

图 4 - 4 - 8　使用缝合器迂回切开
　　　　　　尖段和前段、后段之间
　　　　　　剩余的段间肺组织

6. 胸腔注入温灭菌蒸馏水，双肺通气测漏，气道压 15～20 cm 水柱，少量漏气时创面覆盖聚乙醇酸网，喷洒生物蛋白胶。较大的漏气处首先需要仔细缝合，再进行创面覆盖处理。

缝合器适形裁剪法采用锐性分离结合缝合器切割分离肺段间交界，术中以段间静脉及膨胀萎陷交界为指导，保留段间静脉，接近完全解剖性分离肺段间交界。该方法充分发挥锐性分离和缝合器分离的优点，同时又避免两者的缺点：在肺段间交界面的肺实质中央区域采用锐性分离，在肺实质外周部分不强行锐性分离，而使用缝合器切割则有效减少了术后漏气并发症。截至本书完稿，本中心使用该方法已施行肺段切除术 2000 余例，术后平均拔除胸管时间为2.5 天，大于 7 天的漏气发生率约为 2.3%。

"开门技术"对靶段被相邻肺段包绕的肺段、亚段切除术有明显优势，包绕的范围越广泛，"开门技术"的价值越大。这类肺段间交界面形状复杂、曲度大，靶段深陷于相邻段之间，段门狭小，如果不开门而直接用缝合器切割，很难将靶段完整切除，不可避免地会导致相邻肺段大面积压榨，而且不能保证安全切缘。开门后所形成的缝合器切割线一般呈开口对向段门的"U"字型或"π"型(图 4 - 4 - 9)，成形后的肺段间交界面较为舒展，余肺膨胀后基本恢复原始几何形态，对保留肺段的通气和血流影响较小。

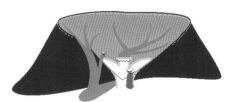

图 4 - 4 - 9　"Stapler Tailoring Technique"切除尖段后，保留的前段、
　　　　　　后段的段间交界面，段间静脉分布其中，切割线为弧形，
　　　　　　切缘肺组织皱缩少

肺段间交界面的解剖性分离是影响术后漏气并发症和相邻肺段发挥功能的重要因素，各种分离方法均具有优缺点，术者可根据自己的习惯和肺段切除术的方式采用合适的分离方法，目的是要保证肿瘤切缘，减少手术并发症和保护余肺功能。肺段间交界面的分离是肺段切除术中的难点，现有的分离方法仍不完美，需要探索更为理想的分离方法，使余肺完全发挥功能，并且验证其有效性。

第五节　基于三维立体定位、以亚段为单位的肺结节个体化切除方案

以GGO为主(GGO成分≥50％)的早期肺癌恶性程度较低,鲜有淋巴结和远处转移,预后及生存极好。对于直径≤2 cm的GGO为主的早期肺癌,NCCN指南推荐亚肺叶切除,但必须满足切缘要求,切缘宽度≥2 cm或≥肿瘤直径,并且认为解剖性肺段切除术优于楔形切除术,主要原因为肺段切除术可获得更为充足的切缘,还可以进行肺内淋巴结采样。也有研究认为对于此类肺癌,只要满足R0切除,即可确保肿瘤学疗效,切缘宽度并非独立危险因素。基于现有研究结果,针对直径≤2 cm的GGO为主的早期肺癌的手术治疗,可以在保证切缘的前提下尽量减少对肺组织的切除,解剖性切除优先。

最大程度切除病灶和最大程度保留健康肺组织是肺部疾病的手术原则,安全切除早期肺癌和最小程度切除肺组织是精准外科追求的目标,但这同时也是一对矛盾。肺结节可发生于肺实质的任何部位,从肺尖到膈面,从肋面到纵隔面,深度可从胸膜下至肺实质中央。NCCN指南推荐亚肺叶切除的指征中有对结节部位的要求,即外周1/3肺实质内的肺结节,而对于肺实质深部结节,要实现这个目标、解决这对矛盾还有相当难度,这就需要术前对肺结节进行精准定位,设计合理的手术方式。肺结节在肺实质内的三维立体定位可用两个指标来描述——深度和肺亚段归属,此二者可对肺结节进行精准定位,是指导设计个体化手术的两个关键因素。这两个指标在普通二维CT图像上难以精确判定,需要在3D-CTBA重建图像上测量和观察。

一、肺结节深度和手术方式选择

肺结节深度的定位可用于初步选择手术方式,将肺实质分为外周区(外1/3)、中间区(中1/3)、核心区(内1/3)。二维CT图像可对结节深度进行粗略判定,根据轴位、矢状位和冠状位图像,观察结节的深度。如图4-5-1所示,a、b、c三个结节分别位于外周区、中间区和核心区。而精准的深度判定必须依赖3D-CTBA重建图像,重建胸膜,将叶支气管开口处与结节连线向外延伸至胸膜的交汇点,测量结节与段支气管开口和胸膜之间的距离,判定结节所处深度区域。图4-5-2为右上肺三维重建示意图,粉红色带为外周区、橙色带为中间区、红色带为核心区,深蓝色线条为段间静脉,浅蓝色线条为亚段间静脉。

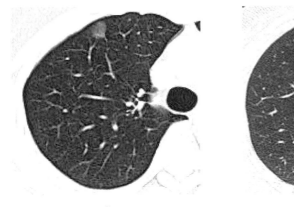
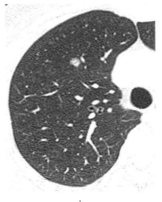
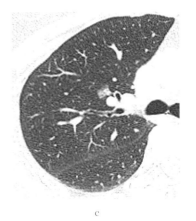

　　　　a　　　　　　　　　　　　　b　　　　　　　　　　　　　c

图4-5-1　结节在肺实质内所处的二维区间

a:结节位于右上肺前段外周区;b:结节位于中间区;c:结节位于核心区

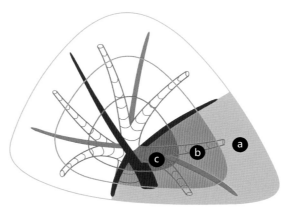

图 4 - 5 - 2　右上肺三维重建示意图

对于外周区胸膜下小结节，可行楔形切除术。楔形切除术适用于远离肺门的胸膜下结节，可确保足够的切缘宽度。因为切除深度有限，余肺压榨、皱缩不严重，不会损伤肺段血管、支气管的主干，对余肺通气、血流影响较小，少有咯血并发症。对于位于优势亚段（如右侧 S³b、左侧 S¹⁺²a 等）的位置较深的外周区结节，基于安全切缘的需求，单亚段切除术较楔形切除术更有优势（图 4 - 5 - 3）。对于中间区结节，楔形切除术难以企及，单亚段切除术有时也难以确保足够切缘，尤其是肺实质深部的切缘，一般需要实施肺段切除术（图 4 - 5 - 4）或相邻亚段组合切除术。对于核心区结节，亚肺叶切除无法确保足够切缘，必须行肺叶切除。由此，根据深度定位，除去核心区结节，外周区和中间区结节均有可能行亚肺叶切除术，根据结节的深度和亚段归属来确定行楔形、亚段或肺段切除术。

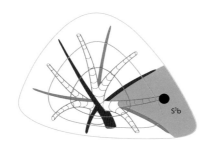

图 4 - 5 - 3　右上肺 S³b 单亚段切除术

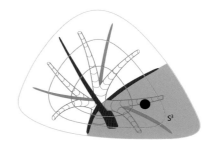

图 4 - 5 - 4　右上肺 S³ 肺段切除术

二、结节的肺亚段归属和手术方式选择

肺结节生长部位的另一个重要指标是位于解剖单位具体位置，可简单归纳为中央或是边缘区域。以肺段为切除单位而言，分为肺段中央型和肺段边缘型，边缘型即位于相邻肺段之间，我们将其命名为"肺段间结节"，有报道位于肺段边缘的 T1N0M0 肺癌约占 30%。对于位于肺段中央的结节，肺段切除术是合适的方法，位于肺实质外周的肺段间结节通过扩大肺段切除术也能获得足够的切缘。但是位于肺实质深部的肺段间结节，即使采用扩大肺段切除术也未必能获得足够切缘。我们认为，NCCN 指南推荐肺段切除术治疗肺外周结节，其原因就在于此。联合亚段切除术以亚段为切除单位，以结节为中心，解剖性切除分属不同肺段的 2~3 个相邻亚段，为位于中 1/3 的段间肺结节切除提供了较为合理的解决方案。因此，亚段作为肺切除的基本解剖单位，较肺段更具灵活性，更能适应肺结节位置的多样性。

每个亚段具备独立的动脉、支气管,亚段间静脉引流相邻亚段的静脉血,将肺亚段视作一个独立的功能和解剖单位,这是亚段切除术的基础。以亚段作为切除单位,较肺段切除术更为精细,需要详细了解肺部解剖和精确的肺结节定位。3D-CTBA 提供了技术支持,进行术前模拟手术,设计合适的手术方式,术中指导实施手术。术前重建肺血管、支气管和肺结节,根据肺结节与血管、支气管的关系确定结节的亚段级解剖位置,将结节分为亚段中央型(A 型)和亚段边缘型两类,亚段边缘型又可分为段内型(B 型)和段间型(C 型),在此基础上设计和实施手术。手术方式分为单亚段切除术和组合亚段切除术,组合亚段切除术分为段内组合和段间组合(表 4-5-1)。

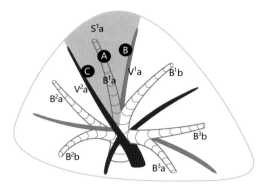

图 4-5-5　结节亚段解剖位置分类。
A 型:亚段中央型;B 型:亚段边缘段内型;
C 型:亚段边缘段间型。

表 4-5-1　结节解剖位置分类及手术方式

结节肺段解剖位置分类	结节亚段解剖位置分类	亚段为单位手术方式
肺段中央型	亚段中央型	单亚段切除术
	亚段边缘段内型	段内组合亚段切除术
肺段边缘型	亚段边缘段间型	段间组合亚段切除术

1. 单亚段切除术(Single Subsegmentectomy,SSS)

SSS 适合亚段中央型结节(A 型),该型肺结节位于靶亚段的中央区域(图 4-5-6)。

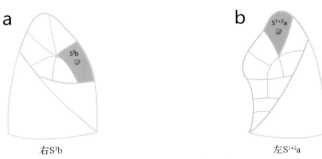

右 S³b　　　　　　　　　　　左 S¹⁺²a

图 4-5-6　单亚段切除术

2. 段内组合亚段切除术(Intrasegmental Combined Subsegmentectomy,Intra-CSS)

Intra-CSS 适合亚段边缘段内型结节(B 型),该型肺结节位于一个肺段中央,所属亚段之间,肺段切除术就是所属所有亚段的组合切除术(图 4-5-7)。如所属肺段有三个亚段,结节位于两个亚段之间,远离第三个亚段,可行组合双亚段切除术。

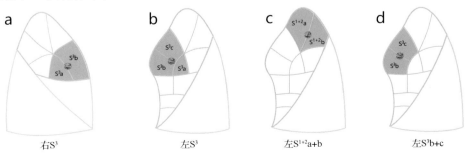

右 S³　　　　左 S³　　　　左 S¹⁺²a+b　　　　左 S³b+c

图 4-5-7　段内组合亚段切除术

3. 段间组合亚段切除术（Intersegmental Combined Subsegmentectomy，Inter-CSS）

Inter-CSS 适合亚段边缘段间型结节（C 型），该型肺结节位于肺段之间，同时也位于亚段的边缘，可组合切除分属不同肺段的相邻 2～3 个亚段（图 4-5-8）。

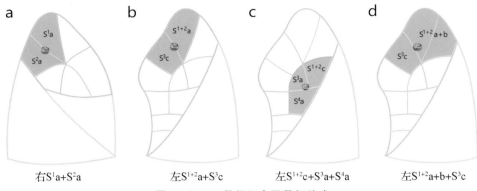

右S¹a+S²a 　　左S¹⁺²a+S³c 　　左S¹⁺²c+S³a+S⁴a 　　左S¹⁺²a+b+S³c

图 4-5-8　段间组合亚段切除术

亚段为单位的亚肺叶切除术是肺段切除术理念的延伸，手术流程上两者并无本质的差异，其主要步骤如下：（1）分离段门解剖结构，切断靶支气管、血管；（2）精准界定亚段间交界面，常用方法为"改良膨胀萎陷法"；（3）精准分离亚段间交界面，采用钝性和锐性分离结合缝合器裁剪。亚段为单位的解剖性亚肺叶切除术较肺段为单位的切除术更加精细，由段级向亚段级分离靶支气管和血管，组合亚段切除术时需要分离 2～3 个靶亚段的支气管和血管。在分离靶支气管和血管时，可进行肺段内和肺段间的淋巴结采样。界定和分离亚段间交界面的流程和方法和肺段切除术基本一致。

亚段为单位较肺段为单位的亚肺叶切除术更要重视术前规划。亚段级肺部解剖结构个体化差异很大，术前需要对肺结节进行亚段级解剖定位，在确保安全切缘前提下，设计最小化切除方案，所以术前须深入分析患者的肺部解剖。经验丰富的医生在二维薄层 CT 图像上可仔细分辨血管支气管的走行和肺结节的具体位置，3D-CTBA 则可简化该过程。应用专业软件重建肺支气管血管和肺结节，根据支气管、血管的走行特点分析结节所处的肺段、亚段，位于所属亚段中央还是边缘。肺静脉是区分解剖区域的重要解剖标志，肺段静脉走行于肺段间，是肺段间交界的标志；同理，肺亚段静脉走行于肺亚段间，是肺亚段间交界的标志。为确保恶性肿瘤的安全切缘，可在三维重建图上为结节设置 2～3 cm 的虚拟切缘，观察虚拟切缘所累及的解剖区域，设计合理的手术方案。位于肺段或亚段中央的结节，如虚拟切缘超越肺段或亚段边界，须设计为扩大切除或增加相邻亚段的切除（图 4-5-9）。

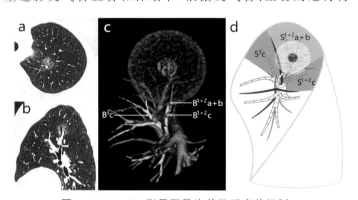

图 4-5-9　3D 指导亚段为单位手术前规划

图 4-5-9 中，a 和 b 分别为横断位和矢状位 CT 图像，一 GGO 成分为主的肺癌结节位于左上肺尖后段，最大径 1.5 cm，位于肺实质中 1/3 处。图 c，应用 DeepInsight 重建软件三维重建肺支气管、血管和肺结节，考虑到肺膨胀和萎陷的差异，设置 3 cm 安全切缘，结节为亚段边缘段内型，位于 S¹⁺²a 和 S¹⁺²b 两亚段之间，安全切缘累及 S¹⁺²c 和 S³c。图 d，示意图，显示安全切缘累及段间静脉（橙色箭头所指）V¹⁺²a 和亚段间静脉（紫色箭头所指）V¹⁺²c，行 S¹⁺²a+b 切缘不足，增加相邻两个亚段 S¹⁺²c 和 S³c 可确保充足切缘，所以手术设计为 S¹⁺²＋S³c。

基于三维立体定位的、以亚段为切除单位的肺结节个体化切除方案是较为合理的手术设计方法，是"锥式肺段切除术"的重要内容。该方案以肺结节为中心，在确保安全切缘的基础上，以亚段为切除单位，设计解剖性手术方式，将深度和亚段归属两个指标作为结节的位置特征，对于不同位置的结节拟定不同的手术方式。根据结节的深度特征可以粗略判定行哪一类的手术，是楔形、亚段、肺段切除术或是肺叶切除术；根据结节的亚段归属特征精准地规划手术，行单亚段或组合亚段切除术。其意义在于：在保证GGO为主的早期肺癌的安全切缘的前提下，设计最小化的解剖性切除方案。基于目前对这类早期肺癌的研究，本方案作为意向性切除是安全可行的。针对行妥协性切除的患者，亚段及组合亚段切除术较肺段切除术可保留更多的肺组织。对于位置较深的肺结节，本方案尤具生命力，可以胜任深部肺结节的解剖性亚肺叶切除。而对于多原发早期肺癌，本方案更具优越性，可对多个结节分别行解剖性切除，提高患者对手术的耐受性，并为未来的手术提供更多的肺功能储备。

本方案着重阐述术前的设计，实际施行中与具体手术还会有差距，这与术者的经验积累和操作技巧密切相关。该方案是建立在精准规划的基础上，所以实施手术时也必须是精准操作。如果术中对解剖结构辨认切断有误，则可能无法按计划完成。我中心在早期实施该方案时也出现更改手术方式的情况，主要是切缘不足，需要扩大切除范围，如亚段切除术改肺段切除术、肺段切除术改肺叶切除术。回顾分析原因，一般均为术前设计有误，对肺结节的定位不准确，重点发生在亚段间、肺段间结节。另外，本方案是近5年在本中心实施的，通过本医院伦理委员会审核，肿瘤学疗效目前因随访时间较短，还无法提供患者五年、十年生存率。但实施至今，严格控制适应证，未出现复发转移病例，尚需继续随访观察，进一步评价肿瘤学疗效。

参考文献

1. Churchill ED，Belsey R. Segmental pneumonectomy in bronchiectasis：The lingula segment of the left upper lobe. Ann Surg，1939，109(4)：481 - 499.

2. Ewart W. The Bronchi and Pulmonary Bloodvessels：Their anatomy and nomenclature；with a criticism of professor Aeby's views on the bronchial tree of mammalia and of man. London，Baillière，Tindall and Cox.，1889.

3. Boyden EA. Segmental Anatomy of the Lung. New York：McGraw Hill，1954.

4. Ramsay BH. The anatomic guide to the intersegmental plane. Surgery，1949，25(4)：533 - 538.

5. Yamashita H. Roentgenologic Anatomy of The Lung. New York：IgakuShoin Medical Publishers，1978.

6. 陈亮，朱全.全胸腔镜解剖性肺段切除手术图谱[M].南京：东南大学出版社，2015.

7. 顾恺时.顾恺时胸心外科手术学[M].上海：上海科学技术出版社，2003.

8. 姜宗来，于伟勇，张炎.胸心外科临床解剖学[M].济南：山东科学技术出版社，2010.

9. 吴卫兵，陈亮，朱全，等.IA期周围型非小细胞肺癌的全胸腔镜肺段切除术[J].中华胸心血管外科杂志，2013，29(7)：399 - 401.

10. Van Allen CM，Lindskog GE，Richter HG. Collateral respiration：transfer of air collaterally between pulmonary lobules. J Clin Invest. 1931；10(3)：559 - 590.

11. Morrell NW，Roberts CM，Biggs T，Seed WA. Collateral ventilation and gas exchange during airway occlusion in the normal human lung. Am Rev Respir Dis. 1993；147：535 - 539.

12. Churchill ED，Belsey R. Segmental pneumonectomy in bronchiectasis. Ann Surg 1939；109：481 - 499.

13. Matsuoka H，Nishio W，Sakamoto T，et al. Selective segmental jet injection to distinguish the intersegmental plane using jet ventilation. Jpn J Thorac Cardiovasc Surg，2003，51(8)：400 - 401.

14. Kamiyoshihara M，Kakegawa S，Morishita Y. Convenient and improved method to distinguish the intersegmental plane in pulmonary segmentectomy using a butterfly needle. Ann Thorac Surg，2007；83：1913 - 1914.

15. Li NL，Lin CS，Shih CH，et al. Intraoperative cardiac arrest caused by air embolism during video - assisted thoracoscopic segmentectomy. J Thorac Cardiovasc Surg，2018，155(3)：111 - 113.

16. Oizumi H，Kato H，Endoh M，et al. Slip knot bronchial ligation method for thoracoscopic lung segmentectomy. Ann Thorac Surg，2014，97(4)：1456 - 1458.

17. 吴卫兵，朱全，闻伟，等.应用"改良膨胀萎陷法"行胸腔镜锥式肺段切除术146例[J].中华胸心血管外科杂志，2017，33(9)：517 - 521.

18. Wang J，Xu X，Wen W，et al. Modified method for distinguishing the intersegmental border for lung segmentectomy. Thorac Cancer，2018，9(2)：330333.

19. 翟荣，徐心峰，王俊，等.肺段切除术中"改良膨胀萎陷法"影响因素研究［J］.南京医科大学学报（自然科学版），2018，38（08）：125-128.

20. Yao F，Wu WB，Zhu Q，et al. Thoracoscopic pulmonary segmentectomy with collateral ventilation method. Ann Thorac Surg，2021，112(6)：1814-1823.

21. Sakamoto K，Kanzaki M，Mitsuboshi S，et al. A novel and simple method for identifying the lung intersegmental plane using thermography. Interact Cardiovasc Thorac Surg，2016，23(1)：171-173.

22. Yang WJ，Liu ZC，Yang C，et al. Combination of nitrous oxide and the modified inflation-deflation method for identifying the intersegmental plane in segmentectomy：A randomized controlled trial. Thorac Cancer，2021，12：1398-1406.

23. Misaki N，MD，Chang SS，Gotoh M，et al. A novel method for determining adjacent lung segments with infrared thoracoscopy. J Thorac Cardiovasc Surg，2009，138(3)：613-618

24. Oh S，Suzuki K，Miyasaka Y，et al. New technique for lung segmentectomy using indocyanine green injection. Ann Thorac Surg，2013，95(6)：2188-2190.

25. Ito A，Takao M，Shimamoto A，et al. Prolonged intravenous indocyanine green visualization by temporary pulmonary vein clamping：Real-time intraoperative fluorescence image guide for thoracoscopic anatomical segmentectomy. Eur J Cardiothorac Surg，2017，52(6)：1225-1226.

26. Clagett OT，Deterling RA，Jr. A technique of segmental pulmonary resection with particular reference to lingulectomy. J Thorac Surg，1946，15：227-238.

27. Overholt RH，Langer L. A new technique for pulmonary segmental resection：its application in the treatment of bronchiectasis. Surg GynecolObstet，1947，84(3)：257-268.

28. Takagi K，Hata Y，Sasamoto S，et al. Late onset postoperative pulmonary fistula following a pulmonary segmentectomy using electrocautery or a harmonic scalpel. Ann Thorac Cardiovasc Surg，2010，16(1)：21-25.

29. Saito H，Konno H，Atari M，et al. Management of intersegmental plane on pulmonary segmentectomy concerning postoperative complications. Ann Thorac Surg，2017，103(6)：1773-1780.

30. Moon Y，Lee KY，Moon SW，et al.Sublobarresection margin width does not affect recurrence of clinical N0 non-small cell lung cancer presenting recurrence as GGO-predominant nodule of 3 cm or less.World J Surg，2017，41：472-479.

31. Horinouchi H，Nomori H，Nakayama T，et al. How many pathological T1N0M0 non-small cell lung cancers can be completely resected in one segment? Surg Today，2011，41：1062-1066.

32. Wu WB，He ZC，Xu J，et al. Anatomical pulmonary sublobar resection based on subsegment. Ann Thorac Surg，2021，111(6)：e447-e450.

33. Iwano S，Yokoi K，Taniguchi T，et al. Planning of segmentectomy using three-dimensional computed tomography angiography with a virtual safety margin：Technique and initial experience. Lung Cancer，2013，81(3)：410-415.

34. 吴卫兵，唐立钧，朱全，等.3D-CTA重建肺血管、支气管在胸腔镜复杂肺段切除中应用［J］.中华胸心血管外科杂志，2015，31(11)：649-652.

35. Wu WB，Xu XF，Wen W，et al. Thoracoscopic pulmonary sub-subsegmentectomy based on three-dimensional images. Ann Thorac Surg，2016，102(5)：389-391.

36. Wu WB，Xu XF，Wen W，et al. Three-dimensional computed tomography bronchography and angiography in the preoperative evaluation of thoracoscopic segmentectomy and subsegmentectomy. J Thorac Dis，2016，8(Suppl 9)：710-715.

37. 陈亮，吴卫兵.胸腔镜解剖性肺段切除术技术要点［J］.中国肺癌杂志，2016，(6)：377-381.

38. Kato H，Oizumi H，Suzuki J，et al. Thoracoscopic anatomical lung segmentectomy using 3D computed tomography simulation without tumour markings for non-palpable and non-visualized small lung nodules. Interact Cardiovasc Thorac Surg，2017，25(3)：434-441.

39. 陈亮，王俊，吴卫兵，等.胸腔镜精准肺段切除术技术流程和质量控制［J］.中国胸心血管外科临床杂志，2019，26(1)：21-28.

40. Wu WB，Xia Y，Pan XL，et al. Three-dimensional navigation-guided thoracoscopic combined subsegmentectomy for intersegmental pulmonary nodules. Thorac Cancer，2019，10(1)：41-46.

（吴卫兵）

第五章　手术步骤及处理

第一节　肺段及肺亚段手术的适应证

为保障病人的利益,应严格掌握肺段及肺亚段手术的适应证。

随着对肺小结节和早期肺癌认识的不断深入,肺段及肺亚段手术的适应证也在不断地变化。目前正在进行的两项亚肺叶切除前瞻性随机对照临床试验:日本(JCOG0802/WJOG4607L)和美国(CALGB/Alliance 140503)临床试验的结果将进一步明确肺段手术治疗早期肺癌的适应证。

相对于肺叶切除,肺段切除可以最大程度地保存患者的正常肺组织,保护患者的肺功能。相对于肺楔形切除,肺段切除可以保证足够的切缘距离,保持残余肺的良好形态,清扫段间的淋巴结,恶性病变的局部复发率低。

肺楔形切除适用于位于肺外周 1/3 肺野的病变,但在一些特殊的位置,如病变位于肺膈面,或病变位置较深,楔形切除较困难、损伤较大,肺段切除则更具优势。对于位于肺中 1/3 肺野的病变,相对于楔形切除及肺叶切除,肺段切除具有明显的优势。

一、肺部良性病变

肿块较大、位置较深或局限于肺段的良性病变,如:炎性假瘤、错构瘤、硬化性肺泡细胞瘤、肺囊肿、支气管扩张、先天性囊性腺瘤样畸形等。

二、肺部恶性病变

2019 年美国国立综合癌症网络(National Comprehensive Cancer Network,NCCN)指南(非小细胞肺癌)提出以下要求:(1) 亚叶肺切除术,即肺段切除术或楔形切除术,应该做到切缘距肿瘤≥2 cm,或≥肿瘤的直径。(2) 在不增加手术风险且技术允许的前提下,亚叶肺切除术应该对 N1、N2 站淋巴结适当进行采样。(3) 肺段切除术(推荐)或楔形切除术选择性地适用于有下列原因的病人:① 肺功能差或有其他严重并发症,禁忌行肺叶切除术。②外周结节≤2 cm,且符合以下条件之一:组织学为纯原位腺癌(AIS);CT 显示结节的磨玻璃成分(Ground-Glass Opacity,GGO)≥50%;放射检测证实结节倍增时间≥400 天。(4) 在不违反肿瘤学标准和胸外科手术原则的前提下,对于没有解剖学和手术禁忌证的病人,电视辅助胸腔镜手术(Video-assisted Thoracic Surgery,VATS)和微创手术应当优先考虑。

2017 年欧洲肿瘤学会(European Society for Medical Oncology,ESMO)临床实践指南中指出:对于小病灶肺癌(T1a)的治疗效果,在鳞癌中,肺叶切除优于肺段和楔形切除。在腺癌中,楔形切除劣于肺叶切除,但肺段切除与肺叶切除相当。对于影像学上 cT1a 的腺癌患者,肺段切除和肺叶切除的临床预后是相同的。该指南建议:对纯磨玻璃样病变(pure GGO)、原位腺癌、微浸润腺癌,解剖性肺段切除是被广泛接受的。

2013 年美国胸科医师协会(American College of Chest Physicians,ACCP)关于肺癌的诊断治疗指南第 3 版指出:对于临床 Ⅰ 期非小细胞肺癌(NSCLC),因为肺功能差或有合并症不能耐受肺叶切除的患者,推荐行亚肺叶切除;对于临床 Ⅰ 期肺非小细胞肺癌(NSCLC),结节≤2 cm 并以 GGO 为主的患者,在保证切缘阴性的前提下推荐行亚肺叶切除。

结合国内外文献和我们的临床实践和回顾性分析,对于恶性病变,我们推荐的适应证为:

1. 妥协性肺段切除:① 患者年龄 75 岁以上,有多种并发疾病;② 心肺功能差,不能耐受肺叶切除术;③ 有肺切除史且不能耐受肺叶切除术;④ 肺内多发病变需同期或分期切除。

2. 意向性肺段切除:临床 Ⅰa 期肺非小细胞肺癌(NSCLC),结节≤2 cm;肿瘤恶性程度低,即 GGO 成分≥50%;血液肿瘤指标:癌胚抗原(CEA)、神经元特异性烯醇化酶(NSE)、鳞状上皮细胞癌抗原(SCCA)、细胞角蛋白 19 片段(CYFRA21-1)正常。

3. 位于肺野中 1/3 的结节,为保证足够切缘距离,需行肺段切除。

4. 疑为转移性结节,位置深,紧邻段血管、段支气管,无法行楔形切除术。

5. 对于部分结节术前难以明确诊断,而位置较深,位于肺膈面等无法行肺楔形切除时,为避免肺叶切除,可以考虑直接行肺段切除。

本书付印之际,日本 JCOG0802、JCOG1211 临床研究的初步结果发表。虽然 JCOG0802 研究中的 FEV1 指标结果未能达到预期值,但是,肺段切除组术后的 FEV1 仍然明显优于肺叶切除组。我们已经着手研究肺功能和生理功能的相关指标。JCOG1211 和 JCOG0802 在预后上的显著优势仍提示肺段切除术有望成为早期肺癌的优选方式。

我们推荐的禁忌证为:

1. 2 厘米以上纯实性结节,或影像学上怀疑有淋巴结转移的。

2. 肺叶内 1/3 的结节,无法保证足够的切缘,需行肺叶切除术。

对于肺亚段、联合亚段、双亚段切除等手术,在满足肺段切除术条件的基础上,有以下情况:

· 结节直径≤1 cm;结节≤2 cm 但满足切缘≥2 cm 或≥结节直径;考虑病理类型为惰性肿瘤,位于单亚段内,可以行单亚段切除。

· 位于相邻两个或多个肺段之间,位置靠近肺段间静脉的结节称之为段间结节。对于段间结节,可行两个或多个相邻亚段的切除,称为联合亚段切除。例如右肺上叶后段与前段间结节行 S^2b+S^3a 联合亚段切除。

· 对于同一肺段内,位于两个相邻亚段之间的结节,可行双亚段切除。例如左肺上叶尖后段 $S^{1+2}a+b$ 双亚段切除、左肺上叶前段 S^3b+c 双亚段切除。

· 对于段间结节,从满足安全切缘距离和手术精准的角度出发,可行段/亚段与亚段、次亚段的联合切除。

· 对于单侧或双侧的多发结节,一次手术合并切除的肺组织不超过 10 个段。

第二节 手术设备、器械及术前准备

胸腔镜肺亚段切除手术设备和手术器械基本与胸腔镜肺叶切除术相同,不同点是进行肺亚段手术需要处理的支气管、血管更加细小,在肺实质内位置较深,需要精细地分离,因此需要的手术器械更为精巧。一般情况下,部分为单孔胸腔镜手术设计的精细器械即可满足需要,手术者可根据自己的经验和习惯选用合适的器械。

一、胸腔镜手术设备

高清、性能稳定的胸腔镜系统是手术的必备条件。图像清晰、亮度适当、对比度适宜的胸腔镜手术图像可以减缓手术者的疲劳。

二、手术器械

肺段和肺亚段血管、支气管较肺叶血管、支气管更加细小,在肺实质内向肺外周分离的距离长,手术解剖过程更为精细复杂,需要使用头端更为精细的器械。由于手术野的暴露较肺叶困难,需要组合使用多种长度、角度的器械。

1. 处理靶段血管的器械

分离肺段和亚段血管使用的器械包括细的电钩、细的吸引器头、精细剪刀及剥离子等。离断肺段血管使用的器械包括丝线、推结器、锁扣夹、超声刀、腔镜直线切割缝合器、剪刀等。术中需要准备小纱布和腔镜持针器。术中会遇到出血,对于较细小的血管损伤,纱布或吸引器头的压迫即可止血;大的血管损伤,可用结扎或无损伤钳临时夹闭后使用腔镜持针器缝合。

2. 处理靶段支气管的器械

分离靶段或亚段支气管时,根据其角度和距离,可选用不同角度和长度的分离器械,如胸腔镜用无损伤分离钳(弯150°、120°)、无损伤直角钳、腹腔镜分离钳、无损伤抓钳等。我们设计的肺段专用小直角钳(图5-2-1),头端细巧,为120°角,便于分离支气管和血管。靶段支气管周围组织的分离使用钝、锐性结合,剪刀、剥离子、电钩、超声刀头都可以使用。大的靶段支气管一般使用腔镜直线切割缝合器处理,直径较细的也可丝线结扎和/或锁扣夹处理。

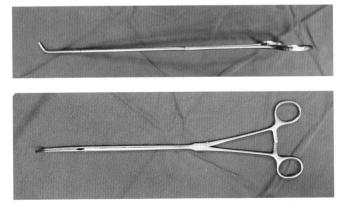

图5-2-1 肺段专用小直角钳(侧面观和正面观)

3. 处理段间交界面肺组织的器械

分割段间交界面肺组织可以使用腔镜直线切割缝合器、电刀、超声刀等多种器械方式。我们推荐使用电刀或超声刀沿段间交界面、段间静脉分离到一定程度后使用直线切割缝合器处理,优点是方便快捷,可使保留肺段保持原有的几何形态,又能减少漏气并发症。

表 5-2-1 胸腔镜肺亚段切除常用手术器械

手术器械	主要功能
切口保护套	用于保护切口,减少切口损伤,防止肿瘤种植
电钩	常用的锐性分离器械,尤其适用于精细分离
超声刀	用于分离切割组织,淋巴结采样清扫
卵圆钳	用于牵拉、推挡肺,暴露手术野
胸腔镜专用侧弯吸引器	用于吸引积血和烟雾,推压肺组织辅助暴露
胸腔镜无损伤分离钳(弯150°、120°)	用于肺裂、血管、支气管的钝性解剖
胸腔镜无损伤直角钳	用于肺裂、血管、支气管的钝性解剖
肺段专用小直角钳	用于血管、支气管的钝性解剖分离
腹腔镜分离钳	用于夹持支气管、血管远侧残端,帮助暴露
腹腔镜卵巢钳或无损伤抓钳	用于夹持远端肺组织,支气管、血管远侧残端
小切口精细剪	用于锐性解剖、剪线或剪断组织
腹腔镜剪刀	用于剪线或剪断组织
腔镜持针器	用于持针缝合
推结器	用于深部打结
剥离子	用于钝性剥离,主要用于靶段支气管周围组织的分离
腔镜直线切割缝合器	用于肺裂、血管、支气管、段间交界面肺组织的切割闭合
锁扣夹	用于细小血管、支气管的闭合
钛夹	用于细小血管的闭合
钢尺	用于测量肺结节大小和切缘距离

第三节　肺段手术的麻醉、体位及切口

一、麻醉

通常采用全身麻醉,双腔气管插管,术中健侧单肺通气。对于部分患者体格较小、气管直径小,没有合适的双腔气管插管,或双腔气管插管困难的患者,亦可采用单腔气管插管加气囊封堵管的方式。近年来还有在保留自主呼吸麻醉下行肺段手术的报道。

二、体位

患者取健侧卧位、折刀位。

三、切口

切口的设计与全胸腔镜肺叶切除术类似，可以采用三孔、双孔（单操作孔）、单孔（Uniport）完成手术。

我们对复杂肺段或亚段切除一般采用经典的三孔模式。上叶的肺段切除取第 7 肋间腋中线 1 cm 切口置入 30°胸腔镜，取腋前线第 3 或第 4 肋间 2～3 cm 切口为主操作孔，取第 7 肋间腋后线与肩胛下角线间 1.5 cm 切口为副操作孔。右肺上叶尖段（RS^1）切除主操作孔取第 3 肋间为佳。下叶的肺段切除置镜孔可选择第 7 或第 8 肋间腋中线切口，主操作孔选择第 5 肋间腋前线附近，副操作孔选择第 7 肋间腋后线与肩胛下角线间 1～1.5 cm 切口。肺下叶上段（S^6）切除主操作孔视体格大小可选择第 4 或第 5 肋间，以正对操作区域最佳。不使用肋骨撑开器。建议采用切口保护套，方便器械进出，减少对肋间血管神经的损伤，减少肿瘤的切口种植风险。

使用双孔（单操作孔）也可方便进行肺段手术。显露不佳时可以调整胸腔镜镜头从主操作孔进行观察。

使用单孔进行肺段切除术，切口通常选择在第 5 肋间或第 4 肋间腋前线与腋中线之间。在右肺上叶尖段切除、左肺上叶固有段切除中手术视野暴露较好。手术中困难在于：分割段间交界面时使用腔镜直线切割缝合器角度受限制，做到精准适形裁剪较困难。解决的办法是：先尽可能沿段间交界面向远端使用能量器械做锐性分离，增加游离度；在使用腔镜直线切割缝合器切开段间交界面时，牵拉肺组织送入切割缝合器钳口中并进行调整。

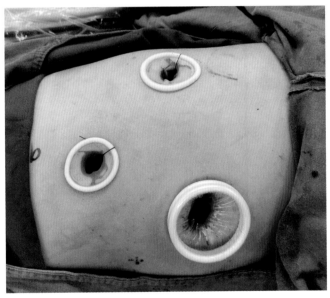

图 5 - 3 - 1　手术切口——三孔

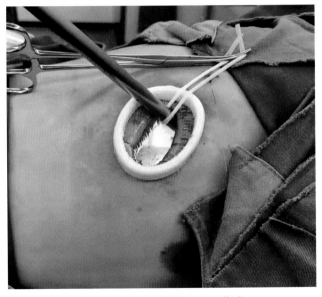

图 5 - 3 - 2　手术切口——单孔

第四节　手术中结节的定位

能否快速、准确地找到病灶是肺小结节的诊断及外科治疗中最重要的环节之一。对于结节小、位置深或肺磨玻璃样病变（GGO），如不采用确切可靠的定位方法，会对寻找病灶及判断手术切除范围造成困难。

对于精准肺段、肺亚段手术来说，术前常规进行肺三维支气管血管模型（3D-CTBA）重建。如果术前规划中结节位于靶段中央、位置明确、切缘足够的，术前不需要做有创定位。术前建好 3D-CTBA 模型后，可以直观地观察到肺结节位于某个段及亚段,段间结节正对某个解剖结构,按照术前规划切除靶段即可保证足够的切缘距离,取出标本后根据结节与支气管、血管等解剖结构关系来寻找结节,避免了术前定位的创伤。

下列情况通常还是建议做术前有创定位:① 楔形切除;② 扩大的肺段切除。手术前有创定位的优势在于:术中准确判断小结节在萎陷肺的位置,明确需要切除的肺段、肺亚段;术中准确判断切缘与小结节的距离,保证足够的手术切缘距离;准确发现靶段标本内的小结节,节省术者和病理科医生的时间。

目前采用术前有创定位的方法较多,常用的有:

① CT 引导下在紧邻病变处注射亚甲蓝及置入导引钢丝(Hookwire)。

② CT 引导下在紧邻病变处置入弹簧圈。采用拖尾弹簧圈技术可以方便术中的辨识。

③ CT 引导下在紧邻病变处置入化学胶加亚甲蓝。

④ 术前 CT 引导下在紧邻病变处注入吲哚菁绿(indocyanine green,ICG),术中在红外胸腔镜下寻找标记位置。

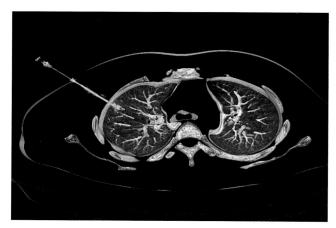

图 5 - 4 - 1　亚甲蓝+Hookwire 定位

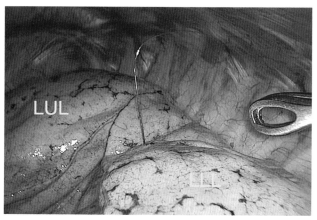

图 5 - 4 - 2　亚甲蓝+Hookwire 定位

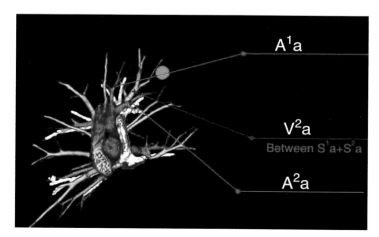

图 5 - 4 - 3　三维支气管血管模型(3D-CTBA)定位

三维模型上直观地观察到右肺上叶结节位于
RS^1a 与 S^2a 之间,正对段间静脉 V^2a

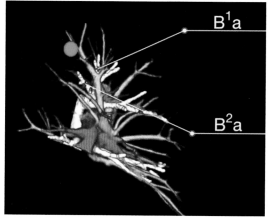

图 5 - 4 - 4　结节位于 RS^1a 与 S^2a 之间,正对段间
静脉 V^2a,决定行 RS^1a+S^2a 联合亚段切除

做好术前规划后,术前不做有创定位

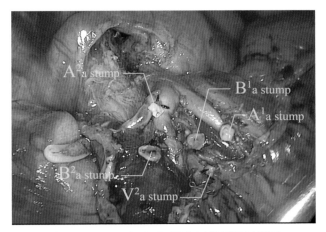

图5-4-5　RS¹a+S²a联合亚段切除后创面

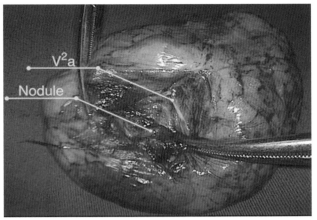

图5-4-6　根据三维模型的提示,结节正对段间静脉 V²a,在切除标本中先寻找对应的解剖结构 V²a,其附近即 找到结节,该结节位于切除标本的中央

第五节　手术中注意事项

一、肺段血管、支气管的辨认和处理

1. 肺段及肺亚段的解剖结构复杂多变,术前应常规进行三维肺支气管血管重建(3D-CTBA)。通过模拟肺段切除术,可以明确肺解剖结构的类型,判断结节的段、亚段归属,决定手术切除的段、亚段,决定需切断的支气管、动脉、静脉,决定需要保留的段间静脉。良好的术前规划和术中导航可以进行个体化的手术设计,提高手术效率,缩短手术时间,减少手术并发症,达到精准手术的目的。

2. 一般来说,在肺段支气管、动脉、静脉中,肺段支气管的变异相对少。段、亚段支气管分布于相应段、亚段的中央,动脉和支气管相伴行,术中可以相互参照。静脉分布于相邻肺段、肺亚段之间,称为段间静脉(intersegmental vein)和亚段间静脉(intersubsegmental vein)。手术中尽可能保留走行于靶段与邻近肺段之间的段间静脉,仅切断走向靶段内的静脉(段内静脉,intrasegmental vein)。在无法确认段间静脉时,尽可能将靶段的静脉及属支向远端分离,在确定段间交界面后分离、切断走向靶段的静脉分支,或将其连同靶段肺实质一并切断,避免损伤和误断。

3. 靶段支气管及动脉辨认困难时,可以按照三维模型的指引,根据"靶段动脉和支气管相伴行,静脉走行在段间、亚段间"的原则,确定靶段支气管及动脉。

二、手术基本操作技术

1. 肺段、肺亚段血管及支气管较细小、容易损伤,应精细操作。肺段动、静脉可沿血管鞘尽可能向远端分离,使用电钩沿血管鞘内分离较为精确方便。直径较粗(>7 mm)的靶段血管的离断,可以使用腔镜直线切割缝合器;直径中等(3~7 mm)的靶段血管可以采用丝线结扎后,用剪刀或超声刀切断;直径较小的靶段血管,可以采用超声刀直接切断。血管近端可使用锁扣夹夹闭血管,但远端使用锁扣夹须谨慎,应远离段间交界面切割线,以免影响分割段间交界面时腔镜直线切割缝合器的使用。建议动脉和支气管远侧残端行结扎处理,向远端分离时可以提起远侧残端,有利于相互参照、辨认。术中会遇到出血,对于较细小的血管损伤,纱布或吸引器头的压迫即可止血;对大的血管损伤,可用无损伤钳临时夹闭,再使用腔镜持针器缝合。

2. 分离支气管时,可沿着支气管表面,钝、锐性结合向远端分离。剪刀、剥离子、电钩、超声刀头都可以使用。大的靶段支气管,一般使用腔镜直线切割缝合器处理,直径较细的也可丝线结扎和/或锁扣夹处理。遇到钙化淋巴结时,使用精细剪分离比较安全,当钙化淋巴结无法分离时,可在其远端分离、处理支气管。

3. 切断支气管及血管后,提起支气管及血管的远侧残端,可以使解剖层次的显露更加清楚,有利于分离下一层次解剖结构。分割段间交界面之前,提起支气管远侧断端,可使用剥离子、吸引器头钝性剥离,向远端分离肺组织,以免把远侧残端遗留在肺段交界面上。

三、段间交界面的判定及处理

1. 段间交界面的判定

段间交界面的判定有多种方法,例如:Okada 等术中利用超细纤维支气管镜进行选择性靶段支气管高频通气(40 Hz,2 kg/cm^2),以确定段间平面;Misaki 等在靶段动脉切断后静注靛青绿(ICG;3.0 mg/kg),在红外线胸腔镜下确定段平面;Oh 等在靶段支气管切断后,在其远端注入 ICG(25mg 溶于 50 ml 生理盐水),以确定段间平面;Oizumi 等应用支气管活扣在肺膨胀后再阻断支气管,待肺塌陷后再切断;切断支气管后开放远侧残端后注气。

经过多年实践和改良,我们通常采用"改良膨胀萎陷法"。准确切断靶段支气管、动脉后膨肺,由于存在侧支通气,保留肺段及靶段肺组织都膨胀。待靶段所在肺叶完全膨胀后单肺通气,手术侧气管插管开放,耐心等待 15 分钟左右,保留肺段的肺组织塌陷,靶段肺组织持续充气,萎陷的保留段肺组织与充气的靶段肺组织之间形成界限,此界限即为段间交界面。"改良膨胀萎陷法"形成的平面结合段间静脉即可准确地判定段间交界面。此方法的优势在于:① 判断段间交界面准确、可靠;② 方法简单、便捷,无需特殊设备及器械;③ 适用范围广,对于联合亚段、次亚段的切除一样适用;④ 可多次重复使用。

我们经过临床试验明确,"改良膨胀萎陷法"膨肺时,以采用纯氧或笑气-氧气混合为佳。笑气(一氧化二氮,nitrous oxide,N_2O)可以加速肺萎陷的进程,明显缩短段间交界面形成的时间。笑气-氧气混合气体中笑气的比例宜在 $50\%\sim66\%$ 为佳,不能超过 75%。

对于左肺上叶固有段、下叶基底段,确认、切断段支气管后低潮气量高频通气,待舌段、上段膨胀后在肺表面使用电凝进行标记,结合段间静脉等解剖标记,即可判定段间交界面。此外,亦可使用红外胸腔镜 ICG 法确定段间交界面,方便快捷。

2. 段间交界面的分割

段间交界面的分割方法有多种:(1)单纯使用直线切割缝合器。其优点是:速度快,分割面漏气少;缺点是:交界面肺组织压榨多,保留肺段皱缩,形态欠佳。(2)电刀分离。单纯使用电刀的电凝分割段间交界面,交界面肺组织压榨少,保留肺段舒展、形态佳;缺点是速度慢,术后漏气比例高,住院时间延长。(3)使用超声刀分离。其优点是交界面肺组织压榨少,形态佳,局部热损伤范围小于电刀,缺点是交界面层次不清晰,速度慢,术后漏气比例高。

我们认为,采用锥式肺段切除理论,使用电刀或超声刀＋直线切割缝合器分割段间交界面的方法具有优势。推荐使用电刀的电凝及电切功能沿段间静脉及膨胀萎陷交界面由段门向远端分离,分离到一定程度后使用直线切割缝合器处理,既方便快捷,使保留肺段保持原有的几何形态,又减少了漏气并发症。

在使用直线切割缝合器分割段间交界面时,我们推荐采用适形裁剪技术(Stapler Tailoring Technique),包括"开门技术"、"U 型切缘技术"等,使交界面肺组织压榨少,保留肺段舒展,保持原有的几何形态,保护了肺功能。

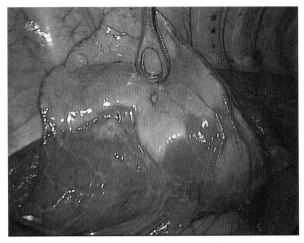

图 5 - 5 - 1　肺"改良膨胀萎陷法"确定段间交界面

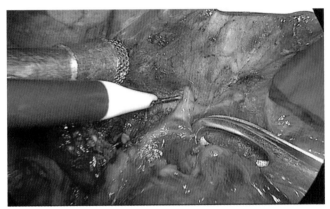

图 5 - 5 - 2　LS^{1+2}a＋b 双亚段切除：可见段间静脉行走在"改良膨胀萎陷法"形成的段间交界面上，切断段内静脉，保留段间静脉

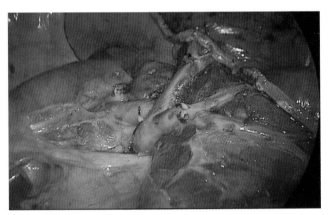

图 5 - 5 - 3　LS^{1+2}a＋b 双亚段切除：沿段间静脉及"改良膨胀萎陷法"形成的段间交界面分离，保留段间静脉

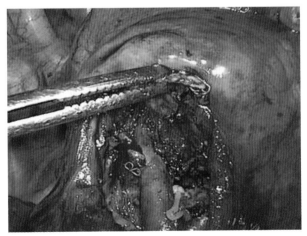

图 5 - 5 - 4　段间交界面分割——"开门技术"1：右肺上叶后段（S^2）扩大切除，切断靶段静脉、动脉、支气管后，提起靶段支气管远侧残端

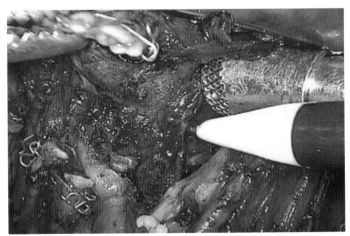

图 5 - 5 - 5　段间交界面分割——"开门技术"2：沿"改良膨胀萎陷法"形成的段间交界面锐性分离

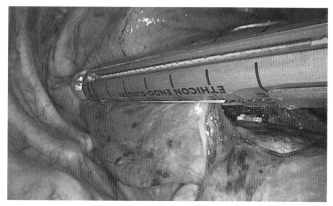

图 5 - 5 - 6　段间交界面分割——"开门技术"3：沿段间静脉及段间交界面使用直线切割缝合器分割肺组织

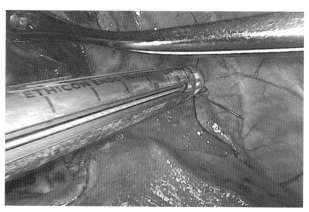

图 5 - 5 - 7　段间交界面分割——"开门技术"4：沿段间静脉及段间交界面使用直线切割缝合器分割肺组织

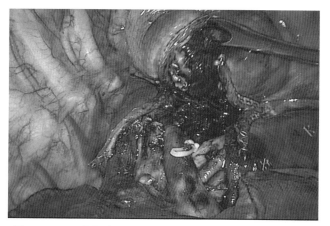

图 5 - 5 - 8　段间交界面分割——"开门技术"5：沿段间静脉及段间交界面使用直线切割缝合器分割肺组织完成后

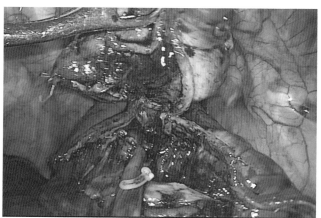

图 5 - 5 - 9　段间交界面分割——"开门技术"6：沿段间交界面采用适形裁剪技术分割段间交界面肺组织

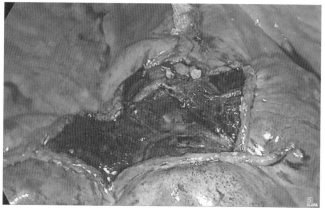

图 5 - 5 - 10　段间交界面适形裁剪——U 型切缘 1：右肺上叶 RS¹a 切除后创面

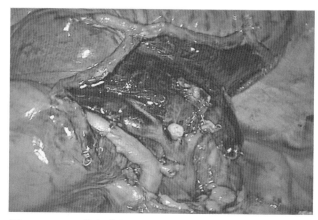

图 5 - 5 - 11　段间交界面适形裁剪——U 型切缘 2：右肺上叶 RS¹a 切除后创面

四、术中注意事项

1. 淋巴结采样

对于早期 NSCLC 患者，Ikeda 等推荐，术中对第 12、13 组及肺叶特异性 N2（最大及第二大的淋巴结）采样送检。对实性结节，怀疑为浸润性腺癌的患者，手术中应常规做淋巴结采样，应该包括 N2 及第 10、11、12、13 组淋巴结，尤其是结节所属的肺段间淋巴结，送术中快速冰冻病理检查。如果发现有淋巴结转移，除非是需要行妥协性肺段切除术，否则应该中转改为肺叶切除术。

2. 切缘

足够的切缘距离是降低术后局部复发率的重要措施，应高度重视。一般要求保证切缘距离≥2 cm 或切缘距离/肿瘤直径≥1。对于 GGO 为主的病变，如果 GGO 实性成分小于等于 25%（CTR≤0.25），5 mm 以上的切缘距离就足够了。对于 NSCLC 患者，如果切缘距离不足，应行扩大的肺段切除或肺联合亚段切除，必要时改为肺叶切除术。

3. 肺组织漏气的处理

（1）手术结束时，建议采用蒸馏水冲洗胸腔，有利于观察肺组织分离面有无漏气。

（2）如果肺组织分离面漏气较严重，应将胸腔镜镜头深入水下，仔细观察有无小的支气管破损。如有破损，应采用细针缝合；大的肺创面漏气，可采用细针加垫片的方式缝合。

（3）创面少量漏气，可采用生物蛋白胶及聚乙醇酸片覆盖创面。

（4）如果创面大，漏气严重，无法缝合的，可以采用生物蛋白胶＋微孔多聚糖止血粉＋聚乙醇酸片的"三明治"法，在肺膨胀后覆盖创面。

4. 避免残留靶段支气管、血管的远侧残端

靶段血管、支气管切断后，需要提起其远侧残端，尽可能向远端分离，使其远离段门结构。分割段间交界面时，使用直线切割缝合器要注意，将靶段支气管与血管的远侧残端推开，以免残留。

5. 注意保留肺段内有无活动性出血

要注意保留肺段内血管损伤引起保留肺段肺组织出血或血肿，术中需要麻醉师吸痰并确定气道内有无活动性出血。如果有活动性出血，需要用 4-0 prolene 线连续缝合加强切缘，必要时改为肺叶切除术。

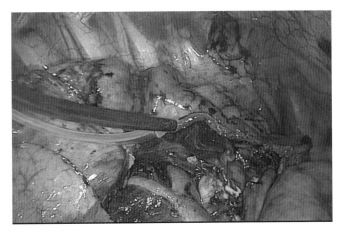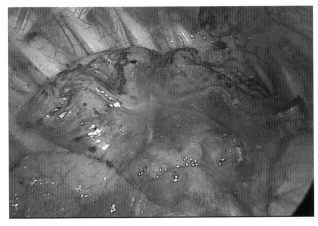

图 5－5－12　肺段切除后，使用生物蛋白胶＋聚乙醇酸片覆盖创面

6. 预防肺扭转

靶段切除后，需要注意预防保留的肺段发生扭转，如左肺上叶固有段切除后保留的舌段、下叶基底段切除后保留的上段。手术结束时张肺，将该保留肺段保持在自然位置；也可以采用缝合或使用直线切割缝合器，将其固定于邻近的肺叶。

参考文献

1. 陈亮，朱全.全胸腔镜解剖性肺段切除手术图谱[M].南京：东南大学出版社，2015.

2. NCCN non-small cell lung cancer panel members. NCCN Clinical Practice Guidelines in Oncology. Non-Small Cell Lung Cancer，Version 3.2019[DB/OL]. https://www.nccn.org/professionals/physician_gls/pdf/nscl.pdf

3. Postmus PE，Kerr KM，Oudkerk M，et al. Early and locally advanced non-small-cell lung cancer（NSCLC）：ESMO Clinical Practice Guidelines for diagnosis，treatment and follow-up[J]. Ann Oncol，2017，28(suppl 4):iv1 – iv21.

4. Scott WJ，Howington J，Feigenberg S，et al. Treatment of non-small cell lung cancer stage I and stage II：ACCP evidence-based clinical practice guidelines (2nd edition)[J]. Chest，2007，132(3):S234 – 242.

5. Wang J，Xu XF，Wen W，et al. Technique for tailoring complex demarcation in lung segmentectomy[J]. Thorac Cancer，2018，9(11):1562 – 1564.

6. Wu WB，Xia Y，Pan XL，et al. Three-dimensional navigation-guided thoracoscopic combined subsegmentectomy for intersegmental pulmonary nodules[J]. Thorac Cancer，2019，10(1)：41 – 46.

7. Ajmani GS，Wang CH，Kim KW，et al. Surgical quality of wedge resection impacts overall survival in patients with early stage non-small cell lung cancer[J]. J Thorac Cardiovasc Surg，2018，156(1):380 – 391.

8. Seguin-Givelet A，Grigoroiu M，Brian E，et al. Planning and marking for thoracoscopic anatomical segmentectomies[J]. J Thorac Dis，2018，10(Suppl 10):S1187 – 1194.

9. Chen-Yoshikawa TF，Date H. Update on three-dimensional image reconstruction for preoperative simulation in thoracic surgery[J]. J Thorac Dis，2016，8(Suppl 3):S295 – 301.

10. Xu XF，Chen L，Wu WB，et al. Thoracoscopic right posterior segmentectomy of a patient with anomalous bronchus and pulmonary vein[J]. Ann Thorac Surg，2014，98(6):e127 – 129.

11. 俞同福，徐海，刘希胜，等.术前CT引导下亚甲蓝与Hookwire联合定位肺小结节临床应用价值[J].中华胸心血管外科杂志，2012，28(7):401 – 404.

12. Suzuki K，Koike T，Asakawa T，et al. A prospective radiological study of thin-section computed tomography to predict pathological noninvasiveness in peripheral clinical IA lung cancer（Japan Clinical Oncology Group 0201）[J]. J Thorac Oncol，2011，6(4):751 – 756.

13. Nomori H，Shiraishi A，Cong Y，et al. Differences in postoperative changes in pulmonary functions following segmentectomy compared with lobectomy[J]. Eur J Cardiothorac Surg，2018，53(3):640 – 647.

14. Nakazawa S，Shimizu K，Mogi A，et al. VATS segmentectomy：past，present，and future[J]. Gen Thorac Cardiovasc Surg，2018，66:81 – 90.

15. Yao F，Wu W，Zhu Q，et al. Thoracoscopic pulmonary segmentectomy with collateral ventilation method[J]. Ann Thorac Surg，2021，112(6)：1814 – 1823.

16. Okada M，Mimura T，Ikegaki J，et al. A novel video-assisted anatomic segmentectomy technique：selective segmental inflation via bronchofiberoptic jet followed by cautery cutting[J]. J Thorac Cardiovasc Surg. 2007，133(3):753 – 758.

17. Oizumi H，Kato H，Endoh M，et al. Slip knot bronchial ligation method for thoracoscopic lung segmentectomy[J]. Ann Thorac Surg. 2014，97(4):1456 – 1458.

18. Misaki N，Chang S，Igai H，et al. New clinically applicable method for visualizing adjacent lung segments using an infrared thoracoscopy system[J]. J Thorac Cardiovasc Surg. 2010，140(4):752 – 756.

19. Suzuki K，Watanabe S，Wakabayashi M，et al. A single-arm study of sublobar resection for ground-glass opacity dominant peripheral lung cancer[J]. J Thorac Cardiovasc Surg. 2022，163(1)：289 – 301.

20. Yang W，Liu Z，Yang C，et al.Combination of nitrous oxide and the modified inflation-deflationmethod for identifying the intersegmental plane in segmentectomy：A randomized controlled trial[J].Thorac Cancer，2021，12(9)：1398 – 1406.

21. Oh S，Suzuki K，Miyasaka Y，et al. New technique for lung segmentectomy using indocyanine green injection[J].Ann Thorac Surg.2013，95(6):2188 – 2190.

22. Ikeda K，Nomori H，Mori T，et al. Size of metastatic and nonmetastatic mediastinal lymph nodes in non-small cell lung cancer[J]. J Thorac Oncol. 2006，1(9)：949 – 952.

（朱全）

第六章　围手术期的处理

第一节　手术前的准备

一、三维支气管血管成像（3D-CTBA）

由于肺亚段较肺段解剖变异更为多见，切除范围更小，手术难度相对于肺段切除犹过之而无不及，因此建议术前常规肺结节 CTA 检查进行 3D-CTBA 重建，采取术前规划和术中导航，以提高手术的精确性，减少手术并发症。

1. 精确判断结节的肺亚段归属。根据结节与重建的支气管、血管关系，可以直观、准确地判断结节的肺亚段归属，尤其是对段间结节可以准确评估。

2. 判断切除范围及切缘。术前的手术设计及规划非常重要。根据结节与支气管及亚段间静脉的关系，判断需要切除的范围，判断是否可以保证足够的切缘。当结节及预定切缘位于靶段亚段间静脉内时，可以行单亚段切除；当结节及预定切缘跨过亚段间静脉时，依据情况选择扩大切除或联合亚段切除。

3. 判断需要切断的靶段结构。根据手术设计方案，术前可明确需要切断的支气管、动脉、静脉结构，以及需要保留的解剖结构，手术中就能做到心中有数。

4. 术前发现解剖变异。由于肺亚段较肺段解剖更为精细，相应支气管、动脉、静脉的解剖变异也更多见，因此在术前发现解剖变异，在术中仔细辨认，可提高手术的精确性和安全性。

5. 术中精准导航。术中对支气管、动脉、静脉的准确识别是难点。根据 3D-CTBA 模型及术中解剖关系，可以提高准确性，缩短手术时间。

6. 肺结节 CTA 隶属于胸部增强 CT 的范畴，对病灶穿支血管及增强范围有着良好的描述，对于诊断存有较高的价值。

肺结节 CTA 和 3D-CTBA 重建在术前有着重要的价值。某些特殊患者，如碘造影剂过敏、肾功能异常以及入院前已经进行多次胸部 CT 检查等，无法实施 CTA 检查。由于肺内气体是天然对比剂，多排 CT 胸部平扫此时可作为候选方案，要求依然是纵隔窗，DICOM 格式影像学片源，层厚≤1 mm，但动脉与静脉因无造影剂显像差异将无法区分，需要术者根据经验仔细判断。

二、重要脏器功能评估及基础疾病控制

因肺亚段切除范围更小，对于脏器功能及基础疾病的限制更少，但术前准备依然不可忽视，需要充分评估患者全身重要脏器功能，积极治疗基础疾病，提高手术的耐受性，减少术中和术后并发症。

1. 肺功能评估。术前行肺通气及弥散功能、动脉血气等检查，必要时行心肺运动试验，判断患者是否耐受术中单肺通气及评估手术风险。行术前肺康复治疗，如戒烟、呼吸功能训练、控制肺部感染、祛痰、雾化等。

2. 心脏功能评估。合并心血管疾病者，根据情况行超声心动图、动态心电图、双源 CT 冠状动脉成像，必要时冠状动脉造影等检查，评估心脏功能。控制高血压，治疗心律失常、冠心病、心衰等。

3. 基础疾病控制。调控糖尿病患者血糖，改善营养不良患者的营养状况，控制其他基础疾病，如肝肾功能不全、凝血异常、脑梗塞、下肢静脉血栓等，行相应的检查和治疗。

第二节　手术后一般处理

胸腔镜肺亚段切除术对患者的肺功能影响相对小。加速康复(ERAS)措施的应用可促进患者更快地康复，更早回归正常生活。但对于行姑息性手术患者，由于患者高龄、术前心肺功能差、合并症多，术后处理需谨慎。

1. 早期监护

术后早期监测神志、呼吸、血压、心率、血氧饱和度、尿量等，保持胸腔闭式引流通畅，观察胸腔引流液的量、颜色、性状，观察有无漏气。

2. 疼痛管理

疼痛管理是术后加速康复的基础。满意的止痛使患者感到舒适，减少术后并发症尤其是肺部并发症的发生。疼痛的评估、处理、患者教育是疼痛管理的柱石。根据患者的情况术中可选择肋间神经阻滞、椎旁神经阻滞等方式，术后应用多模式联合镇痛，包括：经静脉自控镇痛(PCIA)、非甾体类抗炎药(NSAIDs)、阿片类镇痛药等。优先使用口服类药物。

3. 呼吸道管理

在充分镇痛的基础上，鼓励、协助患者早期咳嗽排痰，可有效预防肺部感染和肺不张等并发症。使用支气管扩张剂雾化吸入，静脉使用氨溴索，必要时使用激素雾化吸入，可缓解支气管痉挛，促进有效咳嗽和清除呼吸道分泌物，保持呼吸道通畅。

4. 管道管理

术后尽早拔除导尿管。根据情况早期拔除胸腔引流管。如无漏气，胸腔引流液无特殊，引流量 24 小时小于 300～400 ml，胸片示肺复张良好，即可拔除胸腔引流管。

5. 营养状况

术后进食高蛋白、低脂饮食。对进食不足者，为保证足够的能量供给，可辅助口服肠内营养制剂、静脉肠外营养。

（闻伟）

第三节　肺亚段切除术常见并发症和处理

就手术方式而言，肺叶切除术将靶肺叶自肺门切除，肺段切除术将靶肺段自所属肺叶内解剖性游离出，包括段门结构的分离和段间交界面的分离。相对于肺叶切除术，肺段切除术需要将靶段支气管、血管向远端游离得更远，以利于辨认和切除，而界定和分离段间交界面是肺段切除术所特有的。日本 JCOG0802 临

床研究围术期结果显示：肺段切除组（552 例）较肺叶切除组（554 例）有稍高的漏气并发症（6.5% VS 3.8%，
$P=0.04$）；肺叶组肺动脉损伤发生率为 1.3%（7 例），支气管损伤为 0.2%（1 例），而肺段组分别为 0.4%
（2 例）和 1.1%（6 例）；肺叶组均获得组织学切片 R0 切除，而肺段组有 2 例 R1，3 例 R2。由于肺段切除术的
手术特点，所以具有与肺叶切除术既类似又独特的手术并发症。本节阐述肺段切除术相关并发症和处理。

一、术中并发症和处理

1. 血管损伤

肺段段门较为狭小，肺段切除术时一般无需广泛游离肺门，所以肺门部肺动脉干的损伤机会较肺叶切
除术小。手术时需要将靶段动脉和毗邻血管向远端游离较远，越往远端细小分支越多，容易损伤，但出血量
较小，容易控制，可采用电凝、超声刀凝闭，或缝合。误断相邻保留肺段动脉会影响保留肺段供血，术中行膨
胀萎陷法或 ICG 染色法界定段间交界面时，界定出的交界线向保留段移位，切除靶段较实际靶段大。误断
段间静脉也有类似的结果，误断保留段主要回流静脉还可导致术后咯血。如术中发现误断保留段主要的动
脉和回流静脉，须切除该肺段。

2. 支气管损伤

肺段切除术需要将靶段支气管往远端游离较远，必要时需要游离相邻肺段支气管，以利于辨认和分离。肺
段、亚段支气管较肺叶支气管细小而薄弱，如有硬化淋巴结融合，容易损伤靶段和相邻段支气管。在起始部近
端游离靶段支气管时容易损伤相邻肺段支气管，靶段支气管的近端破损和相邻肺段支气管的破损均需要缝合
修补（图 6-3-1）。少数情况下有纤细的迷走支气管在远离靶段支气管主干处进入靶段，术中容易被损伤，肉
眼难以观察到，需要在注水测漏时仔细检查发现，并予以缝合修补。误断保留肺段支气管，需要切除该肺段。

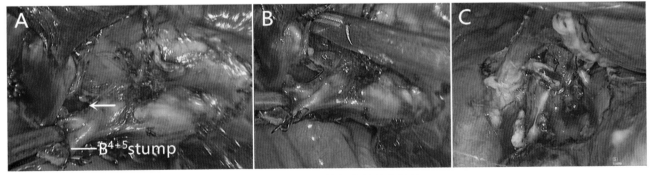

图 6-3-1　支气管损伤及缝合修补

A：左上肺舌段切除术，固有段支气管损伤（白色箭头所指）；B：4-0 Proline 线带垫缝合支气管破损处；
C：固有段支气管破损处缝合后

3. 段间交界面损伤

分离段间交界面是肺段切除术较肺叶切除术所特有的操作，段间交界面内有靶段与相邻段之间的末梢
交通气道，过度分离段间交界面会出现交界面漏气，这也是术后长时间漏气的主要原因。注水测漏如发现
创面大面积漏气，需要行带毡垫缝线缝合创面，或将创面末端胸膜缝合，覆盖创面。如发现孔径较大（1 cm
左右）的漏气，一般为细小支气管的破损，需要仔细缝合破损处（图 6-3-2）。小面积微小漏气可在创面覆
盖聚乙醇酸网，喷洒生物蛋白胶，以减少术后漏气发生。术中应减少对创面的电灼，热能会导致创面下肺组
织的灼伤，不利于创面愈合，可能导致术后迟发性漏气。段间交界面较为宽广时，段间肺实质较厚，如采用
缝合器切割分离，要注意切割线 B 型钉成形状态，切割线裂开或 B 型钉成形不佳时需要缝合切割线。

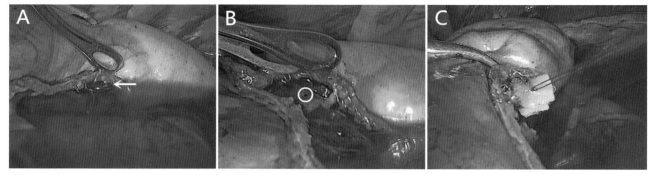

图 6 - 3 - 2 段间交界面漏气及缝合

A:右下肺 S^8a+S^9a 联合亚段切除术,注水测漏(气道压 20 cm H_2O)出现直径 1 cm 的气泡(白色箭头所指);

B:白色圆圈内为创面微小支气管破损;C:4-0 Proline 线带垫缝合支气管破损处。

4. 切缘不足

手术设计和操作有误会导致切缘不足和切缘阳性,甚至遗漏肺结节。周全的术前规划是手术成功的重要保障,按照术前规划的手术路径,精准切断靶段血管和支气管,准确界定和分离段间交界面,则极少出现这类情况。在切除标本中仔细测量肺结节与切割线之间的最小距离,如小于结节直径或<2 cm,则需要扩大切除。如结节部位较为浅表,保留段切割线附近肺实质较薄,可楔形切除切割线附近部分肺组织,以增加切缘。如肺结节位于肺实质深部,保留段切割线附近肺实质较厚,楔形切除难以实施,则增加相邻亚段或肺段的切除,或者行肺叶切除术。

二、术后并发症和处理

1. 漏气

术后漏气是肺段切除术的常见并发症,术中段间交界面过度分离、创面处理不妥时容易发生。漏气持续时间与肺段切除术的部位相关:肺尖部的肺段、亚段切除术,由于保留段创面无相邻肺叶覆盖,术后早期也无法被壁层胸膜覆盖,导致创面漏气持续时间较长;而下叶基底段的肺段、亚段切除术,由于柔性膈肌上抬和中叶或舌段胸膜的覆盖,创面漏气持续时间较短。漏气持续时间还与肺段切除体积相关,同期同侧多肺段切除,由于残腔较大,创面不易被相邻胸膜覆盖,漏气时间较长。

少量漏气,保持胸管引流通畅,一般在数日内可以自愈。持续少量漏气,可胸腔内注射粘连剂,如 50% 葡萄糖注射液、凝血酶冻干粉、红霉素注射剂等。大量漏气,合并肺压缩和皮下气肿,需要安装低负压吸引装置,确保肺复张。持续大量漏气,经上述处理无好转,则须再次手术探查,找到漏气原因妥善处理。还需注意迟发性漏气,术后早期不漏气,1~2周后出现漏气,一般与患者术后剧烈咳嗽相关,术后刺激性咳嗽剧烈而频繁时需要口服镇咳药。迟发性大量漏气或合并胸腔感染时要注意支气管瘘的可能。

2. 支气管瘘

和肺叶切除术类似,肺段切除术也会出现支气管残端瘘,与胸膜腔相通者为支气管胸膜瘘。由于肺段支气管较细,出现胸腔感染的程度和范围较小,可在瘘口附近放置引流管,保持引流通畅,静脉应用抗生素,大部分可自愈,较少需要再次手术处理。另有一类支气管瘘,在肺叶切除术中较为少见,该类瘘位于肺段切除术创面周围,被所属肺叶和相邻肺叶包裹,与胸膜腔不相通,CT 影像为充气囊腔。无感染者,囊壁薄,无症状,可持续存在,也可逐渐吸收。合并感染者,伴咳嗽、浓痰、发热、咯血等症状,CT 影像显示囊壁厚,有气液平(图 6 - 3 - 3)。可在 CT 引导下行脓腔穿刺置管引流、冲洗,静脉应用抗生素,保守治疗无效者须手术探查,必要时切除病肺。

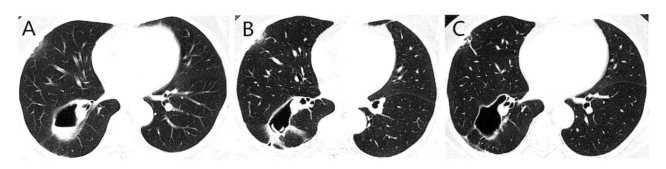

图 6-3-3　术后支气管瘘

A:右下肺 S^6b+S^8a 联合亚段切除术,术后 3 个月患者发热、咳嗽、脓痰,抗生素治疗好转,后反复发作,术后 6 个月 CT 显示手术部位出现包裹性积液,有气液平,囊壁厚;

B:CT 引导下行脓腔穿刺置 F14 管引流,冲洗,静脉应用抗生素,经治疗后好转,症状消失;

C:术后 20 个月 CT 复查,积液消失,囊壁变薄。

3. 咯血

解剖性肺段切除术很少发生术后大量咯血。少量痰中带血一般为支气管残端少许渗血所致,无须特殊处理。持续咯血一般为保留肺段的主要回流静脉受阻所致,常见原因为:(1) 切割缝合器分离段间交界面时压榨段间静脉;(2) 术中切断保留段主要回流静脉;(3) 保留段部分扭转,导致保留段肺门部静脉回流受阻(图 6-3-4)。少量咯血,可口服卡络磺钠、云南白药,或静脉应用蛇毒类止血药等,待保留肺段重建肺循环后可好转。如持续大量咯血,药物治疗后无缓解,CT 检查显示保留段淤血实变须切除病肺,或行纤维支气管镜检查明确出血部位及原因,如为保留段完全扭转须切除病肺。

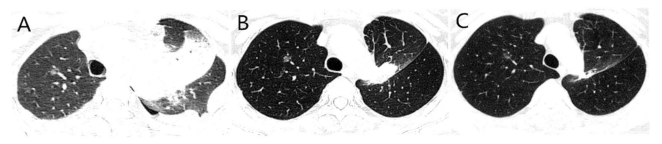

图 6-3-4　术后保留段扭转致咯血

A:左上肺固有段切除术,保留舌段部分扭转,术后 2 天起患者频繁咯血,无发热,术后 3 天 CT 显示舌段大部分淤血实变,支气管镜检查舌段支气管通畅,部分扭转;

B:应用止血药物治疗,至术后 15 天咯血停止,术后 45 天 CT 复查舌段淤血实变逐渐消散;

C:术后 5 个月复查 CT 显示舌段恢复正常。

参考文献

Suzuki K，Saji H，Aokage K，et al. Comparison of pulmonary segmentectomy and lobectomy: Safety results of a randomized trial[J]. J Thorac Cardiovasc Surg，2019，158(3)：895-907.

(吴卫兵)

第七章 全胸腔镜右肺上叶亚段切除术

第一节 单亚段切除术

一、右肺上叶尖段尖亚段（RS¹a）切除术

（一）解剖特点

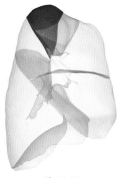 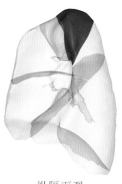

肋面观　　　　　　　　　　　纵隔面观

图 7-1-1-a　模式图

扫码可观看

三维模型动态图

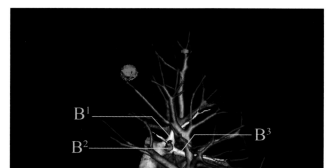

图 7-1-1-b　支气管（B）

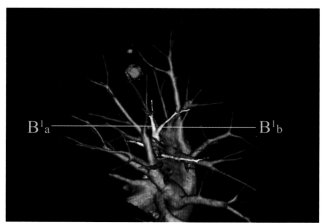

图 7-1-1-c　支气管（B）

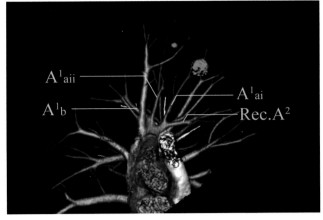

图 7-1-1-d　动脉（A）

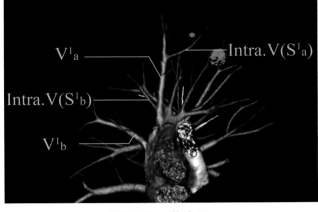

图 7-1-1-e　静脉（V）

1. 支气管：B^1、B^2、B^3 三分支型，B^1 继续分为 B^1a、B^1b，B^1a 分成 B^1ai、B^1aii。

2. 动脉：上干支动脉中 A^1 与 $Rec.A^2a$ 共干，A^3 与 A^2b 共干形成下干支。在上干支中 $Rec.A^2a$ 与 A^1ai 共干，A^1aii 与 A^1b 共干。

3. 静脉：中心静脉型。S^1a 与 S^1b 亚段间静脉 V^1a 自肺门上内方回流至上肺静脉，S^1a 与 S^2a 段间静脉 V^2a 回流至中心静脉。

（二）术前规划

1. 患者两枚结节紧邻 A^1ai、A^1aii，位于 S^1a，在 V^1a 与 V^2a 之间，拟行右肺上叶尖段尖亚段（RS^1a）切除术。

2. 需切断的解剖结构：动脉 A^1ai、A^1aii，支气管 B^1a，静脉 $Intra.V(S^1a)$。

3. 需保留的解剖结构：如可能，保留 S^1a 与 S^1b 亚段间静脉 V^1a，S^1a 与 S^2a 段间静脉 V^2a。

（三）手术步骤

1. 在肺门前方切开纵隔胸膜，分离、显露静脉 V^1a、肺动脉根部、支气管根部。切除第 10 组淋巴结。

2. 沿 S^1a 与 S^1b 亚段间静脉 V^1a 向远端分离，以利于暴露动脉及支气管，辅助段间交界面分割，切断 S^1a 回流至静脉 V^1a 的亚段内静脉 $Intra.V(S^1a)$。

3. 沿肺动脉根部向远端分离，显露动脉 $Rec.A^2a + A^1ai$、A^1aii、A^1b，注意完整显露肺门上后方动脉，防止误断动脉 $Rec.A^2a$。向远端分离动脉 A^1aii 至足够长度，结扎后切断。向远端分离动脉 A^1ai 至足够长度，结扎后切断。

4. 提起动脉 A^1ai、A^1aii 远侧残端，向其深部分离，显露支气管 B^1a。向远端分离支气管 B^1a 至足够长度，使用腔镜直线切割缝合器切断。提起支气管 B^1a 远侧残端，沿静脉 V^1a 向远端分离。

5. 采用"改良膨胀萎陷法"确定段间交界面。待右上肺完全膨胀后单肺通气，等待约 15 分钟，膨胀的 S^1a 与萎陷的肺组织之间形成的界限即为段间交界面。

6. 沿段间静脉及膨胀萎陷肺组织交界面向远端锐性分离肺组织。至足够深度后，使用"开门技术"，沿静脉 V^1a 及膨胀萎陷交界面切开，使用腔镜直线切割缝合器采用适形裁剪技术分割段间交界面，切除 S^1a。移除标本。第 2、4 组淋巴结采样。

7. 胸腔内注水，膨肺，观察支气管 B^1a 残端及肺分离面有无漏气、余肺是否复张良好。

8. 肺分离面有漏气时，根据情况采用不同的方式处理、覆盖创面。

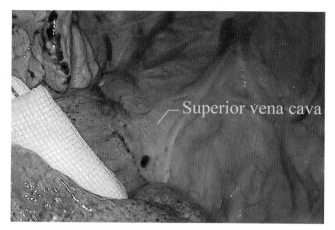

图 7-1-1-1 显露肺门前方

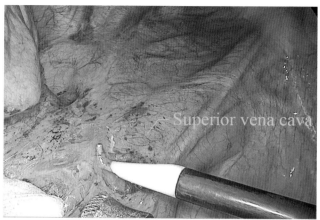

图 7-1-1-2 从肺门前方切开纵隔胸膜

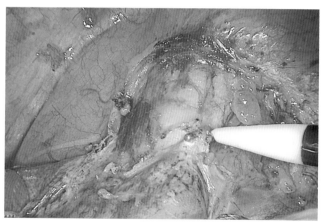

图 7-1-1-3 分离、显露肺动脉根部、支气管根部

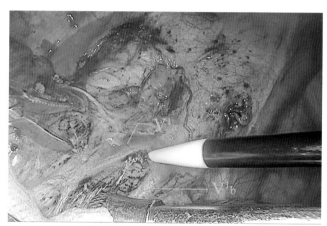

图 7-1-1-4 分离、显露亚段间静脉 V^1a

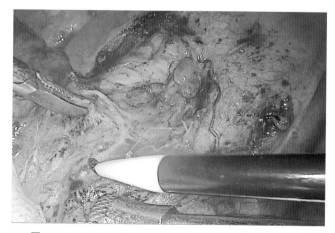

图 7-1-1-5 沿 S^1a 与 S^1b 亚段间静脉 V^1a 向远端分离

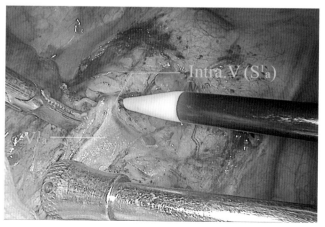

图 7-1-1-6 切断 S^1a 回流至静脉 V^1a 的亚段内静脉 Intra.V(S^1a)

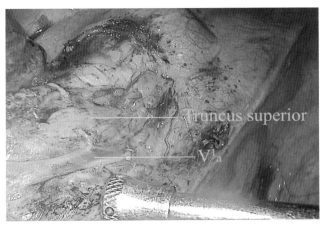

图 7-1-1-7　沿静脉 V^1a 向远端做足够分离

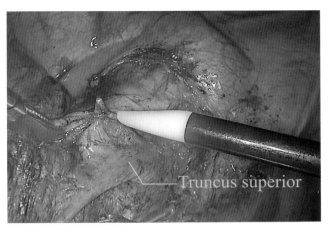

图 7-1-1-8　沿肺动脉根部向远端分离

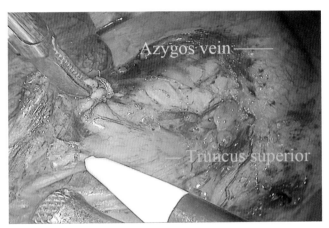

图 7-1-1-9　分离、显露肺动脉上干各分支

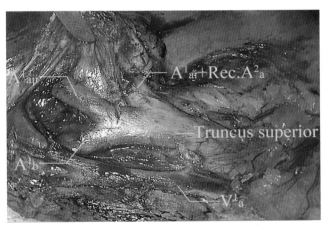

图 7-1-1-10　分离、显露动脉 Rec.A^2a、A^1ai、A^1aii、A^1b

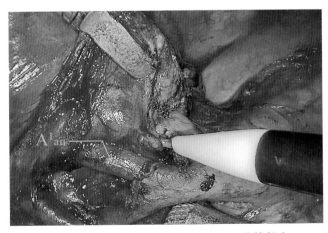

图 7-1-1-11　向远端分离动脉 A^1aii 至足够长度

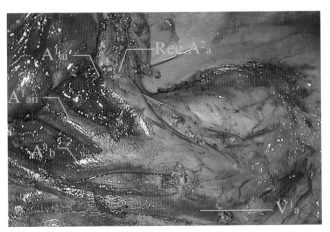

图 7-1-1-12　显露动脉 Rec.A^2a、A^1ai、A^1aii、A^1b

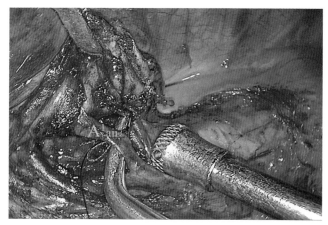

图 7-1-1-13　结扎动脉 A¹aii

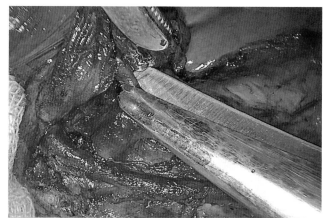

图 7-1-1-14　切断动脉 A¹aii

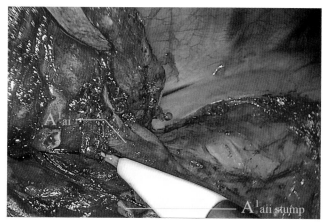

图 7-1-1-15　向远端分离动脉 A¹ai

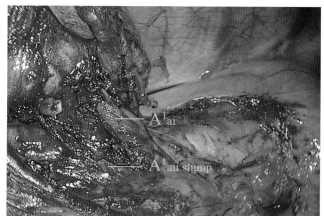

图 7-1-1-16　显露动脉 A¹ai

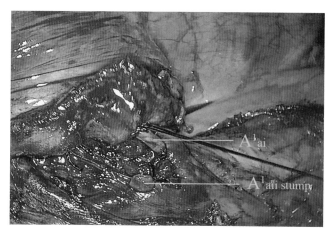

图 7-1-1-17　结扎动脉 A¹ai

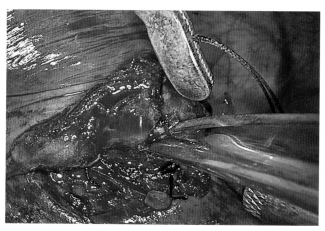

图 7-1-1-18　切断动脉 A¹ai

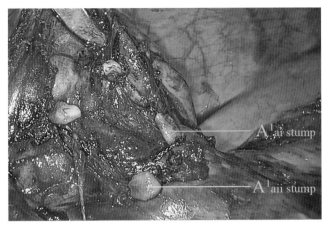

图 7-1-1-19　显露动脉 A¹ai、A¹aii 残端

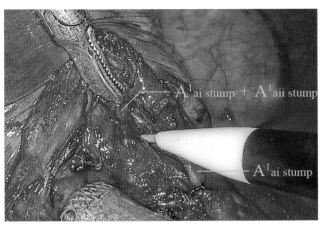

图 7-1-1-20　提起动脉 A¹ai、A¹aii 远侧残端,向其深部分离

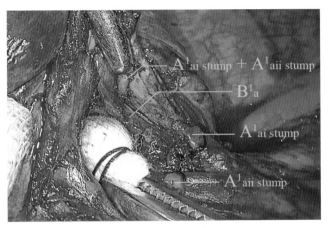

图 7-1-1-21　分离、显露支气管 B¹a

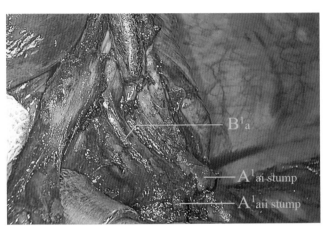

图 7-1-1-22　显露支气管 B¹a

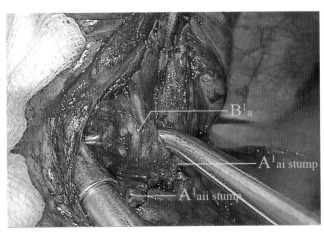

图 7-1-1-23　使用直角钳分离 B¹a

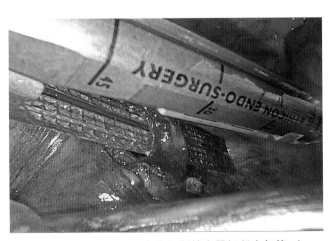

图 7-1-1-24　使用腔镜直线切割缝合器切断支气管 B¹a

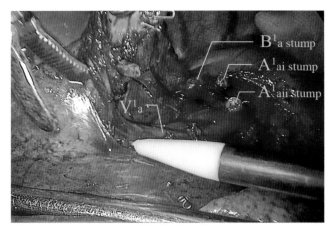

图 7-1-1-25　提起支气管 B^1a 远侧残端，
继续沿静脉 V^1a 向远端分离

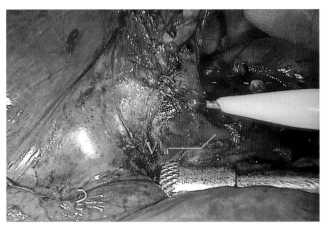

图 7-1-1-26　沿静脉 V^1a 向远端分离，
以利于段间交界面切割

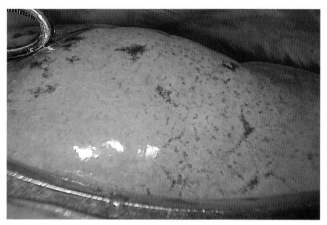

图 7-1-1-27　采用"改良膨胀萎陷法"确定段间交界面

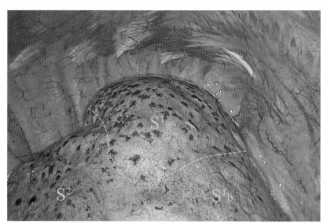

图 7-1-1-28　显露 S^1a 段间交界面

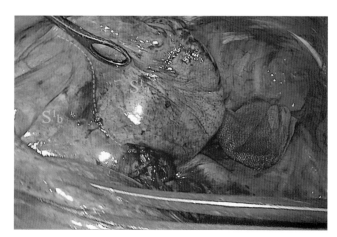

图 7-1-1-29　显露 S^1a 与 S^1b 段间交界面

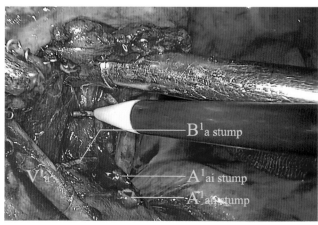

图 7-1-1-30　沿静脉 V^1a 及膨胀萎陷交界面
向远端锐性分离肺组织

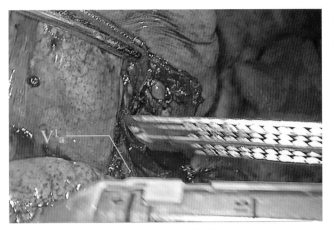

图 7-1-1-31　使用"开门技术",沿 V¹a
切开 S¹a 与 S¹b 段间交界

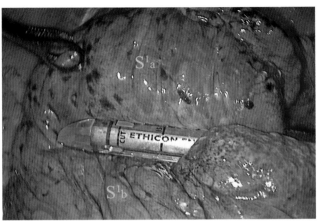

图 7-1-1-32　使用切割缝合器切开 S¹a 与 S¹b 段间交界

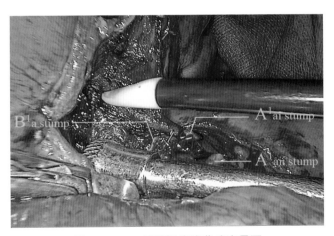

图 7-1-1-33　继续沿膨胀萎陷交界面
向远端锐性分离肺组织

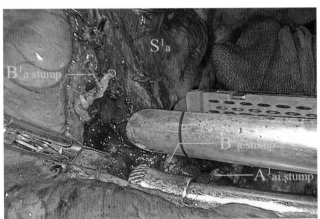

图 7-1-1-34　使用"开门技术",沿段间交界面
切开 S¹a 与 S²a 段间交界

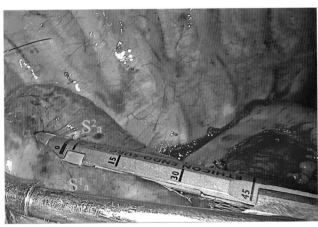

图 7-1-1-35　使用切割缝合器切开 S¹a 与 S²a 段间交界

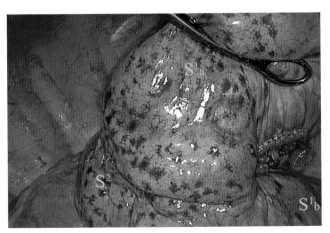

图 7-1-1-36　显露 S¹a 肋面段间交界面

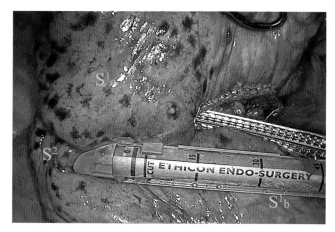

图 7-1-1-37　使用切割缝合器沿段间交界
　　　　　　依次裁剪段间交界面

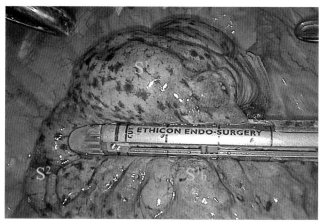

图 7-1-1-38　使用切割缝合器沿段间交界
　　　　　　裁剪段间交界面

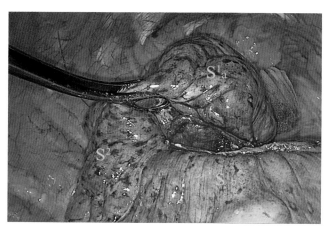

图 7-1-1-39　显示切开后段间交界面

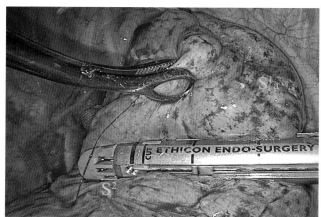

图 7-1-1-40　依次切开段间交界面

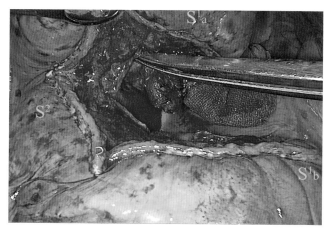

图 7-1-1-41　显露段间交界面

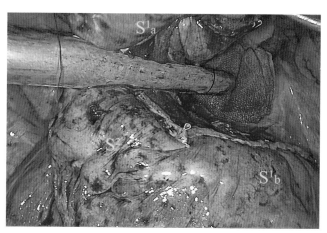

图 7-1-1-42　使用切割缝合器切除剩余靶段肺组织

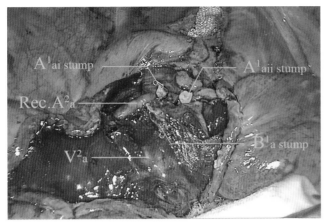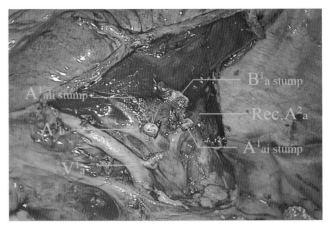

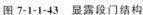

图 7-1-1-43　显露段门结构　　　　　　　　　　　图 7-1-1-44　显露段门结构

（四）本例特点

1. 单亚段切除术切除的肺组织较少，术前规划中应注意适应证，保证足够的切缘距离。单亚段 S¹a 位于右肺上叶尖部，为保证足够切缘，术前规划应注意辨识 V¹a、V²a，术中结合"改良膨胀萎陷法"明确段间交界面。

2. 此患者动脉 Rec.A²a 与 A¹ai 共干，A¹aii 与 A¹b 共干，行 S¹a 切除术需分别切断 A¹ai、A¹aii 动脉。在分离过程中应注意向动脉远端做足够分离，完整显露肺门上后方动脉，仔细辨认，防止将动脉 Rec.A²a＋A¹ai 共干误认为 A¹a 切断，同时防止将动脉 A¹b＋A¹aii 共干误认为 A¹aii 切断或误认为 A¹b 而漏断 A¹aii。

二、右肺上叶尖段前亚段（RS¹b）切除术

（一）解剖特点

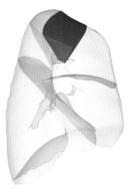
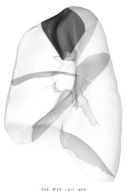

三维模型动态图

肋面观　　　　　　　　　纵隔面观

图 7-1-2-a　模式图

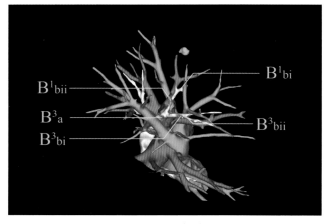

图 7-1-2-b　支气管（B）

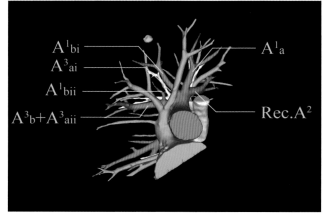

图 7-1-2-c　动脉（A）

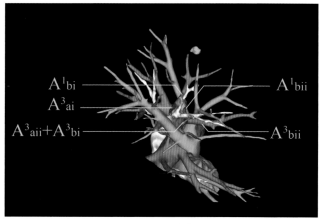

图 7-1-2-d　动脉（A）

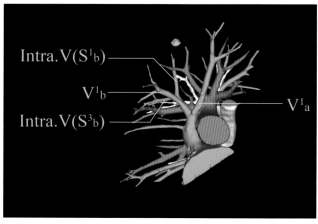

图 7-1-2-e　静脉（V）

1. 支气管：B^1a+B^2、B^1b+B^3 二分支类型，B^1a 不与 B^1b 共干，与 B^2 共干，独立的 B^1b 与 B^3 共干。

2. 动脉：上干支动脉分出 $Rec.A^2$、A^1a、A^1bi+A^3ai 三支，其中 A^1bi 与 A^3ai 共干，A^1a 与 $Rec.A^2$ 共干。下干支中 A^1bii 与 A^3b+A^3aii 共干。

3. 静脉：中心静脉型。S^1b 与 S^3b 段间静脉 V^1b，S^1b 亚段内静脉、S^3b 亚段内静脉汇合共干，后与 S^1b 与 S^1a 亚段间静脉 V^1a 汇合共干。

（二）术前规划

1. 患者结节紧邻动脉 A^1bi，在静脉 V^1a 与 V^1b 之间，拟行右肺上叶尖段前亚段（RS^1b）切除术。

2. 需切断的解剖结构：动脉 A^1bi、A^1bii，支气管 B^1b，S^1b 亚段内静脉 $Intra.V(S^1b)$。

3. 需保留的解剖结构：如可能，保留 S^1a 与 S^1b 亚段间静脉 V^1a、S^1b 与 S^3b 段间静脉 V^1b。

（三）手术步骤

1. 在肺门前方切开纵隔胸膜，分离、显露右上肺静脉、肺动脉根部、支气管根部。切除第 10 组淋巴结。

2. 分离、显露右上肺静脉各属支，仔细辨认后，沿静脉 V^1a、V^1b 向远端分离。沿肺动脉根部向远端分离，分离、显露动脉 $Rec.A^2$、A^1a、A^1bi+A^3ai、$A^1bii+A^3b+A^3aii$。

3. 沿动脉 $A^1bii+A^3b+A^3aii$ 共干向远端分离，显露动脉 A^3b+A^3aii、A^1bii，向远端分离动脉 A^1bii 至足够长度，结扎后切断

4. 提起动脉 A^1bii 远侧残端，向其深部分离，显露支气管 B^1b。继续向远端分离静脉 V^1a、V^1b，辨认回流至静脉 V^1b 的 S^1b 段内静脉。

5. 向远端游离支气管 B^1b 至足够长度，结扎后切断，近端使用锁扣夹加强。提起支气管 B^1b 远侧残端，向深部分离。显露回流至静脉 V^1b 的 S^1b 段内静脉，游离至足够长度，结扎后切断。

6. 沿动脉 A^1bi 向远端分离至足够长度，结扎后切断。

7. 采用"改良膨胀萎陷法"确定段间交界面。待右上肺完全膨胀后单肺通气，等待约 15 分钟，膨胀的 S^1b 与萎陷的肺组织之间形成的界限即为段间交界面。

8. 沿段间静脉 V^1a、V^1b 及膨胀萎陷肺组织交界面向远端锐性分离肺组织。至足够深度后，使用直线切割缝合器采用适形裁剪技术分割段间交界面，切除 S^1b。移除标本。采样第 2、4、7 组淋巴结。

9. 切除标本成锥形体，两侧边缘为沿静脉 V^1a 及 V^1b 分离的肺组织，锥尖为 B^1b 残端深部肺组织。

10. 胸腔内注水，膨肺，观察支气管 B^1b 残端及肺分离面有无漏气，余肺是否复张良好。

11. 肺分离面有漏气时，根据情况采用不同的方式处理、覆盖创面。

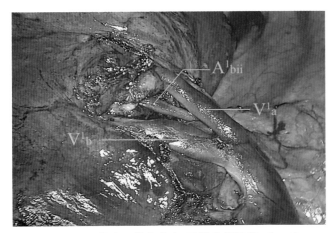

图 7-1-2-1　从肺门前方分离、显露段间静脉 V^1a、V^1b

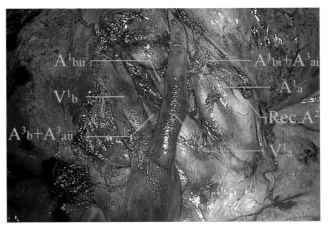

图 7-1-2-2　分离、显露动脉 $Rec.A^2$、A^1a、A^1bi+A^3ai、$A^1bii+A^3b+A^3aii$

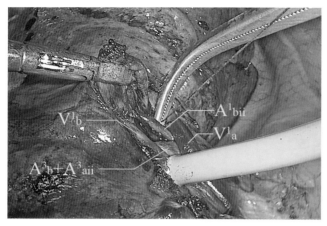

图 7-1-2-3　向远端分离动脉 A^{1}bii 至足够长度

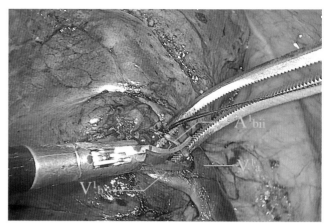

图 7-1-2-4　结扎后切断动脉 A^{1}bii

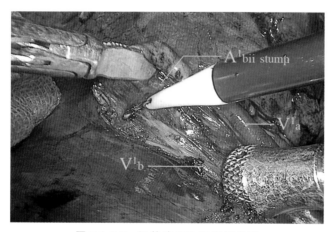

图 7-1-2-5　沿静脉 V^{1}b 向远端分离

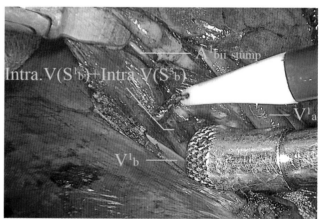

图 7-1-2-6　分离、显露回流至 V^{1}b 的 S^{1}b 亚段内
静脉与 S^{3}b 亚段内静脉

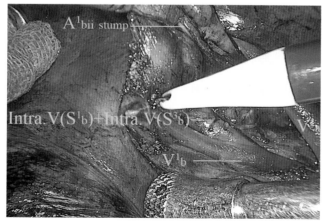

图 7-1-2-7　分离静脉 V^{1}b 至足够长度

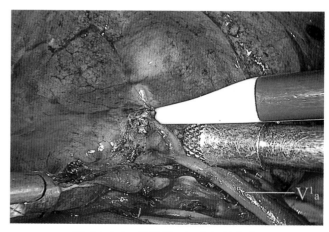

图 7-1-2-8　沿静脉 V^{1}a 向远端分离

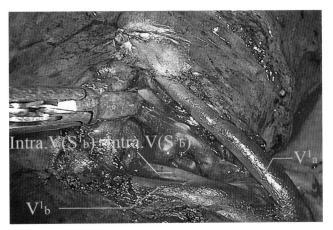

图 7-1-2-9　显露 V¹a、V¹b

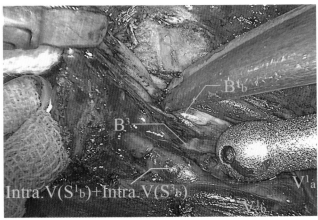

图 7-1-2-10　分离深部肺组织,显露支气管 B³、B¹b

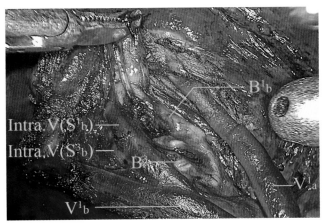

图 7-1-2-11　显露支气管 B³、B¹b

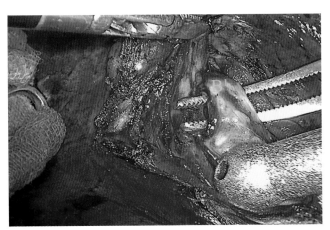

图 7-1-2-12　分离支气管 B¹b 至足够长度

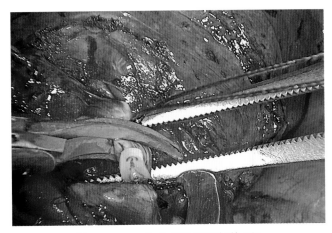

图 7-1-2-13　结扎后切断支气管 B¹b

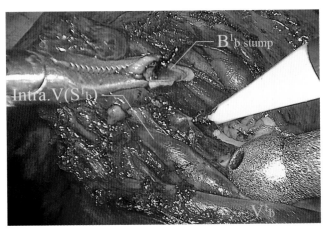

图 7-1-2-14　提起支气管 B¹b 远侧残端,分离深部肺组织

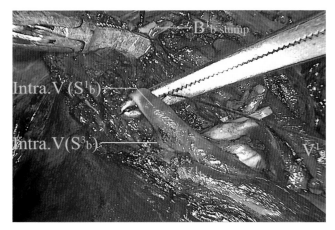

图 7-1-2-15 结扎回流至静脉 V¹b 的 S¹b
亚段内静脉 Intra.V（S¹b）

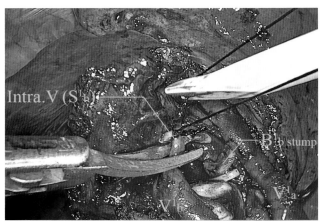

图 7-1-2-16 切断亚段内静脉 Intra.V（S¹b）

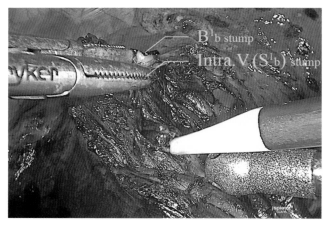

图 7-1-2-17 提起支气管 B¹b 远侧残端，
继续向深部分离肺组织

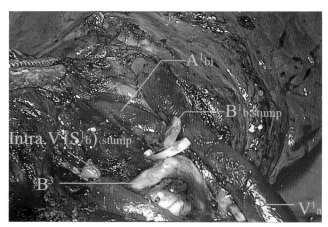

图 7-1-2-18 显露动脉 A¹bi

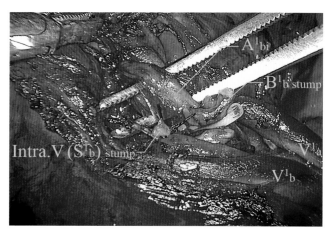

图 7-1-2-19 分离动脉 A¹bi 至足够长度

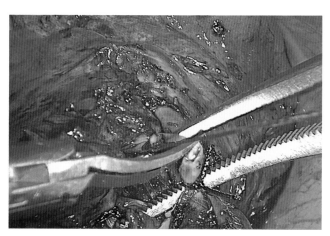

图 7-1-2-20 结扎后切断动脉 A¹bi

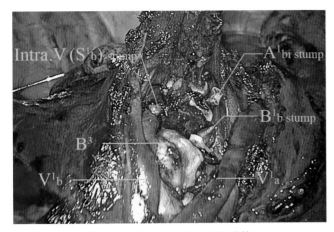

图 7-1-2-21 显露段门解剖结构

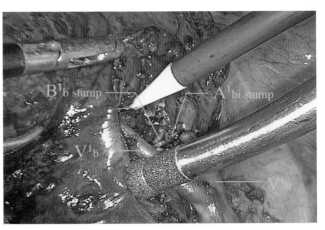

图 7-1-2-22 继续沿静脉 V¹b 向远端分离

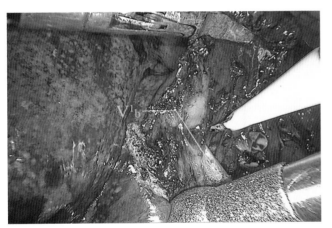

图 7-1-2-23 锐性分离靶段肺组织

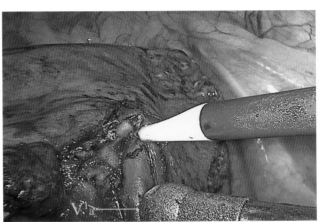

图 7-1-2-24 沿 V¹a 继续向远端分离肺组织

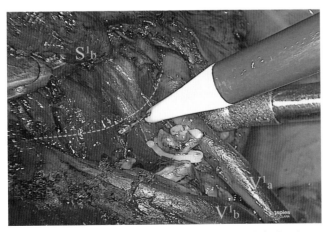

图 7-1-2-25 沿膨胀萎陷交界面继续向远端分离肺组织

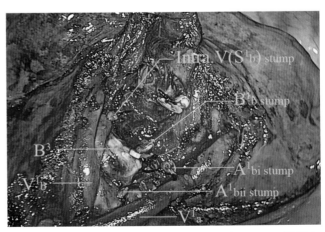

图 7-1-2-26 沿静脉 V¹a、V¹b 向远端分离肺组织至足够长度

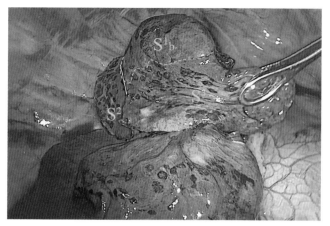

图 7-1-2-27　采用"改良膨胀萎陷法"确定段间交界面

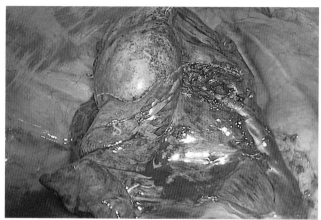

图 7-1-2-28　显示纵隔面段间交界面

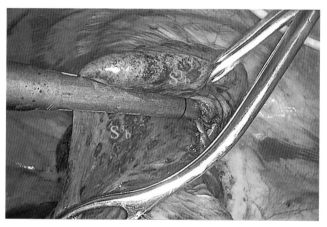

图 7-1-2-29　沿静脉 V^1b 及膨胀萎陷交界面
切开 S^1b 与 S^3b 段间交界

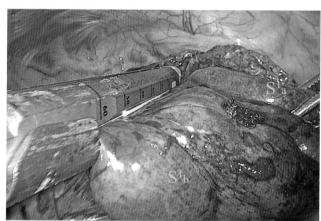

图 7-1-2-30　沿膨胀萎陷交界面切开段间交界

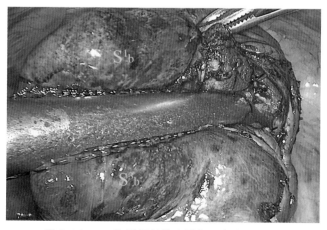

图 7-1-2-31　使用切割缝合器切开段间交界面

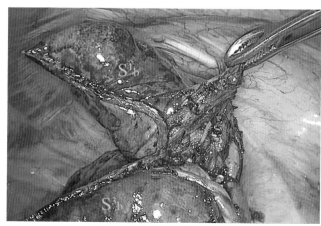

图 7-1-2-32　显示切开后的段间交界面

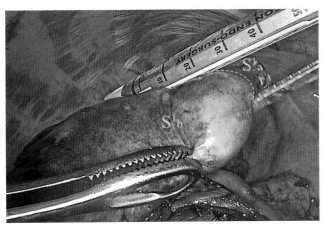

图 7-1-2-33　沿膨胀萎陷交界面切开 S^1b 与 S^1a 段间交界

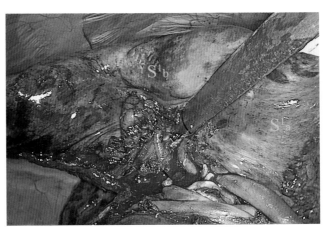

图 7-1-2-34　沿静脉 V^1a 及膨胀萎陷交界面
切开 S^1b 与 S^1a 段间交界

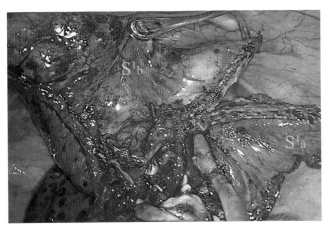

图 7-1-2-35　显示切开后的段间交界面

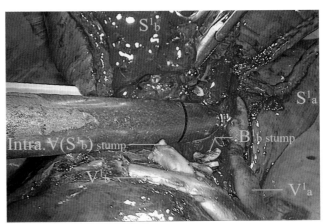

图 7-1-2-36　使用切割缝合器适形裁剪段间交界面

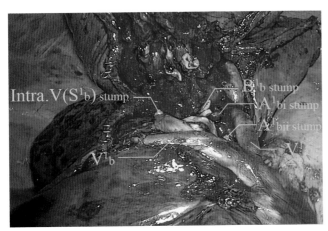

图 7-1-2-37　显示切开后的段间交界面

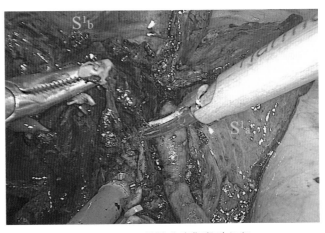

图 7-1-2-38　锐性分离靶段肺组织

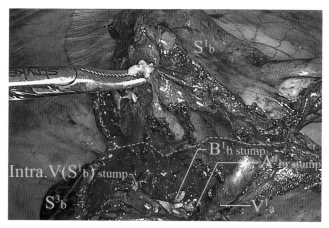

图 7-1-2-39　显示段间交界面

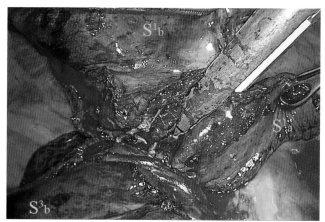

图 7-1-2-40　使用切割缝合器适形裁剪段间交界面

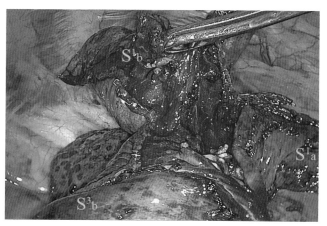

图 7-1-2-41　显示切开后的段间交界面

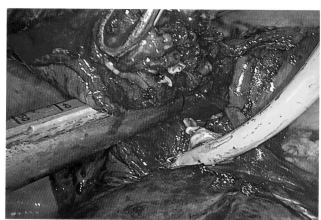

图 7-1-2-42　使用切割缝合器适形裁剪段间交界面

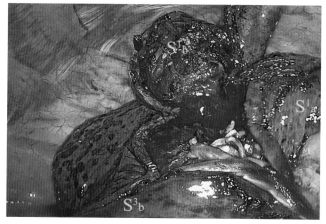

图 7-1-2-43　显示切开后的段间交界面

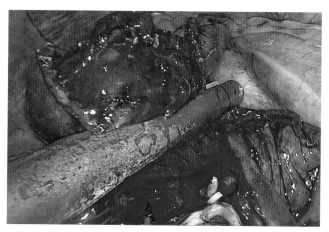

图 7-1-2-44　使用切割缝合器切除靶段肺组织

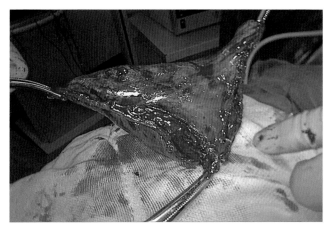

图 7-1-2-45　显示离体靶段肺组织

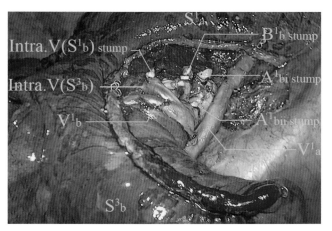

图 7-1-2-46　显示段门结构

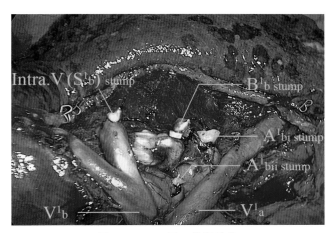

图 7-1-2-47　显示段门结构

（四）本例特点

1. 此例患者右上肺支气管为 B^{1}a＋B^2、B^{1}b＋B^3 二分支类型，B^{1}b 与 B^3 共干，B^{1}a 与 B^2 共干。B^{1}a、B^{1}b 之间间距较大，可以保证足够切缘距离，为行 S^{1}b 亚段切除创造了条件。

2. 患者动脉分支较复杂，上干支分为 Rec.A^2、A^{1}a、A^{1}bi＋A^{3}ai 三支，下干支为 A^{1}bii 与 A^{3}b＋A^{3}aii 共干。虽是同一亚段，但 A^{1}bi 与 A^{3}a 共干，A^{1}bii 与 A^{3}b＋A^{3}aii 共干。术前应仔细阅读 3D-CTBA 模型，术中应仔细辨认，防止误断总干及分支。

3. 在肺段及肺亚段切除中，常规使用"开门技术"。此例手术中，先沿段间静脉 V^{1}a、V^{1}b 向远端充分分离创造工作面。"改良膨胀萎陷法"确定段间交界面后，沿静脉 V^{1}a、V^{1}b 及膨胀萎陷肺组织交界面向远端锐性分离，至足够距离时，靶段锥形体外缘已充分游离，外周肺组织较薄，可直接沿膨胀萎陷段间交界面使用腔镜直线切割缝合器裁剪。

三、右肺上叶后段后亚段（RS²a）切除术

（一）解剖特点

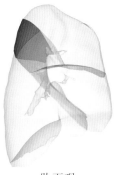 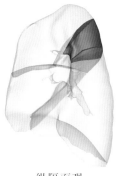

肋面观　　　　　　　　纵隔面观

扫码可观看

三维模型动态图

图 7-1-3-a　模式图

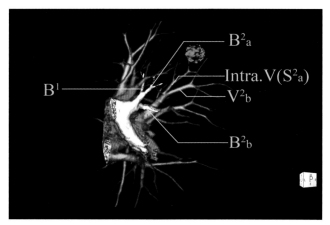

图 7-1-3-b　支气管（B）

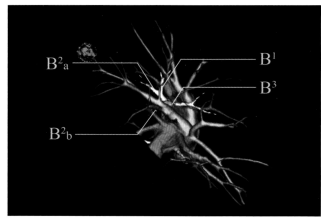

图 7-1-3-c　支气管（B）

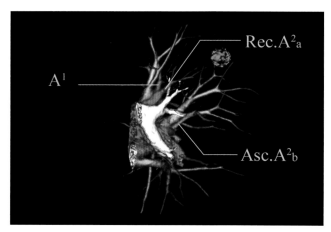

图 7-1-3-d　动脉（A）

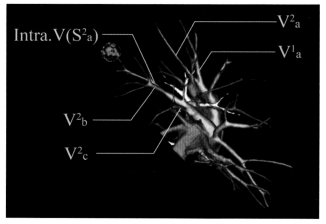

图 7-1-3-e　静脉（V）

1. 支气管：B^1+B^2a、B^2b+B^3二分支类型。B^2分为B^2a、B^2b两个独立分支，分别与B^1、B^3共干。

2. 动脉：上干支A^1与$Rec.A^2a$共干，后升支动脉为A^2b。

3. 静脉：中心静脉型。S^1a与S^2a段间静脉V^2a未回流至中心静脉，而走行在肺门头侧及后方表面，回流至前纵隔与V^1a共干。S^2a亚段内静脉$Intra.V(S^2a)$、S^2a与S^2b亚段间静脉V^2b回流至中心静脉。

（二）术前规划

1. 患者结节紧邻S^2a亚段内静脉$Intra.V(S^2a)$，位于静脉V^2a与V^2b之间。拟行右肺上叶后段后亚段（RS^2a）切除术。

2. 需切断的解剖结构：支气管B^2a、动脉$Rec.A^2a$、静脉$Intra.V(S^2a)$。

3. 需保留的解剖结构：如可能，保留S^1a与S^2a段间静脉V^2a、S^2a与S^2b亚段间静脉V^2b。

（三）手术步骤

1. 在肺门后方切开后纵隔胸膜，分离、显露右上肺支气管、动脉$Rec.A^2a$。

2. 沿右上肺支气管向远端分离，显露支气管B^2a与B^2b分支起始部。

3. 在肺门前方切开纵隔胸膜，分离、显露右上肺上干支动脉、右上肺支气管根部。

4. 沿右上肺上干支动脉向远端分离，显露动脉$Rec.A^2a$、A^1，分离动脉$Rec.A^2a$至足够长度，结扎后切断。

5. 在肺门后方，牵拉并提起动脉$Rec.A^2a$远侧残端，向深部分离，显露支气管B^2a，注意支气管B^2a与B^1共干，防止误断。分离支气管B^2a至足够长度后，使用腔镜直线切割缝合器闭合切断。

6. 牵拉并提起支气管B^2a远侧残端，向深部分离，显露静脉分支。

7. 分离静脉分支，显露S^2a亚段内静脉、S^2a与S^2b亚段间静脉V^2b。此时无法明确判断静脉走行，暂不处理静脉。

8. 采用"改良膨胀萎陷法"确定段间交界面。待右上肺完全膨胀后单肺通气，等待约15分钟，膨胀的S^2a与萎陷的肺组织之间形成的界限即为段间交界面。明确S^2a亚段内静脉走向后，向其远端分离至足够长度，结扎切断。

9. 沿段间静脉及膨胀萎陷肺组织交界面向远端锐性分离肺组织。至足够深度后，采用"开门技术"，使用直线切割缝合器沿段间交界面切开肺组织，采用适形裁剪技术分割段间交界面。完整切除S^2a。移除标本。

10. 解剖标本，明确结节，采样第2、4组淋巴结。

11. 胸腔内注水，膨肺，观察支气管残端及肺分离面有无漏气、余肺是否复张良好。

12. 肺分离面有漏气时，根据情况采用不同的方式处理、覆盖创面。

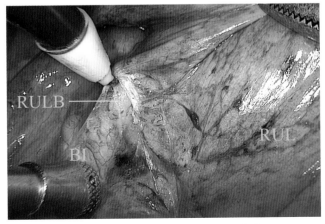

图7-1-3-1　在肺门后方切开纵隔胸膜

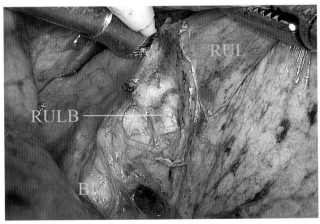

图7-1-3-2　分离、显露右上肺支气管

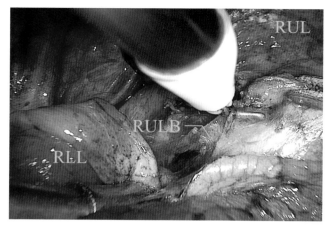

图 7-1-3-3　沿右上肺支气管向远端分离

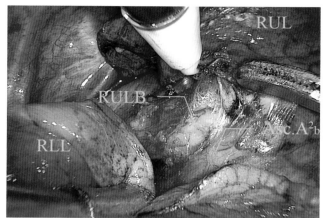

图 7-1-3-4　显露动脉 Asc.A²b

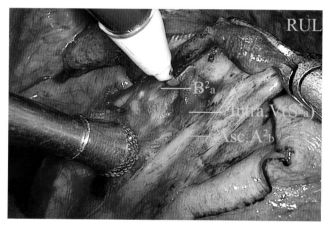

图 7-1-3-5　沿支气管 B²a 向远端分离

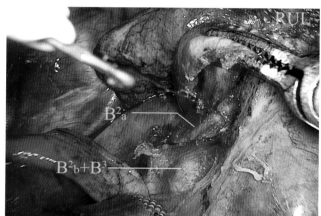

图 7-1-3-6　显露支气管 B²a

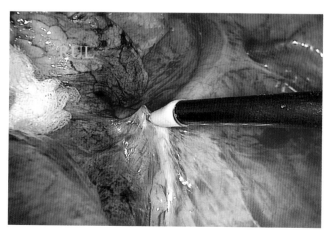

图 7-1-3-7　在肺门前方切开纵隔胸膜

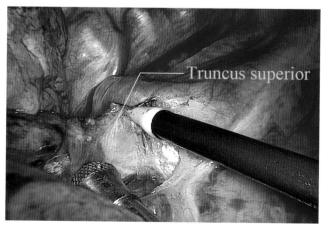

图 7-1-3-8　分离、显露右上肺上干支动脉

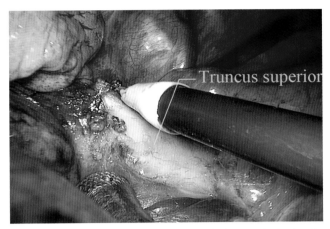

图 7-1-3-9 沿动脉向远端分离,显露动脉 Rec.A²a＋A¹、A³

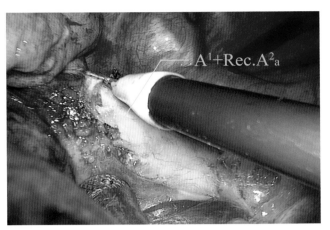

图 7-1-3-10 分离共干的动脉 A¹＋Rec.A²a

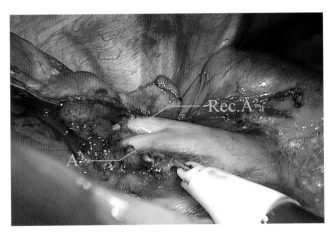

图 7-1-3-11 显露动脉 Rec.A²a、A¹

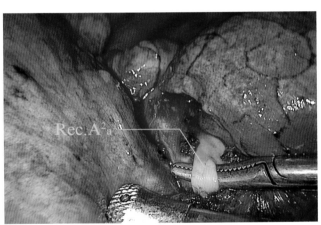

图 7-1-3-12 分离动脉 Rec.A²a 至足够长度

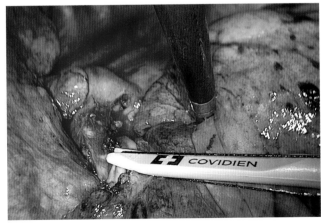

图 7-1-3-13 结扎动脉 Rec.A²a

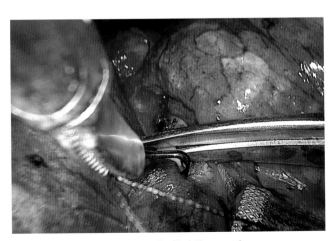

图 7-1-3-14 切断动脉 Rec.A²a

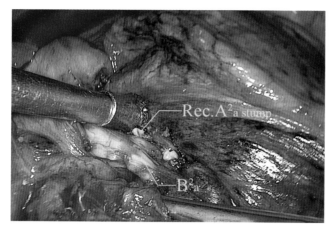

图 7-1-3-15　从肺门后方显露动脉 Rec.A²a 残端
及伴行的支气管 B²a

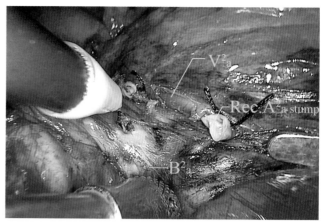

图 7-1-3-16　提起动脉 Rec.A²a 远侧残端，向深部分离

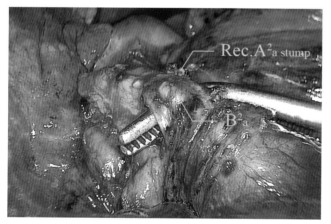

图 7-1-3-17　分离支气管 B²a 至足够长度

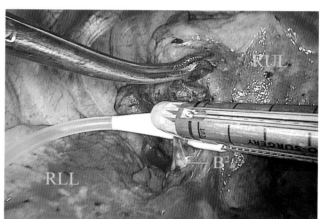

图 7-1-3-18　使用切割缝合器切断 B²a

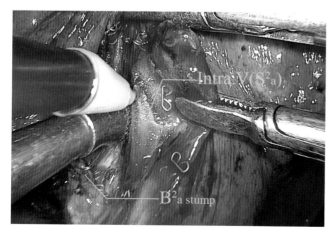

图 7-1-3-19　提起支气管 B²a 远侧残端，
分离深部肺组织，显露静脉

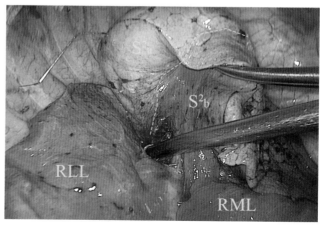

图 7-1-3-20　使用"改良膨胀萎陷法"
确定段间交界面

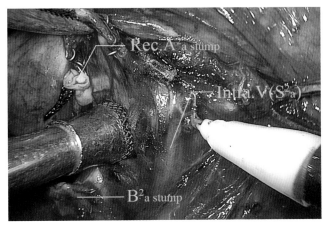

图 7-1-3-21　提起支气管 B²a 远侧残端，

分离 S²a 亚段内静脉

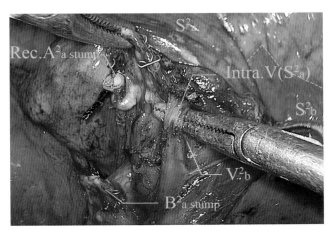

图 7-1-3-22　分离静脉 Intra.V(S²a) 至足够长度

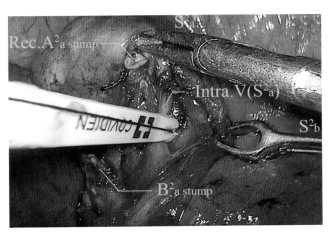

图 7-1-3-23　结扎 S²a 段内静脉

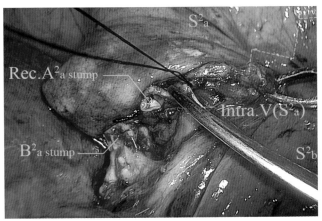

图 7-1-3-24　切断 S²a 段内静脉

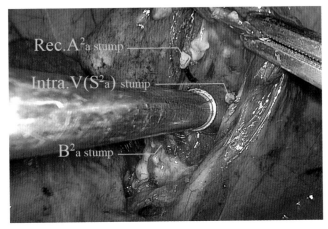

图 7-1-3-25　提起支气管远侧残端，

向深部分离肺组织

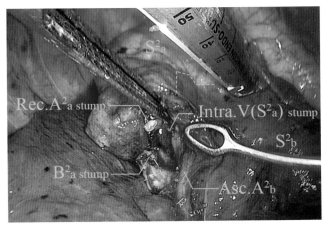

图 7-1-3-26　沿静脉 V²b、膨胀萎陷交界面，

使用"开门技术"切开段间交界

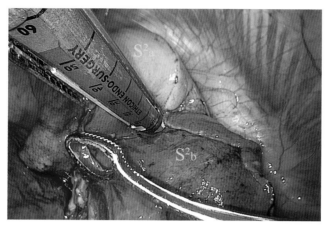

图 7-1-3-27　使用切割缝合器切开 S²a 与 S²b 段间交界面

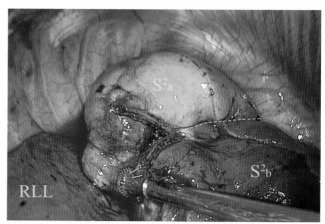

图 7-1-3-28　显露切开后的段间交界

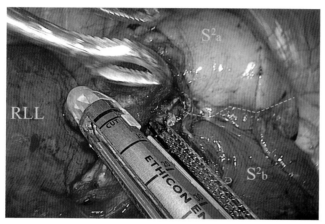

图 7-1-3-29　沿膨胀萎陷交界面使用"开门技术"切开段间交界

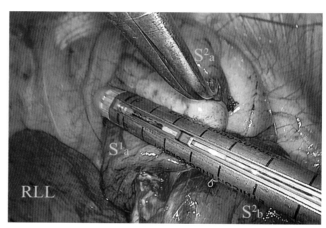

图 7-1-3-30　使用切割缝合器切开 S²a 与 S¹a 段间交界面

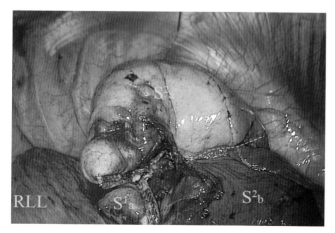

图 7-1-3-31　显露切开后的段间交界

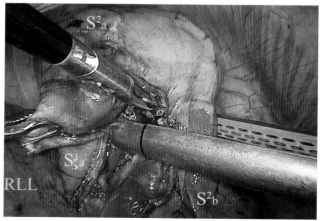

图 7-1-3-32　适形裁剪段间交界

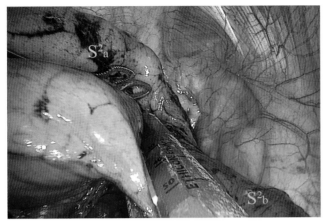

图 7-1-3-33　使用切割缝合器切开段间交界

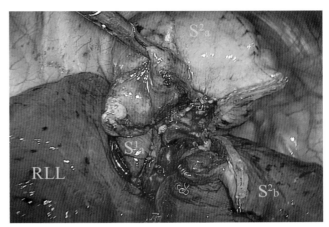

图 7-1-3-34　显露切开后的段间交界

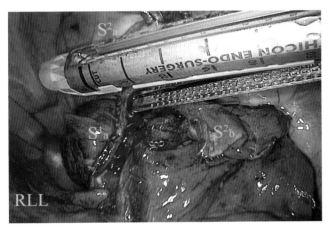

图 7-1-3-35　继续使用"开门技术"切开 S^2a 与 S^1a 段间平面

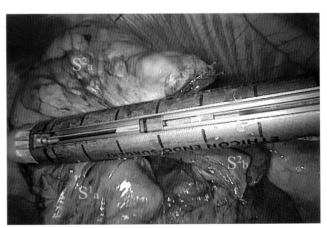

图 7-1-3-36　使用切割缝合器切开段间交界

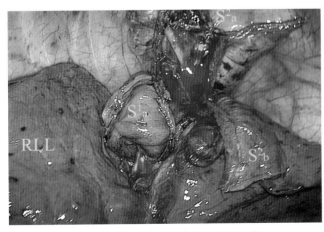

图 7-1-3-37　显露切开后的段间交界

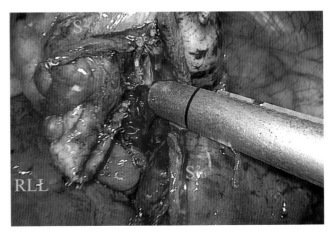

图 7-1-3-38　适形裁剪段间交界

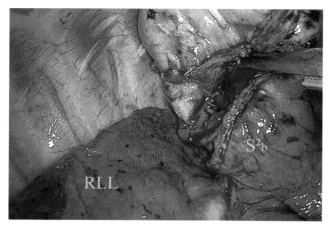

图 7-1-3-39 使用切割缝合器切开段间交界

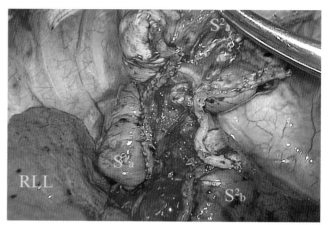

图 7-1-3-40 显露切开后的段间交界

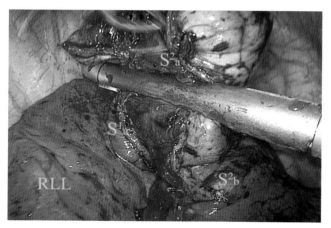

图 7-1-3-41 切除剩余靶段肺组织

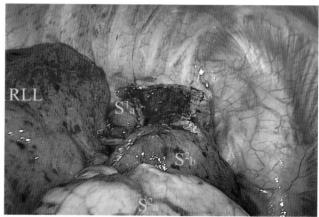

图 7-1-3-42 显示切除后的段间交界面

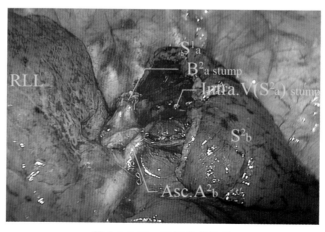

图 7-1-3-43 显示段门结构

（四）本例特点

1. 患者支气管为 B^1+B^2a、B^2b+B^3 二分支类型，在显露 B^2a 分支起始部时应注意，通常此位置为 B^2 与 B^3 分支起始部，但本例患者此位置为 B^2a 与 B^2b 分支起始部。在分离处理 B^2a 时，还应注意 B^2a 与 B^1 共干，防止误断 B^1。

2. 在分离处理 S^2a 亚段内静脉、S^2a 与 S^2b 亚段间静脉 V^2b 时，当时无法明确判断静脉走行，故暂不处理静脉，待采用"改良膨胀萎陷法"确定段间交界面后，根据静脉走行与膨胀萎陷交界面的关系确定需要切断的亚段内静脉，再行切断。

3. S^1a 与 S^2a 段间静脉 V^2a、S^2a 与 S^2b 亚段间静脉 V^2b，通常回流至中心静脉，位于肺实质深部，术中应尽可能保留。手术时如果分离深度不够，切割 S^2a 段间交界面时容易压榨损伤。此患者 V^2a 走行于肺表面，回流至前纵隔面静脉，较易保留。

4. 此患者后升动脉 Asc.A^2b 与返支动脉 Rec.A^2a 分别供应 S^2b 与 S^2a，但部分患者可出现返支动脉与后升支动脉交叉供血。此类患者右肺上叶支气管通常为 B^1+B^2、B^3 二分支类型，术前规划时应仔细辨认后段动脉走行。

四、右肺上叶后段外亚段（RS²b）切除术

（一）解剖特点

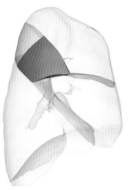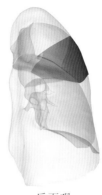

扫码可观看

三维模型动态图

肋面观　　　　　　后面观

图 7-1-4-a　模式图

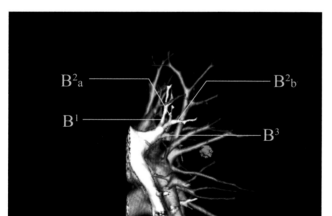

图 7-1-4-b　支气管（B）

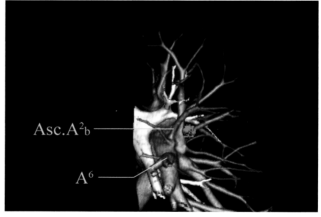

图 7-1-4-c　动脉（A）

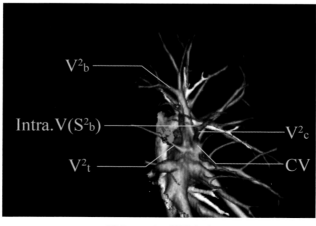

图 7-1-4-d　静脉（V）

1. 支气管：B¹、B²、B³三分支型，B²继续分为B²a、B²b。

$\quad$ 2. 动脉：Asc.A²b独立供给S²b血流，Rec.A²a独立供给S²a血流。

$\quad$ 3. 静脉：中心静脉型。S²a与S²b亚段间静脉V²b、S²b与S³a段间静脉V²c均回流至中心静脉。

（二）术前规划

1. 患者结节位于动脉Asc.A²b下方，在S²a与S²b亚段间静脉V²b、S²b与S³a段间静脉V²c之间，拟行右肺上叶后段外亚段（RS²b）切除术。

$\quad$ 2. 需切断的解剖结构：动脉Asc.A²b，支气管B²b。

$\quad$ 3. 需保留的解剖结构：如可能，保留S²a与S²b亚段间静脉V²b，S²b与S³a段间静脉V²c。

（三）手术步骤

1. 在肺门后方切开纵隔胸膜，分离、显露中间干支气管、右肺上叶支气管。

2. 在水平裂及斜裂交界处切开胸膜，分离、显露叶间肺动脉干、中心静脉及静脉V²t。切除第11组淋巴结。

3. 向静脉V²t远端分离至足够长度，结扎后切断。

4. 由叶间动脉干分离、显露动脉Asc.A²b，向其远端分离至足够长度，使用腔镜直线切割缝合器予以切断。此患者动脉Asc.A²b仅为S²b供血，如果升支动脉分支也分布到S²a，术中应仔细辨认，防止误断。

5. 提起动脉Asc.A²b远侧残端，向其深部分离，切除第12组淋巴结，分离、显露支气管B³、B²。沿支气管B²向远端分离，显露B²a、B²b。分离支气管B²b至足够长度后，使用腔镜直线切割缝合器予以切断。

6. 提起支气管B²b远侧残端，向其深部分离。沿中心静脉向远端分离，显露静脉V²b、V²c。

7. 采用"改良膨胀萎陷法"确定段间交界面。待右上肺完全膨胀后单肺通气，等待约15分钟，膨胀的S²b与萎陷的肺组织之间形成的界限即为段间交界面。

8. 使用腔镜直线切割缝合器采用适形裁剪技术分割段间交界面。沿段间静脉及膨胀萎陷肺组织交界面向远端锐性分离肺组织。至足够深度后，使用"开门技术"，沿膨胀萎陷交界及段间静脉V²c、V²b切开肺组织，完整切除S²b。采样第2、4、7组淋巴结。

9. 胸腔内注水，膨肺，观察支气管B²b残端及肺分离面有无漏气、余肺是否复张良好。

10. 肺分离面有漏气时，根据情况采用不同的方式处理、覆盖创面。

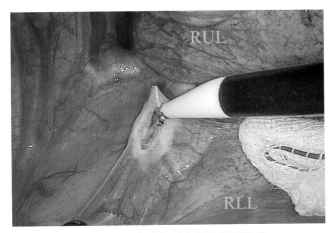

图7-1-4-1　在肺门后方切开纵隔胸膜

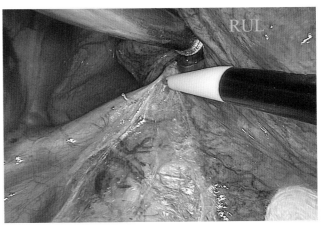

图7-1-4-2　分离、显露中间干支气管、右肺上叶支气管

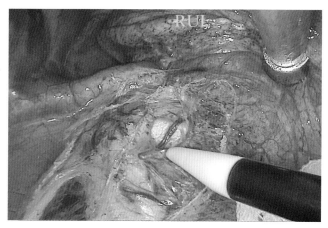

图 7-1-4-3　沿右肺上叶支气管向远端分离

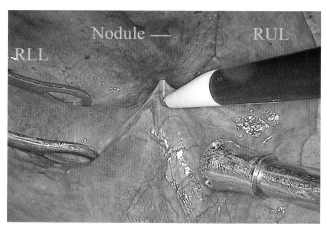

图 7-1-4-4　在水平裂及斜裂交界处切开胸膜

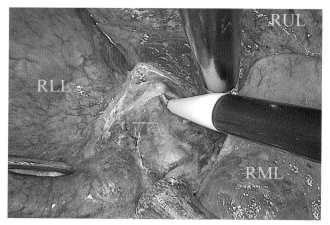

图 7-1-4-5　分离、显露静脉 V²t

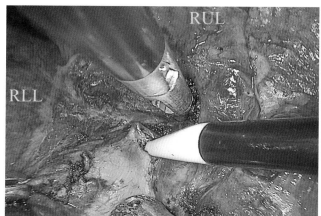

图 7-1-4-6　分离、显露叶间肺动脉干

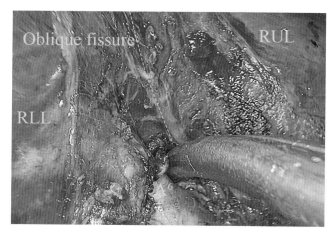

图 7-1-4-7　在下叶上段动脉起始部上缘切开后斜裂

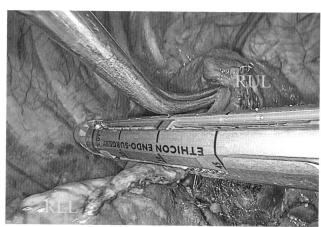

图 7-1-4-8　使用切割闭合器切开后斜裂肺组织

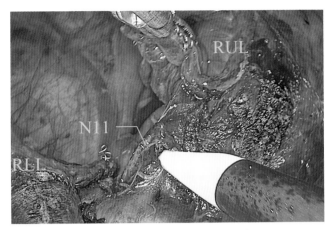

图 7-1-4-9　切除第 11 组淋巴结

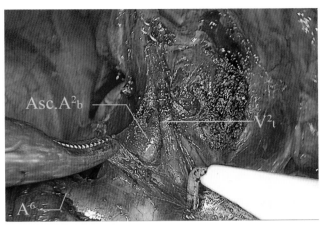

图 7-1-4-10　显露动脉 Asc.A²b 及静脉 V²t

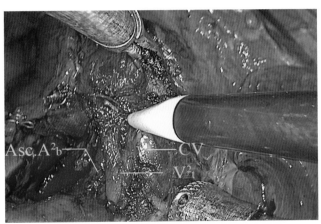

图 7-1-4-11　游离静脉 V²t 至足够长度

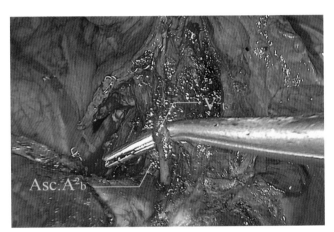

图 7-1-4-12　结扎静脉 V²t

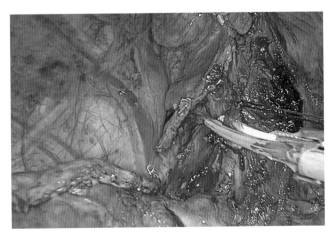

图 7-1-4-13　使用超声刀切断静脉 V²t

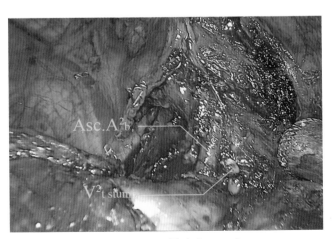

图 7-1-4-14　显露动脉 Asc.A²b

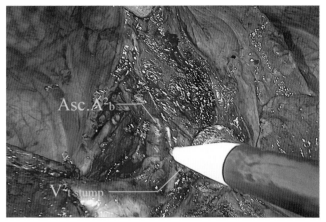

图 7-1-4-15　分离动脉 Asc.A²b 至足够长度

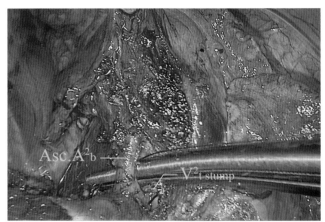

图 7-1-4-16　结扎动脉 Asc.A²b

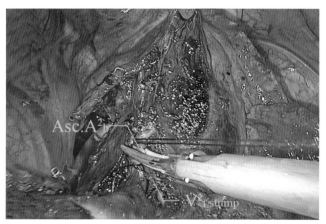

图 7-1-4-17　切断动脉 Asc.A²b

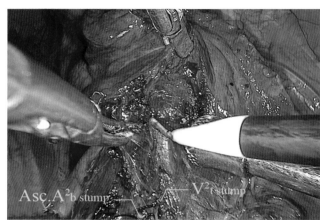

图 7-1-4-18　提起动脉 Asc.A²b 远侧残端,向深部分离

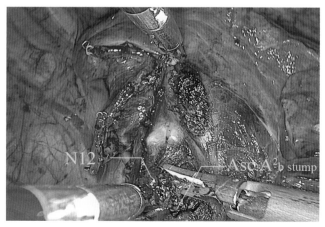

图 7-1-4-19　切除第 12 组淋巴结

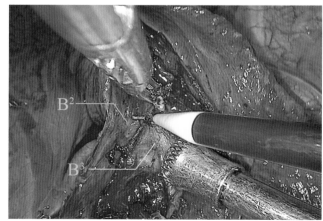

图 7-1-4-20　显露支气管 B²、B³

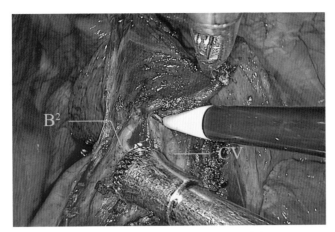

图 7-1-4-21　沿支气管 B² 向远端分离

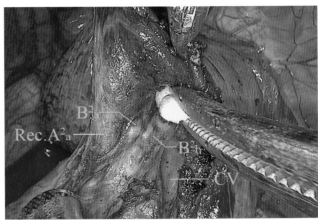

图 7-1-4-22　沿支气管 B² 向远端分离，显露支气管 B²a、B²b

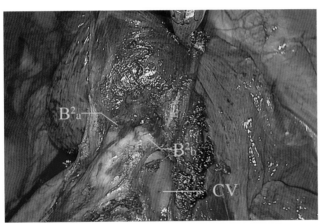

图 7-1-4-23　显露支气管 B²a、B²b

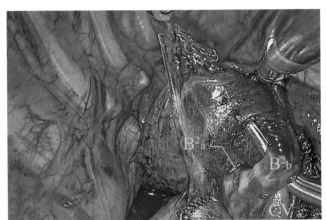

图 7-1-4-24　使用直角钳游离支气管 B²b

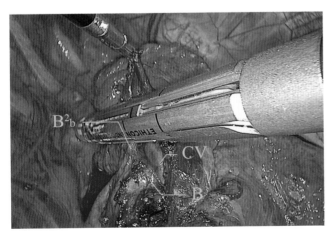

图 7-1-4-25　使用切割缝合器切断支气管 B²b

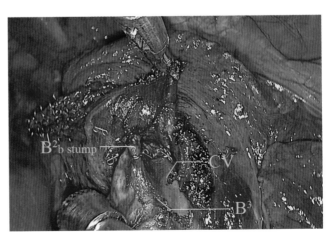

图 7-1-4-26　提起支气管 B²b 远侧残端

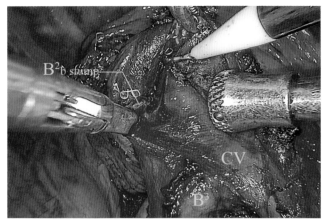

图 7-1-4-27　沿中心静脉向远端分离

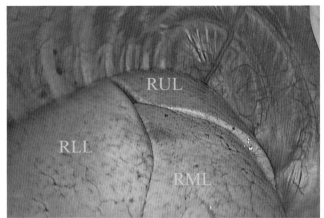

图 7-1-4-28　采用"改良膨胀萎陷法"确定段间交界面

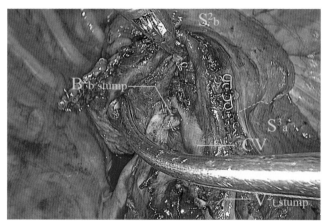

图 7-1-4-29　显露段间交界面

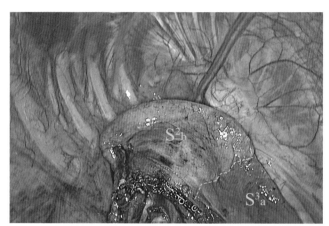

图 7-1-4-30　显露 S^2b 段间交界面

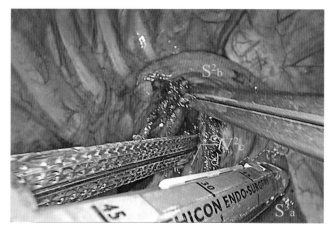

图 7-1-4-31　使用"开门技术"沿 V^2c 外侧缘段间
交界面插入肺组织

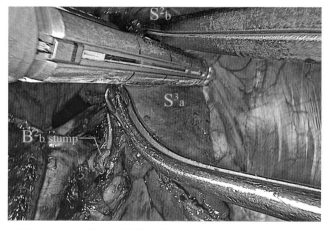

图 7-1-4-32　使用切割缝合器切开 S^2b 与 S^3a 段间交界面

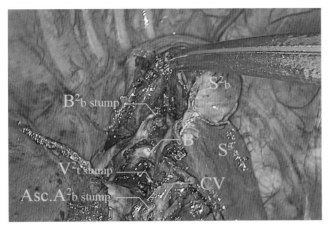

图 7-1-4-33　显示"开门"后残端

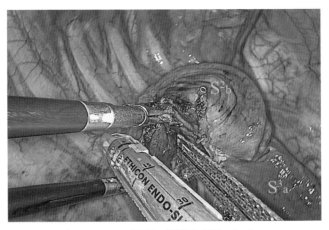

图 7-1-4-34　使用切割缝合器沿 S^2a 与 S^2b 段间交界面插入肺组织

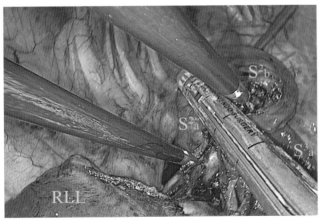

图 7-1-4-35　使用切割缝合器切开 S^2b 与 S^2a 段间交界面

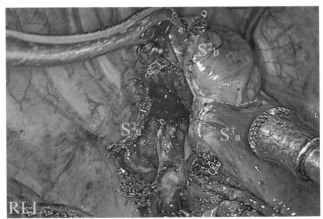

图 7-1-4-36　显示"开门"后残端

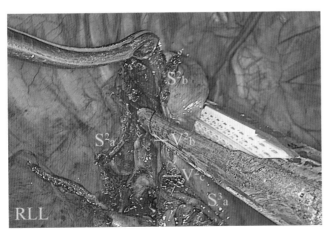

图 7-1-4-37　沿 S^2b 与 S^3a 段间交界面切开段间交界

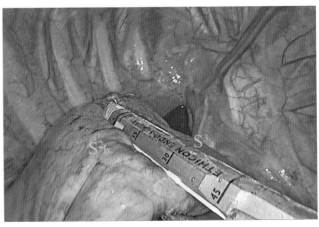

图 7-1-4-38　切开 S^2b 与 S^3a 段间交界面

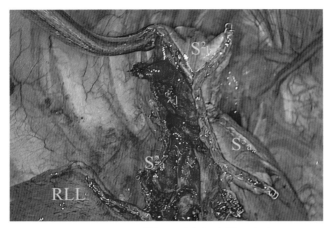

图 7-1-4-39　显露切开后段间交界面残端

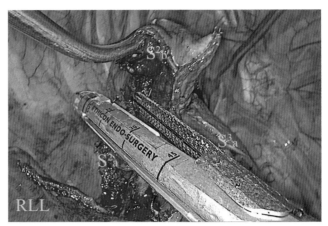

图 7-1-4-40　继续使用"开门技术"切开 S^2a 与 S^2b 段间交界

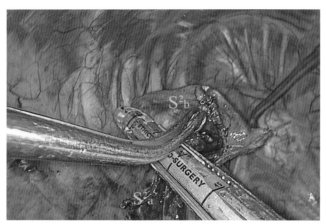

图 7-1-4-41　使用切割缝合器切开段间交界

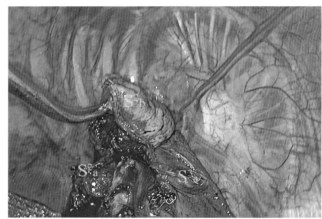

图 7-1-4-42　显示切开后段间交界面残端

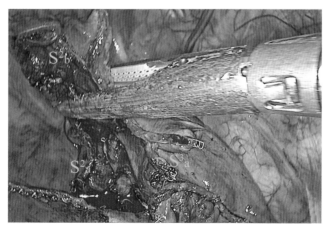

图 7-1-4-43　继续使用切割缝合器沿段间交界面裁剪

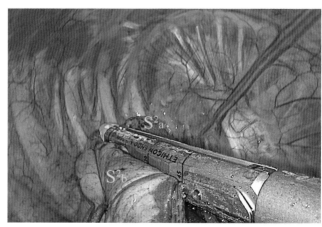

图 7-1-4-44　切开 S^2a 与 S^2b 肋面段间交界面

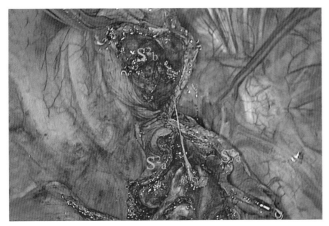

图 7-1-4-45 显示切开后段间交界面残端

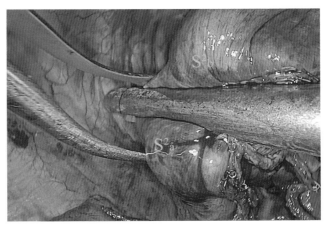

图 7-1-4-46 切开剩余段间交界面

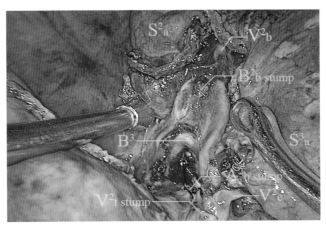

图 7-1-4-47 显示段门结构

（四）本例特点

1. 此患者静脉 V^2t 为独立分支，术前应依据 3D-CTBA 仔细辨认，如果 V^2t 引流下叶上段血流，应注意保护。V^2t 为 S^2 末端静脉，通常在后斜裂回流至中心静脉，部分患者异位 V^2a 及 V^1a 可回流至 V^2t。如术中解剖暴露无明显障碍，可充分分离后予以保留。

2. 此患者支气管分型为 B^1、B^2、B^3 三分支型，B^2 独立分支，较易辨认 B^2a、B^2b。如患者为 B^1+B^2、B^3 二分支型，术中防止将 B^2 误认为 B^2b，导致误断。

3. 此患者后升支动脉独立供给 S^2b 血流，部分患者 S^2b 血流可部分或全部来自返支动脉 $Rec.A^2$，其走行多在支气管 B^2b 头侧深部，在单独处理支气管 B^2b 时应避免深部动脉损伤。

五、右肺上叶前段内亚段（RS³b）切除术

（一）解剖特点

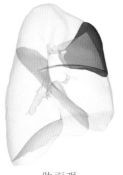

扫码可观看

三维模型动态图

肋面观　　　　　　　　　前面观

图 7-1-5-a　模式图

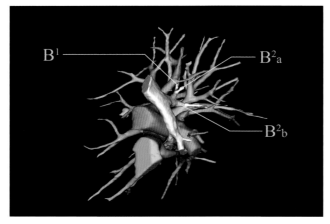

图 7-1-5-b　支气管（B）

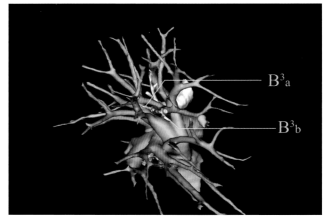

图 7-1-5-c　支气管（B）

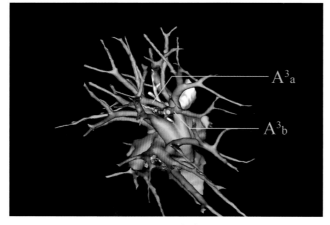

图 7-1-5-d　动脉（A）

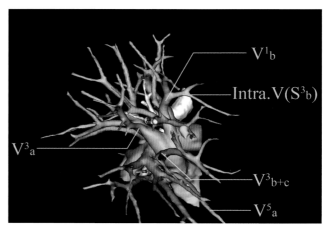

图 7-1-5-e　静脉（V）

1. 支气管：B^1+B^2a、B^2b+B^3 二分支型，B^3 继续分为 B^3a、B^3b。

2. 动脉：A^3 为独立下干支，分为 A^3a、A^3b。上干支动脉由 A^1+A^2a 组成，S^2b 血流来自 $Asc.A^2b$。

3. 静脉：中心静脉型。S^3a 与 S^3b 亚段间静脉 V^3a 回流至中心静脉，S^1b 与 S^3b 段间静脉 V^1b 回流至 V^1，汇入上肺静脉，V^3b 和 V^3c 共干回流至上肺静脉。

（二）术前规划

1. 患者结节邻近动脉 A^3b，在静脉 V^3a 与 V^1b 之间，拟行右肺上叶前段内亚段（RS^3b）切除术。

2. 需切断的解剖结构：静脉 V^3b+c、动脉 A^3b、支气管 B^3b。

3. 需保留的解剖结构：静脉 V^3a、V^1b。

（三）手术步骤

1. 在肺门前方切开纵隔胸膜，分离、显露右上肺静脉、肺动脉根部。

2. 分离、显露右上肺静脉各属支：V^1、中心静脉、V^3b+c 及中叶静脉。沿中心静脉、S^1b 与 S^3b 段间静脉 V^1b 向远端分离至足够长度。

3. 沿静脉 V^3b+c 向远端分离至足够长度，结扎后切断。

4. 提起静脉 V^3b+c 远侧残端，沿中心静脉、静脉 V^1b 向深部分离，显露动脉 A^3b。此患者动脉 A^3 较早分出动脉 A^3a、A^3b，应在肺动脉根部仔细辨认动脉 A^3 及 A^1，防止误断。沿动脉 A^3b 向其远端分离至足够长度，结扎后切断。

5. 提起动脉 A^3b 远侧残端，向其深部分离，显露支气管 B^3b，向其远端分离至足够长度后，使用直线切割缝合器切断。

6. 提起支气管 B^3b 远侧残端，沿中心静脉向深部分离，显露静脉 V^3a。注意在紧邻静脉 V^3a 深部，时常出现动脉 $Asc.A^3a$，术中应谨慎分离，防止损伤后出血。

7. 采用"改良膨胀萎陷法"确定段间交界面。待右上肺完全膨胀后单肺通气，等待 15 分钟后，膨胀的 S^3b 与萎陷的肺组织之间形成的界限即为段间交界面。

8. 沿段间静脉及膨胀萎陷肺组织交界面向远端锐性分离肺组织。至足够深度后，使用"开门技术"，沿 V^1b、V^3a 段间静脉及膨胀萎陷肺组织交界面切开肺组织，使用直线切割缝合器采用适形裁剪技术分割段间交界面。完整切除 S^3b。移除标本。采样第 2、4 组淋巴结。

9. 胸腔内注水，膨肺，观察支气管 B^3b 残端及肺分离面有无漏气、余肺是否复张良好。

10. 肺分离面有漏气时，根据情况采用不同的方式处理、覆盖创面。

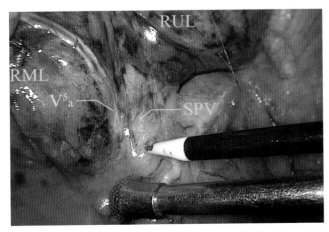

图 7-1-5-1 在肺门前方切开纵隔胸膜

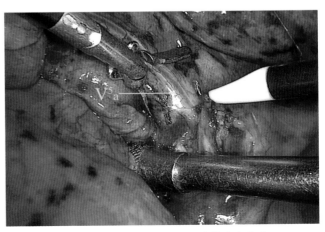

图 7-1-5-2 分离、显露右上肺静脉各分支

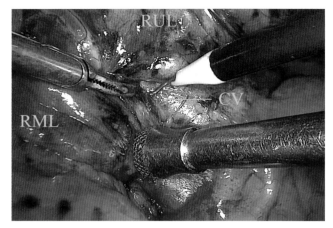

图 7-1-5-3 分离、显露中心静脉

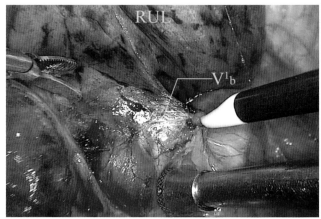

图 7-1-5-4 分离、显露静脉 V^1b

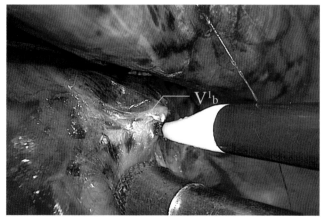

图 7-1-5-5 沿静脉 V^1b 向远端分离

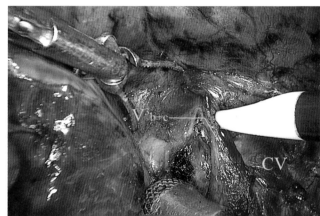

图 7-1-5-6 分离中心静脉分支 V^3b+c 至足够长度

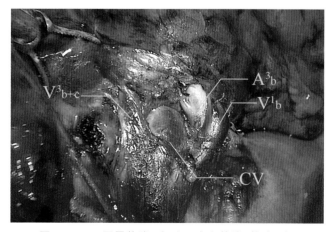

图 7-1-5-7 显露静脉 V^3b+c、中心静脉、静脉 V^1b

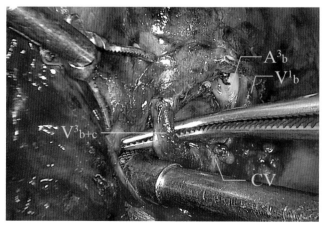

图 7-1-5-8 结扎静脉 V^3b+c

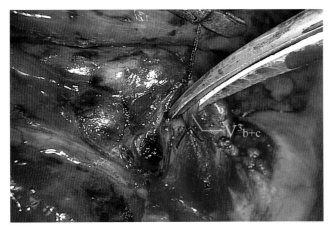

图 7-1-5-9　切断静脉 V³b＋c

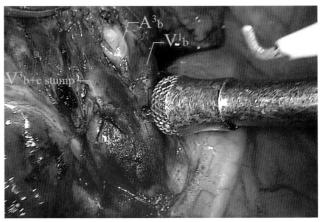

图 7-1-5-10　提起静脉 V³b＋c 远侧残端

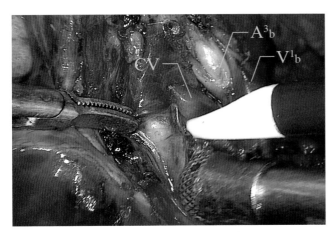

图 7-1-5-11　向 S³b 深部分离

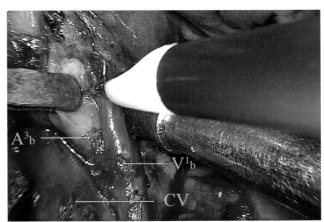

图 7-1-5-12　沿静脉 V¹b 继续向远端分离，显露动脉 A³b

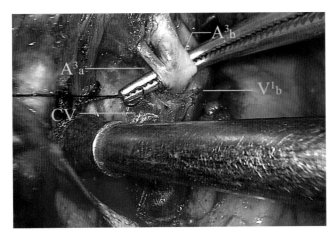

图 7-1-5-13　结扎动脉 A³b

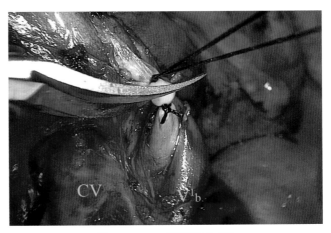

图 7-1-5-14　切断动脉 A³b

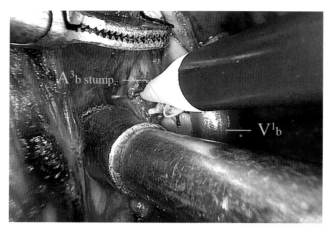

图 7-1-5-15　提起动脉 A³b 远侧残端,向深部分离

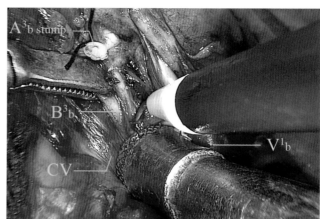

图 7-1-5-16　显露支气管 B³b

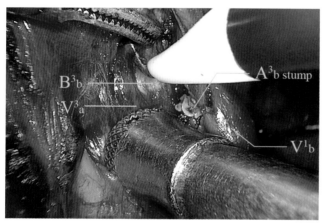

图 7-1-5-17　分离支气管 B³b 至足够长度

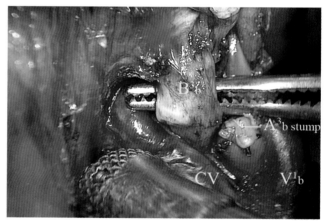

图 7-1-5-18　根据相邻关系明确支气管 B³b 后游离 B³b

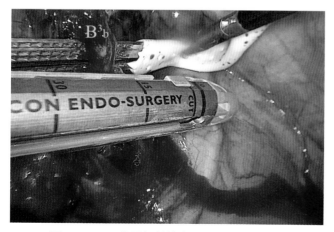

图 7-1-5-19　使用切割缝合器切断支气管 B³b

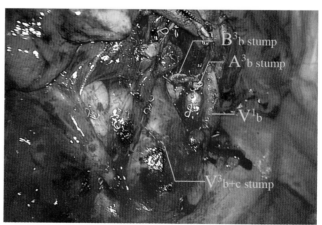

图 7-1-5-20　提起支气管 B³b 远侧残端,显露解剖结构

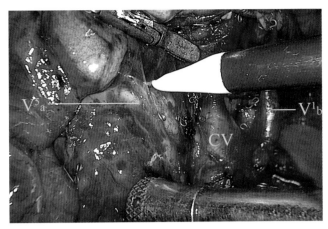

图 7-1-5-21　提起支气管 B^3b 远侧残端，
向远端锐性分离肺组织

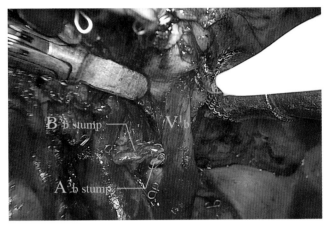

图 7-1-5-22　沿静脉 V^1b 向远端分离，辅助段间交界面分割

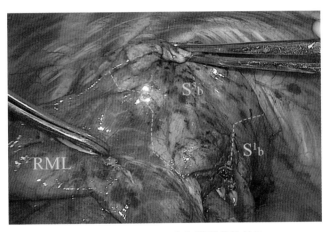

图 7-1-5-23　采用"改良膨胀萎陷法"
确定肺段间交界面

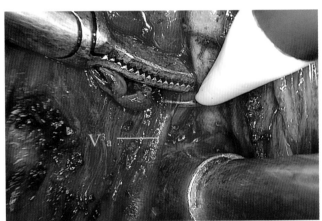

图 7-1-5-24　沿段间静脉及膨胀萎陷肺组织交界面
向远端锐性分离肺组织

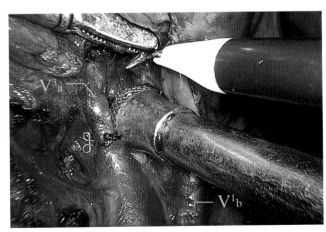

图 7-1-5-25　锐性分离膨胀萎陷交界面肺组织

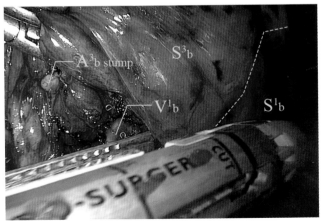

图 7-1-5-26　沿静脉 V^1b 外侧面使用"开门技术"切开肺组织

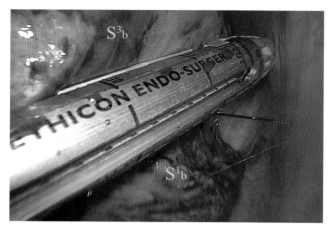

图 7-1-5-27　沿静脉 V¹b 外侧面使用"开门技术"切开肺组织

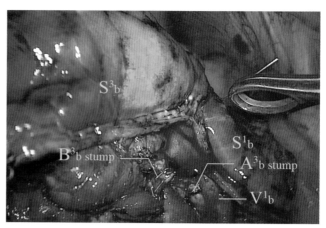

图 7-1-5-28　显露切开后段间交界面

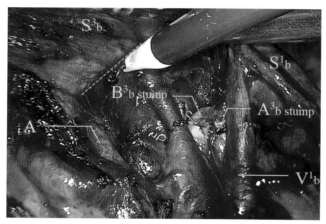

图 7-1-5-29　锐性分离膨胀萎陷交界面肺组织

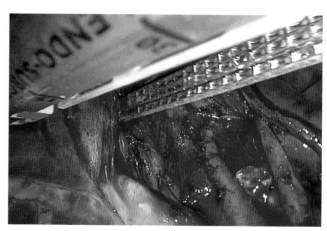

图 7-1-5-30　沿膨胀萎陷交界面切开右肺中叶与 S³b 交界面

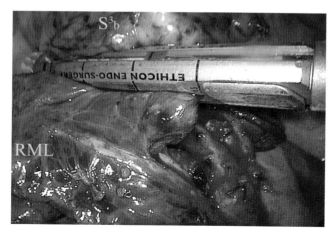

图 7-1-5-31　继续使用"开门技术"切开段间交界面

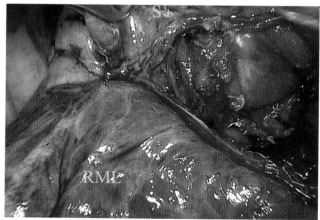

图 7-1-5-32　显露切开后的段间交界面

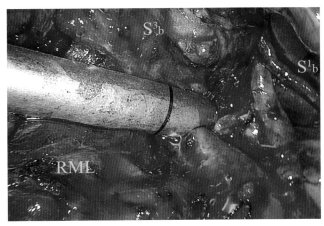

图 7-1-5-33　使用直线切割缝合器沿段间交界面裁剪肺组织

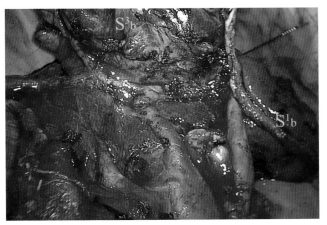

图 7-1-5-34　显露切开后的段间交界面

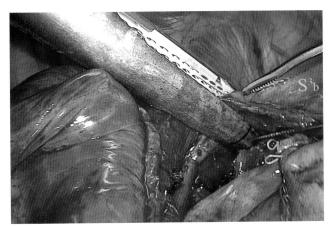

图 7-1-5-35　沿静脉 V^3a 外侧缘及段间交界面裁剪肺组织

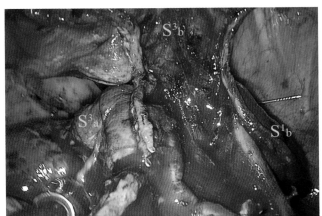

图 7-1-5-36　显露切开后的段间交界面

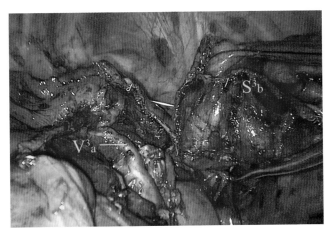

图 7-1-5-37　使用切割缝合器裁剪肺组织，切除 S^3b

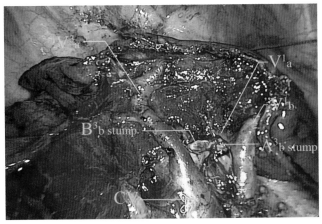

图 7-1-5-38　显露段门结构

（四）本例特点

1. 单亚段切除手术应注意适应证，保证足够的切缘距离是术前规划最重要的目标。此患者结节距离静脉 V^3b 较近，同时 V^3b 和 V^3c 共干，为保证足够切缘距离，所以将静脉 V^3b+c 一并切断。在水平裂发育不全情况下，中叶部分血流可回流至 V^3b，如切缘距离足够，术中应尽量保留 V^3b。

2. 此患者支气管 B^3a、B^3b 在 B^3 起始部近端发出，且分支角度大。注意如在 B^3 起始部较远端发出，易将 B^3 总干误认为 B^3b，出现误断。此时可以参考 V^3a、V^1b 与支气管的交叉关系作出判断。

3. 注意在分离过程中，紧邻 V^3a 深部时，应注意有无动脉 $Asc.A^3a$，术中应谨慎分离，防止损伤后出血。

第二节　联合亚段切除术

一、右肺上叶尖段尖亚段＋后段后亚段（RS^{1}a＋S^{2}a）切除术

（一）解剖特点

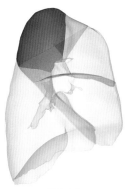

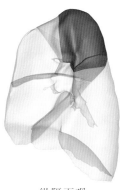

扫码可观看

三维模型动态图

肋面观　　　　　　　　　　纵隔面观

图 7-2-1-a　模式图

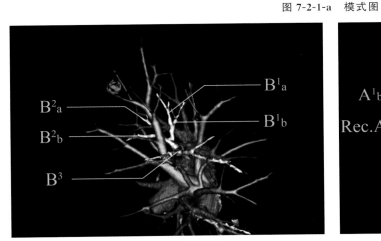

图 7-2-1-b　支气管（B）

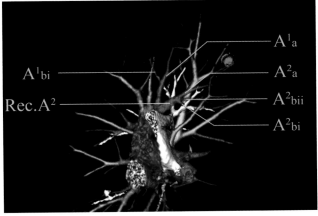

图 7-2-1-c　动脉（A）

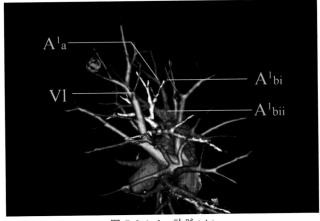

图 7-2-1-d　动脉（A）

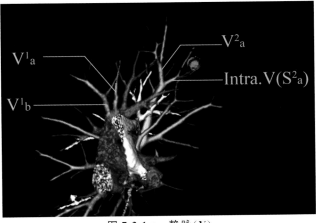

图 7-2-1-e　静脉（V）

1. 支气管：B^1+B^2、B^3 二分支类型，B^1 分为 B^1a、B^1b，B^2 分为 B^2a、B^2b。

2. 动脉：上干支由 A^1a+A^1bi、$Rec.A^2$ 组成，无后升动脉，$Rec.A^2$ 在远端进一步分为 A^2a、A^2bi、A^2bii 三分支。下干支由 A^3、A^1bii 组成。

3. 静脉：中心静脉型。S^1a 与 S^1b 亚段间静脉 V^1a 回流至 V^1，S^1a 与 S^2a 段间静脉 V^2a、S^2a 与 S^2b 亚段间静脉 V^2b 回流至中心静脉。

（二）术前规划

1. 患者结节邻近 S^1a 与 S^2a 段间静脉 V^2a，拟行右肺上叶尖段尖亚段＋后段后亚段（RS^1a+S^2a）切除术。

2. 需切断的解剖结构：动脉 A^1a、A^2a，支气管 B^1a、B^2a，静脉 V^2a。

3. 需保留的解剖结构：S^1a 与 S^1b 亚段间静脉 V^1a，S^2a 与 S^2b 亚段间静脉 V^2b。

（三）手术步骤

1. 在肺门后方切开纵隔胸膜，分离、显露右肺上叶支气管。切除第 10、11 组淋巴结。

2. 沿右肺上叶支气管向远端分离，显露动脉 $Rec.A^2a$、$Rec.A^2bi$，支气管 B^2、B^3。

3. 在肺门前方切开纵隔胸膜，分离、显露静脉 V^1a、肺动脉根部。沿静脉 V^1a 向远端分离，方便暴露及肺段交界面分割。

4. 沿肺动脉根部向远端分离，显露动脉 $Rec.A^2$、A^1a+A^1bi，沿动脉 $Rec.A^2$ 向远端分离，显露动脉 $Rec.A^2a$、$Rec.A^2bii$，分离动脉 $Rec.A^2a$ 至足够长度后，结扎切断。

5. 沿动脉 A^1a+A^1bi 向远端分离，显露动脉 A^1a，向远端分离至足够长度后，结扎切断 A^1a。

6. 提起动脉 A^1a 远侧残端，向其深部分离，显露支气管 B^1a，向远端分离至足够长度后，结扎切断 B^1a。

7. 提起动脉 $Rec.A^2a$ 远侧残端，向其深部分离，显露支气管 B^2a。注意此患者动脉 $Rec.A^2bi$ 及 $Rec.A^2bii$，包绕在支气管 B^2a 后、前方，术中需在肺门前、后方仔细辨认。分离至足够长度后，结扎切断 B^2a。

8. 提起支气管 B^2a 远侧残端，向其深部分离，显露静脉 V^2a，分离至足够长度后，结扎切断 V^2a。

9. 采用"改良膨胀萎陷法"确定段间交界面。待右上肺完全膨胀后单肺通气，等待约 15 分钟，膨胀的 S^1a+S^2a 与萎陷的肺组织之间形成的界限即为段间交界面。

10. 沿段间静脉及膨胀萎陷肺组织交界面向远端锐性分离肺组织。至足够深度后，使用"开门技术"，沿 V^1a 亚段间静脉及膨胀萎陷交界面，切开肺组织。使用腔镜直线切割缝合器采用适形裁剪技术分割段间交界面。完整切除 S^1a+S^2a。采样第 2、4 组淋巴结。

11. 解剖标本，沿静脉 V^2a 向远端寻找结节，观察切缘是否足够，标记后送病理检查。

12. 胸腔内注水，膨肺，观察支气管残端及肺分离面有无漏气、余肺是否复张良好。

13. 肺分离面有漏气时，根据情况采用不同的方式处理、覆盖创面。

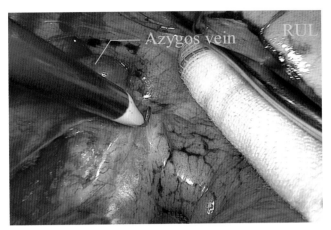

图 7-2-1-1　在肺门后方切开纵隔胸膜

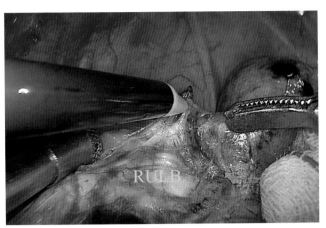

图 7-2-1-2　分离、显露右肺上叶支气管

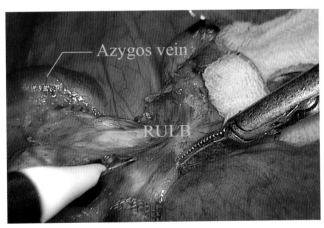

图 7-2-1-3　沿右肺上叶支气管向远端分离

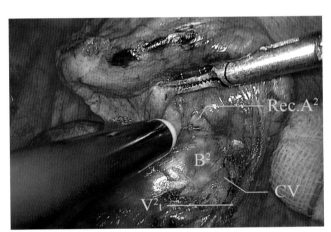

图 7-2-1-4　分离、显露动脉 Rec.A²

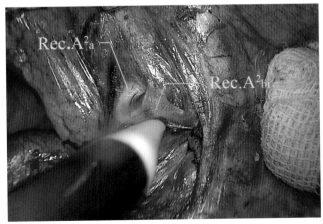

图 7-2-1-5　分离、显露动脉 Rec.A²a、Rec.A²bi

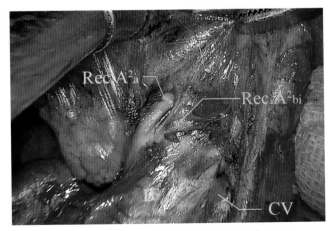

图 7-2-1-6　显露动脉 Rec.A²a、Rec.A²bi

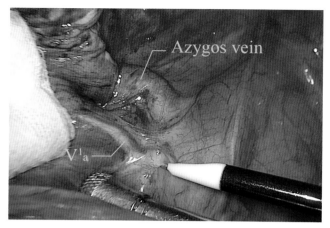

图 7-2-1-7　在肺门前方切开纵隔胸膜

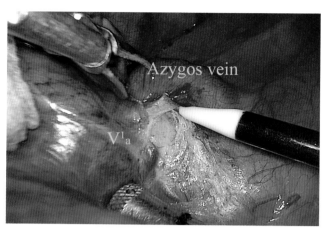

图 7-2-1-8　分离、显露肺动脉根部

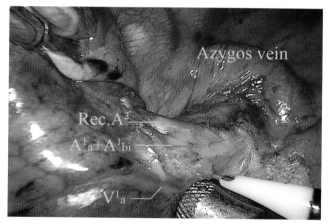

图 7-2-1-9　分离、显露动脉 Rec.A² 、A¹a＋A¹bi

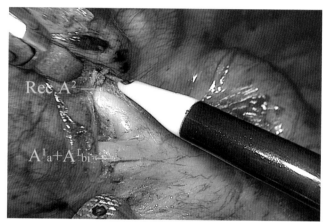

图 7-2-1-10　向远端分离动脉 Rec.A²

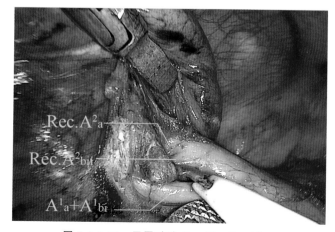

图 7-2-1-11　显露动脉 Rec.A²a、Rec.A²bii

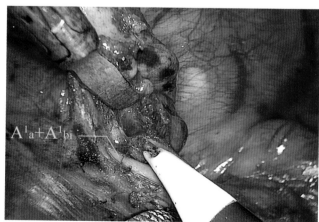

图 7-2-1-12　向远端分离动脉 A¹a＋A¹bi

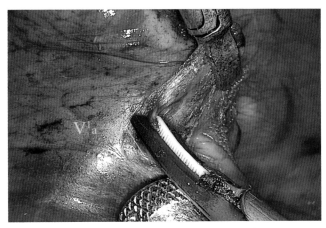

图 7-2-1-13　沿静脉 V^1a 向远端分离

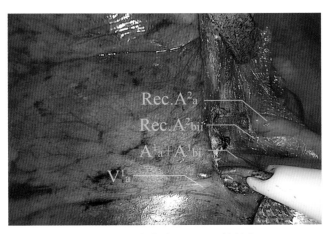

图 7-2-1-14　分离静脉 V^1a 至足够长度，同时方便暴露肺段交界面分割

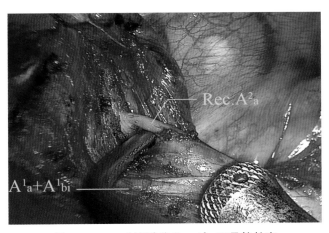

图 7-2-1-15　分离动脉 $Rec.A^2a$ 至足够长度

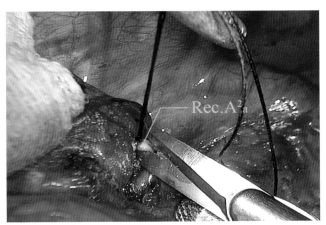

图 7-2-1-16　结扎后切断动脉 $Rec.A^2a$

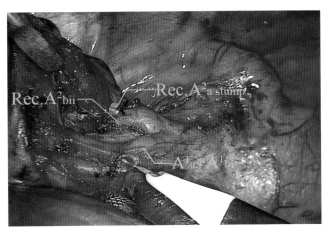

图 7-2-1-17　向远端分离动脉 A^1a+A^1bi

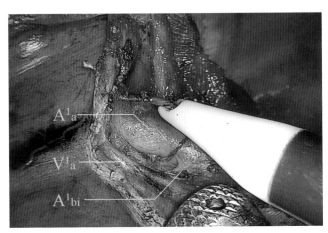

图 7-2-1-18　显露动脉 A^1a+A^1bi

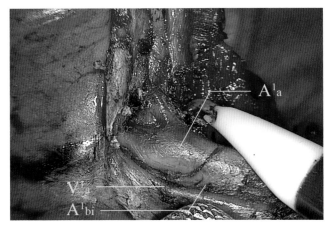

图 7-2-1-19　分离、显露动脉 A^1a

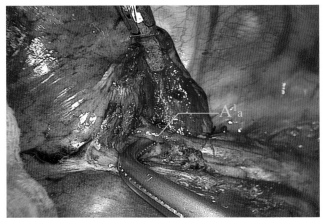

图 7-2-1-20　分离动脉 A^1a 至足够长度

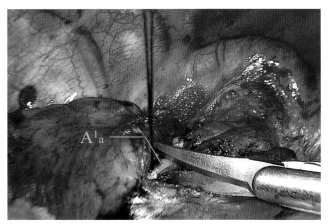

图 7-2-1-21　结扎后切断动脉 A^1a

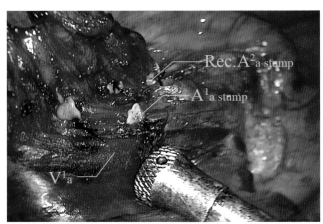

图 7-2-1-22　显露动脉 A^1a 残端

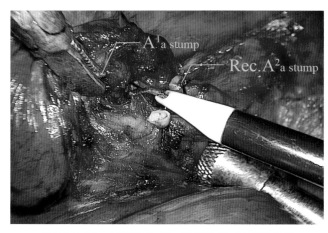

图 7-2-1-23　提起动脉 A^1a 远侧残端，向深部分离

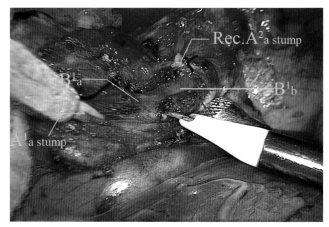

图 7-2-1-24　显露支气管 B^1a

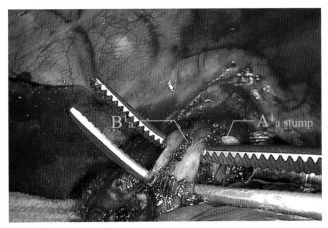

图 7-2-1-25　分离支气管 B^{1}a 至足够长度

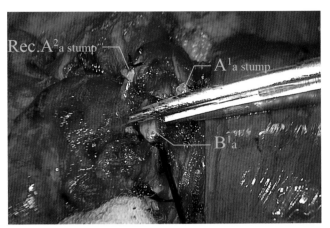

图 7-2-1-26　结扎后切断支气管 B^{1}a

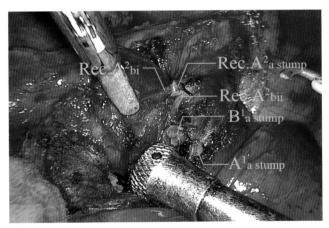

图 7-2-1-27　显露支气管 B^{1}a 残端

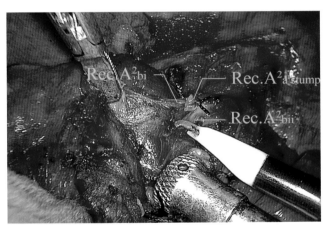

图 7-2-1-28　提起动脉 Rec.A^{2}a 远端残端，分离深部肺组织

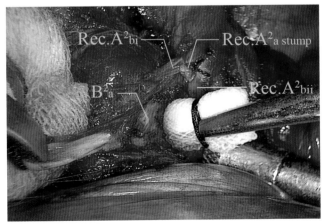

图 7-2-1-29　显露与动脉 Rec.A^{2}a 伴行的支气管 B^{2}a

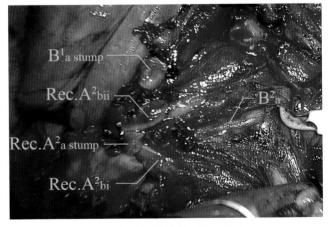

图 7-2-1-30　向腹侧牵拉肺，从肺门后方显露，
分离支气管 B^{2}a

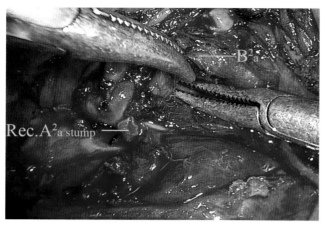

图 7-2-1-31　分离支气管 B²a 至足够长度

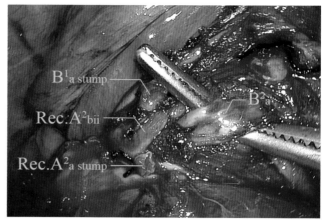

图 7-2-1-32　游离支气管 B²a

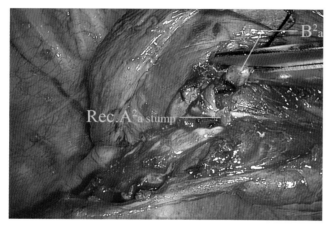

图 7-2-1-33　结扎后切断支气管 B²a

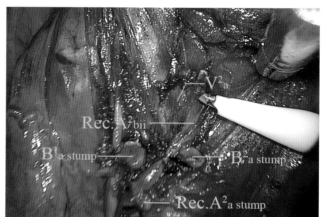

图 7-2-1-34　提起支气管远侧残端,

向深部分离,显露静脉 V²a

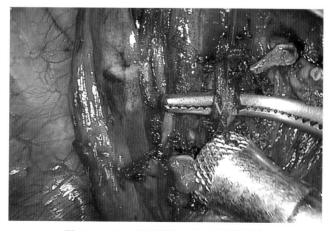

图 7-2-1-35　分离静脉 V²a 至足够长度

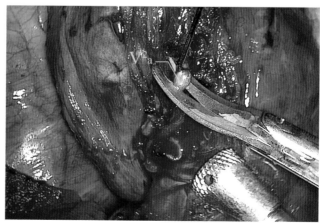

图 7-2-1-36　结扎后切断静脉 V²a

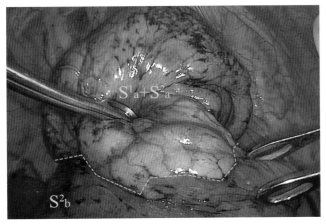

图 7-2-1-37　使用"改良膨胀萎陷法"确定段间交界面

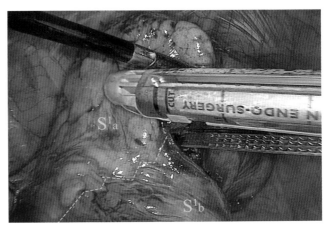

图 7-2-1-38　沿静脉 V¹a 及膨胀萎陷交界面
使用"开门技术"切开段间交界

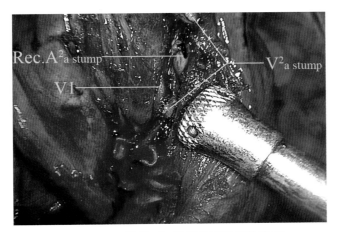

图 7-2-1-39　提起 V²a 残端显露深部静脉 Vl

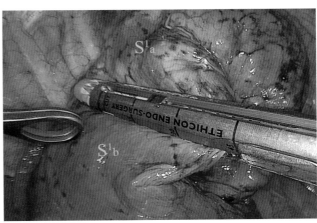

图 7-2-1-40　使用切割缝合器切开 S¹a 与 S¹b 段间交界面

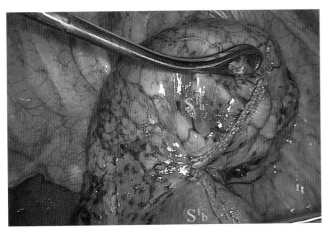

图 7-2-1-41　显露切开后的段间交界

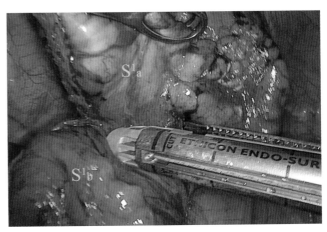

图 7-2-1-42　适形裁剪段间交界

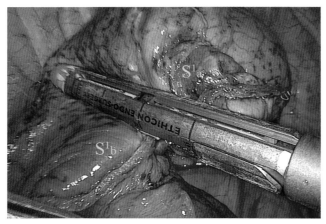

图 7-2-1-43　使用切割缝合器切开段间交界

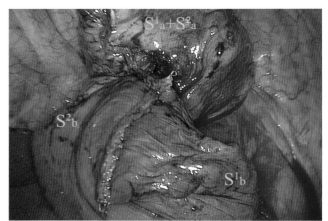

图 7-2-1-44　显露切开后的段间交界

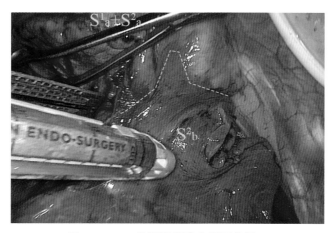

图 7-2-1-45　沿膨胀萎陷交界面使用
"开门技术"切开段间交界

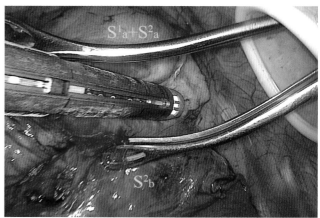

图 7-2-1-46　使用切割缝合器切开 S^2a 与 S^2b 段间交界

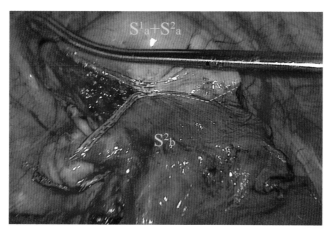

图 7-2-1-47　显露切开后的段间交界

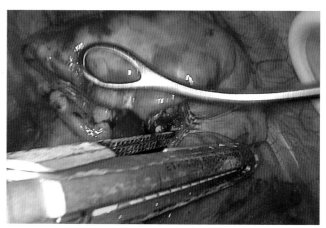

图 7-2-1-48　适形裁剪段间交界

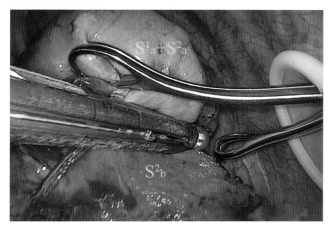

图 7-2-1-49　使用切割缝合器切开段间交界

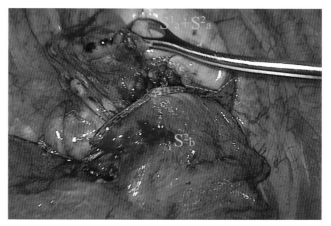

图 7-2-1-50　显露切开后的段间交界

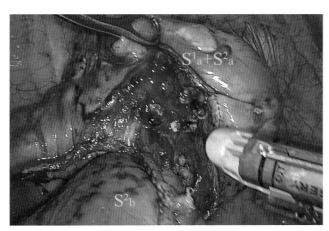

图 7-2-1-51　适形裁剪段间交界

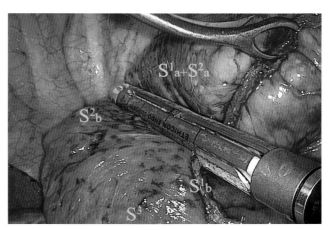

图 7-2-1-52　使用切割缝合器切开段间交界

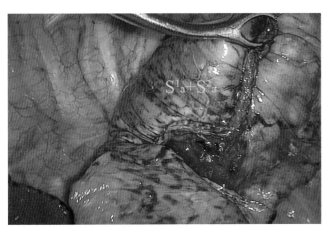

图 7-2-1-53　显露切开后的段间交界

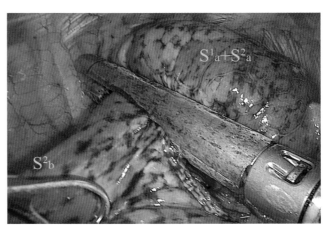

图 7-2-1-54　切除剩余靶段肺组织

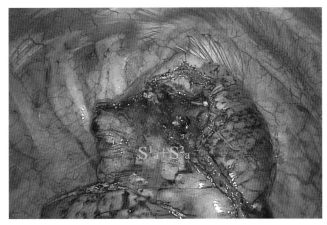

图 7-2-1-55　显示切除后的靶段标本

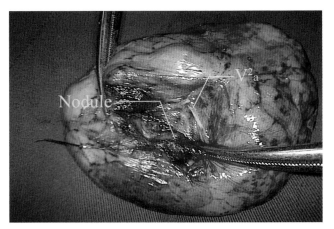

图 7-2-1-56　离体标本中可见病灶位于静脉 V²a 附近

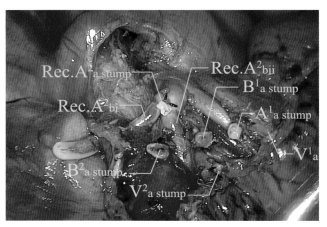

图 7-2-1-57　显示段门结构

(四) 本例特点

1. 本例患者结节邻近 S¹a 与 S²a 段间静脉 V²a，单纯肺段切除不能保证足够切缘距离，故行 S¹a＋S²a 联合亚段切除。

2. 患者的解剖结构中无动脉 Asc.A²，S² 由动脉 Rec.A² 供血，A² 与 A¹a＋A¹bi 共干，S²b 动脉分为 A²bi 及 A²bii，分别位于 B² 后、前方，肺门后方可见 A²bi 分支。手术中应沿 A² 向远端做足够分离，显露 A²a、A²bi，辨认清楚后再结扎切断，避免误伤 A²bi 及 A²bii。

二、右肺上叶后段外亚段＋前段外亚段（RS²b＋S³a）切除术

（一）解剖特点

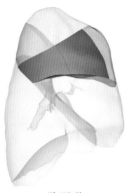

肋面观　　　　　　　　纵隔面观

图 7-2-2-a　模式图

扫码可观看

三维模型动态图

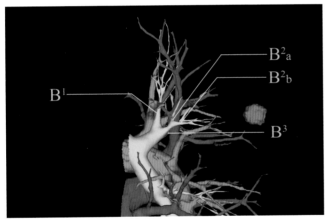

图 7-2-2-b　支气管（B）

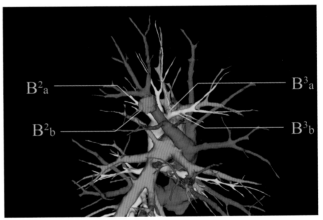

图 7-2-2-c　支气管（B）

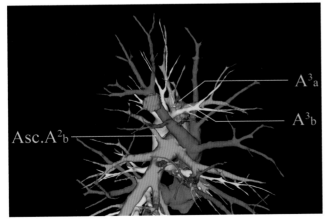

图 7-2-2-d　动脉（A）

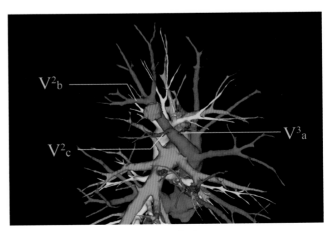

图 7-2-2-e　静脉（V）

1. 支气管：B^1、B^2、B^3 三分支类型。B^2 分为 B^2a、B^2b，B^3 分为 B^3a、B^3b。

2. 动脉：$Asc.A^2b$ 独立供给 S^2b 血流，A^3a 与 A^3b 共干发自下干支动脉。A^1 发出 A^1a+A^1b，$Rec.A^2a$。

3. 静脉：中心静脉型。S^2a 与 S^2b 亚段间静脉 V^2b，S^2a 与 S^3b 亚段间静脉 V^3a，S^2b 与 S^3a 段间静脉 V^2c 均回流至中心静脉。

（二）术前规划

1. 患者结节邻近 S^2b 与 S^3a 段间静脉 V^2c，位于 S^2b 与 S^3a 之间，拟行右肺上叶后段外亚段＋前段外亚段（RS^2b+S^3a）切除术。

2. 需切断的解剖结构：动脉 $Asc.A^2b$、A^3a，支气管 B^2b、B^3a，静脉 V^2c。

3. 需保留的解剖结构：S^2a 与 S^2b 亚段间静脉 V^2b，S^3a 与 S^3b 亚段间静脉 V^3a。

（三）手术步骤

1. 在肺门后方切开纵隔胸膜，分离、显露右上肺支气管，中间干支气管。

2. 切开水平裂与斜裂交界处胸膜，分离、显露叶间肺动脉干、中心静脉、静脉 V^2t、动脉 $Asc.A^2b$。使用直线切割缝合器切开后斜裂。切除第 11 组淋巴结。

3. 沿中心静脉向远端分离，显露静脉 V^2c、V^3a。

4. 分离、显露动脉 $Asc.A^2b$，向远端分离至足够长度，使用直线切割缝合器切断 $Asc.A^2b$。分离静脉 V^2c 至足够长度，结扎后切断。

5. 提起静脉 V^2c 远侧残端，沿中心静脉继续向远端分离。提起动脉 $Asc.A^2b$ 远侧残端，向其深部分离，显露支气管 B^2b。沿支气管 B^2b 分离至足够长度后使用直线切割缝合器切断。

6. 在中心静脉与静脉 V^3a 结合处后方、中心静脉远端前上方，向其深部分离，显露支气管 B^3，沿 B^3 向远端分离，显露支气管 B^3a。分离支气管 B^3a 至足够长度后，结扎切断。

7. 提起支气管 B^3a 远侧残端，向其后方分离，显露动脉 A^3a，分离 A^3a 至足够长度后结扎切断。

8. 沿中心静脉继续分离，分别显露静脉 V^2b、V^3a，向远端分离至足够长度，帮助段间交界面分割。

9. 采用"改良膨胀萎陷法"确定段间交界面。待右上肺完全膨胀后单肺通气，等待约 15 分钟，膨胀的靶段 S^2b+S^3a 与萎陷的肺组织之间形成的界限即为段间交界面。

10. 沿段间静脉及膨胀萎陷肺组织交界面向远端锐性分离肺组织。至足够深度后，采用"开门技术"，使用直线切割缝合器沿段间交界面及 V^2b、V^3a 亚段间静脉切开肺组织，采用适形裁剪技术分割段间交界面。完整切除 S^2b+S^3a。移除标本。采样第 2、4、7 组淋巴结。

11. 胸腔内注水，膨肺，观察支气管残端及肺分离面有无漏气，余肺是否复张良好。

12. 肺分离面有漏气时，根据情况采用不同的方式处理、覆盖创面。

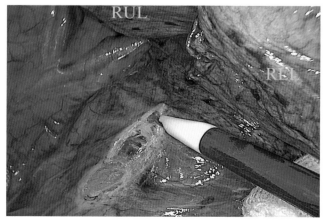

图 7-2-2-1　在肺门后方切开纵隔胸膜

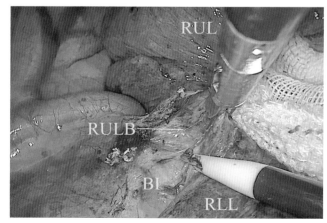

图 7-2-2-2　分离、显露右肺上叶支气管，中间干支气管

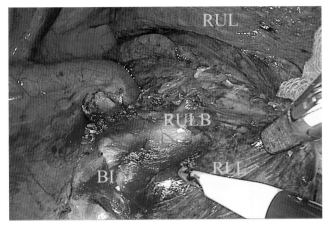

图 7-2-2-3　显露右肺上叶支气管、中间干支气管

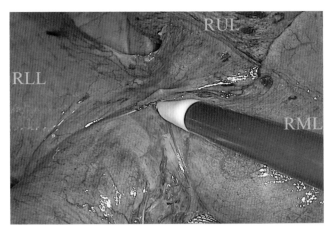

图 7-2-2-4　在斜裂与水平裂交汇处切开胸膜

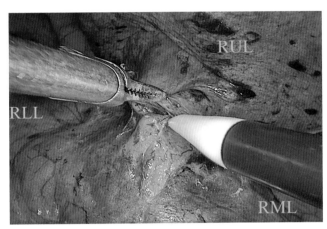

图 7-2-2-5　分离、显露叶间肺动脉干

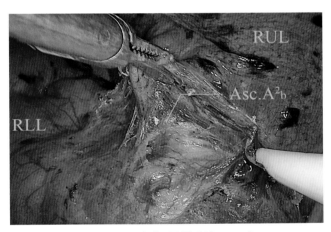

图 7-2-2-6　分离、显露动脉 Asc.A²b

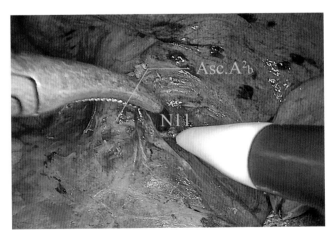

图 7-2-2-7　切除第 11 组淋巴结

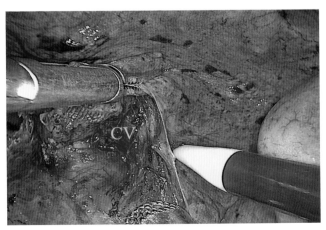

图 7-2-2-8　显露中心静脉

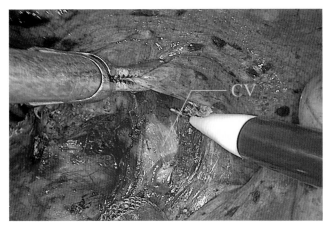

图 7-2-2-9　沿中心静脉向远端分离

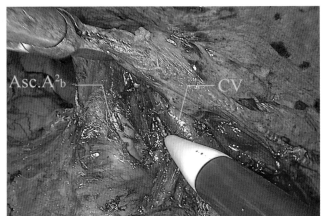

图 7-2-2-10　沿中心静脉继续向远端分离

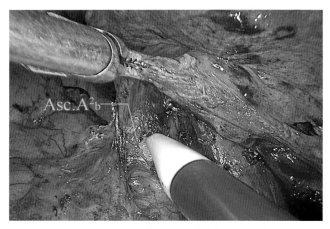

图 7-2-2-11　沿动脉 Asc.A²b 向远端分离

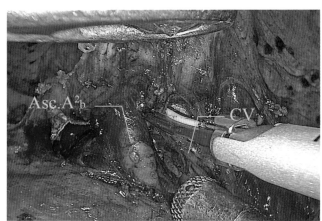

图 7-2-2-12　沿中心静脉继续向远端分离

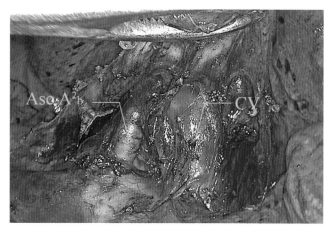

图 7-2-2-13　显露动脉 Asc.A²b、中心静脉

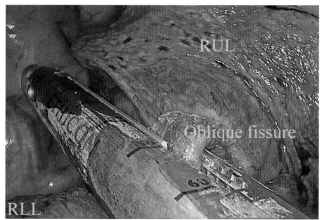

图 7-2-2-14　使用切割缝合器切开斜裂后部

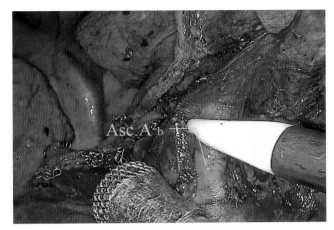

图 7-2-2-15　分离动脉 Asc.A²b

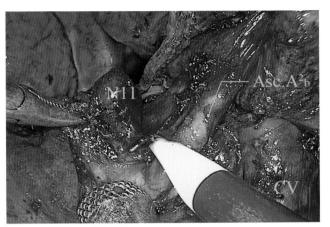

图 7-2-2-16　切除第 11 组淋巴结

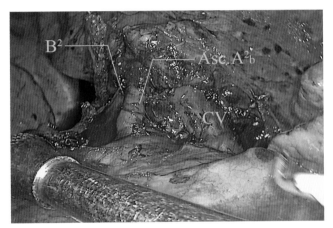

图 7-2-2-17　显露动脉 Asc.A²b 及后方支气管 B²

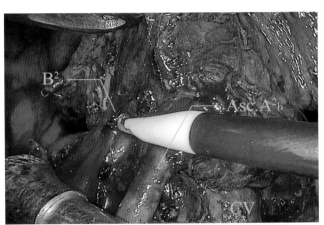

图 7-2-2-18　分离支气管 B²

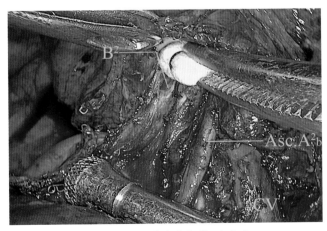

图 7-2-2-19　分离支气管 B² 分支

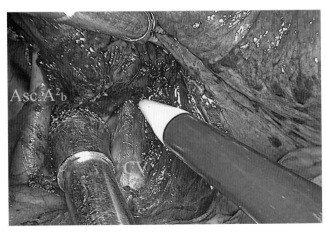

图 7-2-2-20　向远端分离中心静脉,显露静脉 V²c

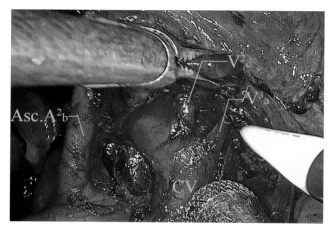

图 7-2-2-21　分离静脉 V²c

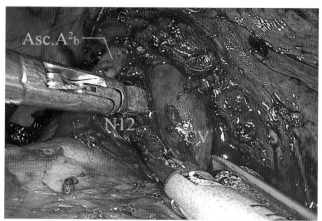

图 7-2-2-22　切除第 12 组淋巴结

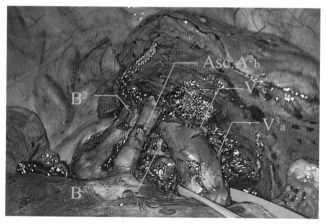

图 7-2-2-23　显露动脉 Asc.A²b、中心静脉、支气管 B³

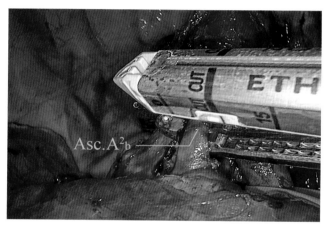

图 7-2-2-24　使用切割缝合器切断动脉 Asc.A²b

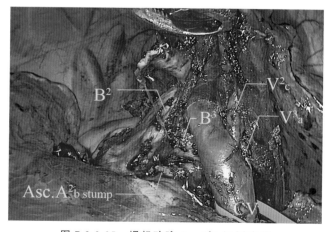

图 7-2-2-25　提起动脉 Asc.A²b 远侧残端

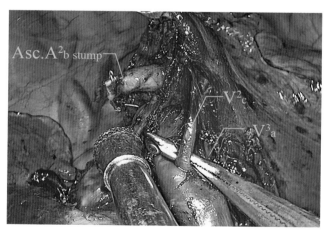

图 7-2-2-26　游离静脉 V²c

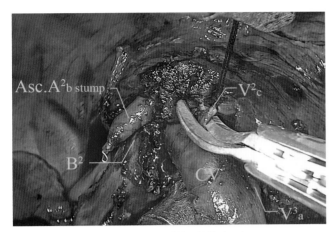

图 7-2-2-27　结扎切断静脉 V^2c

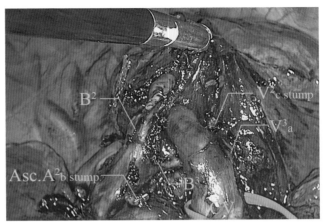

图 7-2-2-28　显露静脉 V^2c 残端

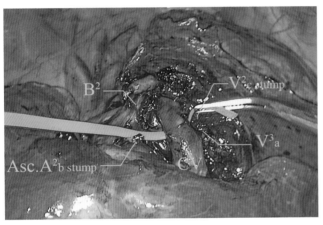

图 7-2-2-29　使用血管套带牵引中心静脉

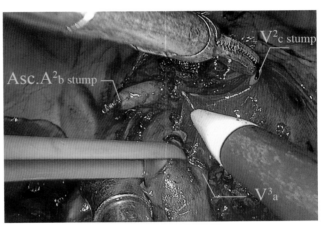

图 7-2-2-30　提起静脉 V^2c 远侧残端，向深部分离

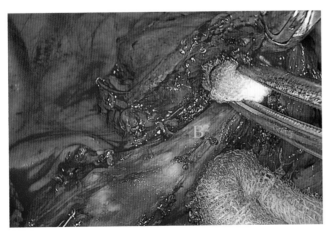

图 7-2-2-31　分离支气管 B^2

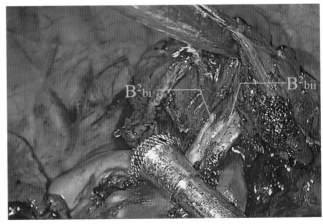

图 7-2-2-32　显露支气管 B^2b

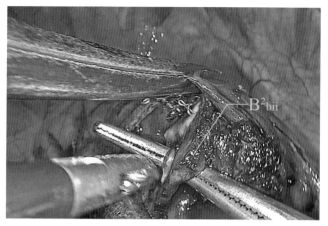

图 7-2-2-33　分离支气管 B²bii 至足够长度

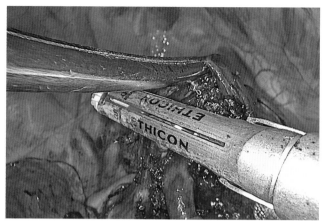

图 7-2-2-34　使用切割缝合器切断支气管 B²bii

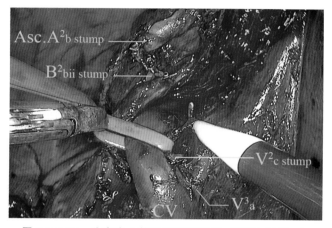

图 7-2-2-35　分离中心静脉深部肺组织，显露支气管 B³a

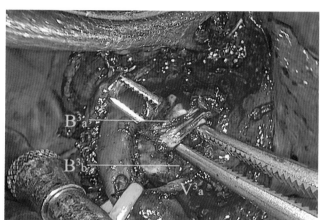

图 7-2-2-36　分离支气管 B³a 至足够长度

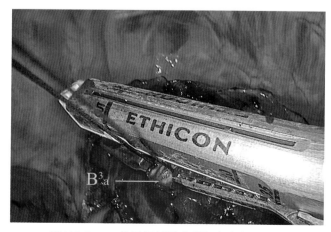

图 7-2-2-37　使用切割缝合器切断支气管 B³a

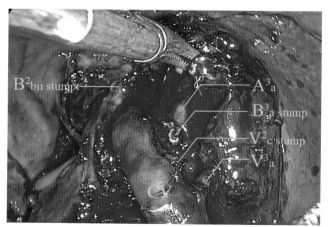

图 7-2-2-38　提起支气管 B³a 远侧残端，
显露深部伴行的动脉 A³a

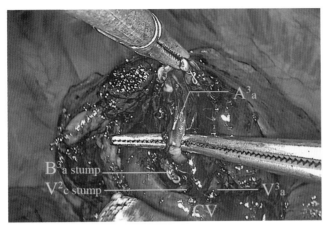

图 7-2-2-39　分离动脉 A³a 至足够长度

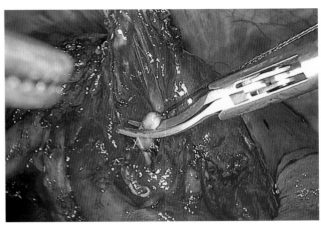

图 7-2-2-40　结扎切断动脉 A³a

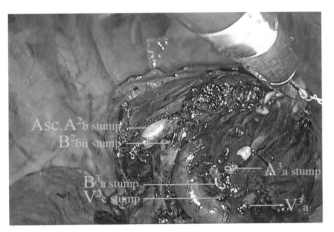

图 7-2-2-41　显示动脉 A³a 残端

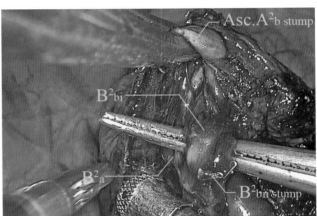

图 7-2-2-42　提起动脉 Asc.A²a 远侧残端，根据支气管动脉伴行关系判断支气管 B²bi 未切断，分离支气管 B²bi

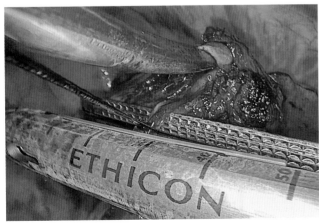

图 7-2-2-43　分离至足够长度，使用切割缝合器切断支气管 B²bi

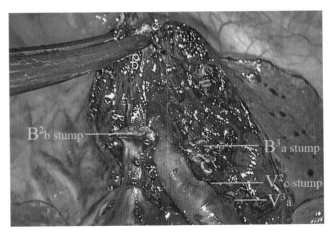

图 7-2-2-44　显示切断支气管 B²b 后残端

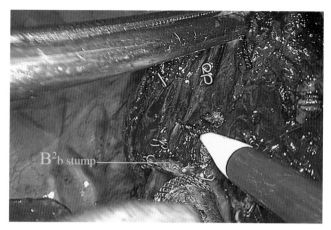

图 7-2-2-45　分离支气管 B^2b 远侧残端至足够长度

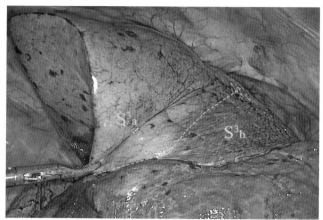

图 7-2-2-46　采用"改良膨胀萎陷法"确定段间交界面，显示 S^3a 与 S^3b 段间交界

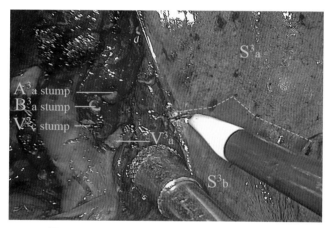

图 7-2-2-47　锐性分离 S^3a 与 S^3b 段间交界面

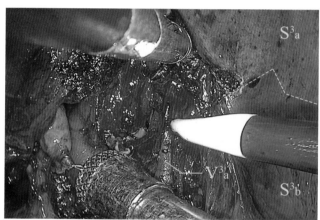

图 7-2-2-48　沿静脉 V^3a 向远端分离

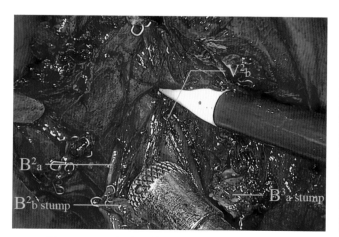

图 7-2-2-49　沿中心静脉向远端分离至静脉 V^2b

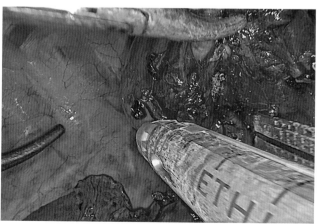

图 7-2-2-50　使用"开门技术"沿静脉 V^2b 外缘及膨胀萎陷交界面切开 S^2a 与 S^2b 段间交界

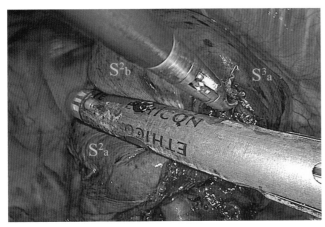

图 7-2-2-51　使用切割缝合器切开 S²a 与 S²b 段间交界

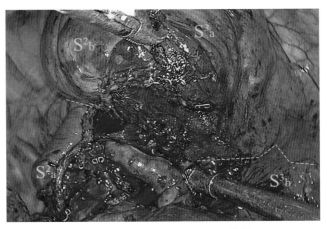

图 7-2-2-52　显示切开后段间交界

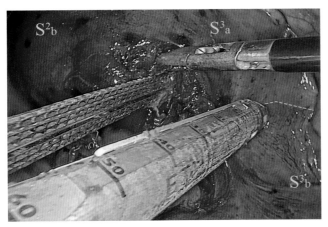

图 7-2-2-53　使用"开门技术"沿静脉 V³a 外缘及
膨胀萎陷交界面切开 S³a 与 S³b 段间交界

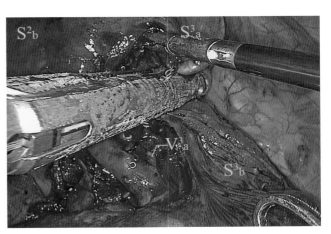

图 7-2-2-54　使用切割缝合器切开 S³a 与 S³b 段间交界

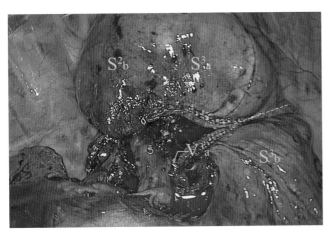

图 7-2-2-55　显示切开后段间交界

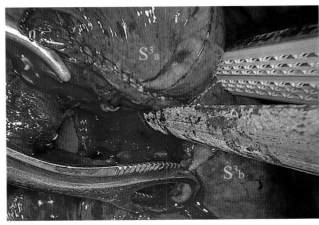

图 7-2-2-56　使用切割缝合器适形裁剪 S³a 与 S³b 段间交界面

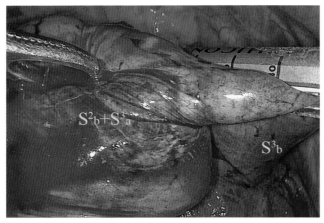

图 7-2-2-57　使用切割缝合器适形裁剪剩余段间交界

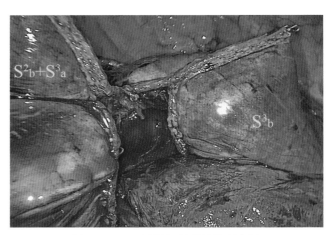

图 7-2-2-58　显示切开后的段间交界

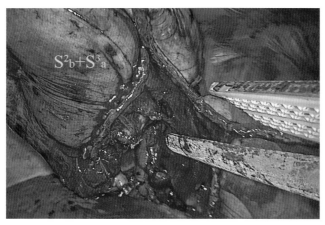

图 7-2-2-59　使用切割缝合器适形裁剪剩余段间交界

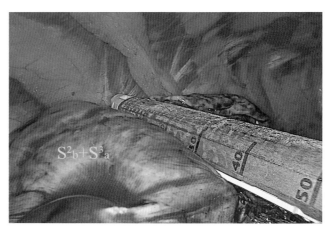

图 7-2-2-60　使用切割缝合器适形裁剪剩余段间交界

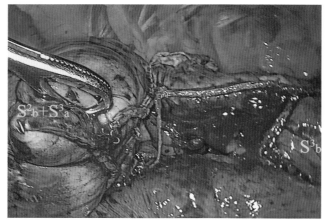

图 7-2-2-61　显示切开后的段间交界

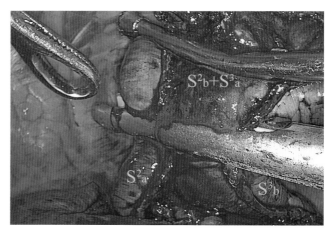

图 7-2-2-62　使用切割缝合器完整切除靶段肺组织

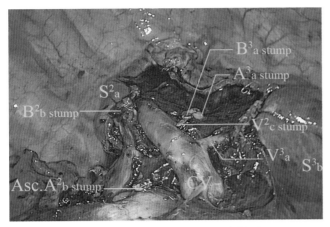
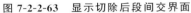

图 7-2-2-63 显示切除后段间交界面

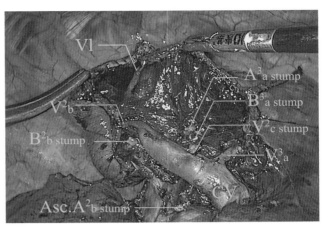

图 7-2-2-64 显示段门结构

（四）本例特点

1. S^2b+S^3a 联合亚段切除是最经典的联合亚段切除术。此例患者中，支气管为 B^1、B^2、B^3 型三分支类型，B^2 独立分支，B^2a 与 B^2b 较易辨认。但如果是 B^{1+2}、B^3 型二分支类型，B^2b 易与 B^2 混淆，造成误判误断，术中需结合动脉走行判断 B^2b。

2. 在肺实质内寻找、分离靶段结构是手术的难点之一。此例患者中，在中心静脉与 V^3a 结合处后方、中心静脉远端左前上方，向其深部分离，寻找 B^3。应注意如果有 $Asc.A^3a$，其走行在 B^3a 前方，解剖此位置时应防止损伤。寻找显露 B^3 后，沿其向远端分离，显露 B^3a。因 B^3a、B^3b 多为水平位分支，在 3D-CTBA 中，支气管可能无法显示 B^3a 次级支气管，如 B^3ai、B^3aii，易将 B^3a 次亚段支气管与 B^3a 混淆，导致切除范围变小。

3. 此例手术中，切断 B^2b 支气管时，第一次切断的是 B^2bii，后提起 $Asc.A^2b$ 远侧残端时，根据支气管动脉伴行关系判断 B^2bi 未切断，故第二次切断 B^2bi。

三、右肺上叶尖段前亚段＋前段外亚段（RS¹b＋S³a）切除术

（一）解剖特点

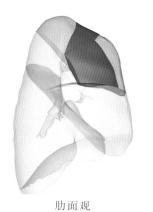

肋面观　　　　　　　　　纵隔面观

扫码可观看

三维模型动态图

图 7-2-3-a　模式图

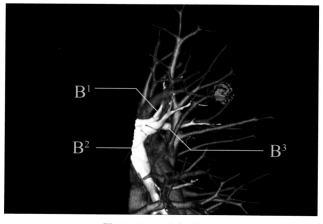

图 7-2-3-b　支气管（B）

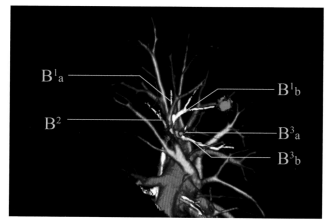

图 7-2-3-c　支气管（B）

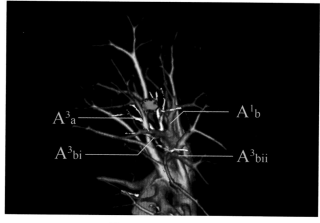

图 7-2-3-d　动脉（A）

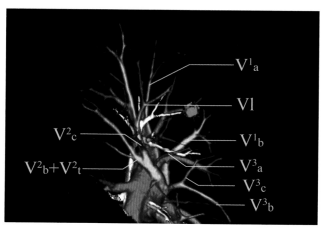

图 7-2-3-e　静脉（V）

1. 支气管：B^1、B^2、B^3 三分支类型，B^1 分为 B^1a、B^1b，B^3 分为 B^3a、B^3b。S^1b、S^3b 肺段占优势。

2. 动脉：下干支动脉分为 A^1b、A^3a+A^3bi。A^3bii 为升支动脉。

3. 静脉：中心静脉型。V^2a 与 Vl 回流至中心静脉。V^2b 与 V^2t 共干，部分中叶肺静脉回流至中心静脉。S^1b 与 S^1a 亚段间静脉 V^1a，S^1b 与 S^3b 段间静脉 V^1b 回流至上肺静脉，S^2b 与 S^3a 段间静脉 V^2c，S^3a 与 S^3b 亚段间静脉 V^3a 回流至中心静脉。

（二）术前规划

1. 患者结节位于 V^1b、V^3a 平面的上方，V^1a、Vl、V^2c 平面前方，位于 S^1b+S^3a 肺亚段间，拟行右肺上叶尖段前亚段＋前段外亚段（RS^1b+S^3a）切除术。

2. 需切断的解剖结构：支气管 B^1b、B^3a，动脉 A^1b、A^3a，亚段内静脉 $Intra.V(S^1b)$。

3. 需保留的解剖结构：S^1b 与 S^1a 亚段间静脉 V^1a、S^1b 与 S^3b 段间静脉 V^1b、S^2b 与 S^3a 段间静脉 V^2c。

（三）手术步骤

1. 切开水平裂，分离、显露中心静脉、静脉 V^3b。沿中心静脉向远端分离，显露静脉 V^3a、V^2c 及右肺中叶回流至中心静脉细小分支。

2. 沿静脉 V^3a、V^2c 向远端分离至足够长度，予以保留，分离深部肺组织，显露支气管 B^3a，分离至足够长度，使用腔镜直线切割缝合器予以切断。提起支气管 B^3a 远侧残端，向深部分离，显露动脉 A^3a。分离动脉 A^3a 至足够长度，结扎切断。

3. 切开前纵隔胸膜，沿静脉 V^1a、V^1b 之间分离。显露静脉 V^1a，结扎切断回流至 V^1a 的亚段内静脉 $Intra.V(S^1b)$。向深部分离肺组织，暴露下干支动脉，显露动脉 A^1b，分离至足够长度，结扎切断。提起动脉 A^1b 远侧残端，分离深部肺组织，显露支气管 B^1b。分离支气管 B^1b 至足够长度，使用腔镜直线切割缝合器予以切断。提起支气管 B^1b 远侧残端，向深部分离肺组织。

4. 沿动脉 A^3bii、A^3bi 表面向支气管 B^3a 残端处打开一隧道。采用"改良膨胀萎陷法"确定段间交界面。待右上肺完全膨胀后单肺通气，等待约 15 分钟，膨胀的靶段 S^1b+S^3a 与萎陷的肺组织之间形成的界限即为段间交界面。

5. 使用"开门技术"，沿静脉 V^2c、V^3a、V^1a 及段间交界面切开，采用腔镜直线切割缝合器适形裁剪段间交界面，切除 S^1b+S^3a 靶段肺组织。移除标本。采样第 2、4、7 组淋巴结。

6. 胸腔内注水，膨肺，观察支气管 B^1b、B^3a 残端及肺分离面有无漏气、余肺是否复张良好。

7. 肺分离面有漏气时，根据情况采用不同的方式处理、覆盖创面。

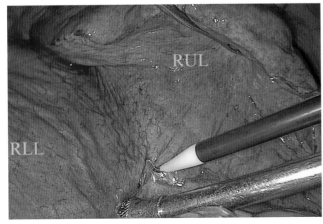

图 7-2-3-1 切开水平裂

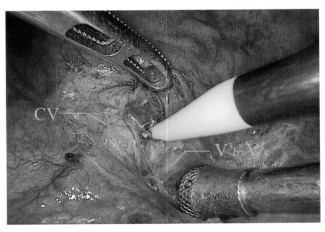

图 7-2-3-2 分离、显露中心静脉、静脉 V^3b

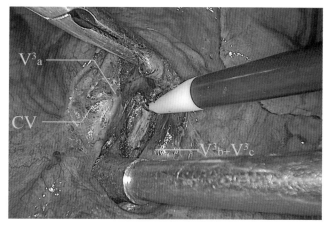

图 7-2-3-3　沿中心静脉向远端分离,显露静脉 V³a

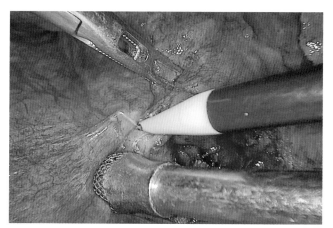

图 7-2-3-4　沿中心静脉向远端分离,显露中叶
回流至中心静脉细小分支

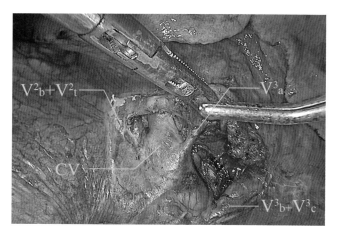

图 7-2-3-5　显露静脉 V³a、V²c

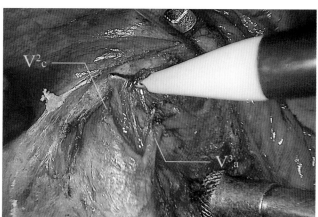

图 7-2-3-6　分离静脉 V²c

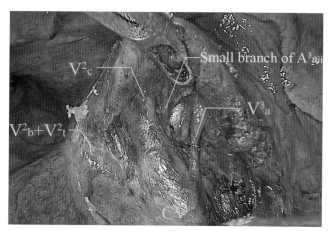

图 7-2-3-7　显露静脉 V³a、V²c 及动脉 A³aii 小分支

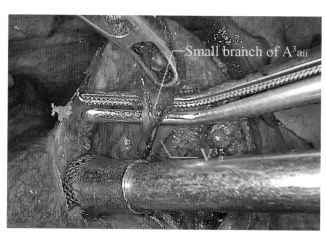

图 7-2-3-8　游离动脉 A³aii 小分支至足够长度

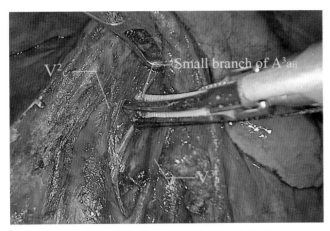

图 7-2-3-9　结扎、切断动脉 A³aii 小分支

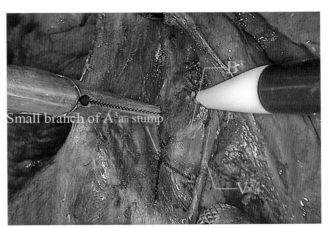

图 7-2-3-10　向深部分离,显露支气管 B³

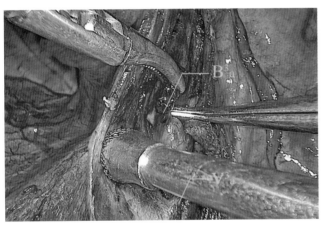

图 7-2-3-11　分离、显露支气管 B³a

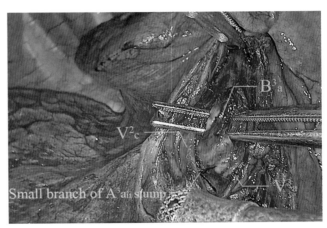

图 7-2-3-12　游离支气管 B³a 至足够长度

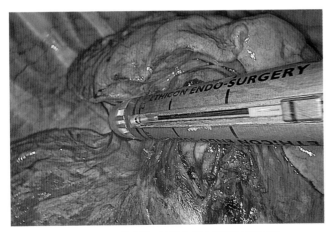

图 7-2-3-13　使用切割缝合器切断支气管 B³a

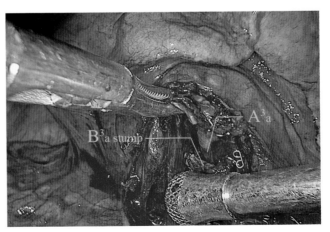

图 7-2-3-14　提起支气管 B³a 远侧残端,显露动脉 A³a

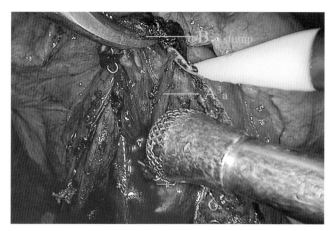

图 7-2-3-15　游离动脉 A³a 至足够长度

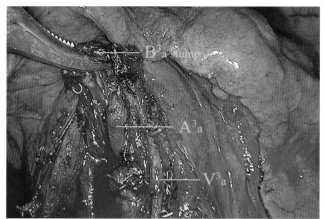

图 7-2-3-16　显露动脉 A³a

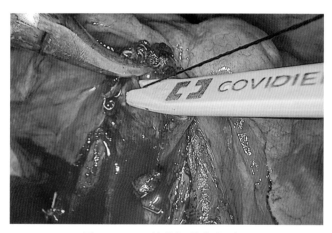

图 7-2-3-17　结扎切断动脉 A³aii

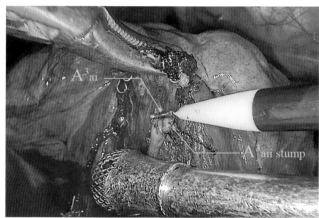

图 7-2-3-18　提起动脉 A³aii 远侧残端，向深部分离动脉 A³ai

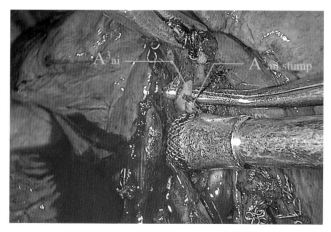

图 7-2-3-19　游离动脉 A³ai 至足够长度

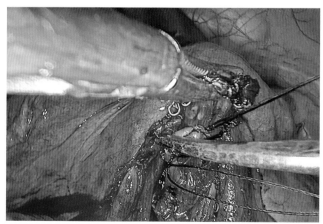

图 7-2-3-20　结扎切断动脉 A³ai

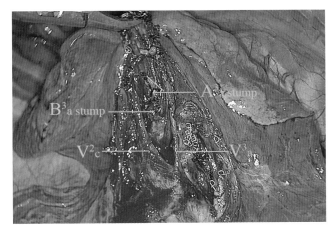

图 7-2-3-21　显露段门结构

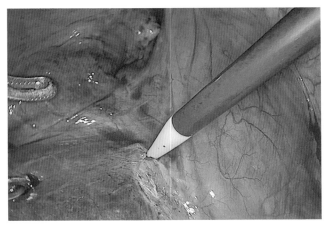

图 7-2-3-22　切开前纵隔胸膜

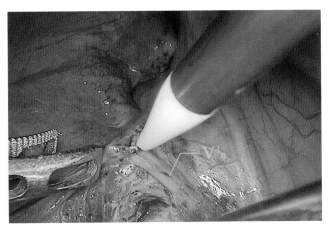

图 7-2-3-23　沿静脉 V^1a 向远端分离,显露 S^1b 的亚段内静脉

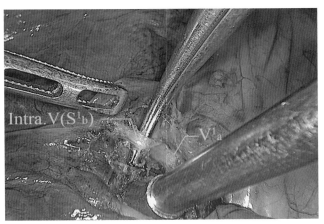

图 7-2-3-24　分离 S^1b 亚段内静脉至足够长度

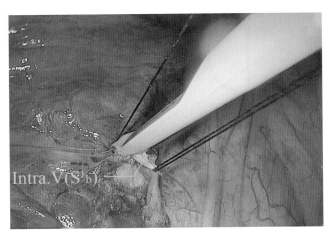

图 7-2-3-25　结扎切断 S^1b 亚段内静脉

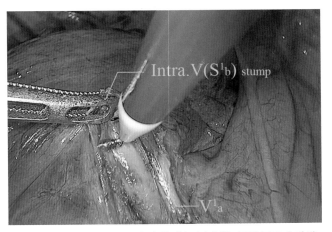

图 7-2-3-26　提起 S^1b 亚段内静脉远侧残端,显露下干支动脉

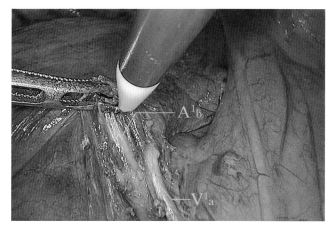

图 7-2-3-27　分离、显露动脉 A¹b

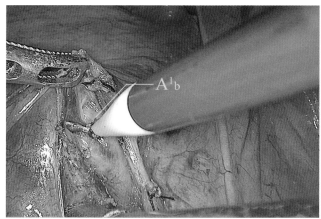

图 7-2-3-28　分离动脉 A¹b 至足够长度

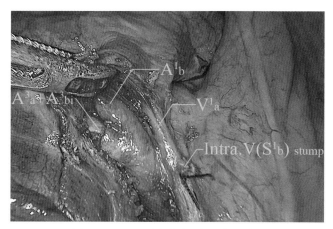

图 7-2-3-29　显露动脉 A¹b、A³a、A³bi

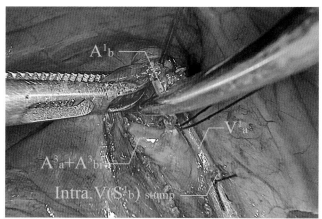

图 7-2-3-30　结扎、切断动脉 A¹b

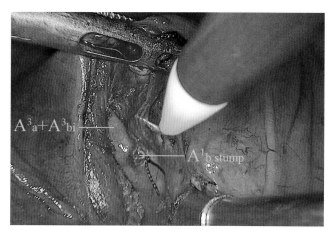

图 7-2-3-31　提起动脉 A¹b 远侧残端,向深部分离

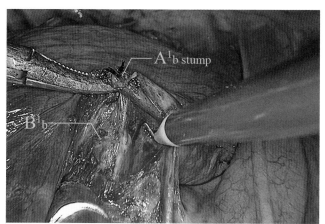

图 7-2-3-32　显露支气管 B¹b

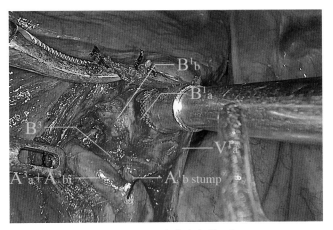

图 7-2-3-33　分离支气管 B^1b

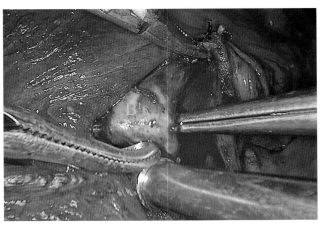

图 7-2-3-34　游离支气管 B^1b 至足够长度

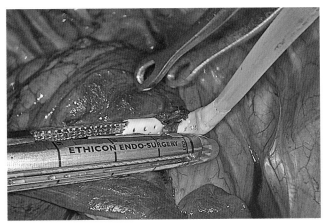

图 7-2-3-35　使用切割缝合器切断支气管 B^1b

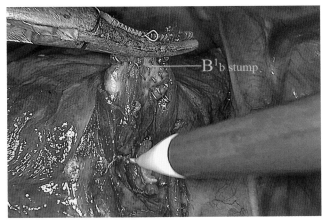

图 7-2-3-36　提起支气管 B^1b 远侧残端，向深部分离

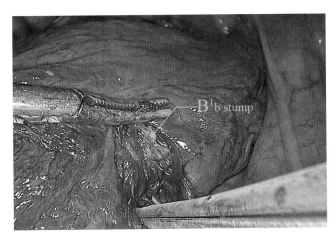

图 7-2-3-37　沿动脉 A^3bii、A^3bi 表面
向支气管 B^3a 残端处打开一隧道

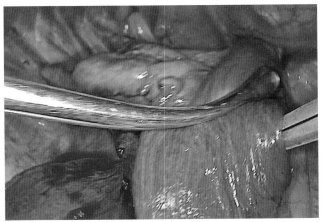

图 7-2-3-38　继续沿动脉 A^3bii、A^3bi 表面
向支气管 B^3a 残端处打开一隧道

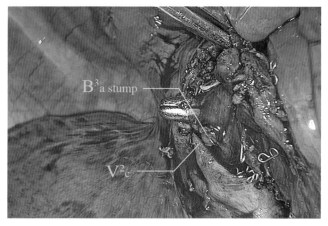

图 7-2-3-39 再继续沿动脉 A³bii、A³bi 动脉
向支气管 B³a 残端处打开一隧道

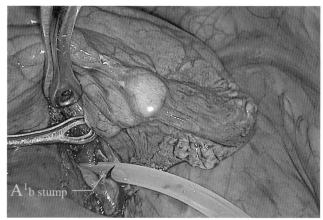

图 7-2-3-40 显示隧道入口

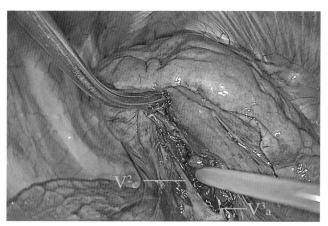

图 7-2-3-41 显示隧道出口

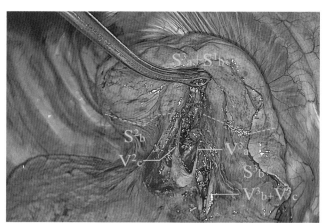

图 7-2-3-42 采用"改良膨胀萎陷法"确定段间交界面

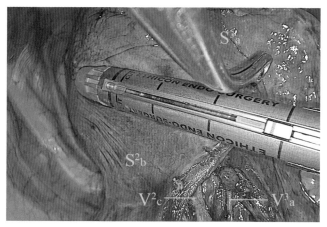

图 7-2-3-43 使用"开门技术"沿静脉 V²c 外侧缘
插入膨胀萎陷交界面肺组织

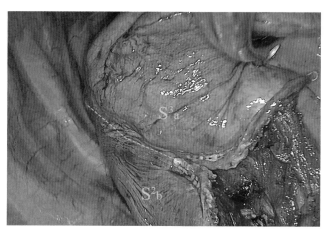

图 7-2-3-44 显露切开后的段间交界面

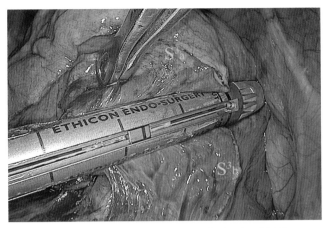

图 7-2-3-45 使用"开门技术"沿静脉 V^3a 外侧缘
插入膨胀萎陷交界面肺组织

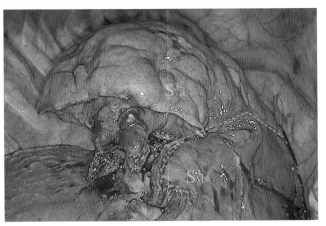

图 7-2-3-46 显露切开后的段间交界面

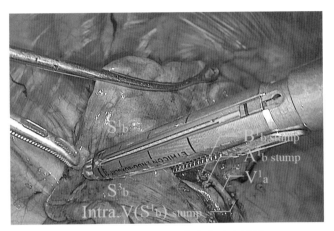

图 7-2-3-47 在前纵隔面，沿膨胀萎陷交界面
在动脉 A^3bi、A^3bii 上方插入切割缝合器

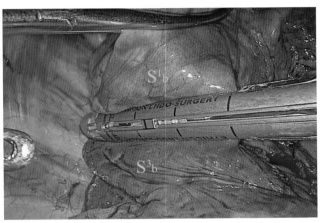

图 7-2-3-48 使用切割缝合器沿膨胀萎陷交界面
切开 S^1b 与 S^3b 段间交界

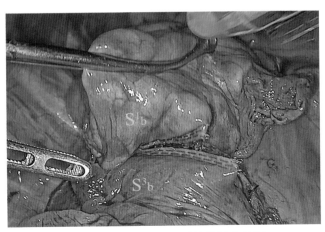

图 7-2-3-49 显露切开后的段间交界面

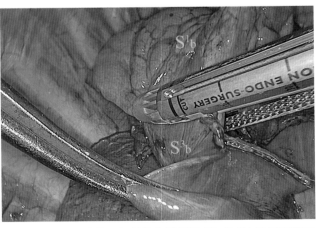

图 7-2-3-50 继续使用切割缝合器切开 S^1b 与 S^3b 段间交界面

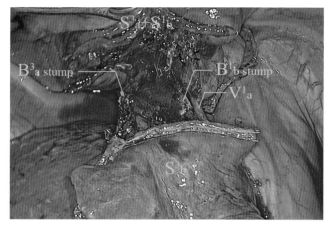

图 7-2-3-51　显露切开后段间交界面

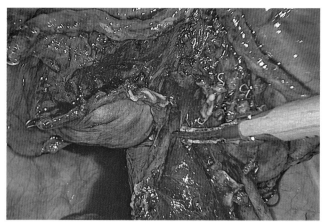

图 7-2-3-52　使用超声刀锐性分离段间交界面

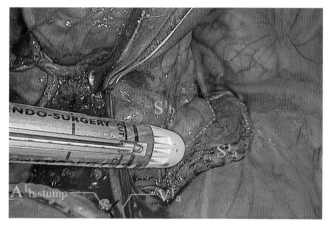

图 7-2-3-53　使用"开门技术"沿静脉 V¹a 外侧缘
插入膨胀萎陷交界面肺组织

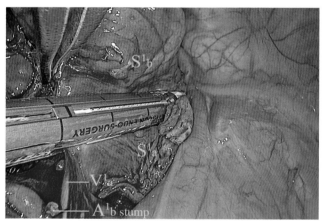

图 7-2-3-54　切开 S¹a 与 S¹b 段间交界

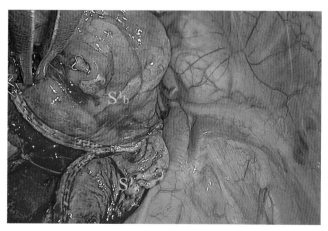

图 7-2-3-55　显露切开后的段间交界面

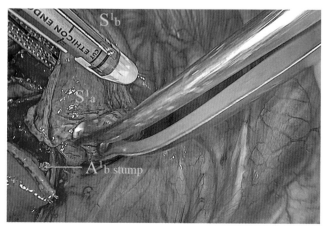

图 7-2-3-56　使用切割缝合器适形裁剪段间交界面

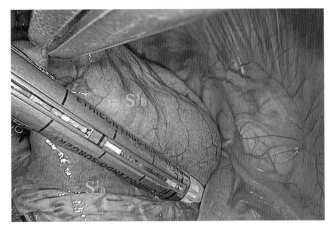

图 7-2-3-57　切开 S¹a 与 S¹b 段间交界面

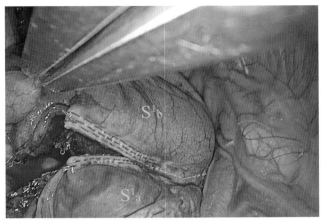

图 7-2-3-58　显露切开后的段间交界面

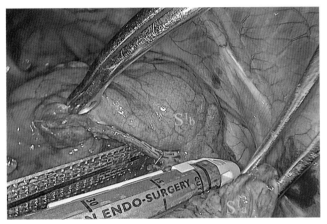

图 7-2-3-59　使用切割缝合器适形裁剪段间交界面

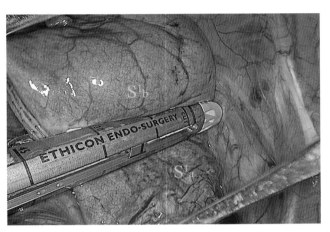

图 7-2-3-60　继续切开 S¹a 与 S¹b 段间交界面

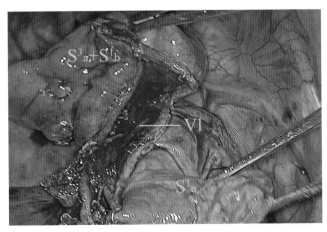

图 7-2-3-61　显露切开后段间交界面

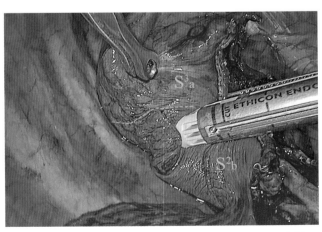

图 7-2-3-62　使用切割缝合器适形裁剪 S³a 与 S²b 段间交界面

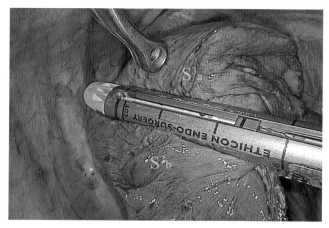

图 7-2-3-63　切开 S³a 与 S²b 段间交界面

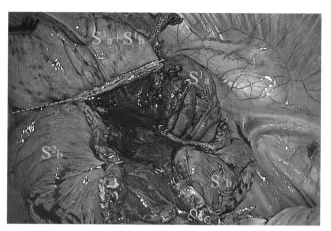

图 7-2-3-64　显露切开后的段间交界面

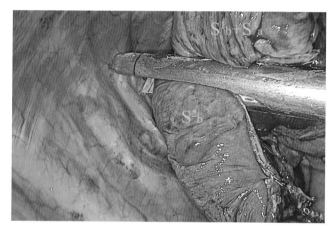

图 7-2-3-65　切除 S¹b＋S³a 靶段肺组织

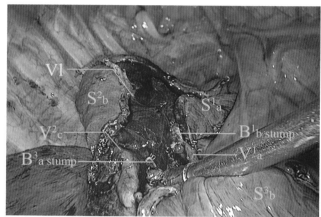

图 7-2-3-66　显露段门结构

（四）本例特点

1. 患者结节位于 V¹b、V³a 平面的上方，V¹a、Vl、V²c 平面前方，处于 S¹b＋S³a 肺亚段间，按照传统的手术方案切除较困难。可以选择的手术方案包括：肺叶切除、S¹＋S³ 联合段切除、S¹b＋S³ 段联合亚段切除、S¹b＋S³a 联合亚段切除等。根据患者的解剖特点：S¹b 体积较大，水平裂发育较差，最终选择了 S¹b＋S³a 联合亚段切除，相当于把右上叶劈成两半，保证了足够的切缘距离，也保留了 S³b 肺功能。

2. 分离及切断 B³a 支气管时，因 B³a 支气管常分为上下分支的 B³ai、B³aii，尽可能在 B³a、B³b 分支起始部明确 B³a，否则可能仅切断位置表浅的 B³ai，遗留 B³aii 未切断。

3. 在 S³ 动脉的分支中，此患者的下干支动脉为 A³a＋A³bi，A¹b、A³bii 为前升支动脉，在分离及切断 A³a 动脉时，需要分离 A³a＋A³bi 动脉至足够远，保留 A³bi 分支，再切断 A³a。若在靠近下干支分支处结扎切断，将损伤 A³bi。

第三节　次亚段切除术

一、右肺上叶前段内亚段 i 次亚段（RS³bi）切除术

（一）解剖特点

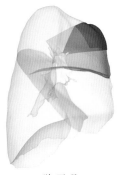
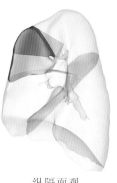

扫码可观看

三维模型动态图

肋面观　　　　　　　　纵隔面观

图 7-3-1-a　模式图

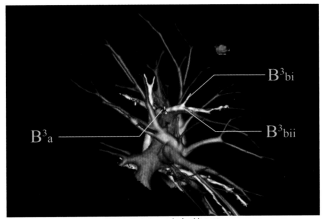

图 7-3-1-b　支气管（B）

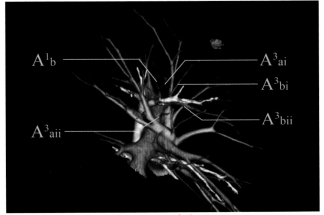

图 7-3-1-c　动脉（A）

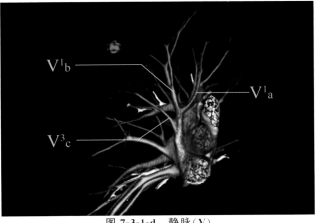

图 7-3-1-d　静脉（V）

1. 支气管：B^1+B^2、B^3 二分支类型，B^3 分为外侧分支 B^3a、内侧分支 B^3b，B^3b 继续分为上分支 B^3bi、下分支 B^3bii。

2. 动脉：下干支分为 A^1b+A^3ai、A^3bi+A^3bii，升支动脉分为 $Asc.A^2b$、$Asc.A^3aii$，上干支动脉分为 $A^1a+Rec.A^2a$。

3. 静脉：中心静脉型。V^3c 为 S^3bi 与 S^3bii 次亚段间静脉，V^1b 为 S^3bi 与 S^1b 段间静脉。S^1a 与 S^1b 亚段间静脉 V^1a、V^1b、V^3c 汇合后共干汇入上肺静脉。

（二）术前规划

1. 患者结节紧邻动脉 A^3bi，位于 S^3bi 内，S^3 体积较大，可以保证足够切缘距离，拟行右肺上叶前段内亚段 i 次亚段（RS^3bi）切除术。

2. 需切断的解剖结构：动脉 A^3bi，支气管 B^3bi。

3. 需保留的解剖结构：静脉 V^3c、V^1b。

（三）手术步骤

1. 在肺门前方切开纵隔胸膜，分离、显露静脉 V^1a、V^1b、V^3c。

2. 沿静脉 V^1b、V^3c 向远端分离，分离两者之间肺组织，显露深部的动脉 A^3b，沿其向远端分离，显露动脉 A^3bi，分离至足够长度后，结扎切断。

3. 提起动脉 A^3bi 远侧残端，沿静脉 V^1b、V^3c 之间向其深部分离，显露支气管 B^3bi，向其远端分离至足够长度后，结扎切断。

4. 提起支气管 B^3bi 远侧残端，沿静脉 V^1b、V^3c 继续向远端分离，方便段间交界面分割。

5. 采用"改良膨胀萎陷法"确定段间交界面。待右上肺完全膨胀后单肺通气，等待约 15 分钟，膨胀的 S^3bi 与萎陷的肺组织之间形成的界限即为段间交界面。

6. 沿静脉 V^1b、V^3c 及膨胀萎陷肺组织交界面向远端锐性分离肺组织。至足够深度后，使用"开门技术"，沿段间交界面及 V^1b、V^3c 段间静脉切开肺组织，使用腔镜直线切割缝合器采用适形裁剪技术分割段间交界面。完整切除 S^3bi。移除标本。采样第 2、4 组淋巴结。

7. 胸腔内注水，膨肺，观察支气管残端及肺分离面有无漏气，余肺是否复张良好。

8. 肺分离面有漏气时，根据情况采用不同的方式处理、覆盖创面。

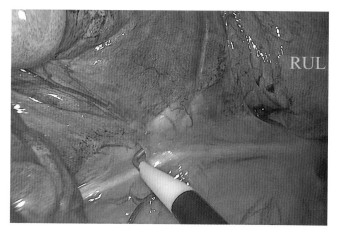

图 7-3-1-1　在肺门前方切开纵隔胸膜

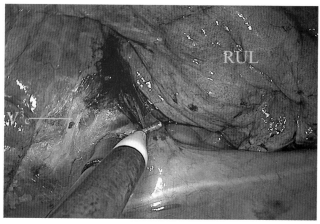

图 7-3-1-2　显露静脉分支

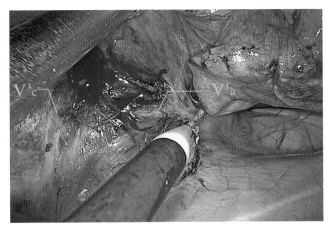

图 7-3-1-3　向远端分离，显露静脉 V¹a

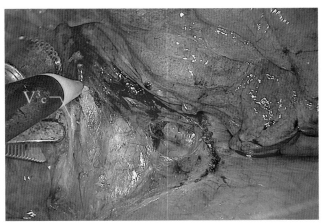

图 7-3-1-4　分离、显露静脉 V³c

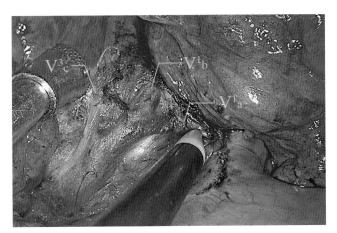

图 7-3-1-5　显露静脉 V¹a、V¹b、V³c

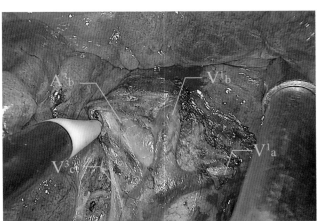

图 7-3-1-6　在静脉 V¹b、V³c 之间向深部分离，显露动脉 A³b

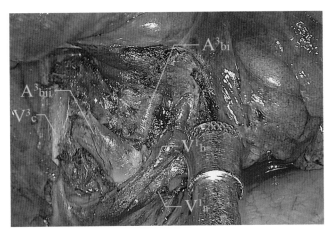

图 7-3-1-7　分离、显露动脉 A³bi

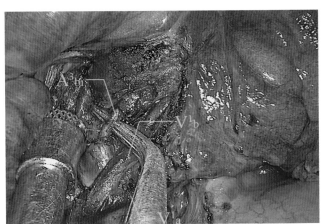

图 7-3-1-8　分离动脉 A³bi 至足够长度

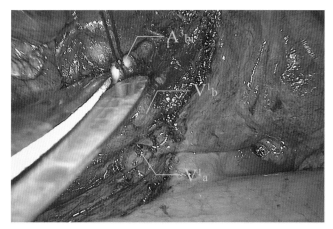

图 7-3-1-9　结扎后切断动脉 A³bi

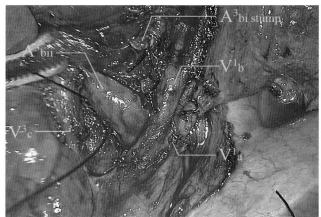

图 7-3-1-10　显露动脉 A³bi 残端

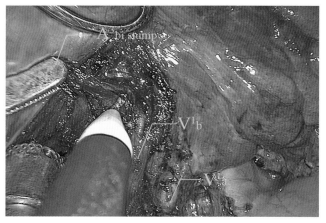

图 7-3-1-11　提起动脉 A³bi 远侧残端，向深部分离

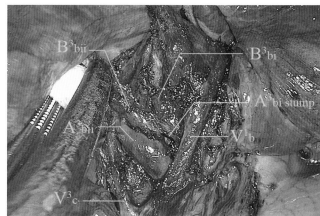

图 7-3-1-12　分离、显露支气管 B³bi

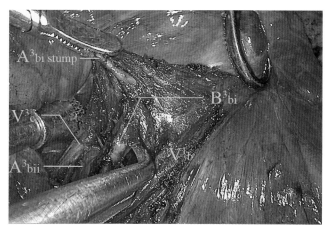

图 7-3-1-13　分离支气管 B³bi 至足够长度

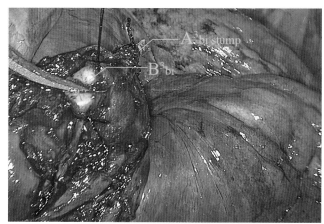

图 7-3-1-14　结扎后切断支气管 B³bi

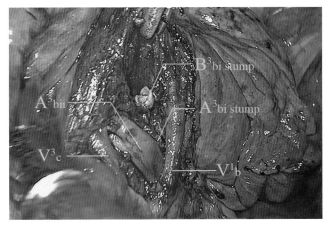

图 7-3-1-15　提起支气管 B³bi 远侧残端，显露段门结构

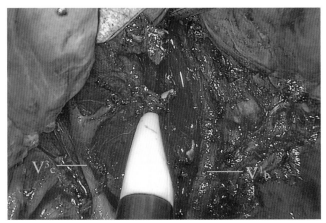

图 7-3-1-16　分离深部段间交界肺组织

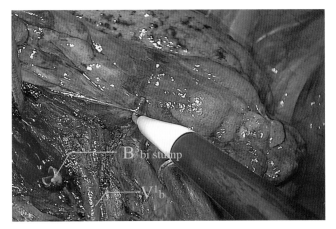

图 7-3-1-17　沿静脉 V¹b 向远端分离

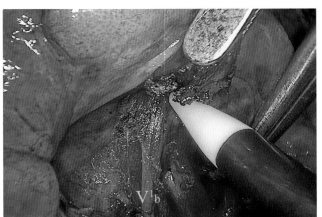

图 7-3-1-18　沿静脉 V¹b 继续向远端分离

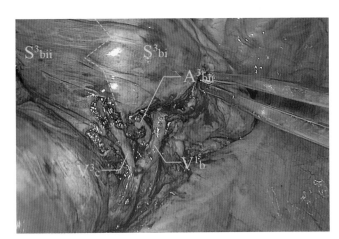

图 7-3-1-19　使用"改良膨胀萎陷法"确定段间交界面

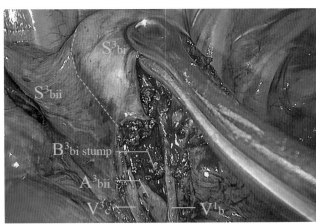

图 7-3-1-20　提起靶段肺组织，显露残端

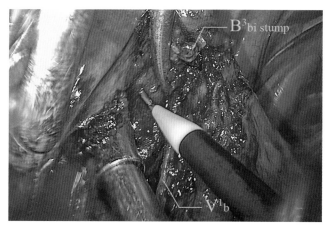

图 7-3-1-21　沿膨胀萎陷交界面使用电刀
　　　　　　分离段间交界面

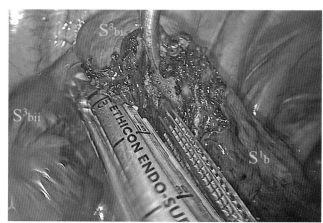

图 7-3-1-22　在静脉 V^3c 上方沿膨胀萎陷交界面
　　　　　　使用"开门技术"切开段间交界

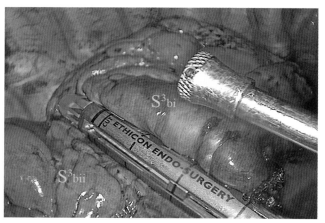

图 7-3-1-23　使用切割缝合器切开 S^3bi 与 S^3bii 段间交界

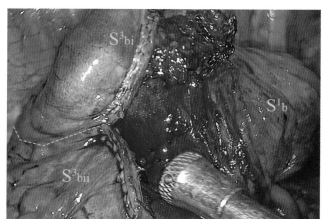

图 7-3-1-24　显露切开后段间交界

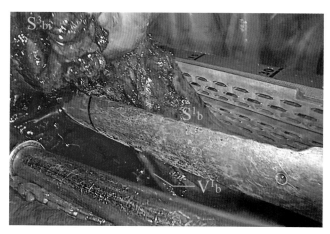

图 7-3-1-25　在静脉 V^1b 上方沿膨胀萎陷交界面
　　　　　　使用"开门技术"切开段间交界

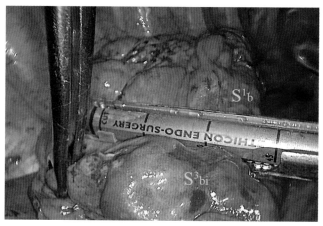

图 7-3-1-26　使用切割缝合器切开
　　　　　　S^3bi 与 S^1b 段间交界

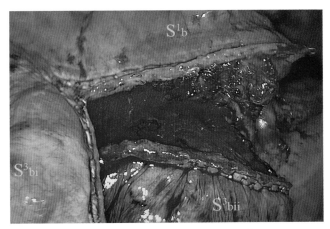

图 7-3-1-27 显露切开后段间交界

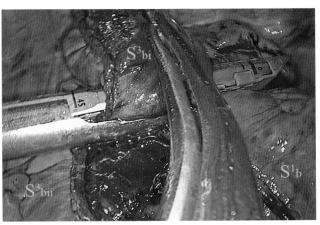

图 7-3-1-28 使用切割缝合器适形裁剪段间交界

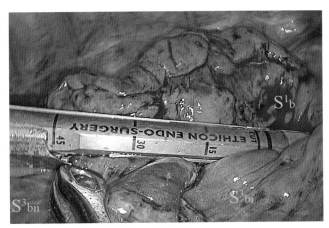

图 7-3-1-29 使用切割缝合器完整切除靶段肺组织

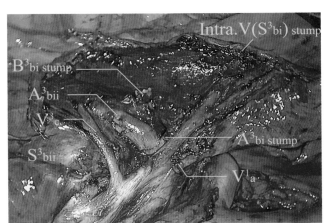

图 7-3-1-30 显示切除后段门结构

（四）本例特点

1. 次亚段肺组织范围相对较小,血管、支气管更加纤细,手术操作要求更加精细。相对楔形切除来说,次亚段切除术可以深入肺实质内达到足够深的距离,保证了足够切缘,同时减少了楔形切除对周围支气管、血管的损伤,也减少了对保留肺组织的压榨。

2. 在手术开始时,应沿亚段间静脉、次亚段间静脉向远端做足够的分离,然后在两支静脉之间向远端分离肺组织,尽量扩大工作面,之后再暴露分离深部靶段动脉、支气管。

3. 在"改良膨胀萎陷法"形成段间交界面后,应沿亚段间静脉、次亚段间静脉以及膨胀萎陷交界面向远端分离,采用超声刀、电刀等锐性解剖的方式分离段间交界面肺组织至足够距离,之后使用直线切割缝合器裁剪,这样可以使段间交界面更加舒展,保留肺组织压榨少,形态满意。

4. 本例术中显露分离的动脉、支气管较细小,注意避免损伤。A^3bi 走行方向多与 A^3b 竖直,且直径较细,分离时易损伤,应注意。

二、右肺上叶前段内亚段 ii 次亚段（RS³bii）切除术

（一）解剖特点

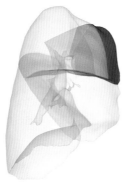 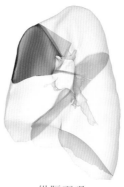

扫码可观看

三维模型动态图

肋面观　　　　　　　　　纵隔面观

图 7-3-2-a　模式图

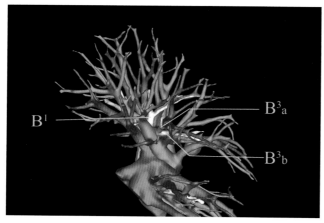

图 7-3-2-b　支气管（B）

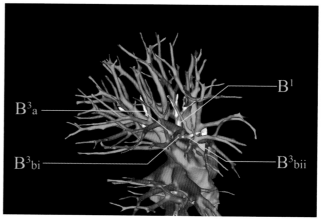

图 7-3-2-c　支气管（B）

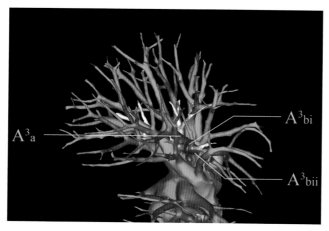

图 7-3-2-d　动脉（A）

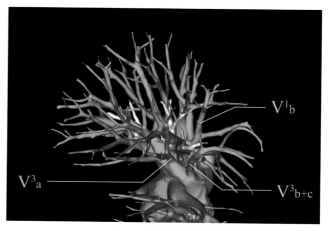

图 7-3-2-e　静脉（V）

1. 支气管：B^1、B^2、B^3 三分支类型。B^3 分为外侧分支 B^3a、内侧分支 B^3b，B^3b 分为外分支 B^3bi、内分支 B^3bii。

2. 动脉：下干支由 A^3a、A^3b 组成。A^3b 分为 A^3bi、A^3bii 两支。

3. 静脉：中心静脉型。S^1b 与 S^3 段间静脉 V^1b 与 V^1a 共干回流至上肺静脉，S^3a 与 S^3b 亚段间静脉 V^3a 回流至中心静脉，静脉 V^3b+c 回流至上肺静脉。

（二）术前规划

1. 患者结节紧邻动脉 A^3bii，位于 S^3bii 内，术前影像学诊断考虑为错构瘤。拟行右肺上叶前段内亚段 ii 次亚段（RS^3bii）切除术。

2. 需切断的解剖结构：动脉 A^3bii，支气管 B^3bii，静脉 V^3b+c。

3. 需保留的解剖结构：S^1b 与 S^3bii 段间静脉 V^1b。此患者静脉 V^3b+c 属支为 S^3bii 与 S^3bi 的次亚段间静脉，但患者结节切缘临近 V^3b，术中予以切断。如切缘距离足够，术中应予以保留。

（三）手术步骤

1. 在肺门前方切开纵隔胸膜，分离、显露右上肺静脉、肺动脉根部。

2. 在肺门前方切开水平裂胸膜，分离、显露静脉 V^3b+c、中心静脉。沿静脉 V^3b+c 向远端分离至足够长度后，结扎切断。

3. 提起静脉 V^3b+c 远侧残端，沿中心静脉及静脉 V^1b 向远端分离，分离深部肺组织，显露静脉 V^3a。

4. 沿动脉 A^3 向远端分离，显露动脉 A^3bii，分离至足够长度后，结扎切断。

5. 提起动脉 A^3bii 远侧残端，向深部分离，显露支气管 B^3bii，分离至足够长度后，结扎切断。

6. 采用"改良膨胀萎陷法"确定段间交界面。待右上肺完全膨胀后单肺通气，等待约 15 分钟，膨胀的 S^3bii 与萎陷的肺组织之间形成的界限即为段间交界面。

7. 沿膨胀萎陷肺组织交界面向远端锐性分离肺组织。至足够深度后，使用"开门技术"，沿段间交界面切开肺组织，使用腔镜直线切割缝合器采用适形裁剪技术分割段间交界面。完整切除 S^3bii。移除标本。采样第 2、4、7 组淋巴结。

8. 胸腔内注水，膨肺，观察支气管残端及肺分离面有无漏气、余肺是否复张良好。

9. 肺分离面有漏气时，根据情况采用不同的方式处理、覆盖创面。

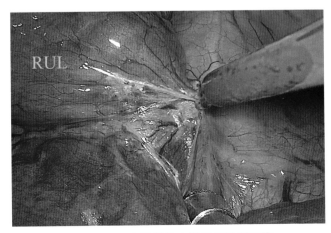
图 7-3-2-1　在肺门前方切开前纵隔胸膜

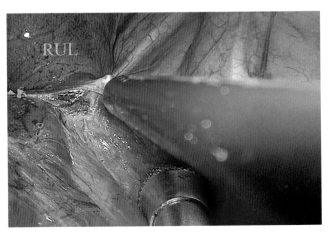
图 7-3-2-2　分离、显露右上肺静脉、肺动脉根部

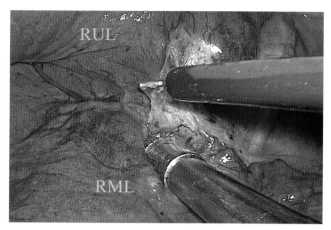

图 7-3-2-3　在肺门前方切开水平裂胸膜

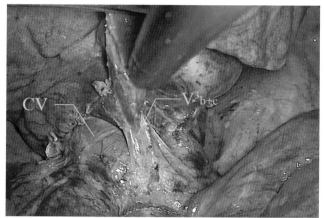

图 7-3-2-4　分离、显露静脉 V³b＋c、中心静脉

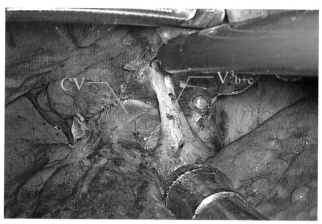

图 7-3-2-5　沿静脉 V³b＋c 向远端分离至足够长度

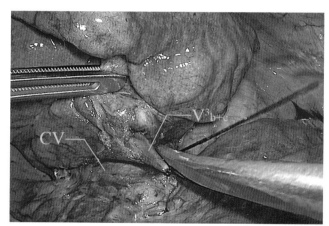

图 7-3-2-6　结扎静脉 V³b＋c

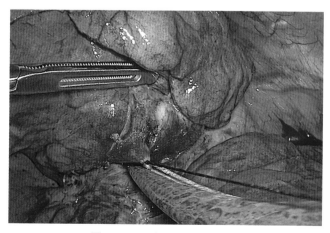

图 7-3-2-7　切断静脉 V³b＋c

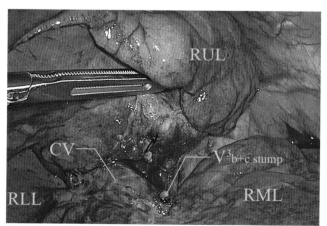

图 7-3-2-8　显露静脉 V³b＋c 残端

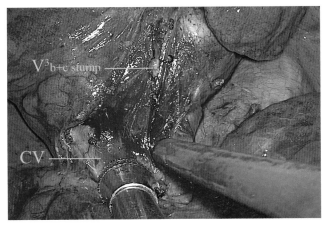

图 7-3-2-9　提起静脉 V^3b+c 远侧残端，向深部分离

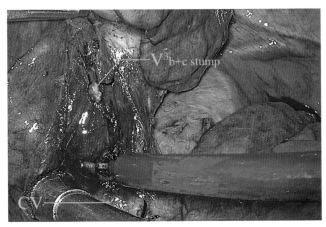

图 7-3-2-10　沿中心静脉向远端分离

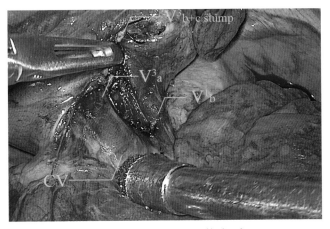

图 7-3-2-11　分离、显露静脉 V^3a

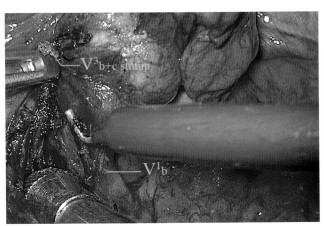

图 7-3-2-12　沿静脉 V^1b 向远端分离

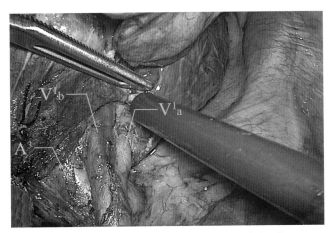

图 7-3-2-13　显露静脉 V^1b 后方深部动脉 A^3

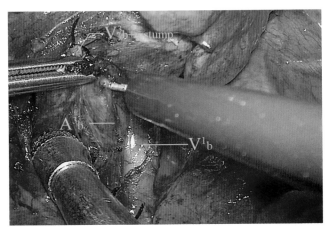

图 7-3-2-14　沿动脉 A^3b 向远端分离

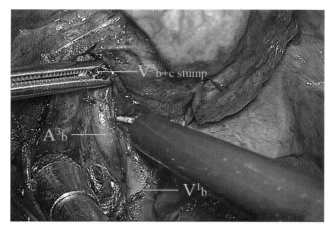

图 7-3-2-15　分离动脉 A³b

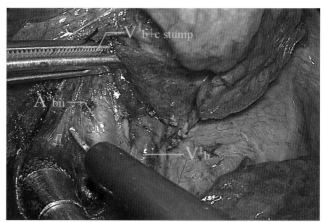

图 7-3-2-16　显露动脉 A³bii

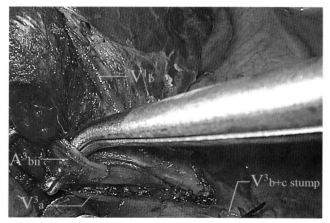

图 7-3-2-17　分离动脉 A³bii 至足够长度

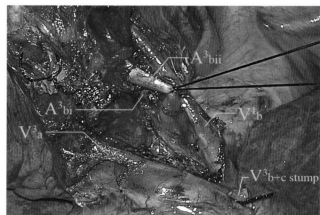

图 7-3-2-18　结扎动脉 A³bii

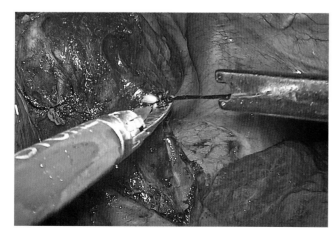

图 7-3-2-19　切断动脉 A³bii

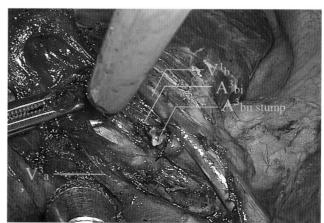

图 7-3-2-20　提起动脉 A³bii 远侧残端,向深部分离

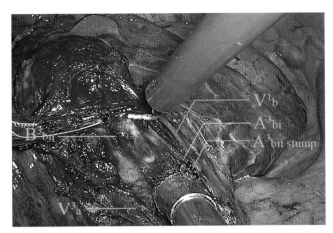

图 7-3-2-21 分离支气管 B³bii

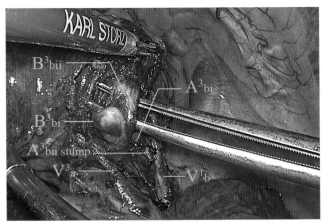

图 7-3-2-22 分离支气管 B³bii 至足够长度

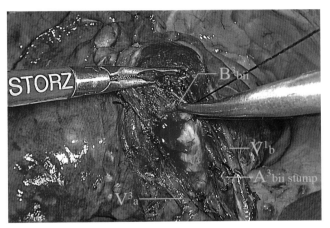

图 7-3-2-23 结扎支气管 B³bii

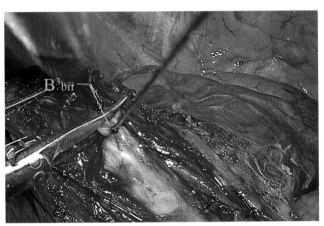

图 7-3-2-24 切断支气管 B³bii

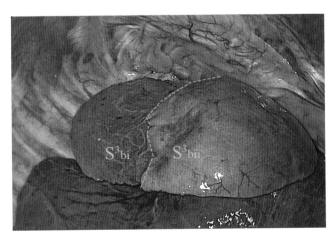

图 7-3-2-25 使用"改良膨胀萎陷法"确定段间交界面(一)

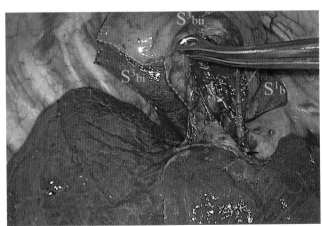

图 7-3-2-26 使用"改良膨胀萎陷法"确定段间交界面(二)

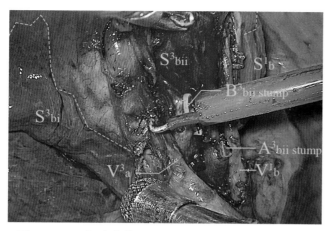

图 7-3-2-27　沿膨胀萎陷肺组织交界面和亚段间静脉 V³a
锐性向远端分离段间交界面

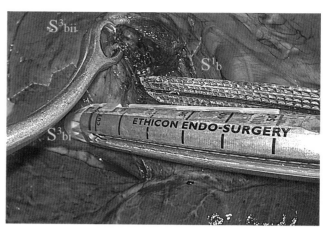

图 7-3-2-28　沿膨胀萎陷交界面使用
"开门技术"切开段间交界

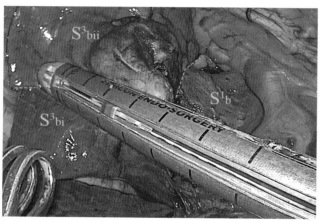

图 7-3-2-29　使用切割缝合器切开 S³bi 与 S³bii 段间交界面

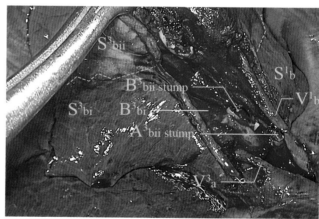

图 7-3-2-30　显露切开后的段间交界

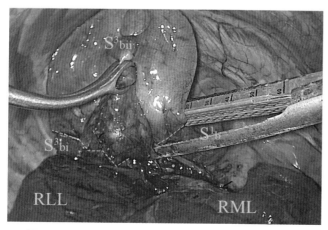

图 7-3-2-31　沿膨胀萎陷交界面及 V¹b 裁剪段间交界

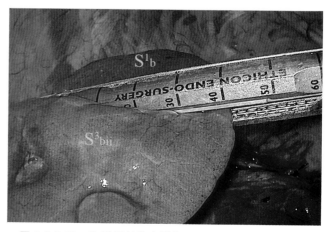

图 7-3-2-32　使用切割缝合器切开 S³bii 与 S¹b 段间交界

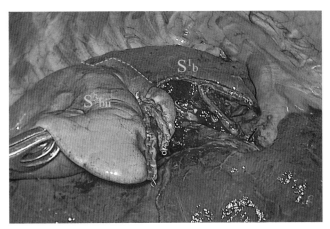

图 7-3-2-33 显露切开后的段间交界

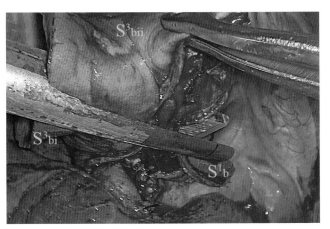

图 7-3-2-34 切除剩余靶段肺组织

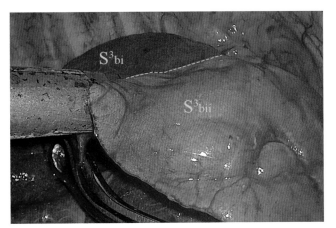

图 7-3-2-35 切除剩余靶段肺组织

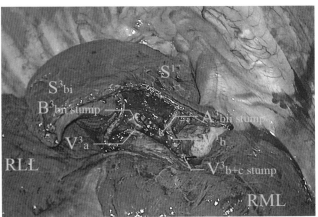

图 7-3-2-36 显露切除后的段间交界面

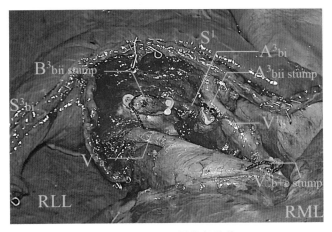

图 7-3-2-37 显露段门结构

（四）本例特点

1. 本例患者 S^3 发育较大，次亚段切除可以保证足够的切缘距离。S^3bi 的解剖结构支气管 B^3bi、动脉 A^3bi 距离切缘较近，楔形切除易损伤 S^3bi 的支气管、血管。为避免损伤 S^3bi 的支气管、血管，故选择 S^3bii 次亚段切除。

2. 此患者水平裂发育较好，中叶无静脉回流至静脉 V^3b，手术中可以切断 V^3b，降低了手术难度。如果水平裂发育欠佳，V^3b 为上叶与中叶的叶间静脉，收集上叶与中叶的部分静脉回流。此时可待采用"改良膨胀萎陷法"确定段间交界面后，沿 V^3b 分离，切断 S^3bii 回流至 V^3b 的次亚段内静脉，保留 V^3b。V^3c 为 S^3bi 与 S^3bii 次亚段间静脉，此患者结节离 V^3c 较近，且 V^3b、V^3c 共干，术中予以切断。如有可能，建议保留 V^3c。

三、右肺上叶尖段前亚段＋前段内亚段 i 次亚段（RS¹b＋S³bi）切除术

（一）解剖特点

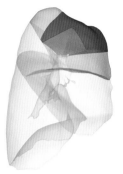
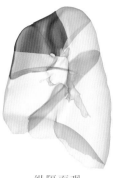

肋面观　　　　　　　　　　纵隔面观

扫码可观看

三维模型动态图

图 7-3-3-a　模式图

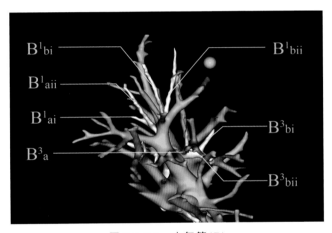

图 7-3-3-b　支气管（B）

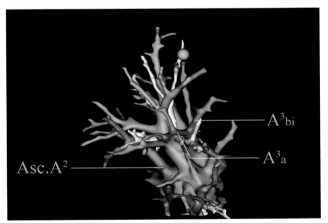

图 7-3-3-c　动脉（A）

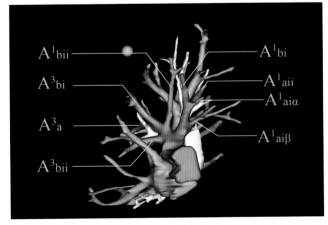

图 7-3-3-d　动脉（A）

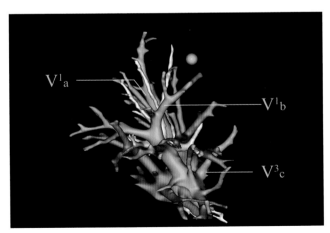

图 7-3-3-e　静脉（V）

1. 支气管：B^1、B^2、B^3 三分支类型。B^1 分为 B^1a、B^1b，B^3 分为 B^3a、B^3b，B^3b 分为上分支 B^3bi、下分支 B^3bii。

2. 动脉：上干支由 A^1a+A^1bi 组成，下干支由 A^1bii、A^3bi+A^3a、A^3bii 组成。

3. 静脉：中心静脉型。S^1a 与 S^1b 亚段间静脉 V^1a，S^1b 与 S^3b 段间静脉 V^1b 均走行于肺内，回流至中心静脉。

（二）术前规划

1. 患者结节位于静脉 V^1b 前方，在 S^1b 与 S^3bi 之间，拟行右肺上叶尖段前亚段＋前段内亚段 i 次亚段（RS^1b+S^3bi）切除术。

2. 需切断的解剖结构：动脉 A^1bi、A^1bii、A^3bi，支气管 B^1b、B^3bi，静脉 V^1b。

3. 需保留的解剖结构：S^1a 与 S^1b 亚段间静脉 V^1a、S^3bi 与 S^3bii 次亚段间静脉 V^3c。

（三）手术步骤

1. 在肺门前方切开纵隔胸膜，分离、显露静脉 V^3c、肺动脉根部。

2. 沿静脉 V^3c 向远端分离，分离静脉 V^3c 与肺动脉间肺组织，以方便后续显露及段间交界面分割。

3. 沿肺动脉根部向远端分离，显露动脉 A^1a+A^1bi、A^1bii、A^3a+A^3bi、A^3bii。

4. 分离、显露动脉 A^1bii，向远端分离至足够长度后，结扎切断。

5. 沿动脉 A^3a+A^3bi 向远端分离，显露动脉 A^3bi，分离至足够长度后，结扎切断。

6. 提起动脉 A^3bi 远侧残端，向深部分离，显露支气管 B^3bi，分离至足够长度后，结扎切断。

7. 沿动脉 A^1a+A^1bi 向远端分离，显露动脉 A^1bi，分离至足够长度后，结扎切断。

8. 提起动脉 A^1bi 远侧残端，向深部分离，显露支气管 B^1b，分离至足够长度后，结扎切断。

9. 提起支气管 B^1b 远侧残端，前下方为段间静脉 V^1b 走行区域，向其深部分离，显露静脉 V^1b、V^1a，分离静脉 V^1b 至足够长度，结扎切断。

10. 采用"改良膨胀萎陷法"确定段间交界面。待右上肺完全膨胀后单肺通气，等待约 15 分钟，膨胀的 S^1b+S^3bi 与萎陷的肺组织之间形成的界限即为段间交界面。

11. 采用电钩沿膨胀萎陷肺组织交界面向远端锐性分离，至足够深度后，使用"开门技术"，沿段间交界面切开肺组织，使用腔镜直线切割缝合器采用适形裁剪技术分割段间交界面。完整切除 S^1b+S^3bi。移除标本。采样第 2、4 组淋巴结。

12. 胸腔内注水，膨肺，观察支气管残端及肺分离面有无漏气、余肺是否复张良好。

13. 肺分离面有漏气时，根据情况采用不同的方式处理、覆盖创面。

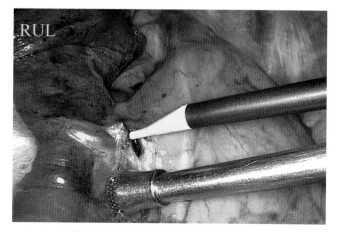

图 7-3-3-1　在肺门前方切开纵隔胸膜

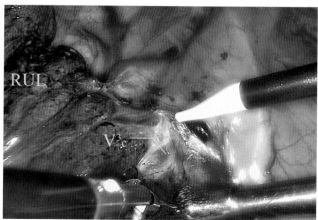

图 7-3-3-2　分离、显露静脉 V^3c、肺动脉根部

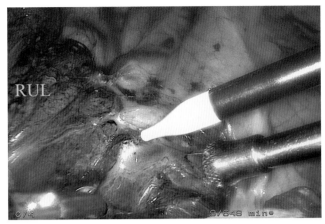

图 7-3-3-3 沿静脉 V^3c 向远端分离

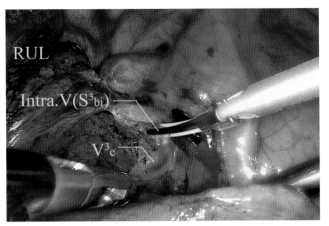

图 7-3-3-4 切断回流至静脉 V^3c 的 S^3bi 次亚段内静脉

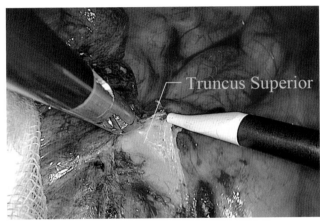

图 7-3-3-5 沿肺动脉向远端分离

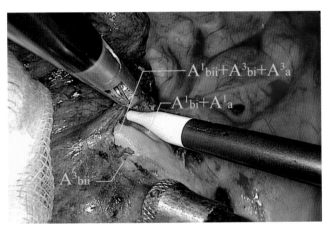

图 7-3-3-6 显露动脉 A^1bi+A^1a、$A^1bii+A^3bi+A^3a$、A^3bii

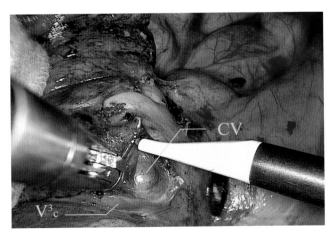

图 7-3-3-7 分离、显露中心静脉

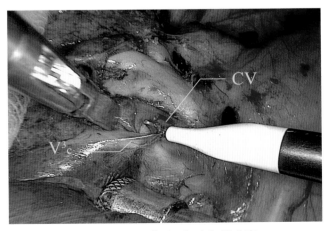

图 7-3-3-8 沿静脉 V^3c 向远端分离

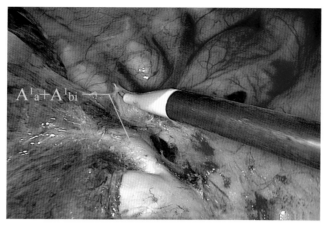

图 7-3-3-9　切开肺动脉根部纵隔胸膜

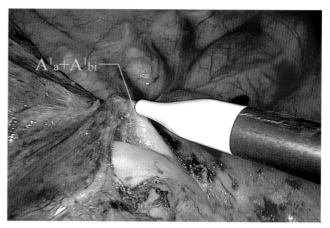

图 7-3-3-10　向远端分离，显露动脉 A¹a＋A¹bi

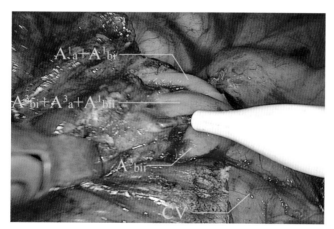

图 7-3-3-11　向远端分离，显露动脉 A¹bii、A³a＋A³bi

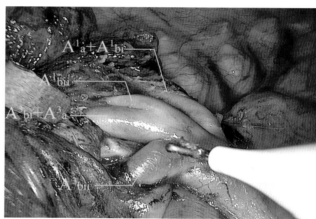

图 7-3-3-12　显露动脉 A³bii、A¹bii＋A³bi＋A³a、A¹a＋A¹bi

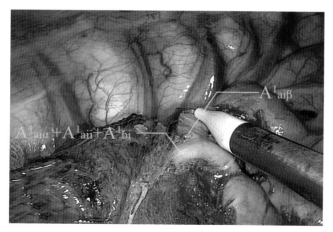

图 7-3-3-13　向远端分离动脉 A¹bi＋A¹a

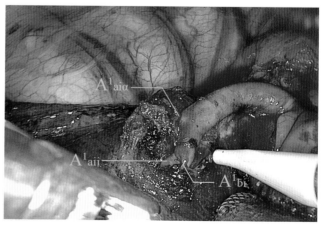

图 7-3-3-14　显露动脉 A¹aiα、A¹aii＋A¹bi

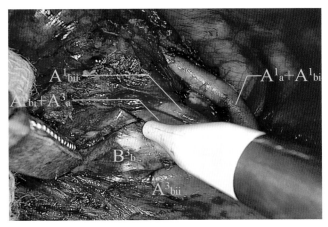

图 7-3-3-15　分离动脉 A^3bi+A^3a 深部肺组织，
显露支气管 B^3b

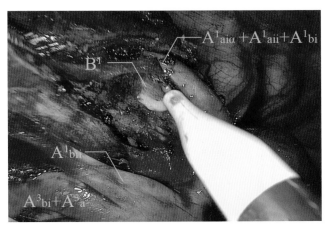

图 7-3-3-16　分离动脉 A^1bi+A^1aii 深部肺组织，
显露支气管 B^1

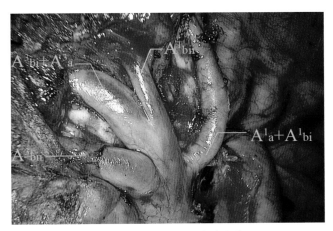

图 7-3-3-17　显露各动脉分支

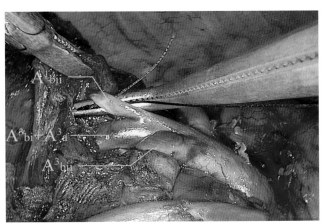

图 7-3-3-18　分离动脉 A^1bii 至足够长度

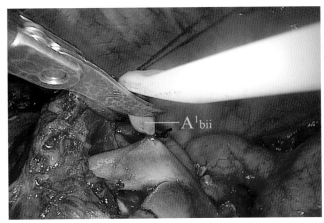

图 7-3-3-19　结扎后切断动脉 A^1bii

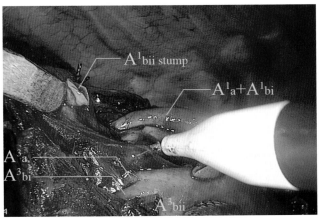

图 7-3-3-20　提起动脉 A^1bii 远侧残端，向深部分离

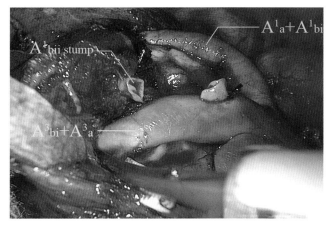

图 7-3-3-21　沿动脉 A³a＋A³bi 向远端分离

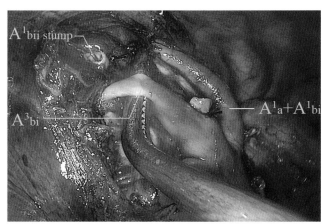

图 7-3-3-22　分离动脉 A³bi 至足够长度

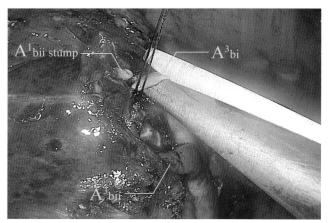

图 7-3-3-23　结扎后切断动脉 A³bi

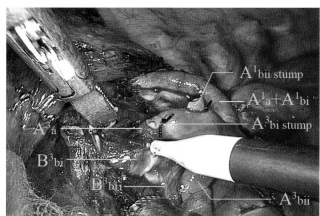

图 7-3-3-24　提起动脉 A³bi 远侧残端，
向深部分离，显露支气管 B³bi

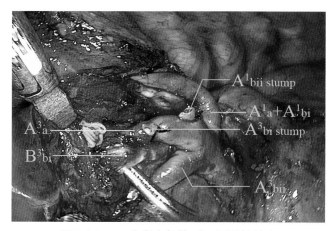

图 7-3-3-25　分离支气管 B³bi 至足够长度

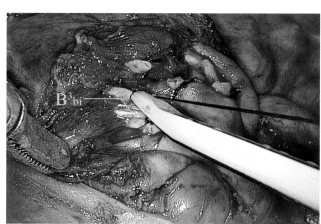

图 7-3-3-26　结扎支气管 B³bi

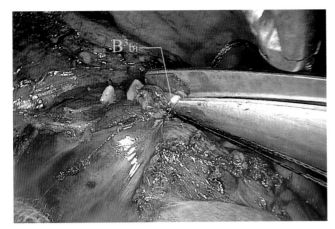

图 7-3-3-27　切断支气管 B^{3}bi

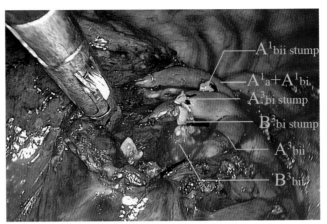

图 7-3-3-28　显露支气管 B^{3}bi 残端

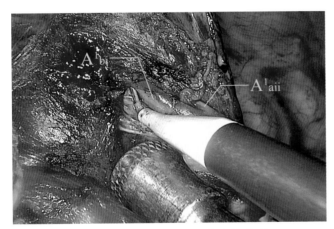

图 7-3-3-29　沿动脉 A^{1}bi 向远端分离

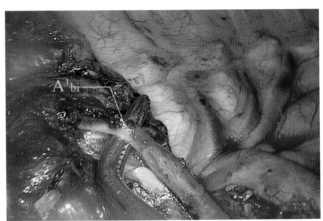

图 7-3-3-30　分离动脉 A^{1}bi 至足够长度

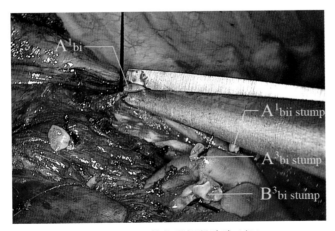

图 7-3-3-31　结扎后切断动脉 A^{1}bi

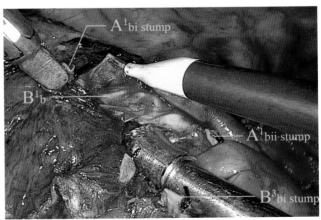

图 7-3-3-32　提起动脉 A^{1}bi 远侧残端，分离支气管 B^{1}b

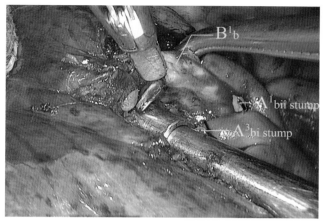

图 7-3-3-33　分离支气管 B¹b 至足够长度

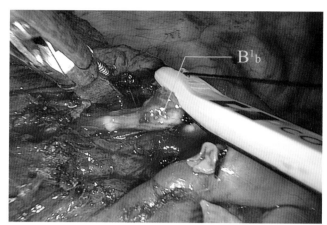

图 7-3-3-34　结扎支气管 B¹b

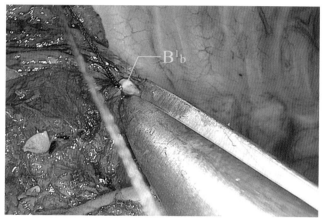

图 7-3-3-35　切断支气管 B¹b

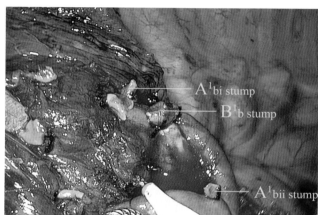

图 7-3-3-36　显露支气管 B¹b 残端

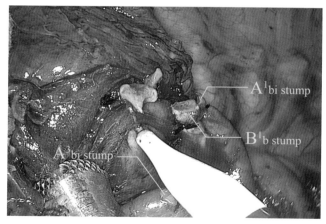

图 7-3-3-37　提起支气管远侧残端，
向深部分离，显露中心静脉

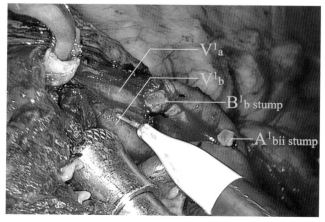

图 7-3-3-38　分离、显露静脉 V¹b

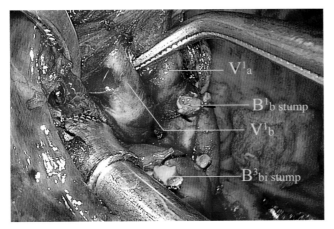

图 7-3-3-39 分离静脉 V¹b 至足够长度

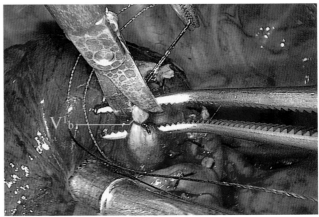

图 7-3-3-40 结扎后切断静脉 V¹b

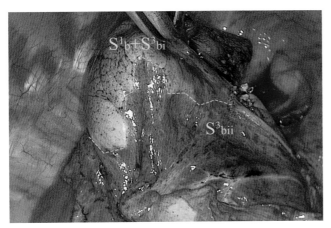

图 7-3-3-41 使用"改良膨胀萎陷法"确定段间交界面

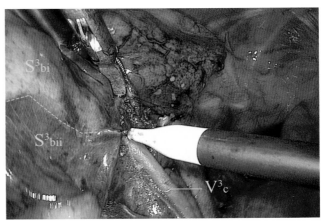

图 7-3-3-42 沿静脉 V³c 锐性向远端分离段间交界面

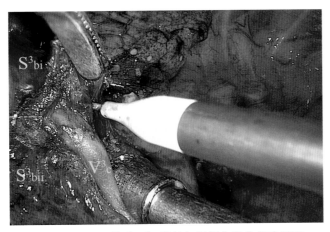

图 7-3-3-43 沿静脉 V³c 锐性向远端分离段间交界面

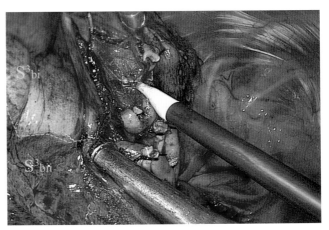

图 7-3-3-44 沿膨胀萎陷交界面锐性分离段间交界面

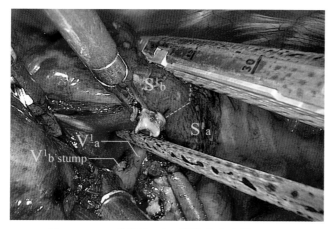

图 7-3-3-45　沿静脉 V¹a、膨胀萎陷交界面
使用"开门技术"切开段间交界面

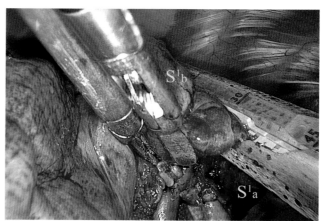

图 7-3-3-46　使用切割缝合器切开
S¹a 与 S¹b 段间交界面

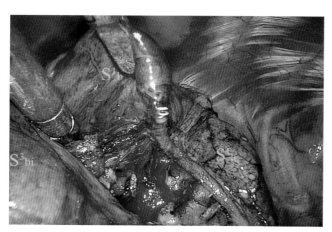

图 7-3-3-47　显露切开后段间交界

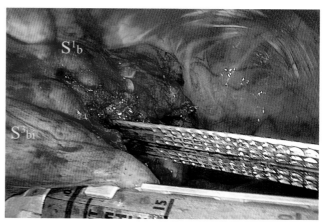

图 7-3-3-48　适形裁剪段间交界

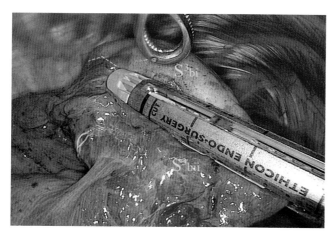

图 7-3-3-49　使用切割缝合器切开 S³bi 与 S³bii 段间交界面

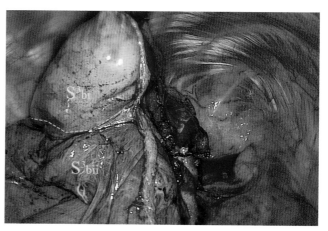

图 7-3-3-50　显露切开后的段间交界

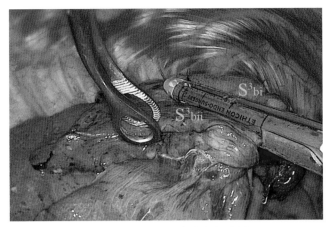

图 7-3-3-51　适形裁剪段间交界

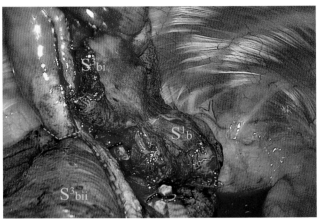

图 7-3-3-52　显露切开后的段间交界面

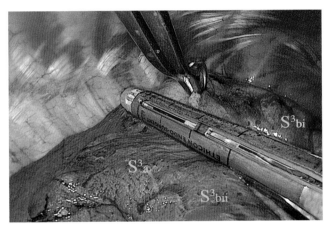

图 7-3-3-53　使用直线切割缝合器适形裁剪段间交界

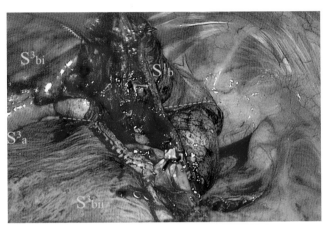

图 7-3-3-54　显露切开后的段间交界

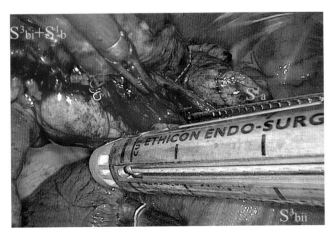

图 7-3-3-55　适形裁剪段间交界

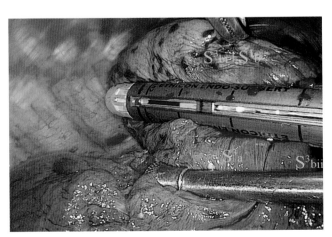

图 7-3-3-56　使用切割缝合器切开段间交界

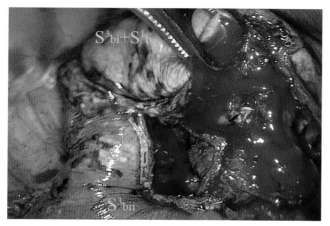

图 7-3-3-57 显露切开后段间交界

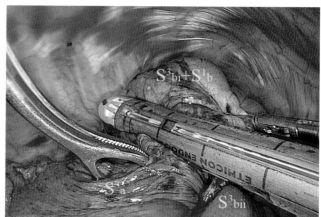

图 7-3-3-58 适形裁剪段间交界

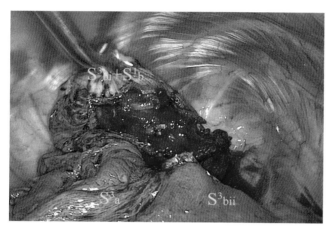

图 7-3-3-59 显露切开后的段间交界

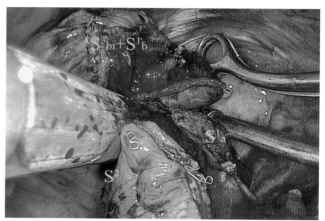

图 7-3-3-60 适形裁剪段间交界

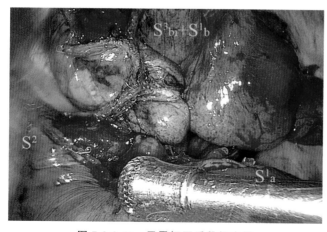

图 7-3-3-61 显露切开后段间交界

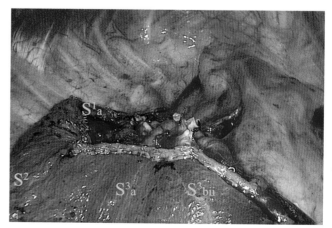

图 7-3-3-62 切除剩余靶段肺组织

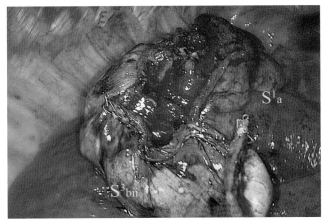

图 7-3-3-63　显露切除后段间交界面

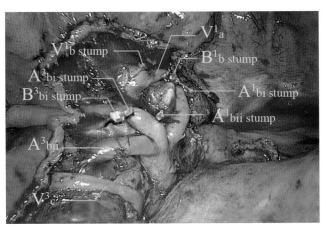

图 7-3-3-64　显露段门结构

（四）本例特点

1. 此患者结节位于静脉 V^1b 附近，在 S^1b 与 S^3bi 之间，可以选择的手术方案包括 S^1+S^3、S^1b+S^3、S^1b+S^3bi 切除。考虑患者 S^3 体积较大，S^1b+S^3bi 即可保证足够切缘距离，所以选择 S^1b+S^3bi 联合亚段次亚段切除。

2. 此患者的解剖结构中，S^1b 亚段的支气管 B^1b 与 B^1a 共干，但动脉分支 A^1bi 来源于由 A^1a+A^1bi 组成的上干支，A^1bii 来源于由 A^1bii、A^3bi+A^3a、A^3bii 组成的下干支。

3. 此患者 S^1a 与 S^1b 亚段间静脉 V^1a、S^1b 与 S^3b 段间静脉 V^1b 均走行于肺内，回流至中心静脉，故待动脉、支气管处理完毕后提起支气管远侧残端，在其后方显露、处理静脉。

四、右肺上叶尖段前亚段 ii 次亚段＋前段内亚段 iiα 次次亚段（RS¹bii＋S³biiα）切除术

（一）解剖特点

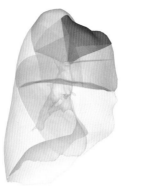

扫码可观看

三维模型动态图

肋面观　　　　　　　　　纵隔面观

图 7-3-4-a　模式图

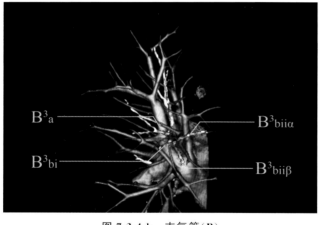

图 7-3-4-b　支气管（B）

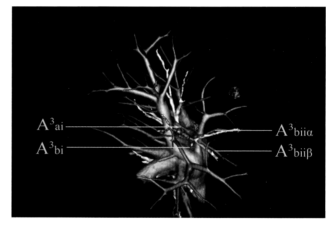

图 7-3-4-c　动脉（A）

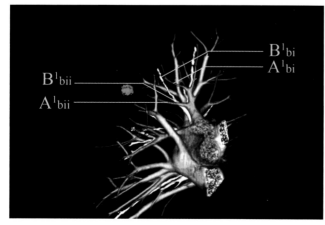

图 7-3-4-d　动脉（A）

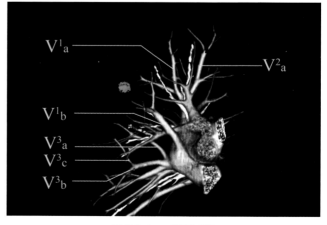

图 7-3-4-e　静脉（V）

1. 支气管：B^1、B^2、B^3 三分支类型。B^1 分为 B^1a、B^1b。B^1b 分为上分支 B^1bi，下分支 B^1bii。B^3 分为外侧分支 B^3a、内侧分支 B^3b。B^3b 分为外侧分支 B^3bi、内侧分支 B^3bii。B^3bii 再次分为上分支 $B^3biiα$、下分支 $B^3biiβ$。

2. 动脉：上干支由尖后段动脉构成，分别为 A^1bi、A^1bii、A^1a、$Rec.A^2a+A^2bi$，下干支均为 A^3，由 A^3ai、A^3bi、$A^3biiα$、$A^3biiβ$ 组成，另有升支动脉 $Asc.A^3aii$、$Asc.A^2bii$。

3. 静脉：为中心静脉型。S^1b 与 S^3b 段间静脉 V^1b 自肺门前上方回流至上肺静脉，S^1a 与 S^1b 亚段间静脉 V^1a 走行于肺内，回流至中心静脉。

（二）术前规划

1. 患者结节紧邻静脉 V^1b，位于 S^1bii、$S^3biiα$ 之间，拟行右肺上叶尖段前亚段 ii 次亚段＋前段内亚段 iiα 次次亚段（$RS^1bii+S^3biiα$）切除术。

2. 需切断的解剖结构：动脉 A^1bii、$A^3biiα$，支气管 B^1bii、$B^3biiα$，段间静脉 V^1b。

（三）手术步骤

1. 在肺门前方切开纵隔胸膜，分离、显露静脉 V^1b、肺动脉根部。切除第 10 组淋巴结。

2. 沿静脉 V^1b 向远端分离至足够长度，结扎后切断。

3. 沿肺动脉根部向远端分离，切除第 12 组淋巴结。分离、显露动脉 $A^1+Rec.A^2a+A^2bi$、A^3ai+A^3b。

4. 沿动脉 A^3ai+A^3b 向远端分离，显露动脉 $A^3biiα$、$A^3biiβ$，分离动脉 $A^3biiα$ 至足够长度后，结扎切断。

5. 沿动脉 $A^1+Rec.A^2a+A^2bi$ 向远端分离，显露动脉 A^1a+A^1bi、A^1bii、$Rec.A^2a+A^2bi$，分离动脉 A^1bii 至足够长度，结扎后切断。

6. 切除第 12 组淋巴结，分离、显露动脉 A^3ai 及深部支气管。

7. 提起动脉 A1bii 远侧残端，向深部分离，显露支气管 B^1bii，分离至足够长度后结扎切断。

8. 提起动脉 $A^3biiα$ 远侧残端，向深部分离，显露支气管 $B^3biiα$，分离至足够长度后结扎切断。

9. 采用"改良膨胀萎陷法"确定段间交界面。待右上肺完全膨胀后单肺通气，等待约 15 分钟，膨胀的 $S^1bii+S^3biiα$ 与萎陷的肺组织之间形成的界限即为段间交界面。

10. 使用"开门技术"，沿膨胀萎陷交界面分割肺组织，使用直线切割缝合器采用适形裁剪技术分割段间交界面。完整切除 $S^1bii+S^3biiα$。移除标本。采样第 2、4 组淋巴结。

11. 胸腔内注水，膨肺，观察支气管残端及肺分离面有无漏气、余肺是否复张良好。

12. 肺分离面有漏气时，根据情况采用不同的方式处理、覆盖创面。

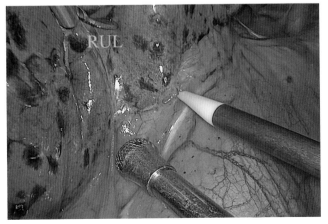

图 7-3-4-1　在肺门前方切开纵隔胸膜

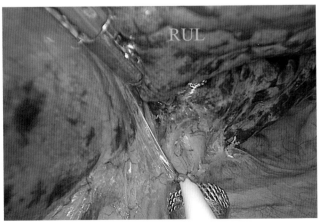

图 7-3-4-2　分离、显露上肺静脉、肺动脉根部

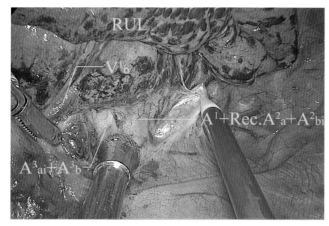

图 7-3-4-3　分离、显露静脉 V^1b

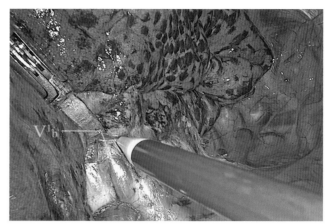

图 7-3-4-4　沿静脉 V^1b 向远端分离

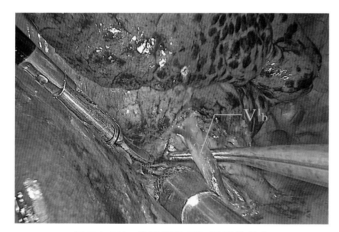

图 7-3-4-5　分离静脉 V^1b 至足够长度

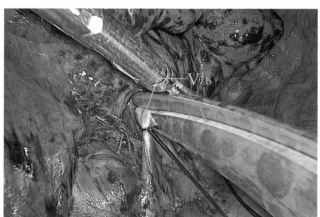

图 7-3-4-6　结扎后切断静脉 V^1b

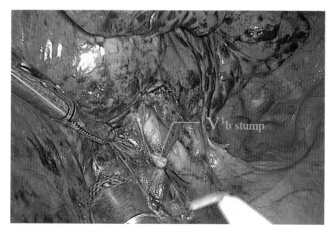

图 7-3-4-7　显露静脉 V^1b 残端

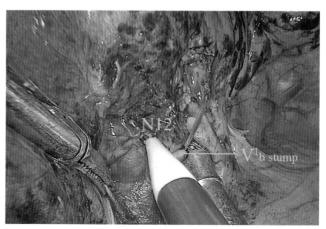

图 7-3-4-8　切除第 12 组淋巴结

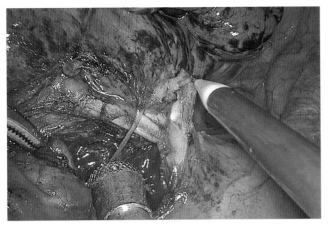

图 7-3-4-9　沿肺动脉向远端分离

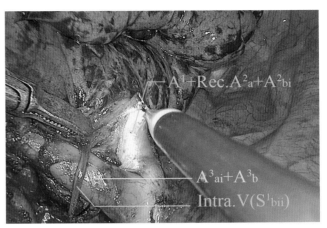

图 7-3-4-10　显露动脉 A^1＋Rec.A^2、A^3

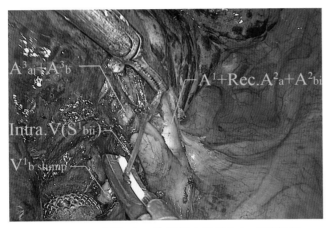

图 7-3-4-11　切断 S^1bii 次亚段内静脉 Intra.V(S^1bii)

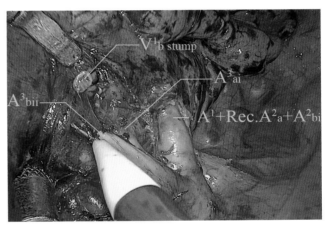

图 7-3-4-12　沿动脉 A^3ai＋A^3b 向远端分离，显露动脉 A^3ai

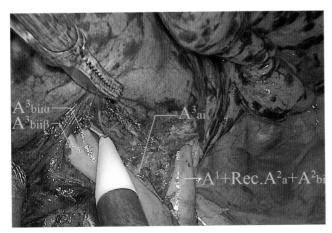

图 7-3-4-13　显露动脉 A^1＋Rec.A^2a＋A^2bi、A^3ai＋A^3b

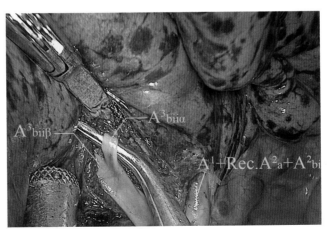

图 7-3-4-14　分离动脉 A^3biiα 至足够长度

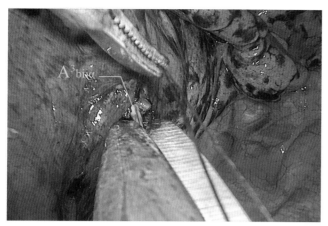

图 7-3-4-15　结扎后切断动脉 A³biiα

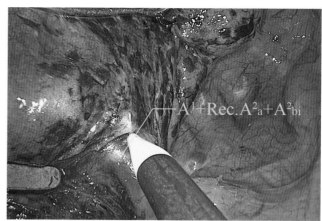

图 7-3-4-16　沿动脉 A¹＋Rec.A²a＋A²bi 向远端分离

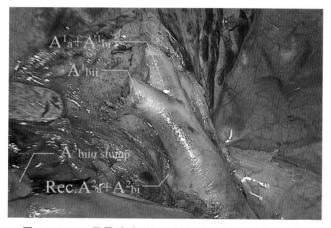

图 7-3-4-17　显露动脉 A¹a＋A¹bi、A¹bii、Rec.A²a＋A²bi

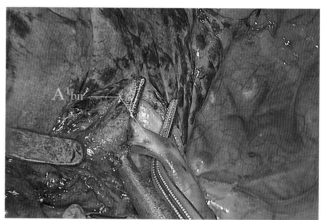

图 7-3-4-18　分离动脉 A¹bii 至足够长度

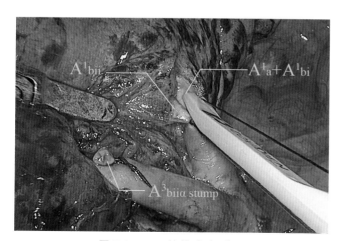

图 7-3-4-19　结扎动脉 A¹bii

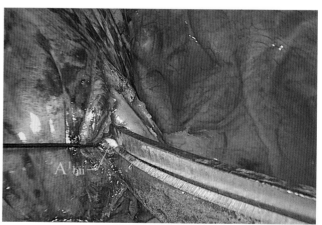

图 7-3-4-20　切断动脉 A¹bii

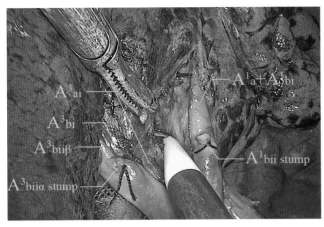

图 7-3-4-21　提起动脉 A³biiα 远侧残端，向深部分离

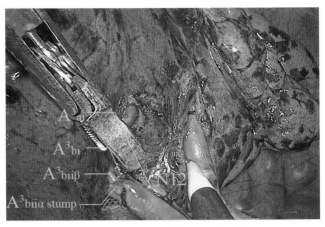

图 7-3-4-22　切除第 12 组淋巴结

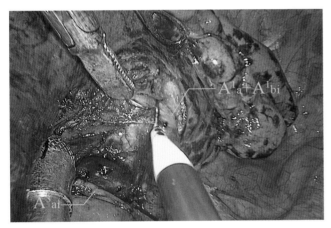

图 7-3-4-23　显露动脉 A³ai 及深部支气管

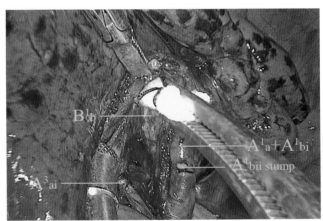

图 7-3-4-24　提起动脉 A¹bii 远侧残端，

向深部分离，显露支气管 B¹b

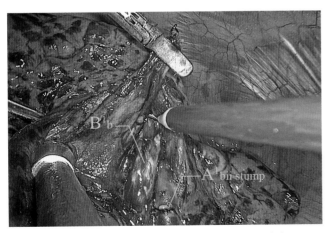

图 7-3-4-25　向远端分离，显露支气管 B¹b 分支

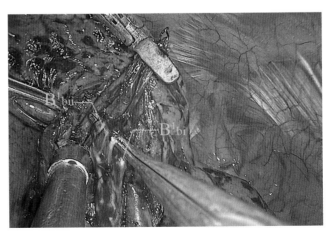

图 7-3-4-26　分离支气管 B¹bii 至足够长度

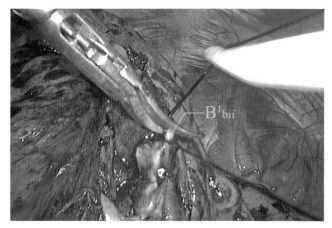

图 7-3-4-27　结扎后切断支气管 B¹bii

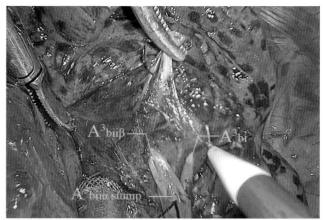

图 7-3-4-28　提起动脉 A³biiα 远侧残端，向深部分离

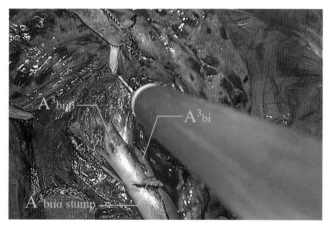

图 7-3-4-29　在 A³bi 和 A³biiβ 之间分离支气管 B³biiα

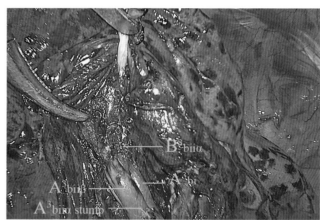

图 7-3-4-30　显露支气管 B³biiα

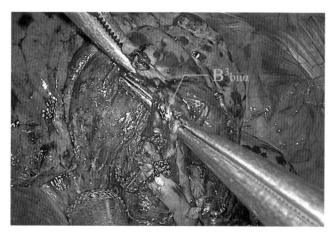

图 7-3-4-31　分离支气管 B³biiα 至足够长度

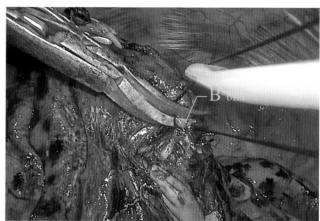

图 7-3-4-32　结扎后切断支气管 B³biiα

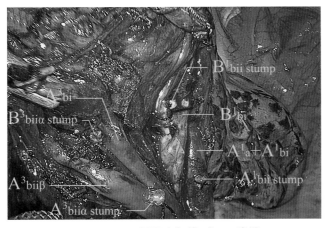

图 7-3-4-33　显露支气管 B³biiα 残端

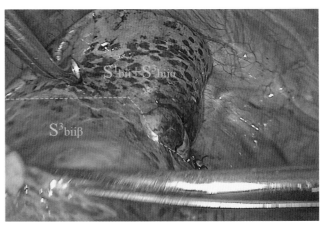

图 7-3-4-34　使用"改良膨胀萎陷法"确定段间交界面

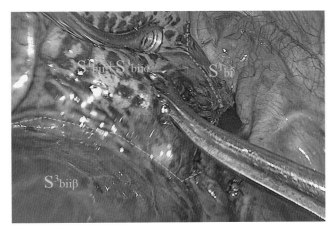

图 7-3-4-35　显示靶段与 S¹bi、S³biiβ 段间交界面

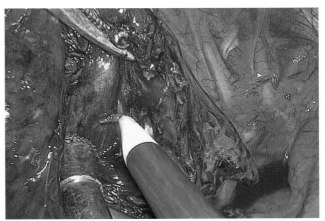

图 7-3-4-36　沿膨胀萎陷交界面锐性分离段间交界面

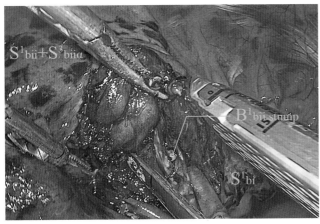

图 7-3-4-37　沿膨胀萎陷交界面,使用"开门技术"切开段间交界

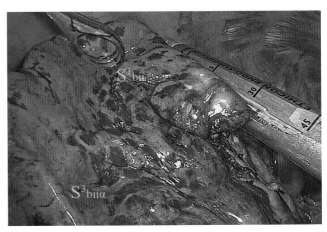

图 7-3-4-38　使用切割缝合器切开 S¹bi 与 S¹bii 段间交界

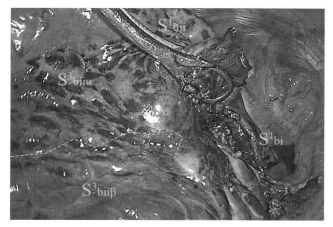

图 7-3-4-39　显露切开后的段间交界

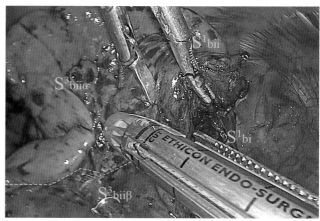

图 7-3-4-40　使用"开门技术"切开 $S^3biiα$ 与 $S^3biiβ$ 段间交界面

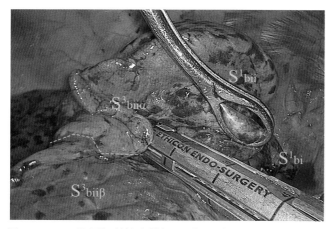

图 7-3-4-41　使用切割缝合器切开 $S^3biiα$ 与 $S^3biiβ$ 段间交界面

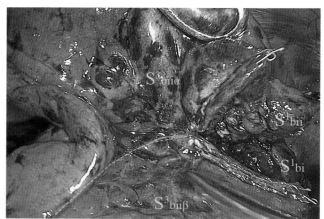

图 7-3-4-42　显露切开后的段间交界

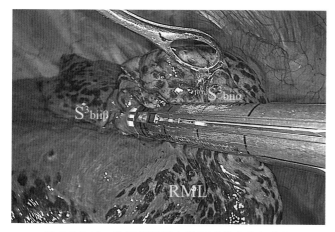

图 7-3-4-43　使用切割缝合器适形裁剪段间交界

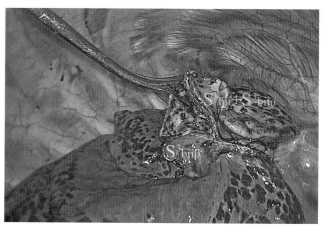

图 7-3-4-44　显露切开后段间交界

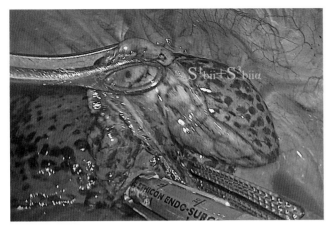

图 7-3-4-45 使用切割缝合器适形裁剪段间交界

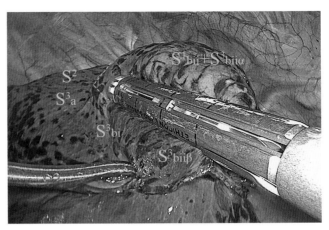

图 7-3-4-46 使用切割缝合器适形裁剪段间交界

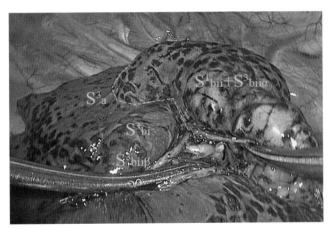

图 7-3-4-47 显露切开后段间交界

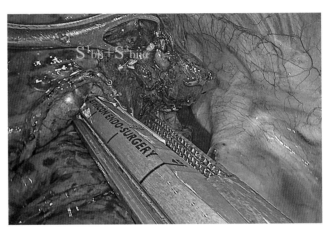

图 7-3-4-48 使用切割缝合器适形裁剪段间交界

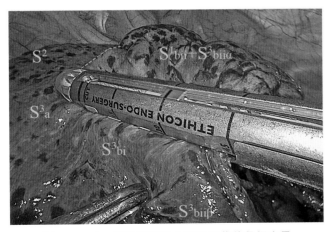

图 7-3-4-49 使用切割缝合器适形裁剪段间交界

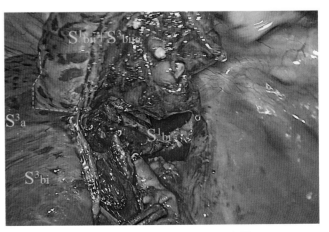

图 7-3-4-50 显露切开后段间交界

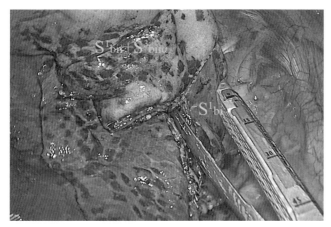

图 7-3-4-51 使用切割缝合器适形裁剪段间交界

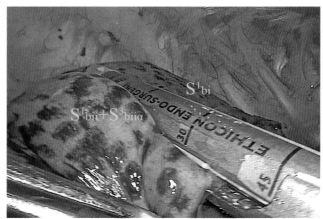

图 7-3-4-52 继续使用切割缝合器适形裁剪段间交界

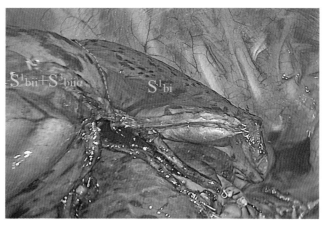

图 7-3-4-53 显露切开后的段间交界

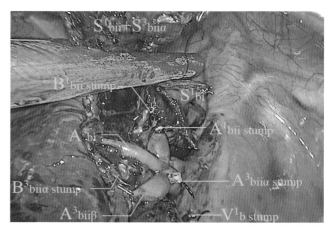

图 7-3-4-54 切除剩余靶段肺组织

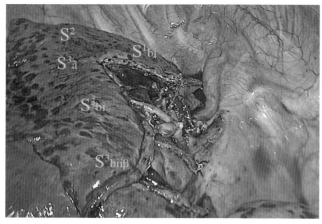

图 7-3-4-55 显露切除后段间交界面

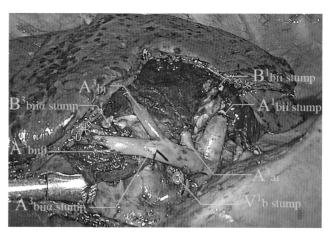

图 7-3-4-56 显露段门结构

（四）本例特点

1. 本例中结节位于静脉 V^1b 附近，位于 S^1bii、$S^3biiα$ 之间，可以选择的手术方案包括：S^1+S^3、S^1b+S^3、S^1b+S^3b、$S^1bii+S^3biiα$ 切除等。考虑在保证足够切缘距离基础上尽可能保留肺组织，所以选择 $S^1bii+S^3biiα$ 切除。

2. 此例患者的解剖结构命名，由于次亚段支气管及其以下分支解剖变异极为复杂，无法以其所处的位置给予具体命名，因此以阿拉伯数字 1、2、3 或罗马文小写字母 i、ii、iii 命名次亚段支气管，次亚段以下支气管以小写希腊字母 α、β、γ 和 x、y、z 命名。命名顺序在沿用原方位顺序解剖命名基础上，使用第一分叉口作为优先级，上、下关系为第一优先，后、前关系为第二优先，其次为外、内关系，上、后、外为 i，下、前、内为 ii。如 B^3a、B^3b 的水平方向顺序，以第一分叉口优先级排序 B^3bi、B^3bii，在 B^3bii 分支中无水平方向顺序的情况下，使用上、下位置进行命名 $B^3biiα$、$B^3biiβ$。

五、右肺上叶后段外亚段＋前段外亚段 ii 次亚段（RS²b＋S³aii）切除术

（一）解剖特点

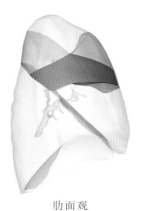

肋面观　　　　　　　　　肋面观

扫码可观看

三维模型动态图

图 7-3-5-a　模式图

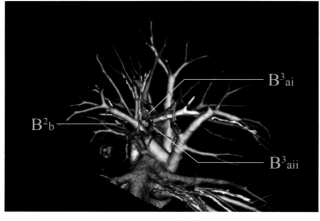

图 7-3-5-b　支气管（B）

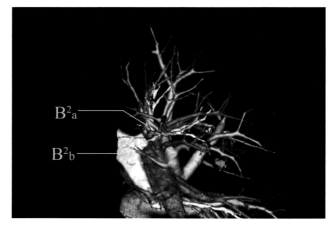

图 7-3-5-c　支气管（B）

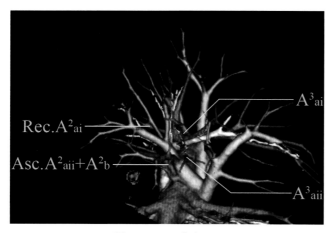

图 7-3-5-d　动脉（A）

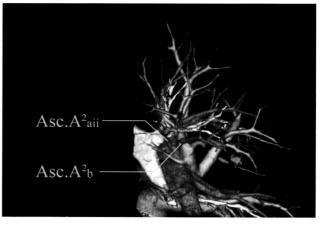

图 7-3-5-e　动脉（A）

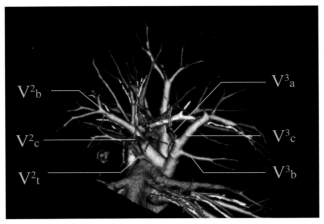

图 7-3-5-f　静脉（V）

1. 支气管：B^1、B^2、B^3 三分支类型。B^2 分为 B^2a、B^2b，B^3 分为 B^3a、B^3b，B^3a 分为上分支 B^3ai，下分支 B^3aii。

2. 动脉：上干支动脉由 A^1、$Rec.A^2ai$ 组成，下干支由 A^3ai、A^3b 组成，前升支动脉为 A^3aii，后升支动脉为 $Asc.A^2aii$、$Asc.A^2b$。

3. 静脉：中心静脉型。S^3a 与 S^3b 亚段间静脉 V^3a 未回流至中心静脉，与 V^3b、V^3c 共干，回流至上肺静脉。S^2b 与 S^3a 段间静脉 V^2c、S^2a 与 S^2b 亚段间静脉 V^2b 回流至中心静脉。

（二）术前规划

1. 患者结节紧邻动脉 $Asc.A^2b$，邻近静脉 V^2c，在 S^2b 与 S^3aii 之间，拟行右肺上叶后段外亚段＋前段外亚段 ii 次亚段（$RS^2b＋S^3aii$）切除术。

2. 需切断的解剖结构：动脉 $Asc.A^2b$、$Asc.A^3aii$，支气管 B^2b、B^3aii，静脉 V^2c。

3. 需保留的解剖结构：S^2a 与 S^2b 亚段间静脉 V^2b、S^3a 与 S^3b 亚段间静脉 V^3a。

（三）手术步骤

1. 在肺水平裂与斜裂交界处，切开胸膜，分离、显露中心静脉、静脉 V^2t、动脉 $Asc.A^2aii＋A^2b$。切除第 11 组淋巴结。

2. 沿中心静脉向远端分离，显露 S^2b 与 S^3a 段间静脉 V^2c 及邻近动脉 $Asc.A^3aii$，分离静脉 V^2c 至足够长度后，结扎切断。

3. 沿动脉 $Asc.A^3aii$ 向远端分离至足够长度，结扎后切断。

4. 提起动脉 $Asc.A^3aii$ 远侧残端，向深部分离，显露支气管 B^3aii，分离支气管 B^3aii 至足够长度后，结扎切断。

5. 沿动脉 $Asc.A^2aii＋A^2b$ 向远端分离，显露动脉 $Asc.A^2b$，分离 $Asc.A^2b$ 至足够长度后，结扎切断。

6. 提起动脉 $Asc.A^2b$ 远侧残端，向深部分离，切除第 12 组淋巴结，显露支气管 B^2b，分离至足够长度后，结扎切断。

7. 采用"改良膨胀萎陷法"确定段间交界面。待右上肺完全膨胀后单肺通气，等待 15 分钟，膨胀的 $S^2b＋S^3aii$ 与萎陷的肺组织之间形成的界限即为段间交界面。

8. 沿膨胀萎陷肺组织交界面向远端锐性分离肺组织。至足够深度后，使用"开门技术"，沿段间交界面切开肺组织，使用腔镜直线切割缝合器采用适形裁剪技术分割段间交界面。完整切除 $S^2b＋S^3aii$。移除标本。采样第 2、4 组淋巴结。

9. 胸腔内注水，膨肺，观察支气管残端及肺分离面有无漏气、余肺是否复张良好。

10. 肺分离面有漏气时，根据情况采用不同的方式处理、覆盖创面。

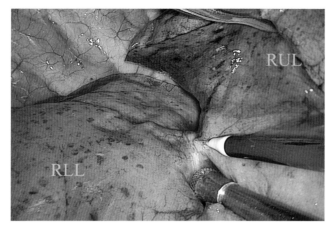

图 7-3-5-1　在肺水平裂与斜裂交界处切开胸膜

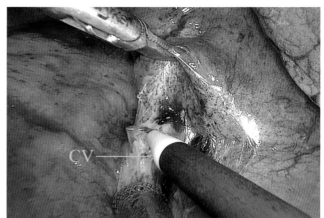

图 7-3-5-2　分离、显露中心静脉

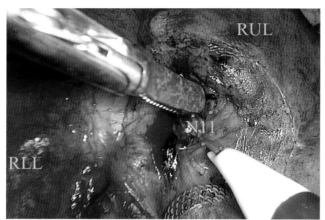

图 7-3-5-3　切除第 11 组淋巴结

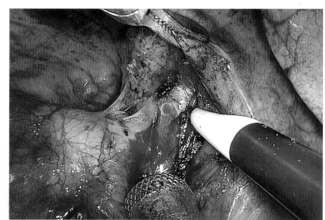

图 7-3-5-4　沿中心静脉向远端分离

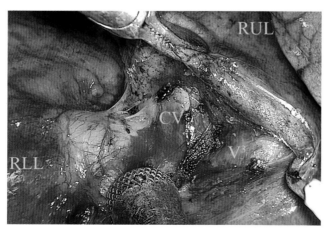

图 7-3-5-5　分离静脉 V^3 分支

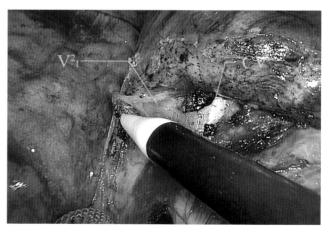

图 7-3-5-6　分离、显露静脉 V^2t 及中心静脉

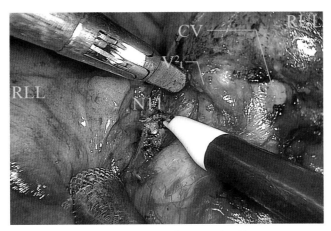

图 7-3-5-7　切除第 11 组淋巴结

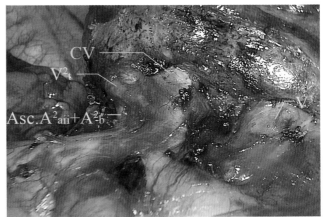

图 7-3-5-8　显露后升动脉

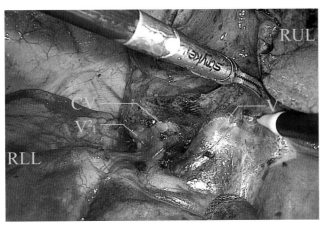

图 7-3-5-9　沿静脉 V^3 向远端分离

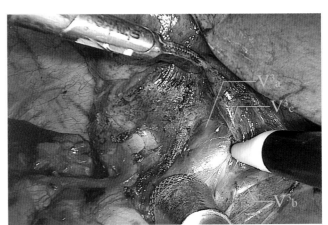

图 7-3-5-10　显露静脉 V^3a

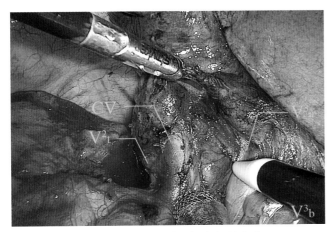

图 7-3-5-11　沿静脉 V^3a 向远端分离

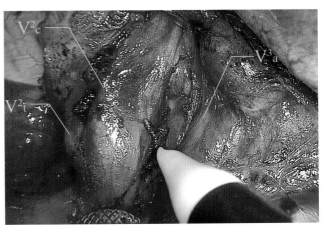

图 7-3-5-12　分离静脉 V^3a 与 V^2c 之间肺组织

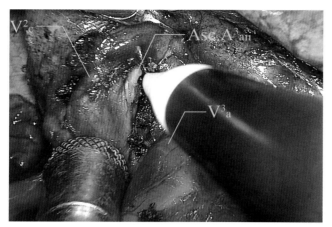

图 7-3-5-13　显露动脉 Asc.A³aii

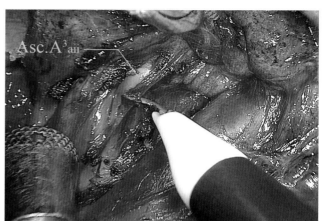

图 7-3-5-14　分离动脉 Asc.A³aii

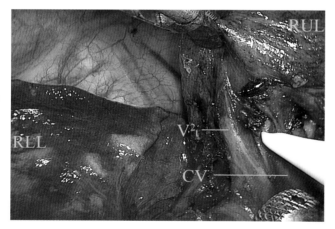

图 7-3-5-15　分离中心静脉深部肺组织

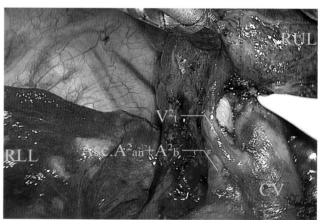

图 7-3-5-16　显露后升支动脉

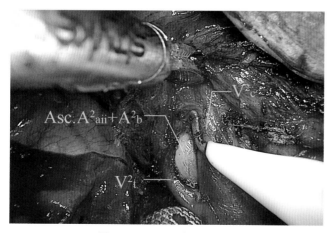

图 7-3-5-17　分离静脉 V²c

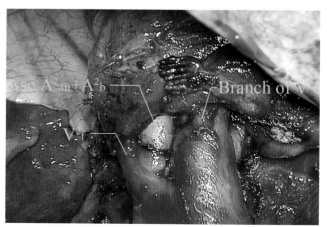

图 7-3-5-18　显露静脉 V²c

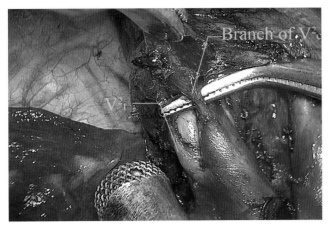

图 7-3-5-19　分离静脉 V^2c 小分支至足够长度

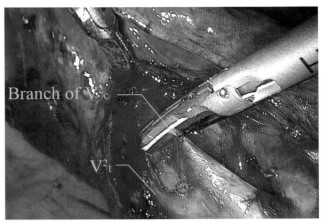

图 7-3-5-20　结扎后切断静脉 V^2c 小分支

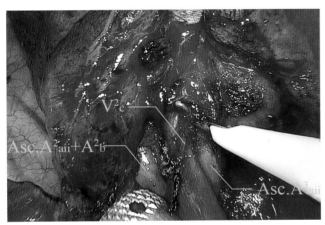

图 7-3-5-21　分离静脉 V^2c

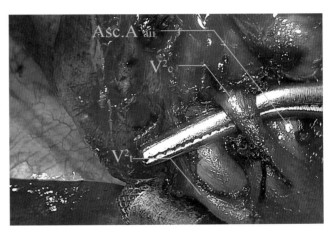

图 7-3-5-22　分离静脉 V^2c 至足够长度

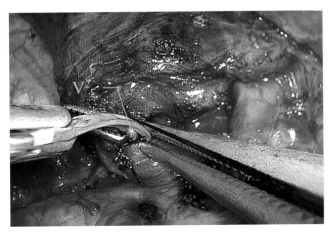

图 7-3-5-23　结扎后切断静脉 V^2c

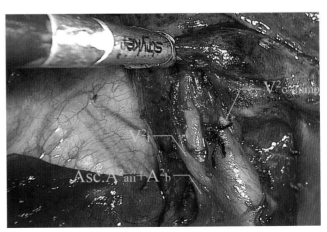

图 7-3-5-24　提起静脉 V^2c 远侧残端，向深部分离

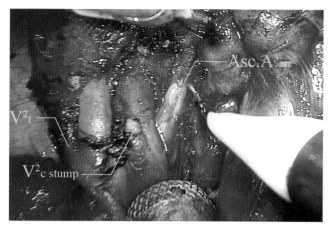

图 7-3-5-25　分离动脉 Asc.A³aii

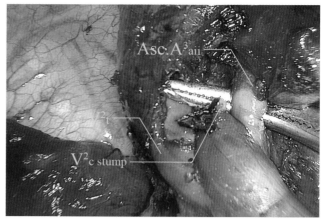

图 7-3-5-26　分离动脉 Asc.A³aii 至足够长度

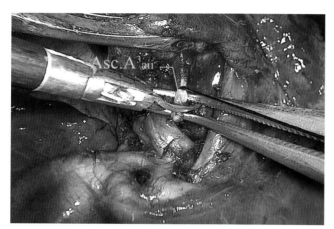

图 7-3-5-27　结扎后切断动脉 Asc.A³aii

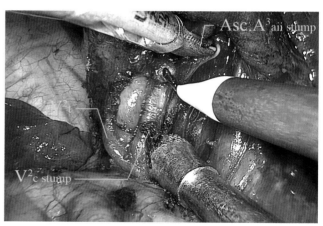

图 7-3-5-28　提起动脉 Asc.A³aii 远侧残端，向深部分离

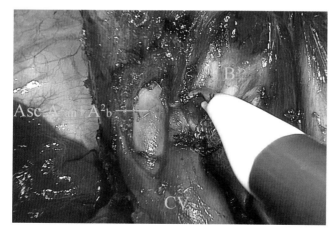

图 7-3-5-29　显露深部支气管

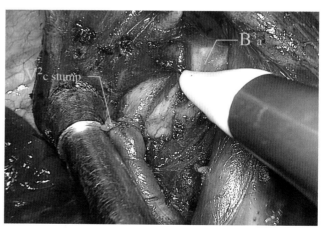

图 7-3-5-30　沿支气管 B³a 向远端分离

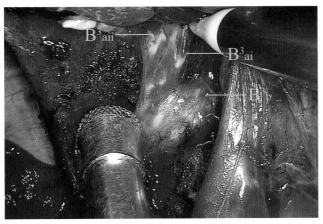

图 7-3-5-31　显露支气管 B³aii、B³ai、B³b

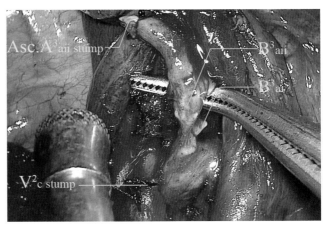

图 7-3-5-32　分离支气管 B³aii 至足够长度

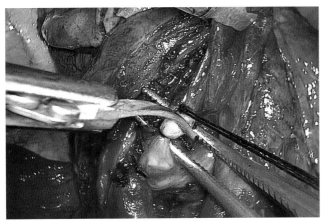

图 7-3-5-33　结扎后切断支气管 B³aii

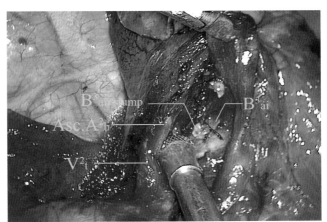

图 7-3-5-34　显露动脉 Asc.A²b

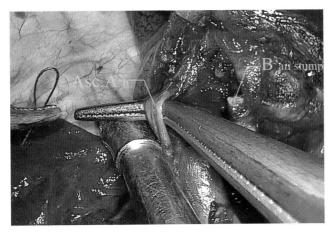

图 7-3-5-35　分离动脉 Asc.A²b 至足够长度

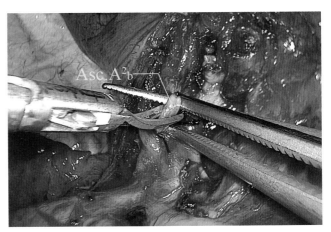

图 7-3-5-36　结扎后切断动脉 Asc.A²b

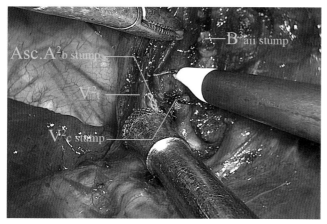

图 7-3-5-37　提起动脉 Asc.A²b 远侧残端,向深部分离

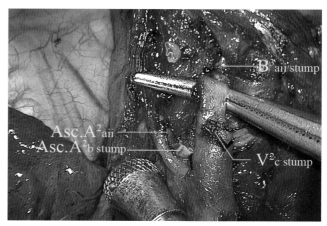

图 7-3-5-38　游离中心静脉,使用血管套带牵拉方便显露

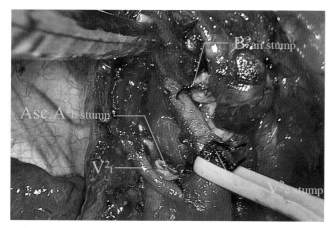

图 7-3-5-39　使用血管套带牵拉中心静脉,暴露深部支气管

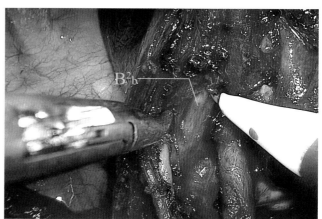

图 7-3-5-40　沿支气管 B²b 向远端分离

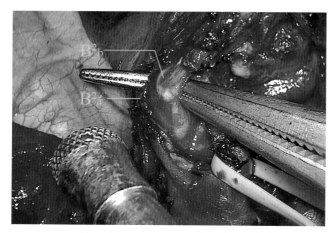

图 7-3-5-41　分离支气管 B²b 至足够长度

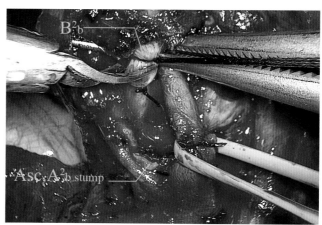

图 7-3-5-42　结扎后切断支气管 B²b

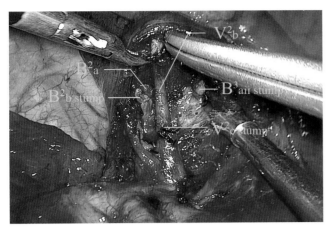

图 7-3-5-43　提起支气管 B²b 远侧残端，
向深部分离，显露静脉 V²b

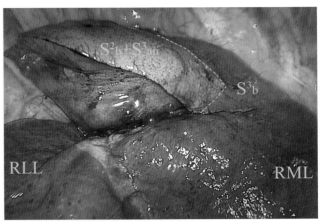

图 7-3-5-44　使用"改良膨胀萎陷法"确定段间交界面（一）

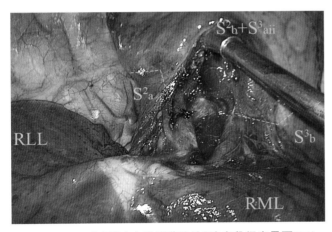

图 7-3-5-45　使用"改良膨胀萎陷法"确定段间交界面（二）

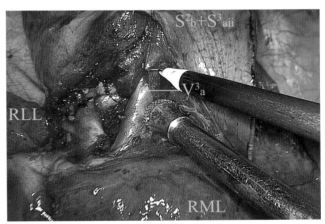

图 7-3-5-46　沿静脉 V³a 向远端锐性分离段间交界面

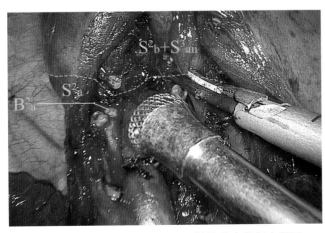

图 7-3-5-47　沿膨胀萎陷交界面锐性分离段间交界面

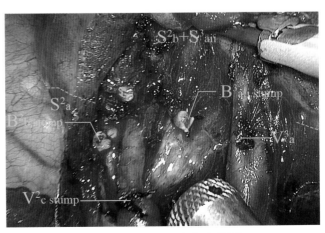

图 7-3-5-48　显露段间交界面

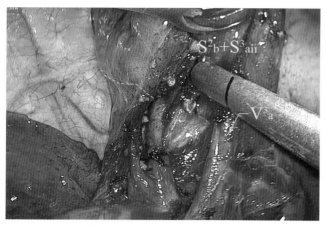

图 7-3-5-49　沿静脉 V^3a、膨胀萎陷交界面切开段间交界

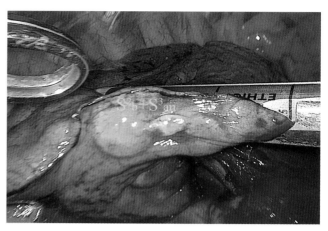

图 7-3-5-50　使用切割缝合器切开 S^3aii 与 S^3b 段间交界面

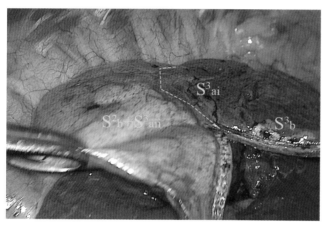

图 7-3-5-51　显露切开后段间交界

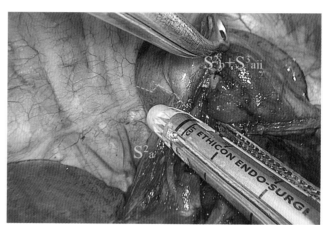

图 7-3-5-52　沿静脉 V^2b、膨胀萎陷交界面
使用"开门技术"切开段间交界

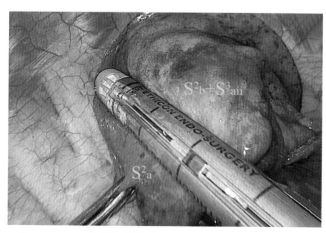

图 7-3-5-53　使用切割缝合器切开 S^2a 与 S^2b 段间交界面

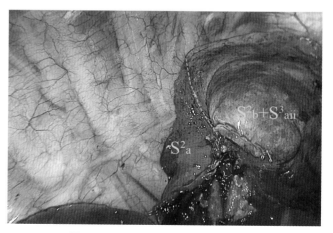

图 7-3-5-54　显露切开后的段间交界

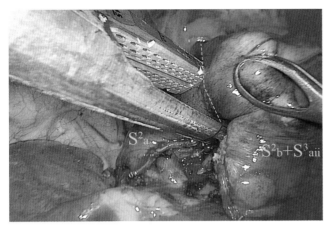

图 7-3-5-55　适形裁剪段间交界面

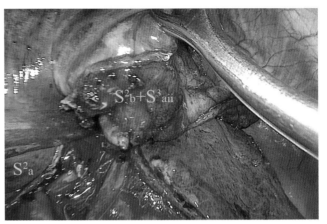

图 7-3-5-56　使用切割缝合器切开段间交界

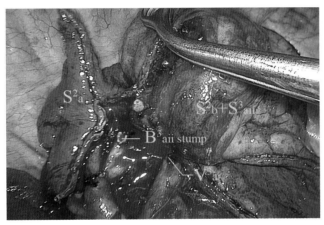

图 7-3-5-57　显露切开后的段间交界面

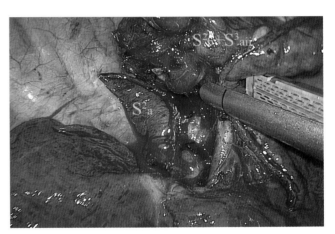

图 7-3-5-58　适形裁剪段间交界

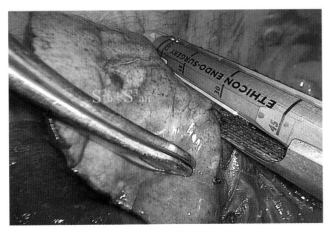

图 7-3-5-59　使用切割缝合器切开段间交界

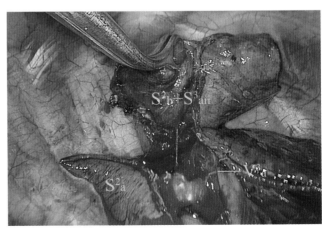

图 7-3-5-60　显露切开后的段间交界

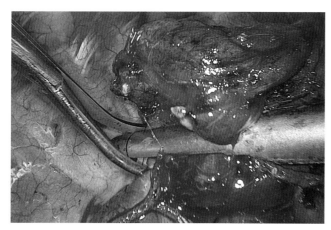

图 7-3-5-61　切除剩余靶段肺组织

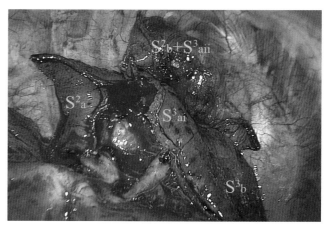

图 7-3-5-62　显露切除后的段间交界面

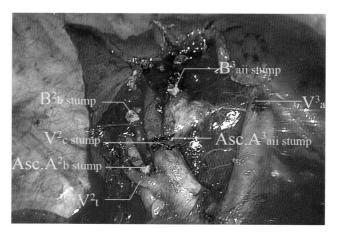

图 7-3-5-63　显示段门结构

（四）本例特点

1. 本例中结节紧邻动脉 Asc.A²b，与静脉 V²c 距离较近，如行 S²b 切除，无法保证足够切缘距离。可以选择的手术方案包括：扩大的 S²b、S²b＋S³a、S²b＋S³aii 切除。为保护肺功能，故选择更精准的 S²b＋S³aii 切除。

2. 患者 S³a 的动脉来自两部分：A³ai 来自下干支，A³aii 来自前升支。动脉 Asc.A³aii 位于支气管 B³aii 下方、中心静脉深部，术中应避免损伤。

3. 支气管 B³ai 与 B³aii 为垂直方向分支，且分支起始部距离 B³ 共干起始端较远，术中应沿 B³a 向远端分离至足够长度，防止误断 B³a。

4. 后升支动脉由 Asc.A²aii、Asc.A²b 组成，切断 Asc.A²b 时应向远端做足够分离，避免将 Asc.A²aii 一起切断。

第四节　联合三亚段切除术

右肺上叶尖段前亚段＋前段外亚段ⅰ次亚段＋前段内亚段ⅰ次亚段（RS¹b＋S³ai＋S³bi）切除术

（一）解剖特点

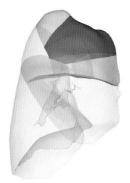
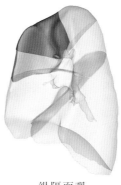

扫码可观看

三维模型动态图

肋面观　　　　　　　　　　　纵隔面观

图 7-4-a　模式图

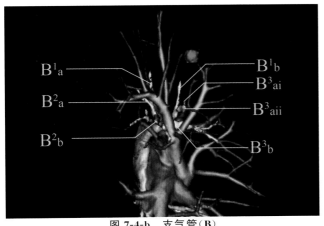

图 7-4-b　支气管（B）

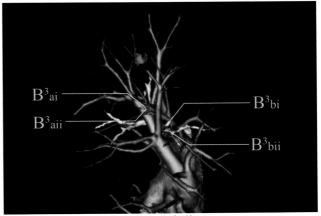

图 7-4-c　支气管（B）

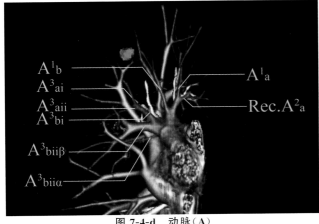

图 7-4-d　动脉（A）

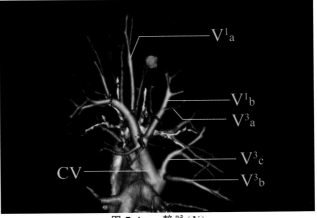

图 7-4-e　静脉（V）

1. 支气管：B^1a+B^2、B^1b+B^3 二分支类型，但患者 B^1b 与 B^3a 共干，B^3b 再次分为 B^3bi、B^3bii。

2. 动脉：上干支动脉由 A^1b、$A^1a+Rec.A^2a$ 组成，下干支由 A^3a+A^3bi、A^3bii 组成。后升支动脉为 A^2b。

3. 静脉：中心静脉型。前纵隔面未见 V^1a、V^1b，S^1a 与 S^1b 亚段间静脉 V^1a 在肺内走行，回流至中心静脉。S^1 与 S^3 段间静脉 V^1b 在肺内走行，汇合 V^3a 的分支后回流至中心静脉。

（二）术前规划

1. 患者结节位于动脉 A^3ai 偏向肺门前方位置，周围紧邻支气管 B^1b、B^3ai、B^3bi，为保证足够切缘，拟行右肺上叶尖段前亚段＋前段外亚段 i 次亚段＋前段内亚段 i 次亚段（$RS^1b+S^3ai+S^3bi$）切除术。

2. 需切断的解剖结构：支气管 B^1b、B^3ai、B^3bi，动脉 A^1b、A^3ai、A^3bi，段间静脉 V^1b。

3. 需保留的解剖结构：S^1a 与 S^1b 亚段间静脉 V^1a，S^3aii 与 S^3bii 次亚段间静脉均走行于肺内，术中应尽可能避免损伤。

（三）手术步骤

1. 在肺门前方切开纵隔胸膜，分离、显露上肺静脉上缘、肺动脉干根部。

2. 沿肺动脉根部向远端分离，显露动脉 A^3bii、A^3a+A^3bi、$A^1+Rec.A^2a$。

3. 沿动脉 A^3a+A^3bi 向远端分离，分离动脉 A^3bi 至足够长度，结扎后切断。

4. 沿动脉 A^1b 向远端分离，至足够长度，结扎后切断。

5. 提起动脉 A^3bi 远侧残端，向深部分离，显露支气管 B^3bi，可见与其共干的支气管 B^3bii，分离支气管 B^3bi 至足够长度后，结扎切断。

6. 提起动脉 A^1b 远侧残端，向其深部分离，切除第 12 组淋巴结，显露支气管 B^1b，分离支气管 B^1b 至足够长度，结扎切断。

7. 沿动脉 A^3a 向远端分离，显露动脉 A^3ai，分离至足够长度后，结扎切断 A^3ai。提起动脉 A^3ai 远侧残端，在其深部分离，显露支气管 B^3ai，分离至足够长度，结扎切断。

8. 提起各血管、支气管远侧残端，分离深部肺组织，显露段间静脉 V^1b，分离至足够长度后结扎切断。

9. 采用"改良膨胀萎陷法"确定段间交界面。右上肺完全膨胀后单肺通气，等待约 15 分钟，膨胀的 $S^1b+S^3ai+S^3bi$ 与萎陷的肺组织之间形成的界限即为段间交界面。

10. 沿段间静脉及膨胀萎陷肺组织交界面向远端锐性分离肺组织。至足够深度后，使用"开门技术"，沿段间交界面切开肺组织，使用腔镜直线切割缝合器采用适形裁剪技术分割段间交界面，完整切除 $S^1b+S^3ai+S^3bi$。移除标本。采样第 2、4、7 组淋巴结。

11. 胸腔内注水，膨肺，观察支气管残端及肺分离面有无漏气、余肺是否复张良好。

12. 肺分离面有漏气时，根据情况采用不同的方式处理、覆盖创面。

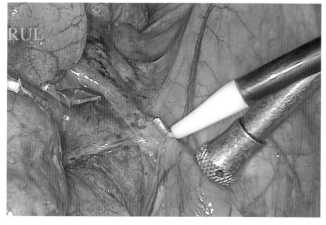

图 7-4-1　在肺门前方切开纵隔胸膜

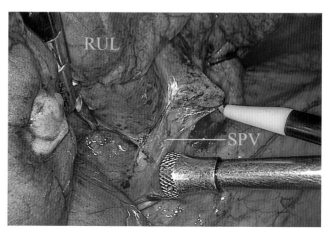

图 7-4-2　沿上肺静脉上缘向远端分离

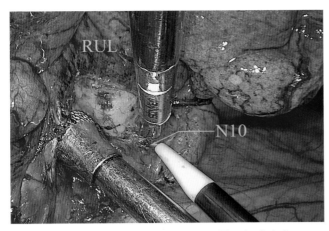

图 7-4-3　切除第 10 组淋巴结，显露深部肺动脉

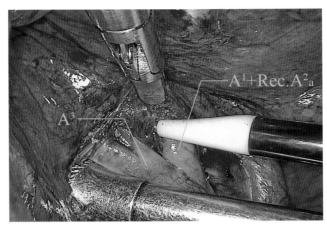

图 7-4-4　沿肺动脉各分支向远端分离

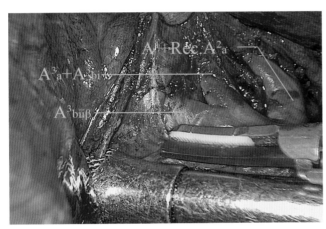

图 7-4-5　沿动脉 $A^3a + A^3bi$ 向远端分离

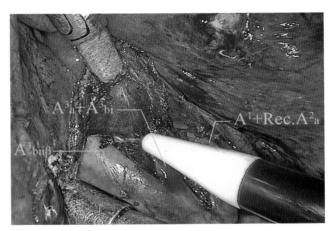

图 7-4-6　沿动脉 $A^3a + A^3bi$ 向远端分离

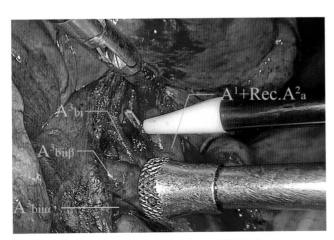

图 7-4-7　分离动脉 A^3bi 至足够长度

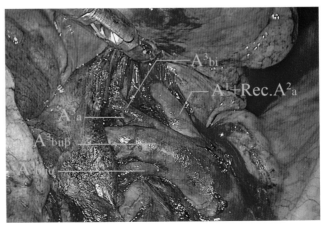

图 7-4-8　显露动脉 A^3bii、$A^3bi + A^3a$、$A^1 + Rec.A^2a$

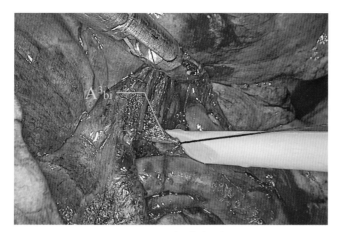

图 7-4-9　结扎动脉 A³bi

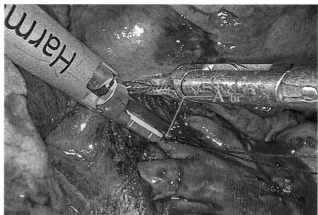

图 7-4-10　切断动脉 A³bi

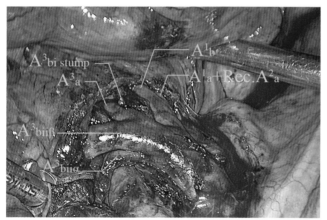

图 7-4-11　显露解剖结构

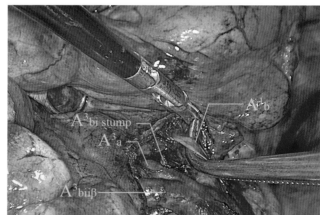

图 7-4-12　分离动脉 A¹b 至足够长度

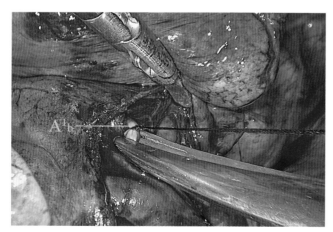

图 7-4-13　结扎后切断动脉 A¹b

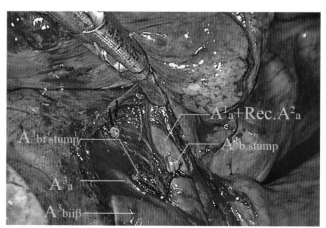

图 7-4-14　显露动脉 A¹b 残端

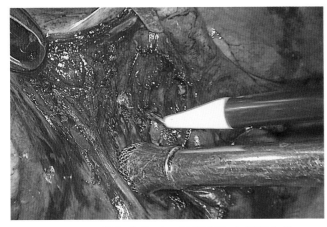

图 7-4-15　提起动脉 A³bi 远侧残端,向深部分离

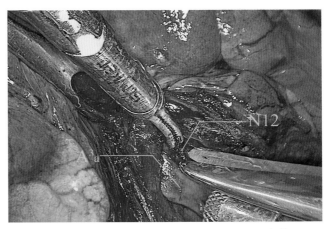

图 7-4-16　切除第 12 组淋巴结,显露深部支气管

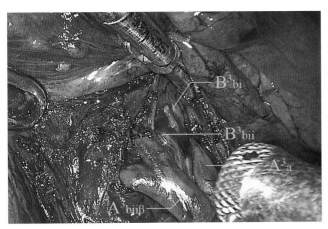

图 7-4-17　显露支气管 B³bi、B³bii

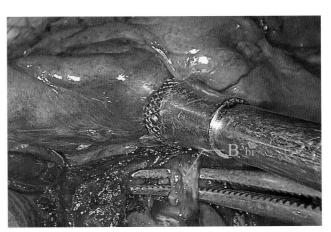

图 7-4-18　分离支气管 B³bi 至足够长度

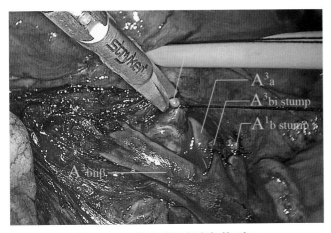

图 7-4-19　结扎后切断支气管 B³bi

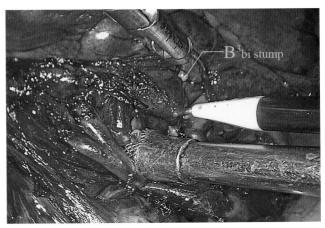

图 7-4-20　提起支气管 B³bi 远侧残端,向深部分离

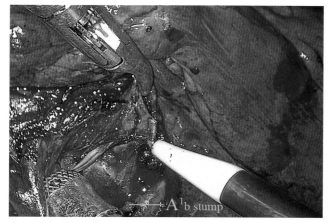

图 7-4-21　提起动脉 A¹b 远侧残端，向深部分离

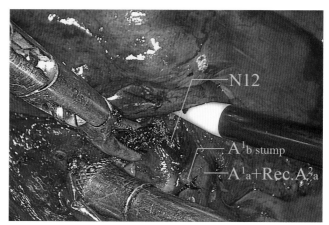

图 7-4-22　切除第 12 组淋巴结

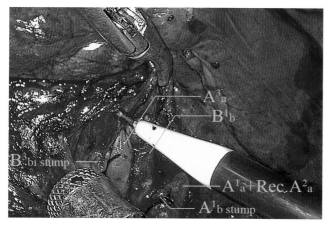

图 7-4-23　显露支气管 B¹b

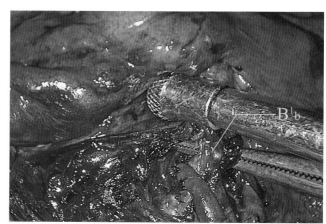

图 7-4-24　分离支气管 B¹b 至足够长度

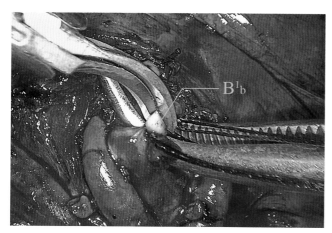

图 7-4-25　结扎后切断支气管 B¹b

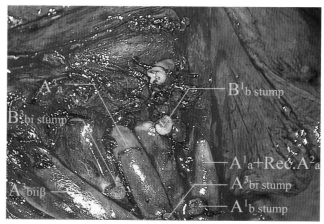

图 7-4-26　显露支气管 B¹b 残端

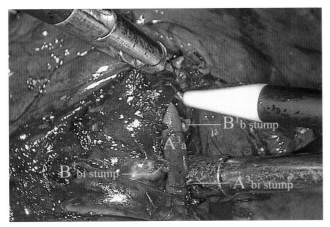

图 7-4-27　沿动脉 A³a 向远端分离

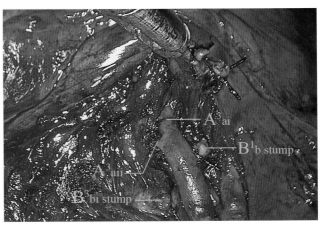

图 7-4-28　显露动脉 A³ai

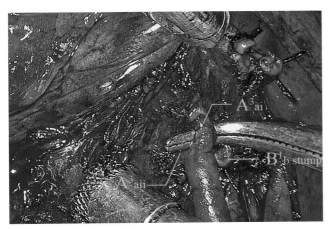

图 7-4-29　分离动脉 A³ai 至足够长度

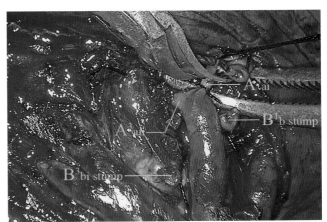

图 7-4-30　结扎后切断动脉 A³ai

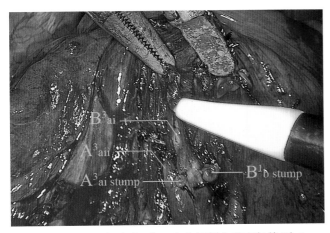

图 7-4-31　提起动脉 A³ai,在其深部分离支气管 B³ai

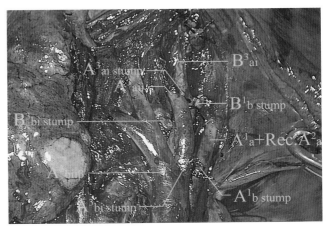

图 7-4-32　显露支气管 B³ai

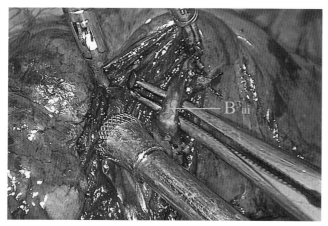

图 7-4-33　分离支气管 B³ai 至足够长度

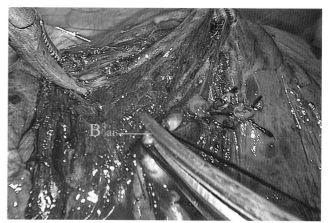

图 7-4-34　结扎后切断支气管 B³ai

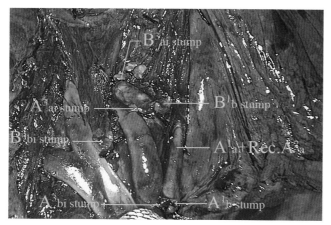

图 7-4-35　显露段门结构

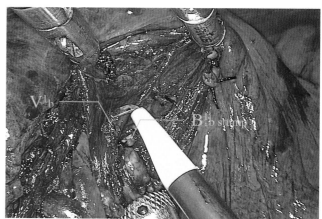

图 7-4-36　提起各血管、支气管远侧残端，分离深部肺组织，显露段间静脉 V¹b

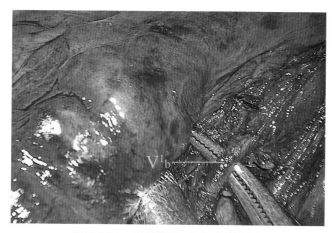

图 7-4-37　分离静脉 V¹b 至足够长度

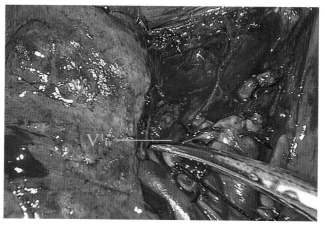

图 7-4-38　结扎切断静脉 V¹b

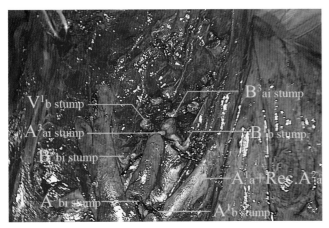

图 7-4-39　显露解剖结构

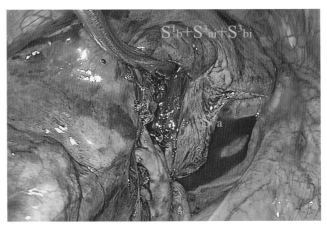

图 7-4-40　采用"改良膨胀萎陷法"确定段间交界面

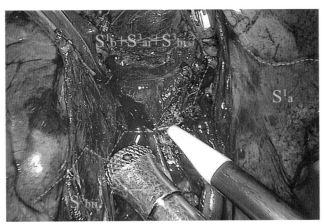

图 7-4-41　沿膨胀萎陷交界面锐性分离肺组织

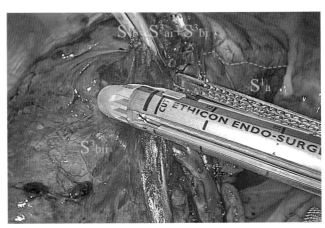

图 7-4-42　沿膨胀萎陷交界面使用"开门技术"切开段间交界

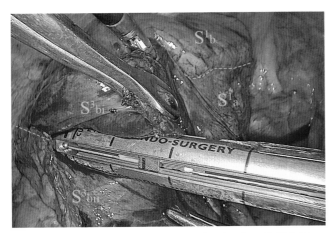

图 7-4-43　使用切割缝合器切开 S^3bi 与 S^3bii 段间交界

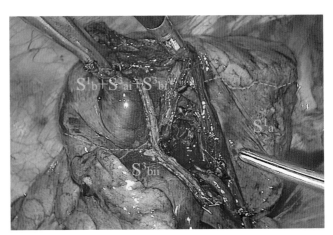

图 7-4-44　显露切开后的段间交界

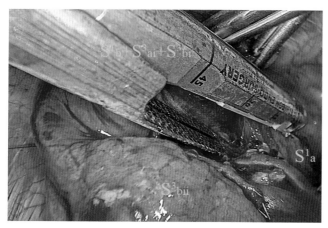

图 7-4-45　沿膨胀萎陷交界面使用"开门技术"切开段间交界

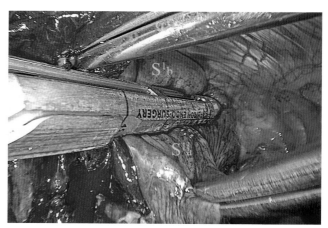

图 7-4-46　使用切割缝合器切开 S^1b 与 S^1a 段间交界

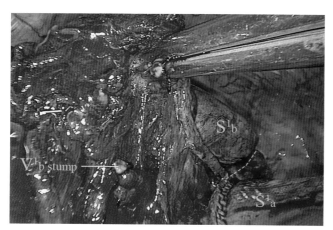

图 7-4-47　显露切开后段间交界面

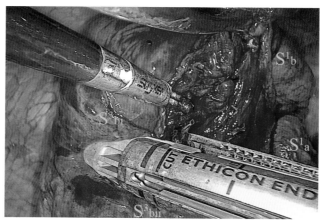

图 7-4-48　使用切割缝合器适形裁剪段间交界面

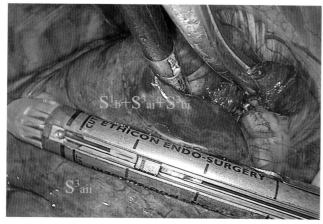

图 7-4-49　适形裁剪段间交界面

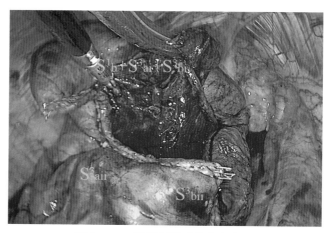

图 7-4-50　显露切开后的段间交界

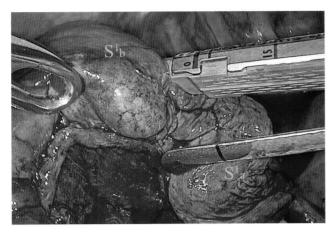

图 7-4-51　适形裁剪段间交界面

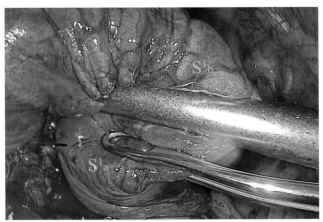

图 7-4-52　继续适形裁剪段间交界面

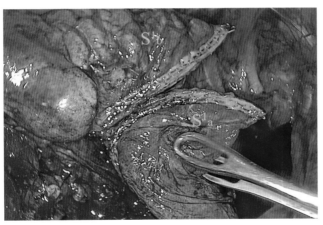

图 7-4-53　显露切开后的段间交界

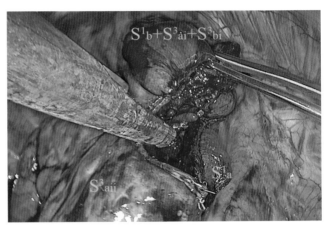

图 7-4-54　适形裁剪段间交界面

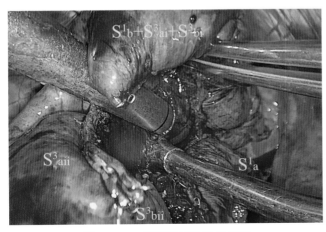

图 7-4-55　适形裁剪段间交界面

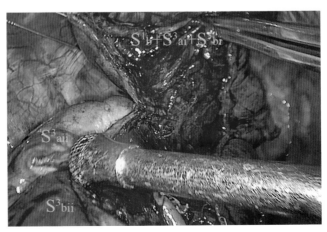

图 7-4-56　显露切开后的段间交界

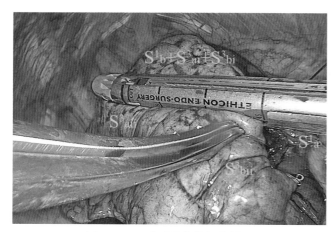

图 7-4-57　适形裁剪段间交界面

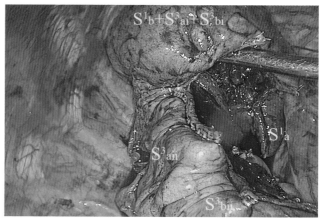

图 7-4-58　显露切开后的段间交界面

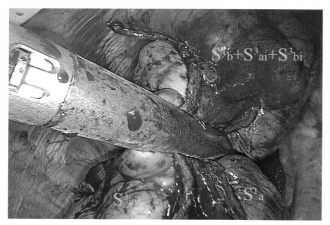

图 7-4-59　切除剩余靶段肺组织

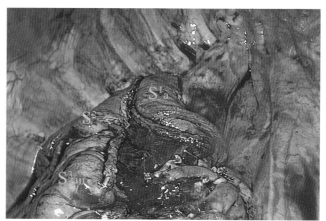

图 7-4-60　显露切除后的段间交界面

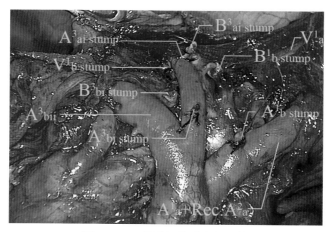

图 7-4-61　显露切除后段门结构

（四）本例特点

1. 本例结节位于 S^3ai 肺亚段内，周围紧邻 B^1b、B^3ai、B^3bi。为保证足够切缘距离，可以选择的手术方案包括：肺叶切除、S^1b+S^3 联合段亚段切除、$S^1b+S^3ai+S^3bi$ 联合亚段次亚段切除等。为保留更多肺组织，结合患者的解剖特点，行 $S^1b+S^3ai+S^3bi$ 联合亚段次亚段切除。

2. 患者的解剖结构变异较大：支气管为 B^1a+B^2、B^1b+B^3 二分支罕见类型，其中 B^1b 与 B^3 共干，但与常见变异不同的是：B^3a 与 B^1b 共干，然后与 B^3b 汇总。动脉中上干支动脉由 A^1b、$A^1a+Rec.A^2a$ 组成，下干支由 A^3a+A^3bi、A^3bii 组成。S^1b 亚段中支气管来源于 $B^1b+B^3a+B^3b$ 分支，但动脉来源于由 A^1b、$A^1a+Rec.A^2a$ 组成的上干支动脉。S^3bi 次亚段中支气管来源于 B^3b，但动脉来源于 A^3a+A^3bi 分支。在术前规划中需仔细确定要切断的解剖结构及相邻关系。

3. 此例患者行联合亚段次亚段手术，需要处理的动脉、支气管结构位于肺实质内，较细小，需沿动脉、支气管层次向肺实质内仔细分离，耐心识别处理。对于细小的次亚段支气管可以结扎处理。

（朱全　徐心峰　郑佳男　闻伟）

第八章 全胸腔镜左肺上叶亚段切除术

第一节 单亚段切除术

一、左肺上叶尖后段尖亚段（LS^{1+2}a）切除术

（一）解剖特点

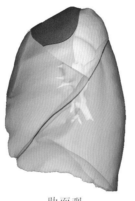
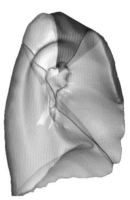

肋面观　　　　　　　　纵隔面观

图 8-1-1-a　模式图

扫码可观看

三维模型动态图

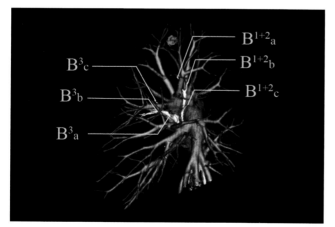

图 8-1-1-b　气管（B）

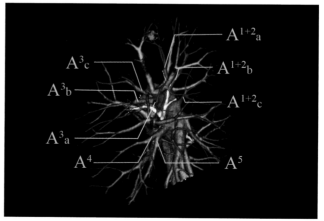

图 8-1-1-c　动脉（A）

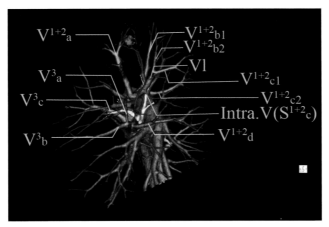

图 8-1-1-d　静脉（V）

1. 支气管：左肺上叶支气管分为 B^{1+2+3} 和 B^{4+5}。B^{1+2+3} 分为 B^{1+2} 和 B^3，$B^{1+2}a$ 和 $B^{1+2}b$ 共干，$B^{1+2}c$ 单独发出。B^3a 单独发出，B^3b 和 B^3c 共干。

2. 动脉：$A^{1+2}a$ 和 $A^{1+2}b$ 共干，$A^{1+2}c$ 单独发出。A^3a 和 A^3b 共干，A^3c 单独发出。

3. 静脉：上肺静脉为半中心静脉型，上肺静脉在肺门顶部发出 $V^{1+2}a$，在肺门顶部后上方发出 $V^{1+2}b1$、$V^{1+2}c2$，随之经 B^3 与 B^{1+2} 之间由前上向后下依次发出 $V^{1+2}b2$、$V^{1+2}c1$、Intra.V($S^{1+2}c$)，尚有一支 Vl 静脉回流至共干的 $V^{1+2}b2+V^{1+2}c1$，V^3 在肺门前方发出 V^3c，在 B^3 下方由前向后发出 V^3b+V^3a、$V^{1+2}d$。

（二）术前规划

1. 患者结节位于尖亚段（$S^{1+2}a$），拟行左肺上叶尖后段尖亚段（$S^{1+2}a$）切除术。

2. 需切断的解剖结构：动脉 $A^{1+2}a$，支气管 $B^{1+2}a$。

3. 需保留的解剖结构：S^{1+2} 与 S^3 段间静脉 $V^{1+2}a$、$S^{1+2}a$ 与 $S^{1+2}b$ 亚段间静脉 $V^{1+2}b$。

（三）手术步骤

1. 在肺门后方切开纵隔胸膜，分离、显露左肺动脉。切除第 10 组淋巴结。沿肺动脉干分离、显露动脉 $A^{1+2}a+b$。

2. 在肺门前方切开纵隔胸膜，分离、显露左上肺静脉。在肺门前上方沿上肺静脉与肺动脉之间的间隙分离、显露动脉 $A^{1+2}a+b$。

3. 沿左上肺静脉向远端分离，显露并仔细辨认左上肺静脉的属支，寻找 S^{1+2} 与 S^3 段间静脉 $V^{1+2}a$，沿 $V^{1+2}a$ 向远端分离。沿 $S^{1+2}a$ 与 $S^{1+2}b$ 亚段间静脉 $V^{1+2}b1$ 向远端分离。

4. 沿静脉 V^{1+2} 与动脉 $A^{1+2}a+b$ 之间的间隙充分游离。血管套带牵引 $V^{1+2}b1+V^{1+2}c2$、$V^{1+2}a+V^{1+2}b2+V^{1+2}c1$。于 $V^{1+2}a$ 与 $V^{1+2}b$ 之间在肺门上方继续分离，清除第 12 组淋巴结，显露动脉 $A^{1+2}a$ 与支气管 $B^{1+2}a$。

5. 向远端分离动脉 $A^{1+2}a$ 至足够长度后，结扎切断 $A^{1+2}a$。

6. 牵拉提起动脉 $A^{1+2}a$ 远侧残端，在其下方分离与其伴行的 $B^{1+2}a$，分离支气管 $B^{1+2}a$ 至足够长度后，结扎切断 $B^{1+2}a$。

7. 采用"改良膨胀萎陷法"确定段间交界面。膨肺至左上肺完全膨胀后单肺通气，等待约 10 分钟，膨胀的 $S^{1+2}a$ 与萎陷的肺组织形成的界限即为段间交界面。

8. 分别从肺门后方、前方,使用能量器械沿静脉 $V^{1+2}b$、$V^{1+2}a$ 及膨胀萎陷肺组织交界面向深部充分分离肺组织。分离至足够深度后,使用"开门技术"在静脉 $V^{1+2}b$ 前上方沿段间交界面裁剪后上方交界,在静脉 $V^{1+2}a$ 后方沿段间交界面裁剪前下方交界。继续使用直线切割缝合器沿段间交界面依次裁剪段间交界至完整切除 $S^{1+2}a$。移除标本。

9. 胸腔内注水,膨肺,观察支气管残端及肺分离面有无漏气、余肺是否复张良好。

10. 解剖标本,判定切缘足够,标记后送术中快速病理检查。

11. 肺分离面有漏气时,根据情况采用不同的方式处理、覆盖创面。

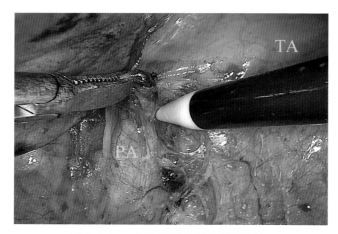

图 8-1-1-1 在肺门后方切开纵隔胸膜,
分离、显露左肺动脉

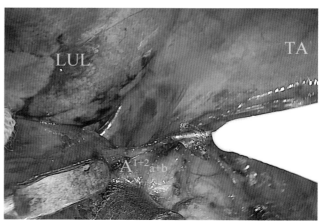

图 8-1-1-2 在肺门后上方沿左肺动脉
主干分离动脉 $A^{1+2}a+b$

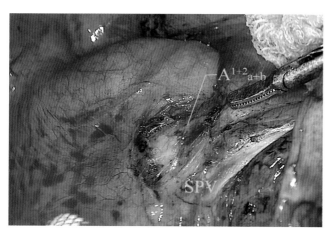

图 8-1-1-3 在肺门前方切开纵隔胸膜,
分离、显露左上肺静脉

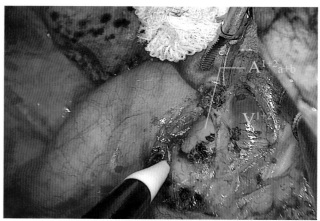

图 8-1-1-4 在肺门上方沿上肺静脉与肺动脉之间
间隙分离动脉 $A^{1+2}a+b$

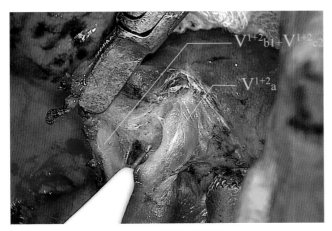

图 8-1-1-5　沿左上肺静脉向远端分离、显露
S^{1+2} 和 S^3 段间静脉 $V^{1+2}a$

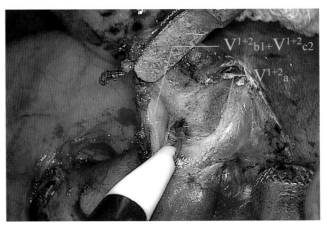

图 8-1-1-6　沿 $S^{1+2}a$ 与 $S^{1+2}b$ 之间的
亚段间静脉 $V^{1+2}b1$ 向远端分离

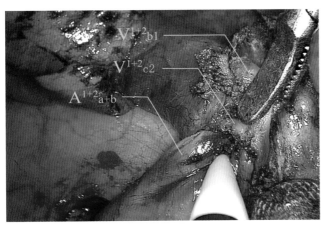

图 8-1-1-7　沿静脉 V^{1+2} 与动脉 $A^{1+2}a+b$ 之间间隙分离

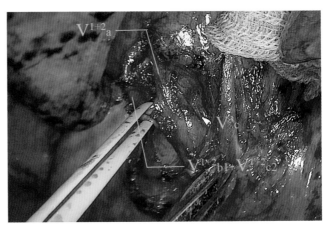

图 8-1-1-8　血管套带牵引静脉 $V^{1+2}b1+V^{1+2}c2$

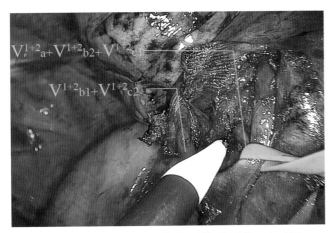

图 8-1-1-9　血管套带牵引静脉 $V^{1+2}a+V^{1+2}b2+V^{1+2}c1$

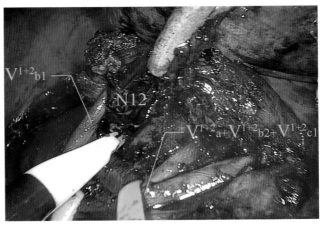

图 8-1-1-10　于 $V^{1+2}a$ 与 $V^{1+2}b$ 之间在肺门上方
继续分离，清除第 12 组淋巴结

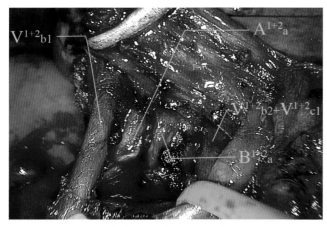

图 8-1-1-11　清除 12 组淋巴结后显露动脉 $A^{1+2}a$、
支气管 $B^{1+2}a$

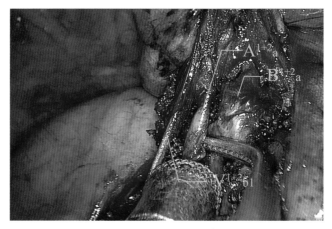

图 8-1-1-12　向远端分离动脉 $A^{1+2}a$ 至足够长度

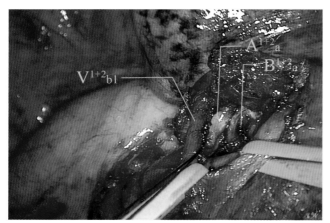

图 8-1-1-13　结扎动脉 $A^{1+2}a$

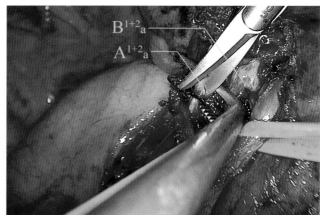

图 8-1-1-14　切断动脉 $A^{1+2}a$

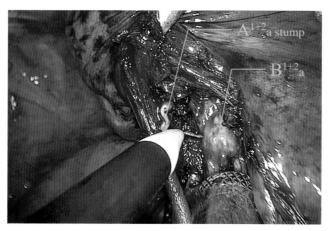

图 8-1-1-15　向远端分离支气管 $B^{1+2}a$

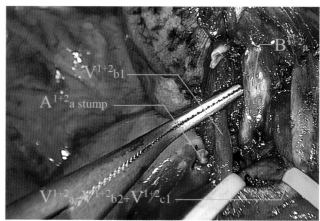

图 8-1-1-16　分离支气管 $B^{1+2}a$ 至足够长度

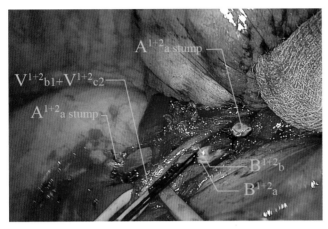

图 8-1-1-17　结扎支气管 $B^{1+2}a$

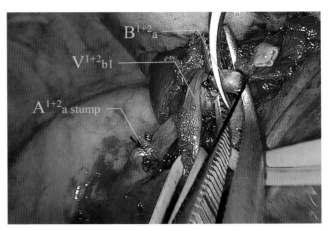

图 8-1-1-18　切断支气管 $B^{1+2}a$

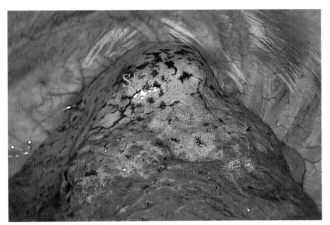

图 8-1-1-19　采用"改良膨胀萎陷法"确定段间交界面

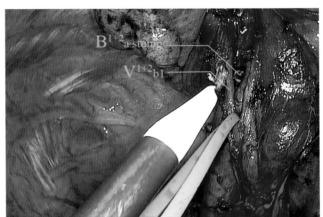

图 8-1-1-20　在肺门上方，使用电钩沿 $V^{1+2}b1$ 及
膨胀萎陷交界面向远端分离肺组织

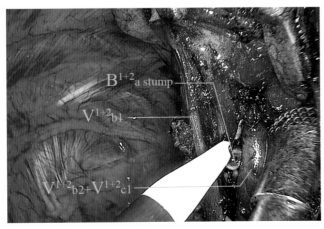

图 8-1-1-21　从肺门前方，使用电钩沿 $V^{1+2}a$ 及
膨胀萎陷交界面向远端分离肺组织

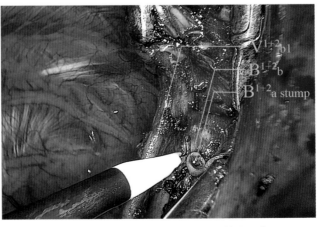

图 8-1-1-22　沿膨胀萎陷交界面锐性向深部
分离段间交界面

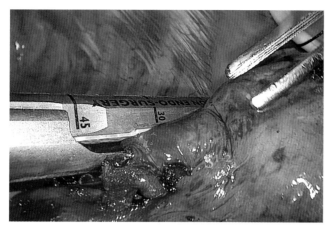

图 8-1-1-23　使用"开门技术",在静脉 $V^{1+2}b1$ 前方
沿段间交界面裁剪肺组织

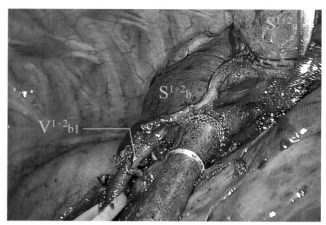

图 8-1-1-24　显示切开后的段间交界

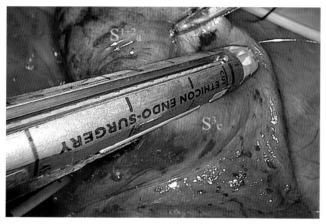

图 8-1-1-25　使用"开门技术",在静脉 $V^{1+2}a$ 上方
沿段间交界面裁剪前下方交界

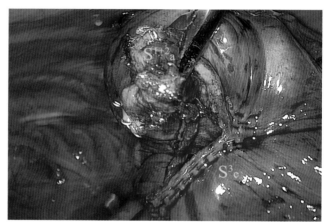

图 8-1-1-26　显示切开后的段间交界

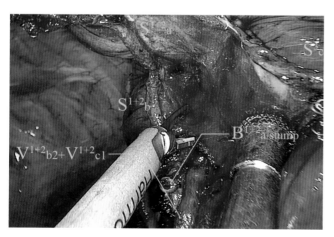

图 8-1-1-27　使用超声刀沿段间交界面分离

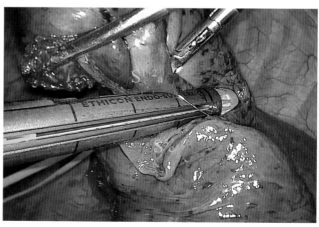

图 8-1-1-28　继续使用直线切割缝合器沿段间交界面
裁剪前外侧肺组织

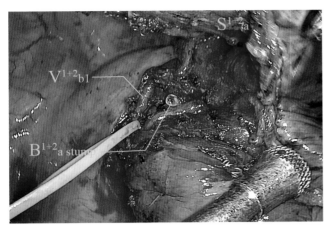

图 8-1-1-29　显示切开后的段间交界

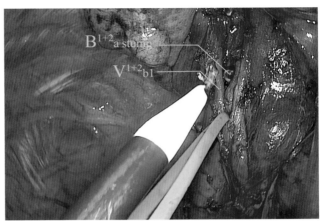

图 8-1-1-30　沿段间交界面裁剪后上方肺组织(内侧观)

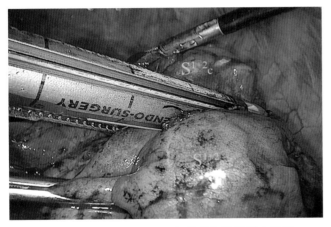

图 8-1-1-31　继续使用"开门技术",沿段间交界面
裁剪后上方交界肺组织(外侧观)

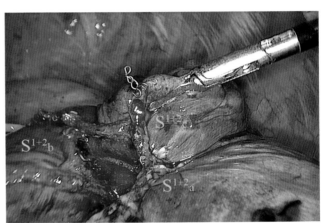

图 8-1-1-32　显示切开后的段间交界

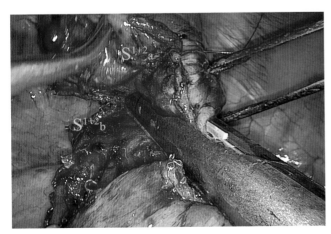

图 8-1-1-33　使用直线切割缝合器沿段间
交界面依次裁剪肺组织

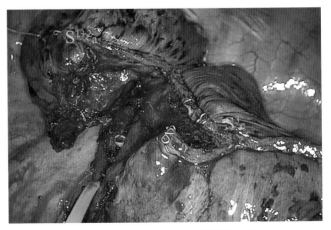

图 8-1-1-34　显示切开后的段间交界

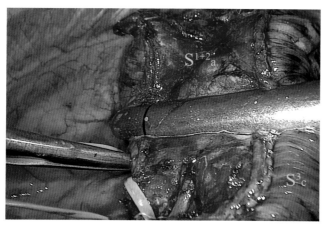

图 8-1-1-35　沿段间交界面裁剪肺组织,完整切除靶段

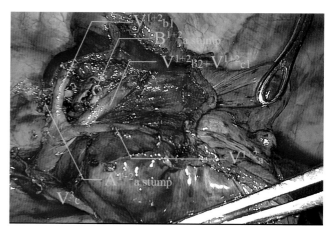

图 8-1-1-36　移除标本,显示段门结构

（四）本例特点

1. 患者结节位于 S^{1+2}a 内,手术视野主要集中于肺门顶部,在操作困难时,可以借鉴单孔手术的暴露方法,即将腔镜从前方主操作孔置入,可以获得更好的显露。

2. 在静脉 V^{1+2}b1＋V^{1+2}c2 与 V^{1+2}a＋V^{1+2}b2＋V^{1+2}c1 之间操作显露动脉 A^{1+2}a 与支气管 B^{1+2}a 时,使用血管套带做牵引,可以方便显露,增加操作空间,对解剖结构的辨认更为清晰,防止误断非靶区的解剖结构。

3. 本例切除靶段 S^{1+2}a 较小。但在切除范围越小时,"开门技术"越能体现出其优势,与楔形切除相比,在保证充分切缘的同时可以减少对肺组织的压榨,获得舒展的切割平面。

二、左肺上叶尖后段外亚段（LS^{1+2}c）切除术

（一）解剖特点

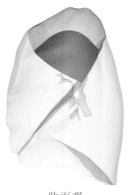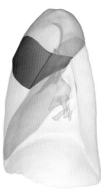

肋面观　　　　　　　后面观

图 8-1-2-a　模式图

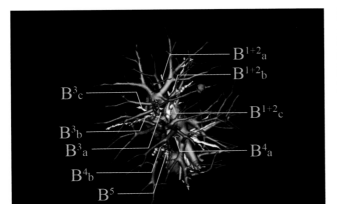

图 8-1-2-b　气管（B）

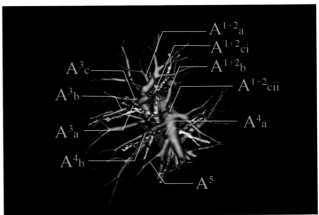

图 8-1-2-c　动脉（A）

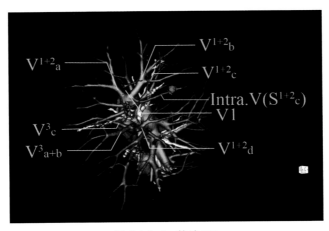

图 8-1-2-d　静脉（V）

1. 支气管：左肺上叶支气管分为 B^{1+2+3} 和 B^{4+5}。B^{1+2+3} 分为 B^{1+2} 和 B^3，B^{1+2}a 和 B^{1+2}b 共干，B^{1+2}c 单独发出，B^3a 单独发出，B^3b 和 B^3c 共干。

2. 动脉：A^{1+2}b 自左肺动脉单独发出。A^{1+2}c 次亚段动脉 A^{1+2}ci 由 A^3 发出，A^{1+2}cii 由叶间动脉干发出。A^3 与 A^{1+2}a 共干。

3. 静脉：上肺静脉为半中心静脉型。V^{1+2} 自上肺静脉前上方发出 V^{1+2}a，随之经 B^{1+2} 与 B^3 之间由前向后走行依次发出 Vl、V^{1+2}b＋V^{1+2}c、Intra.V(S^{1+2}c)、V^3 在肺门前方发出 V^3c，随之在前段支气管下方由前向后依次发出 V^3a＋b、V^{1+2}d。

（二）术前规划

1. 患者结节位于左肺上叶尖后段外亚段（S^{1+2}c），正对 Intra.V(S^{1+2}c），拟行左肺上叶尖后段外亚段（LS^{1+2}c）切除术。

2. 需切断的解剖结构：S^{1+2}c 细小动脉分支 A^{1+2}ci、A^{1+2}cii，支气管 B^{1+2}c，回流至 V^{1+2}b＋c 的 Intra.V(S^{1+2}c）。

3. 需保留的解剖结构：S^{1+2}c 与 S^3a 段间静脉 V^{1+2}d，S^{1+2}b 与 S^{1+2}c 亚段间静脉 V^{1+2}c。

（三）手术步骤

1. 在肺门后方切开纵隔胸膜，分离、显露左肺动脉。

2. 沿斜裂中部分离，显露叶间动脉干，分离、显露 S^{1+2}c 细小动脉分支。

3. 沿肺动脉表面建立斜裂中部与后纵隔面之间隧道，使用腔镜直线切割缝合器闭合切断发育不全之后上部分斜裂。

4. 结扎 S^{1+2}c 细小动脉分支，使用超声刀切断。

5. 切除 12 组淋巴结。分离、显露支气管 B^{1+2}c，分离支气管 B^{1+2}c 至足够长度，结扎切断 B^{1+2}c。

6. 牵拉提起 B^{1+2}c 远侧残端，继续在肺裂中部分离、显露动脉 A^{1+2}cii，分离至足够长度后，结扎切断 A^{1+2}cii。

7. 沿 B^{1+2}c 残端后方分离、显露动脉 A^{1+2}ci，分离至足够长度后，结扎切断 A^{1+2}ci。

8. 采用"改良膨胀萎陷法"确定段间交界面。膨肺至左上肺完全膨胀后单肺通气，等待约 10 分钟，膨胀的 S^{1+2}c 与萎陷的肺组织形成的界限即为段间交界面。

9. 牵拉提起支气管 B^{1+2}c 远侧残端，锐性向深部充分游离，分离、显露回流至 V^{1+2}b＋c 的 Intra.V(S^{1+2}c），分离至足够长度后，结扎切断。

10. 使用能量器械沿膨胀萎陷交界面锐性向深部分离肺组织。使用"开门技术"，采用直线切割缝合器沿段间交界面在 A^{1+2}ci 近侧残端上方裁剪前外侧交界，沿段间交界在静脉 V^{1+2}c 上方裁剪后上方交界。继续使用直线切割缝合器沿段间交界面适形裁剪前外侧交界、后侧交界。

11. 为使裁剪平面更加舒展，使用直角钳自内侧向肺表面方向沿段间交界面穿通制作隧道，使用引导管引导直线切割缝合器沿隧道及段间交界面裁剪段间交界。依次裁剪至完整切除 S^{1+2}c。移除标本。

12. 胸腔内注水，膨肺，观察支气管残端及肺分离面有无漏气，余肺是否复张良好。

13. 解剖标本，判定切缘足够，标记后送术中快速病理检查。

14. 肺分离面有漏气时，根据情况采用不同的方式处理、覆盖创面。

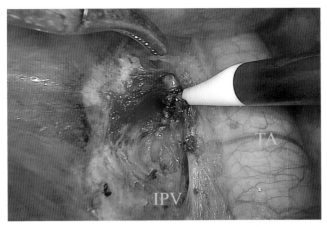

图 8-1-2-1　在肺门后方切开纵隔胸膜

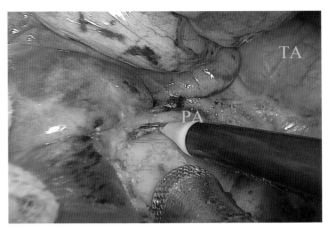

图 8-1-2-2　分离、显露左肺动脉

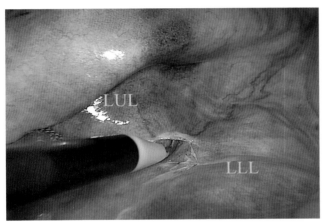

图 8-1-2-3　切开叶间胸膜，沿斜裂中部分离

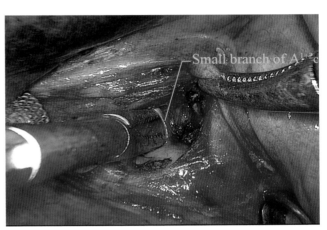

图 8-1-2-4　显露叶间动脉干，分离 $S^{1+2}c$ 动脉细小分支

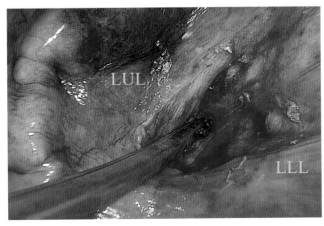

图 8-1-2-5　沿叶间动脉干表面建立斜裂中部
及后纵隔面之间隧道

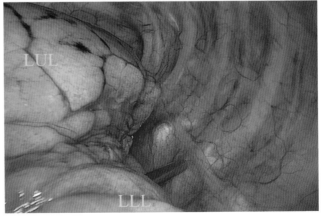

图 8-1-2-6　继续沿叶间动脉干表面建立斜裂中部
及后纵隔面之间隧道

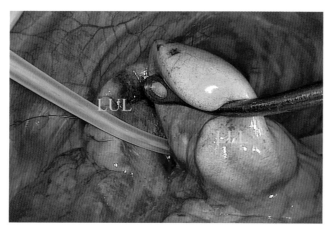

图 8-1-2-7　沿隧道置入引导管

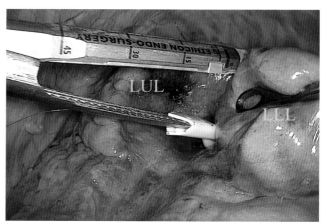

图 8-1-2-8　使用引导管引导腔镜直线
切割缝合器钉砧通过隧道

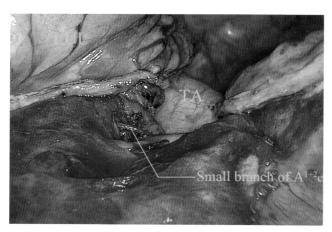

图 8-1-2-9　使用腔镜直线切割缝合器闭合切断发育不全斜裂

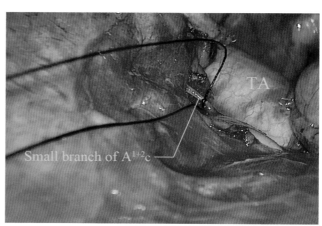

图 8-1-2-10　分离、结扎 $S^{1+2}c$ 动脉细小分支

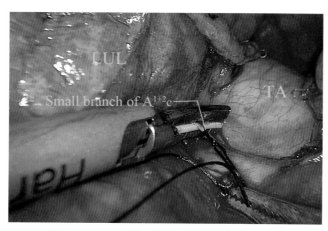

图 8-1-2-11　超声刀切断 $S^{1+2}c$ 动脉细小分支

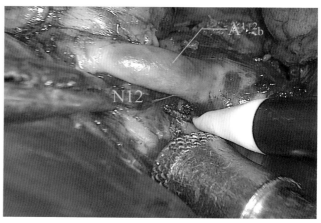

图 8-1-2-12　切除第 12 组淋巴结,方便显露后方支气管

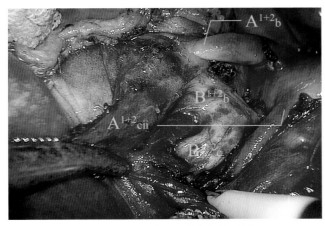

图 8-1-2-13　分离、显露支气管 $B^{1+2}c$

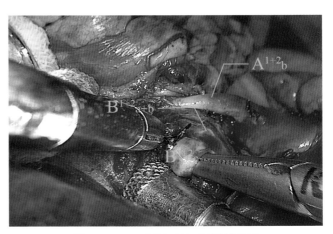

图 8-1-2-14　分离 $B^{1+2}c$ 至足够长度

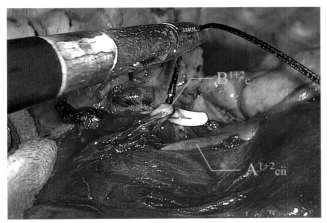

图 8-1-2-15　结扎 $B^{1+2}c$，近侧残端予锁扣夹闭加固

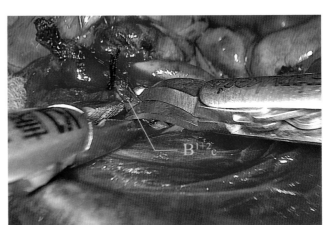

图 8-1-2-16　结扎 $B^{1+2}c$ 远端后切断

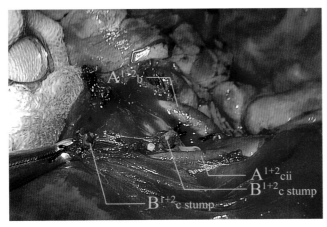

图 8-1-2-17　牵拉提起 $B^{1+2}c$ 远侧残端，分离、显露
　　　　　　动脉 $A^{1+2}cii$

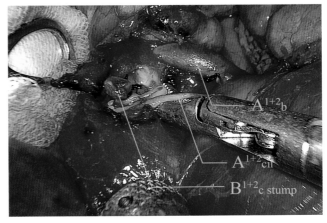

图 8-1-2-18　分离 $A^{1+2}cii$ 至足够长度

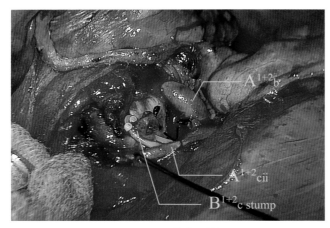

图 8-1-2-19　结扎 $A^{1+2}cii$

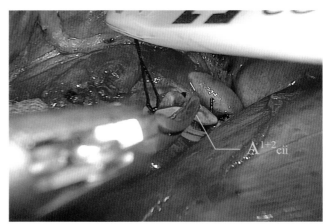

图 8-1-2-20　切断 $A^{1+2}cii$

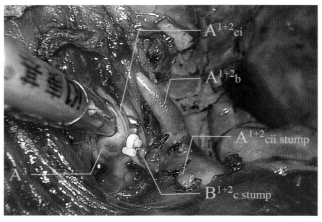

图 8-1-2-21　提起 $B^{1+2}c$ 远侧残端,向后方分离,
显露 $S^{1+2}c$ 另一支次亚段动脉 $A^{1+2}ci$

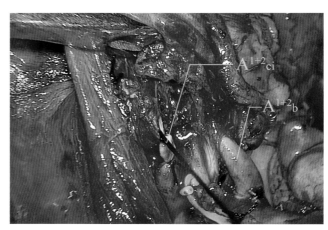

图 8-1-2-22　结扎 $A^{1+2}ci$

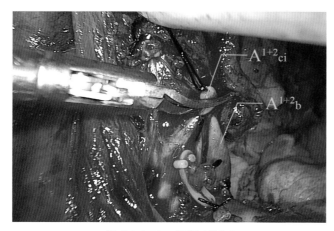

图 8-1-2-23　切断 $A^{1+2}ci$

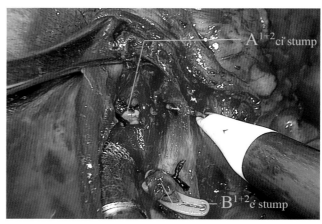

图 8-1-2-24　提起 $B^{1+2}c$ 远侧残端,继续向深部充分分离

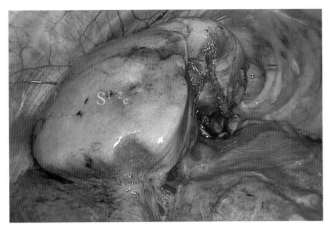

图 8-1-2-25　采用"改良膨胀萎陷法"确定段间交界面，
显示清晰的段间交界面

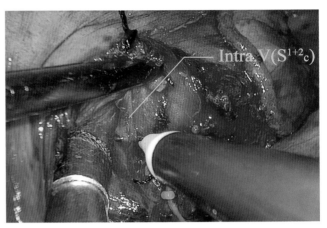

图 8-1-2-26　向深部分离，显露回流至 $V^{1+2}b+c$
的段内静脉 Intra.$V(S^{1+2}c)$

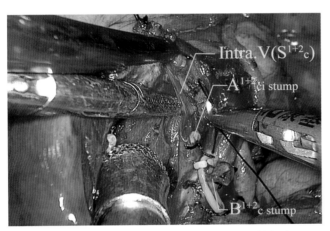

图 8-1-2-27　分离 Intra.$V(S^{1+2}c)$ 静脉至足够长度

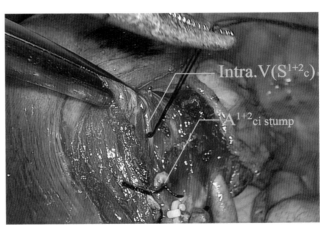

图 8-1-2-28　结扎 Intra.$V(S^{1+2}c)$ 静脉

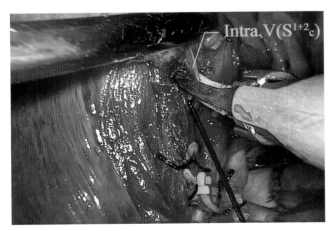

图 8-1-2-29　超声刀切断 Intra.$V(S^{1+2}c)$ 静脉

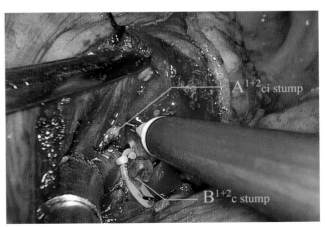

图 8-1-2-30　使用能量器械沿膨胀萎陷
交界面向深部分离肺组织

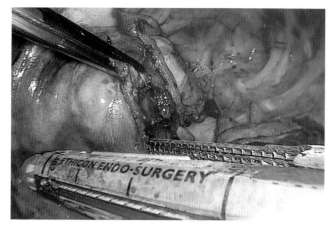

图 8-1-2-31　使用"开门技术",沿段间
交界面裁剪前外侧交界

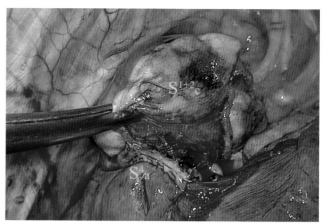

图 8-1-2-32　显示切开后的段间交界面

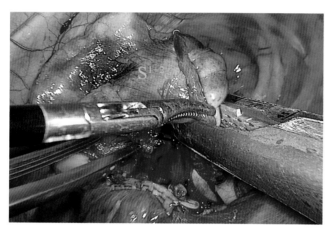

图 8-1-2-33　使用"开门技术",沿段间交界面
裁剪后上方交界

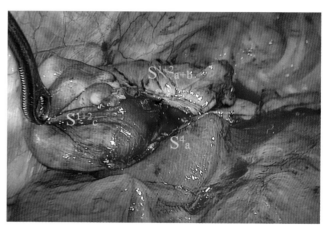

图 8-1-2-34　显示切开后的段间交界

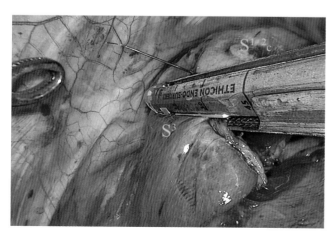

图 8-1-2-35　继续使用切割缝合器沿前外侧交界
裁剪段间交界面

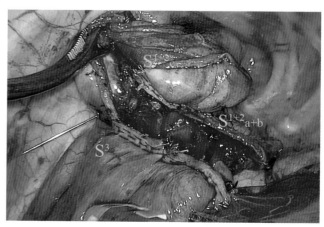

图 8-1-2-36　显示切开后的段间交界面

（定位钢丝自结节前方 2 cm 处穿入）

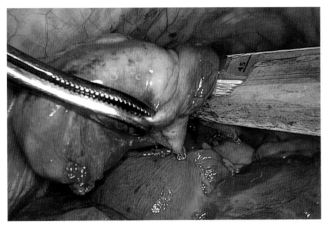

图 8-1-2-37 继续使用切割缝合器沿后侧交界裁剪段间交界面

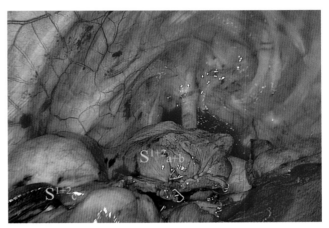

图 8-1-2-38 显示切开后的段间交界面

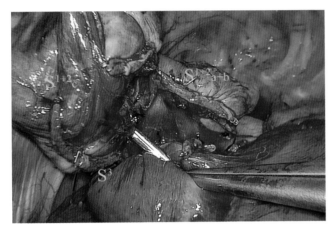

图 8-1-2-39 使用直角钳自内侧向肺表面方向沿段间交界面穿通制作隧道（内侧观）

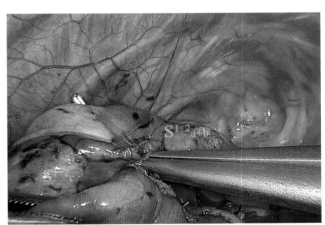

图 8-1-2-40 使用直角钳自内侧向肺表面方向沿段间交界面穿通制作隧道（外侧观）

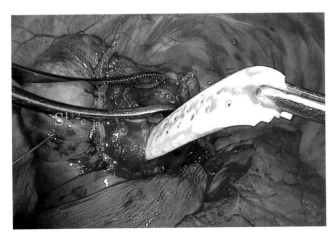

图 8-1-2-41 沿隧道置入引导管

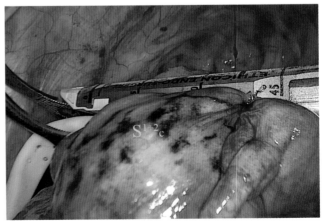

图 8-1-2-42 使用直线切割缝合器沿隧道及段间交界面裁剪后上方段间交界面

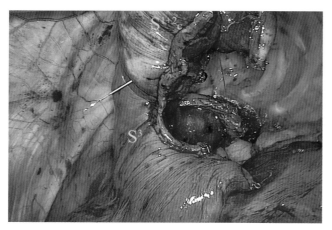

图 8-1-2-43　显示切开后的段间交界面

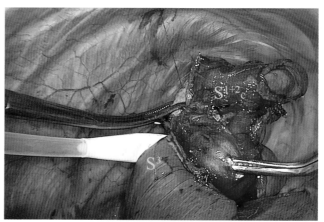

图 8-1-2-44　再次使用直角钳自内侧向肺表面方向
　　　　　　　沿段间交界面穿通制作隧道,置入引导管

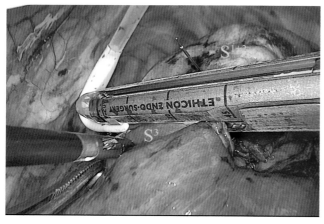

图 8-1-2-45　使用直线切割缝合器沿隧道及段间交界面
　　　　　　　裁剪前外侧段间交界面

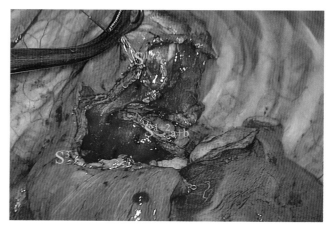

图 8-1-2-46　显示切开后的段间交界面

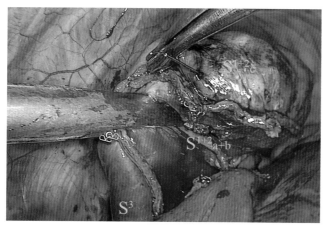

图 8-1-2-47　使用直线切割缝合器沿段间交界裁剪,
　　　　　　　完整切除靶段

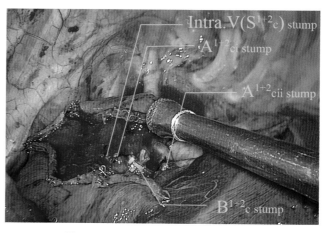

图 8-1-2-48　移除标本,显示段门结构

（四）本例特点

1. $S^{1+2}ci$ 的次亚段动脉 $A^{1+2}ci$ 由 A^3 发出，$A^{1+2}cii$ 由叶间动脉干发出，此外 $S^{1+2}c$ 有一支细小分支发自叶间动脉干。由于位置原因，处理了细小分支及 $B^{1+2}c$ 后便于显露处理 $A^{1+2}cii$ 与 $A^{1+2}ci$，在术中应注意避免遗漏及损伤。

2. 本例患者结节正对 $Intra.V(S^{1+2}c)$，$Intra.V(S^{1+2}c)$ 邻近 $A^{1+2}ci$，回流至静脉 $V^{1+2}b+c$。在膨胀萎陷形成段间交界面后，沿段门充分向深部分离，发现静脉 $Intra.V(S^{1+2}c)$ 走向靶段内，遂予结扎切断。由此提示，在手术过程中，如果暂时不能明确静脉走行，可以暂不处理，在膨胀萎陷形成段间交界面后再判断、处理，切断进入靶段的段内静脉。

3. 在分离段间交界面时，应先尽可能由段门沿膨胀萎陷交界面向深部分离，之后使用腔镜直线切割缝合器采用"开门技术"及适形裁剪技术分割段间交界面。在一些情况下，可以使用直角钳自内侧向肺表面方向沿段间交界面穿通制作隧道，置入引导管，使用直线切割缝合器沿隧道及段间交界面裁剪段间交界。这样裁剪更加准确，段间交界面更为舒展。此种"隧道法"多应用在多个段间交界面汇合处分割三维立体曲面时，特别是下叶肺段切除分割膈面肺组织时。

三、左肺上叶前段内亚段（LS³b）扩大切除术

（一）解剖特点

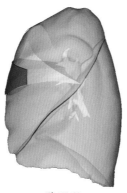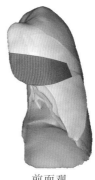

扫码可观看

三维模型动态图

肋面观　　　　　　　　前面观

图 8-1-3-a　模式图

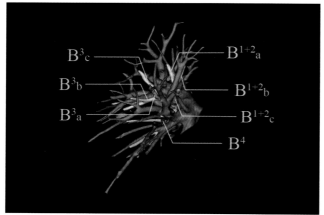

图 8-1-3-b　气管（B）

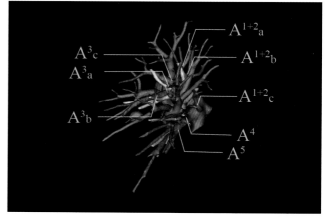

图 8-1-3-c　动脉（A）

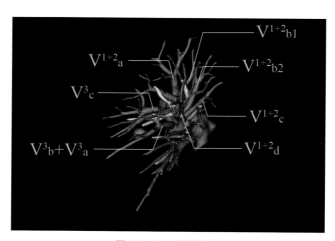

图 8-1-3-d　静脉（V）

1. 支气管：左肺上叶支气管分为 B^{1+2+3} 和 B^{4+5}。B^{1+2+3} 分为 B^{1+2} 和 B^3，$B^{1+2}a$ 和 $B^{1+2}b$ 共干，$B^{1+2}c$ 单独发出，B^3a、B^3b 和 B^3c 共干发出。

2. 动脉：$A^{1+2}a$ 和 $A^{1+2}b$ 共干从左肺动脉发出，$A^{1+2}c$ 单独发自叶间动脉干。A^3a 与 A^3c 共干。

3. 静脉：上肺静脉为中心静脉型。上肺静脉在肺门顶部发出 $V^{1+2}a$，在肺门顶部后上方发出 $V^{1+2}b1$，在肺门前方发出 V^3c，在 B^3 下方发出 V^3b+V^3a，随之经 B^3 与 B^{1+2} 之间由前下向后上依次发出 $V^{1+2}d$、$V^{1+2}c$、$V^{1+2}b2$，V^{4+5} 自 V^3 下方发出 V^4 和 V^5。

（二）术前规划

1. 患者结节位于前段内亚段（S^3b）内，但是邻近 S^3b 与 S^4b 亚段间静脉 V^3b 及 S^3a 与 S^3b 亚段间静脉 V^3a，且 V^3b 与 V^3a 共干，因此决定在术中切断 V^3b+V^3a，才能保证足够的切缘距离。拟行左肺上叶前段内亚段（LS^3b）扩大切除术。

2. 需切断的解剖结构：动脉 A^3b，支气管 B^3b，静脉 V^3b、V^3a。

3. 需注意保留的解剖结构：V^3c。

（三）手术步骤

1. 在肺门前方切开纵隔胸膜，分离、显露左上肺静脉。

2. 沿着左上肺静脉向远端分离，显露并仔细辨认左上肺静脉属支，寻找 S^3b 与 S^4b 段间静脉 V^3b。沿 V^3b 向远端分离，切断回流至 V^3b 的 S^3b 靶段内静脉细小分支。沿 S^3c 与 S^3b 亚段间静脉 V^3c 向远端分离。

3. 从肺门前方在 V^3c 与 V^3b 之间分离、显露支气管 B^3b 和动脉 A^3b。

4. 游离静脉 V^3b+V^3a 至足够长度后，结扎切断。

5. 在 V^3c 与 V^3b 之间分离支气管 B^3b，分离至足够长度，使用腔镜直线切割缝合器闭合切断 B^3b。

6. 牵拉提起 B^3b 远侧残端，分离、显露与之伴行的动脉 A^3b，分离至足够长度后，结扎切断 A^3b。

7. 采用"改良膨胀萎陷法"确定段间交界面。膨肺至左上肺完全膨胀后单肺通气，等待约 11 分钟，膨胀的 S^3b 与萎陷的肺组织形成的界限即为段间交界面。

8. 牵拉提起 B^3b 远侧残端，锐性沿段间交界面向深部充分分离。使用直线切割缝合器沿 S^3b 与 S^4b 膨胀萎陷交界面、偏向 S^4b 侧切开肺组织，沿 S^3b 与 S^3a 膨胀萎陷交界面、偏向 S^3a 侧切开肺组织，沿 S^3b 与 S^3c 段间交界面切开上方段间交界。

9. 沿静脉 V^3c 及膨胀萎陷交界面锐性分离上方段间交界，避免后续使用直线切割缝合器裁剪时误断静脉 V^3c 主干。

10. 继续使用直线切割缝合器沿段间交界面适形裁剪段间交界面，完整切除靶段 S^3b。移除标本。第 5、6 组淋巴结采样。

11. 胸腔内注水，膨肺，观察 B^3b 残端及肺分离面有无漏气、余肺是否复张良好。

12. 解剖标本，判定切缘距离足够，标记后送术中快速病理检查。

13. 肺分离面有漏气时，根据情况采用不同的方式处理、覆盖创面。

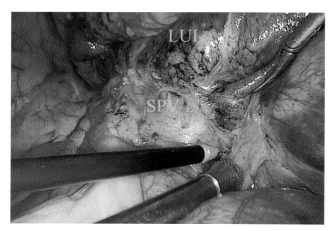

图 8-1-3-1　在肺门前方切开纵隔胸膜，分离、
显露左上肺静脉及属支

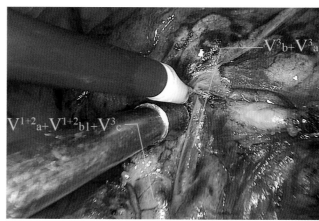

图 8-1-3-2　沿着左上肺静脉向远端分离，
寻找 S^3b 与 S^4b 段间静脉

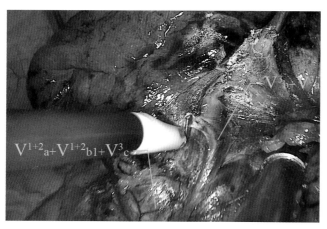

图 8-1-3-3　沿段间静脉向远端分离，切断回流
至 $V^3b＋V^3a$ 的 S^3b 段内静脉

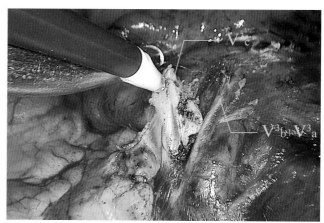

图 8-1-3-4　沿 S^3b 与 S^3c 亚段间
静脉 V^3c 向远端分离

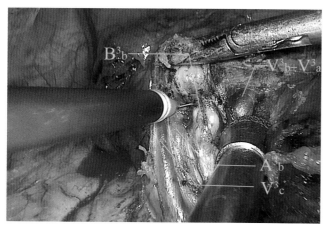

图 8-1-3-5　在 $V^3b＋V^3a$ 与 V^3c 之间
分离、显露 B^3b 与 A^3b

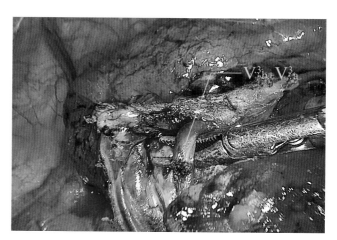

图 8-1-3-6　游离静脉 $V^3b＋V^3a$ 至足够长度

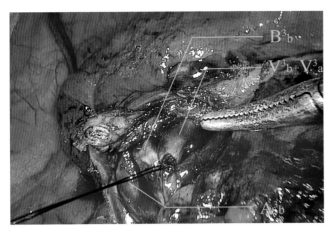

图 8-1-3-7　结扎静脉 V^3b+V^3a

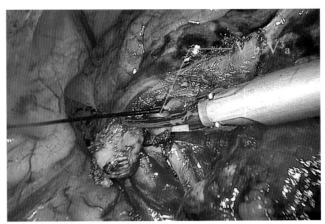

图 8-1-3-8　切断 V^3b+V^3a

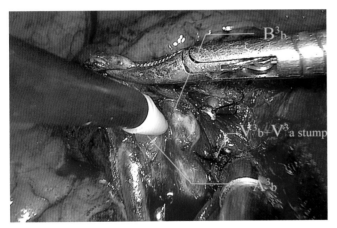

图 8-1-3-9　沿支气管 B^3b 向远端分离

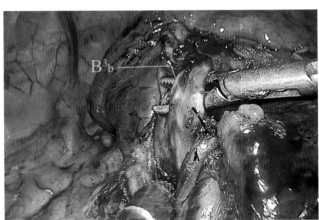

图 8-1-3-10　分离 B^3b 至足够长度

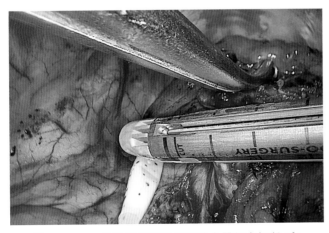

图 8-1-3-11　使用腔镜直线切割缝合器闭合切断 B^3b

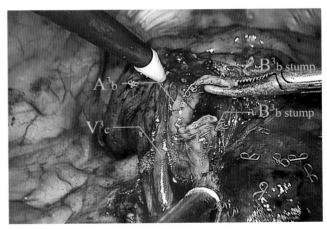

图 8-1-3-12　牵拉提起支气管 B^3b 远侧残端，
分离、显露与之伴行的动脉 A^3b

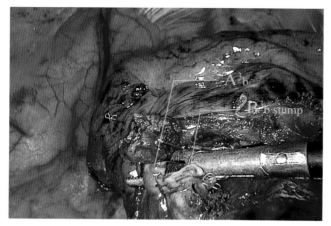

图 8-1-3-13　分离动脉 A^3b 至足够长度

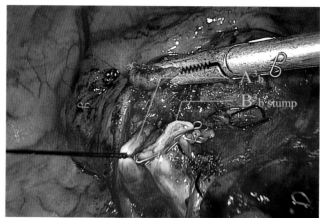

图 8-1-3-14　结扎 A^3b

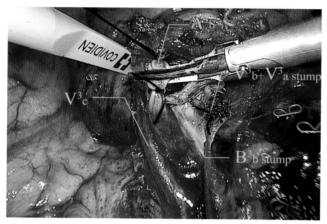

图 8-1-3-15　切断 A^3b

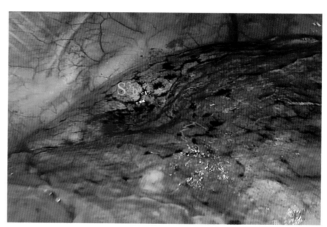

图 8-1-3-16　采用"改良膨胀萎陷法"确定段间交界面

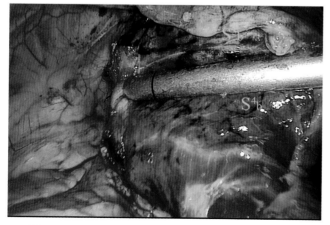

图 8-1-3-17　使用直线切割缝合器沿 S^3b 与 S^4b 之间
段间交界面并偏向 S^4b 侧切开肺组织

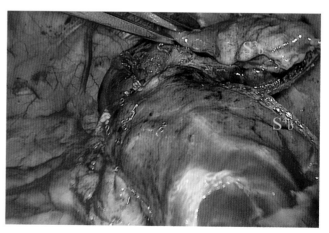

图 8-1-3-18　显示切开后的段间交界

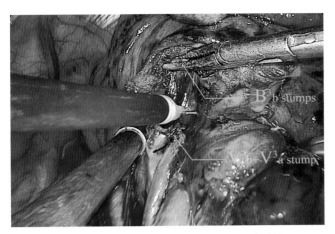

图 8-1-3-19　提起支气管 B³b 远侧残端,锐性沿
膨胀萎陷交界面向深部分离

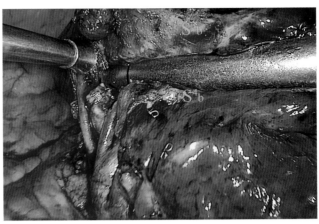

图 8-1-3-20　使用直线切割缝合器沿 S³b 与 S³a 之间
段间交界面并偏向 S³a 侧切开肺组织

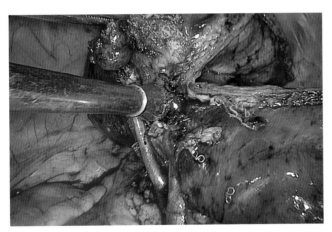

图 8-1-3-21　显示切开后的段间交界

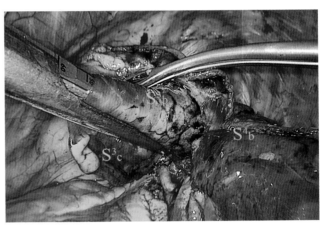

图 8-1-3-22　使用直线切割缝合器沿 S³b 与 S³c 之间
段间交界面适形裁剪上方段间交界面

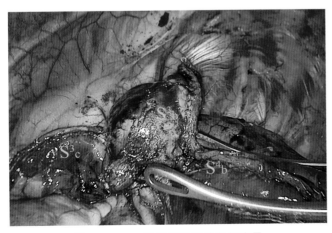

图 8-1-3-23　显示切开后的段间交界

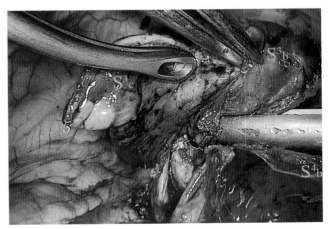

图 8-1-3-24　继续使用直线切割缝合器
沿段间交界面切开肺组织

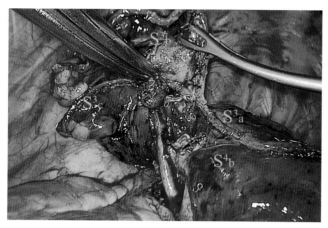

图 8-1-3-25　显示切开后的段间交界

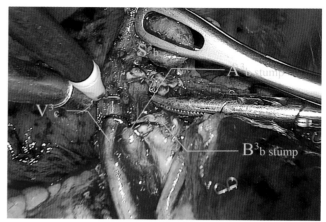

图 8-1-3-26　沿 V^3c 及膨胀萎陷交界面锐性分离上方段间交界面,避免后续裁剪时误伤 V^3c

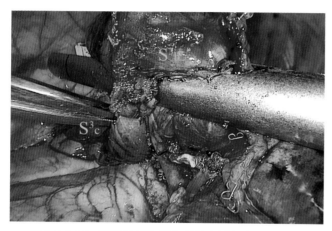

图 8-1-3-27　继续使用直线切割缝合器沿段间交界面切开剩余肺组织,完整切除靶段

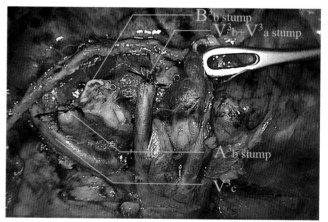

图 8-1-3-28　移除标本,显示段门结构

（四）本例特点

1. 虽然结节位于 S^3b 内,但临近 S^3b 与 S^4b 段间静脉 V^3b 及 S^3b 与 S^3a 的段间静脉 V^3a,且 V^3b 与 V^3a 共干,切断 V^3b+V^3a 才能保证充分的切缘,故行左肺上叶 S^3b 扩大切除术。

2. 一般来说,行 LS^3b 切除时,如果可能,尽量保留 S^3b 与 S^4b 段间静脉 V^3b, S^3c 与 S^3b 亚段间静脉 V^3c。首先应沿着段间静脉 V^3b、亚段间静脉 V^3c 向远端分离,在两个静脉之间建立工作面,向深部分离,在工作面中寻找靶段支气管和动脉。在沿 V^3b、V^3c 向远端分离时,切断 S^3b 回流至 V^3b、V^3c 的细小静脉,注意保护 S^4b 回流至 V^3b,S^3c 回流至 V^3c 的细小静脉。因为静脉分支较细小,可以电凝或使用超声刀切断。在肺的外周 1/3 部位,可以在裁剪段间交界面时使用直线切割缝合器一并切断。

3. 此例中肺段间、亚段间纤维组织发育较完整,分离段间交界面时可由段门向远端分离较长距离,可以清楚地观察到段间静脉走行在肺膨胀萎陷交界面上,验证了"改良膨胀萎陷法"确定段间交界面的准确性。

四、左肺上叶前段上亚段（LS³c）切除术

（一）解剖特点

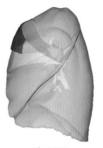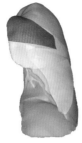

肋面观　　　前面观

图 8-1-4-a　模式图

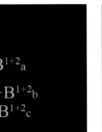

图 8-1-4-b　气管（B）

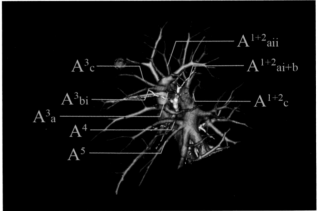

图 8-1-4-c　动脉（A）

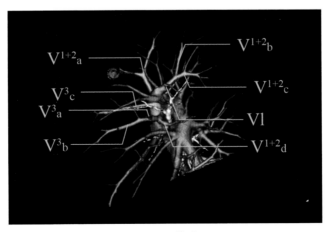

图 8-1-4-d　静脉（V）

1. 支气管：左肺上叶支气管分为 B^{1+2+3} 和 B^{4+5}。B^{1+2+3} 分为 B^{1+2} 和 B^3，$B^{1+2}a$ 和 $B^{1+2}b$ 共干，$B^{1+2}c$ 单独发出。B^3a 单独发出，B^3b 和 B^3c 共干。

2. 动脉：$A^{1+2}ai$ 和 $A^{1+2}b$ 共干从左肺动脉发出，$A^{1+2}aii$ 发自 A^3，$A^{1+2}c$ 单独发自叶间动脉干，A^3a 单独发出，A^3b 和 A^3c 共干。

3. 静脉：上肺静脉为半中心静脉型。V^{1+2} 自肺门前上方发出 $V^{1+2}a$，经 B^{1+2} 与 B^3 之间由前向后走行，依次发出 Vl、$V^{1+2}b$、$V^{1+2}c$。V^3c 与静脉 V^{1+2} 共干回流至上肺静脉，$V^{1+2}d$ 于 B^3 下方汇入 V^3b+V^3a，V^{4+5} 自 V^3 下方发出 V^4 和 V^5。

（二）术前规划

1. 患者结节位于前段上亚段（S^3c）内，正对动脉 A^3c，拟行左肺上叶前段上亚段（LS^3c）切除术。

2. 需切断的解剖结构：动脉 A^3c、支气管 B^3c。

3. 需注意保留的解剖结构：S^3b 与 S^3c 段间静脉 V^3c，S^3c 与 $S^{1+2}a$ 段间静脉 $V^{1+2}a$。

（三）手术步骤

1. 在肺门前方切开纵隔胸膜，分离、显露左上肺静脉。

2. 沿着左上肺静脉向远端分离，显露并仔细辨认左上肺静脉各属支。沿共干的 V^{1+2} 和 V^3c 静脉向远端分离，显露 S^3b 与 S^3c 亚段间静脉 V^3c，继续沿 V^{1+2} 向远端分离，显露 S^{1+2} 与 S^3 段间静脉 $V^{1+2}a$。

3. 沿段间静脉 $V^{1+2}a$ 向远端分离。沿亚段间静脉 V^3c 向远端分离。在肺门前方 $V^{1+2}a$ 与 V^3c 之间分离，显露动脉 A^3。沿 A^3 向远端分离，显露动脉 A^3c。

4. 在动脉 A^3c 前下方分离、显露与之伴行的支气管 B^3c。分离 B^3c 至足够长度后，结扎切断 B^3c。

5. 提起 B^3c 远侧残端，分离动脉 A^3c，分离 A^3c 至足够长度后，结扎切断 A^3c。

6. 提起动脉 A^3c 和支气管 B^3c 远侧残端，继续沿 $V^{1+2}a$ 向远端充分分离。

7. 采用"改良膨胀萎陷法"确定段间交界面。膨肺至左肺上叶完全膨胀后单肺通气，等待约 16 分钟，膨胀的 S^3c 与萎陷的肺组织形成的界限即为段间交界面。

8. 牵拉提起动脉 A^3c 和支气管 B^3c 远侧残端，沿段间交界面锐性向深部分离。分离至足够深度后，在静脉 V^3c 上方沿段间交界面裁剪；使用"开门技术"从肺门前方在静脉 $V^{1+2}a$ 下方沿段间交界裁剪。继续使用直线切割缝合器沿段间交界面依次裁剪前上方、前下方段间交界面，完整切除 S^3c。移除标本。

9. 解剖标本，判定切缘距离足够，标记后送术中快速病理检查。

10. 胸腔内注水，膨肺，观察支气管 B^3c 残端及肺分离面有无漏气、余肺是否复张良好。

11. 肺分离面有漏气时，根据情况采用不同的方式处理、覆盖创面。

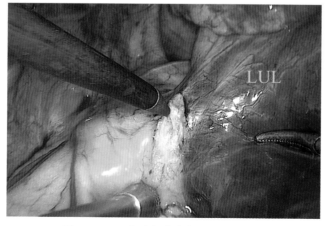

图 8-1-4-1　在肺门前方切开纵隔胸膜，
分离、显露左上肺静脉

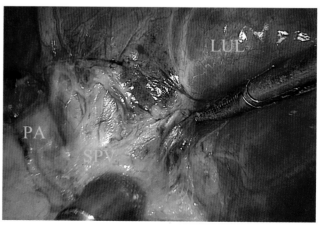

图 8-1-4-2　沿着左上肺静脉向远端分离，显露并
仔细辨认左上肺静脉的属支

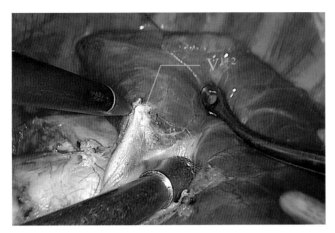

图 8-1-4-3　沿左上肺静脉向远端分离、显露 V^{1+2}

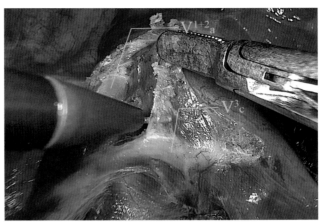

图 8-1-4-4　寻找 S^3b 与 S^3c 的亚段间静脉 V^3c，
沿 V^3c 向远端分离

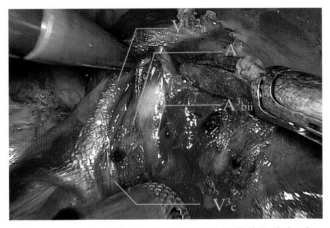

图 8-1-4-5　在 $V^{1+2}a$ 与 V^3c 之间分离、显露前段动脉 A^3

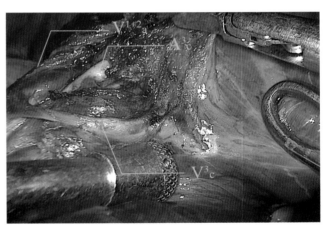

图 8-1-4-6　沿动脉 A^3 向远端分离、显露动脉 A^3c

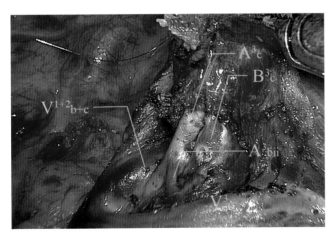

图 8-1-4-7　在动脉 A^3c 后方分离、显露
与之伴行的支气管 B^3c

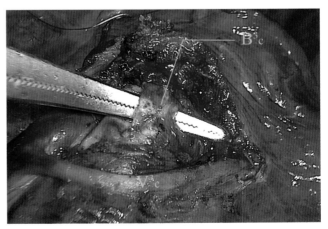

图 8-1-4-8　分离 B^3c 至足够长度

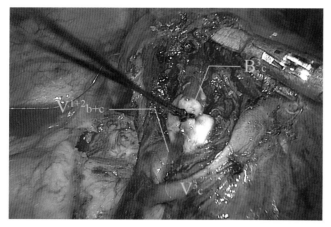

图 8-1-4-9　结扎 B³c

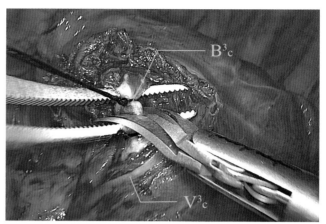

图 8-1-4-10　切断 B³c

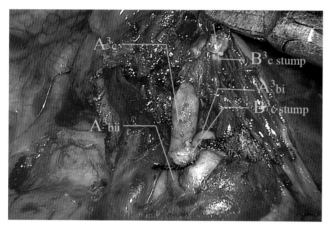

图 8-1-4-11　牵拉提起支气管 B³c 远侧残端，
分离与之伴行的动脉 A³c

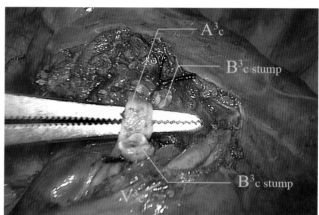

图 8-1-4-12　分离 A³c 至足够长度

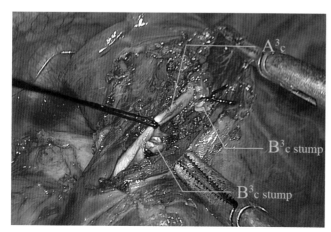

图 8-1-4-13　结扎 A³c 近端

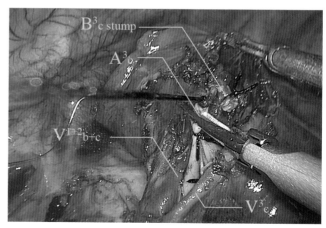

图 8-1-4-14　切断 A³c

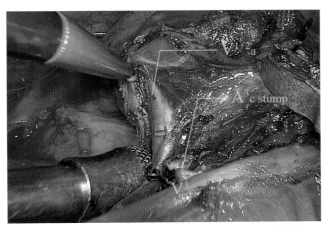

图 8-1-4-15 牵拉提起动脉 A^3c 和支气管 B^3c 远侧残端，
沿 $V^{1+2}a$ 向远端充分分离

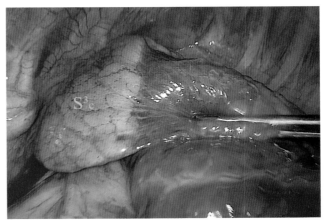

图 8-1-4-16 采用"改良膨胀萎陷法"
确定段间交界面（外面观）

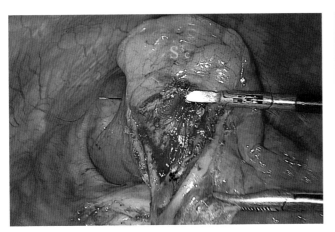

图 8-1-4-17 膨胀的 S^3c 与萎陷的肺组织形成
清晰的段间交界面（内面观）

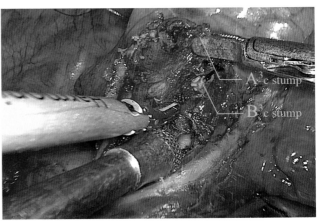

图 8-1-4-18 提起 A^3c 和 B^3c 远侧残端，沿膨胀萎陷交界面
锐性向深部分离

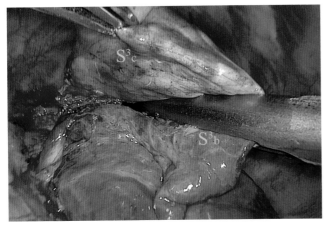

图 8-1-4-19 在 V^3c 静脉上方沿段间
交界面切开外周肺组织

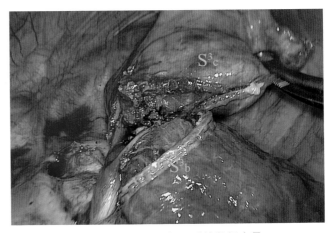

图 8-1-4-20 显示切开后的段间交界

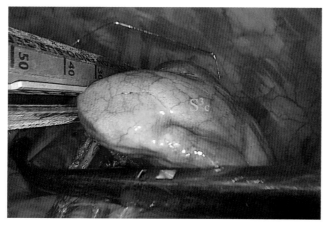

图 8-1-4-21　自肺门前方，在 $V^{1+2}a$ 静脉上方沿段间交界面裁剪前方交界

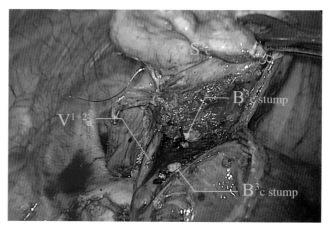

图 8-1-4-22　显示切开后的段间交界

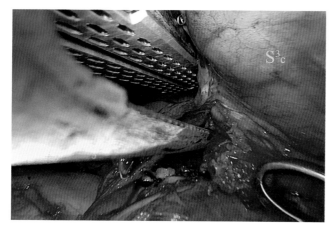

图 8-1-4-23　使用直线切割缝合器沿段间交界面切开前上方段间交界

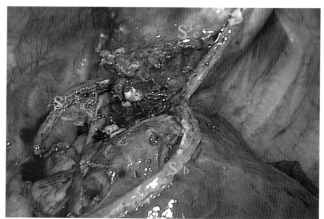

图 8-1-4-24　显示切开后的段间交界

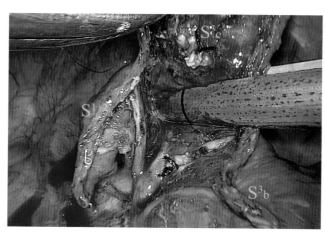

图 8-1-4-25　使用直线切割缝合器沿段间交界面裁剪前下方段间交界

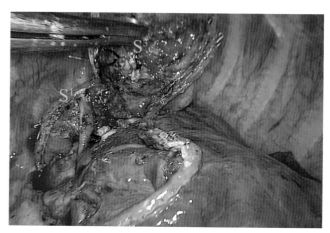

图 8-1-4-26　显示切开后的段间交界

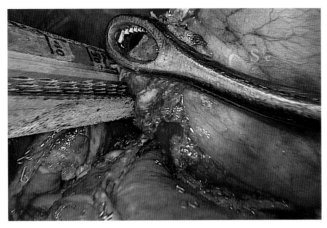

图 8-1-4-27　使用直线切割缝合器沿段间交界面
切开前上方段间交界面

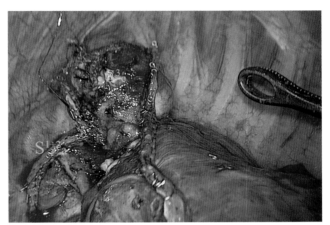

图 8-1-4-28　显示切开后段间交界

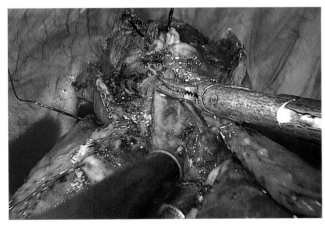

图 8-1-4-29　使用电钩沿段间交界面向外侧分离段间交界，
避免裁剪剩余交界面时误伤段间静脉

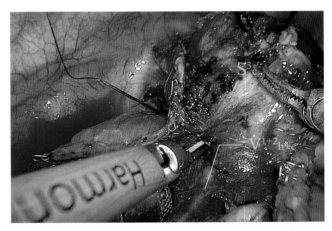

图 8-1-4-30　使用超声刀沿段间交界面及段间静脉 $V^{1+2}b+c$
向外侧分离剩余段间交界

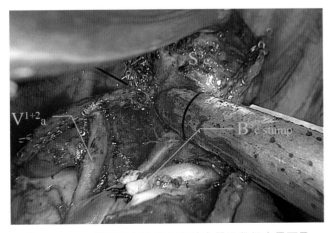

图 8-1-4-31　继续使用直线切割缝合器沿段间交界面及
段间静脉 $V^{1+2}b+c$ 切开段间交界

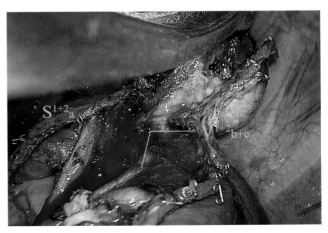

图 8-1-4-32　显示切开后段间交界

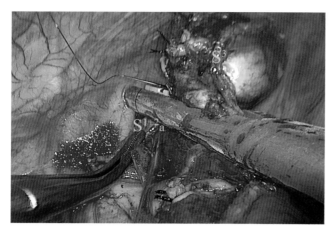

图 8-1-4-33　使用直线切割缝合器沿段间交界面
裁剪剩余段间交界,完整切除靶段

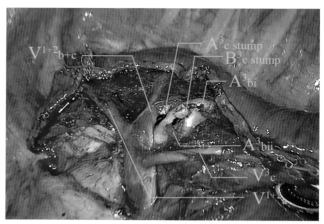

图 8-1-4-34　移除标本,显示段门结构

（四）本例特点

1. 本例行左肺上叶 LS^3c 切除术。首先应从前纵隔面寻找 S^3b 与 S^3c 亚段间静脉 V^3c、S^3c 与 $S^{1+2}a$ 段间静脉 $V^{1+2}a$。沿 V^3c、$V^{1+2}a$ 做足够的分离,建立操作平面。之后在 V^3c、$V^{1+2}a$ 之间的区域解剖,寻找支气管 B^3c 和动脉 A^3c。因为支气管和动脉相伴行,发现其中一个解剖结构后,在附近同方向上可以找到另一个,手术更为准确、方便、快捷。

2. 本例患者段间交界面裁剪较为理想,残面舒展,得益于以下几点:（1）动脉、支气管、静脉处理正确;（2）形成清晰的膨胀萎陷交界面;（3）沿段间静脉和膨胀萎陷交界面从段门向肺表面方向做充分的分离;（4）"开门技术"的应用。

五、左肺上叶上舌段外亚段（LS⁴a）切除术

（一）解剖特点

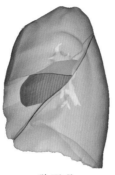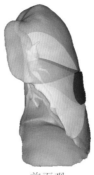

肋面观　　　　　　　前面观

图 8-1-5-a　模式图

扫码可观看

三维模型动态图

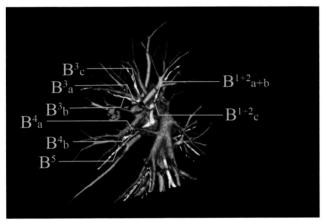

图 8-1-5-b　气管（B）

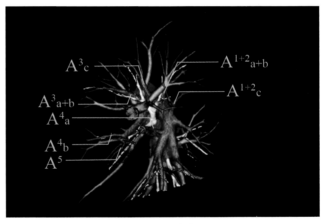

图 8-1-5-c　动脉（A）

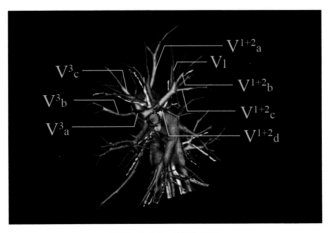

图 8-1-5-d　静脉（V）

1. 支气管：左肺上叶支气管分为 B^{1+2+3} 和 B^{4+5}。B^{1+2+3} 分为 B^{1+2} 和 B^3，$B^{1-2}a$ 和 $B^{1+2}b$ 共干，$B^{1+2}c$ 单独发出。B^3a 和 B^3b 共干，B^3c 单独发出。B^4 和 B^5 共干，B^4a 发自 B^5。

2. 动脉：$A^{1+2}a$ 和 $A^{1+2}b$ 共干从左肺动脉发出，$A^{1+2}c$ 单独发自叶间动脉干。A^3a 和 A^3b 共干，A^3c 单独发自左肺动脉。本例患者具有纵隔型舌段动脉，A^4b 与下舌段动脉 A^5 均发自纵隔型舌段动脉，而 A^4a 单独发自于叶间动脉干。

3. 静脉：上肺静脉为中心静脉型。上肺静脉在肺门顶部发出 $V^{1+2}a$、在肺门前方发出 V^3c，在 B^3 前下方发出 V^3b，随之经 B^{1+2} 与 B^3 之间由前下向后上依次发出 V^3a、$V^{1+2}d$、$V^{1+2}c$、$V^{1+2}b+Vl$。V^{4+5} 自 V^3 下方发出 V^4 和 V^5。

（二）术前规划

1. 患者结节位于上舌段外亚段（S^4a）内，拟行左肺上叶上舌段外亚段（LS^4a）切除术。

2. 需切断的解剖结构：动脉 A^4a，支气管 B^4a，回流至 $V^{1+2}d$ 的 S^4a 靶段内静脉。

3. 需注意保留的解剖结构：S^3b 与 S^4b 段间静脉 V^3b，S^4a 与 S^4b 亚段间静脉 V^4a。

（三）手术步骤

1. 沿斜裂中部分离、显露叶间肺动脉干。

2. 沿叶间肺动脉干分离，切除第 11 组淋巴结。分离、显露上舌段外亚段动脉（A^4a），分离至足够长度后，结扎切断 A^4a。

3. 牵拉提起 A^4a 远侧残端，在 A^4a 后方分离支气管 B^4a，分离 B^4a 至足够长度后，使用腔镜直线切割缝合器闭合切断 B^4a。

4. 采用"改良膨胀萎陷法"确定段间交界面。膨肺至左上肺完全膨胀后单肺通气，等待约 14 分钟，膨胀的 S^4a 与萎陷的肺组织形成的界限即为段间交界面。

5. 牵拉提起 B^4a 远侧残端，沿膨胀萎陷交界面锐性向深部充分游离肺组织。超声刀切断回流至 $V^{1+2}d$ 的靶段内静脉。

6. 使用"开门技术"，在 $V^{1+2}d$ 静脉上方沿膨胀萎陷交界面使用直线切割缝合器裁剪后上方交界，沿 S^4a 与 S^4b 段间交界面切开前下方交界。沿段间交界依次适形裁剪后上方、前下方肺组织。

7. 自内侧段间交界面向肺表面交界制作隧道，使用直线切割缝合器通过隧道裁剪段间交界面，使裁剪更准确，裁剪平面更开阔，形态更佳。依次适形裁剪，完整切除 S^4a。移除标本。

8. 胸腔内注水，膨肺，观察 B^4a 残端及肺分离面有无漏气、余肺是否复张良好。

9. 解剖标本，判定切缘距离足够，标记后送术中快速病理检查。

10. 肺分离面有漏气时，根据情况采用不同的方式处理、覆盖创面。

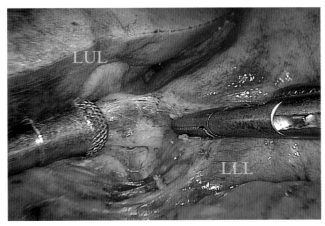

图 8-1-5-1 切开斜裂中部,分离、显露叶间动脉干

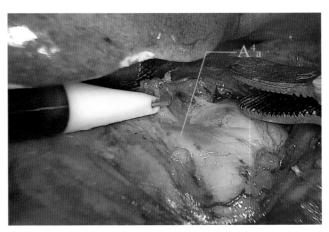

图 8-1-5-2 沿叶间动脉干向舌段方向分离

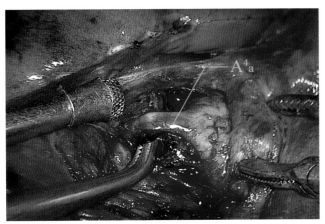

图 8-1-5-3 显露动脉 A⁴a,分离至足够长度

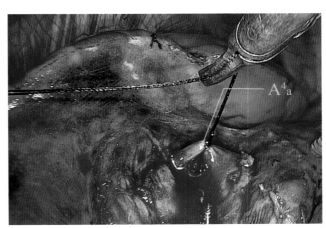

图 8-1-5-4 结扎 A⁴a

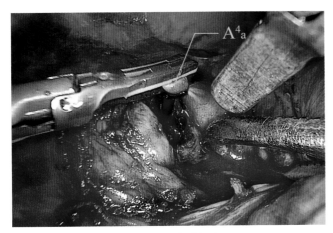

图 8-1-5-5 切断 A⁴a

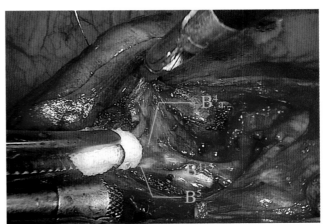

图 8-1-5-6 提起 A⁴a,在其后方分离支气管 B⁴a

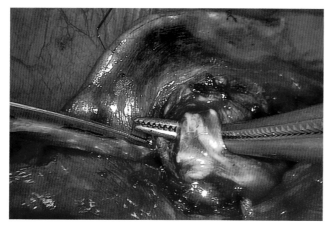

图 8-1-5-7　分离 B⁴a 至足够长度

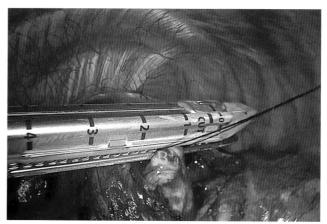

图 8-1-5-8　使用腔镜直线切割缝合器闭合切断支气管 B⁴a

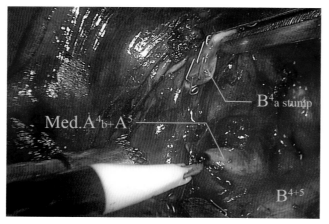

图 8-1-5-9　牵拉提起 B⁴a 远侧残端,向深部分离

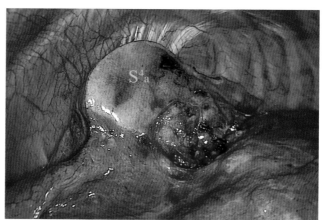

图 8-1-5-10　采用"改良膨胀萎陷法"确定段间交界面

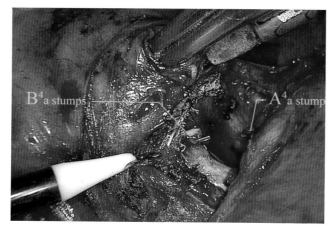

图 8-1-5-11　使用能量器械沿膨胀萎陷交界面
向深部分离肺组织

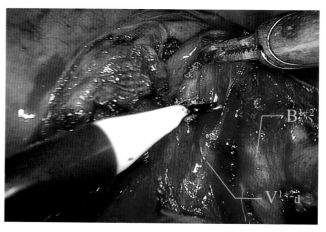

图 8-1-5-12　显露回流至 V¹⁺²d 的靶段内静脉

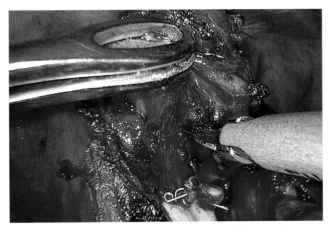

图 8-1-5-13 超声刀切断回流至 $V^{1+2}d$ 的靶段内静脉

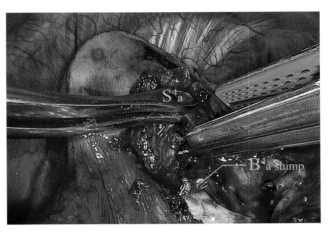

图 8-1-5-14 使用"开门技术"，在 $V^{1+2}d$ 静脉上方使用直线切割缝合器沿段间交界面裁剪后上方交界

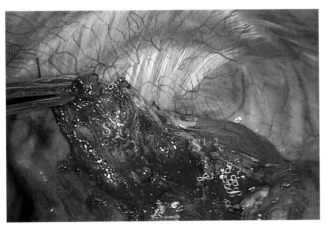

图 8-1-5-15 显示切开后段间交界

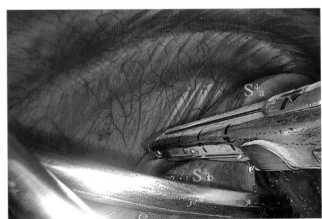

图 8-1-5-16 使用"开门技术"，采用直线切割缝合器沿 S^4a 与 S^4b 段间交界面裁剪前下方交界

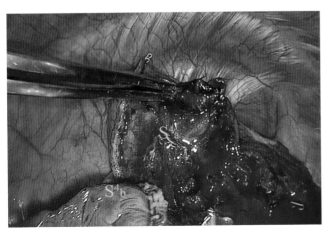

图 8-1-5-17 显示切开后段间交界

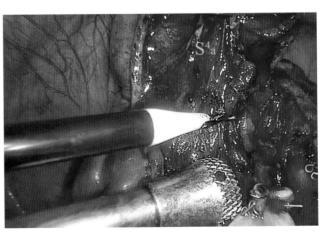

图 8-1-5-18 使用能量器械沿段间交界继续向深部分离

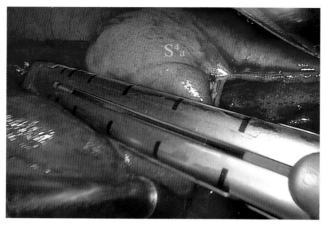

图 8-1-5-19　使用直线切割缝合器沿段间交界面裁剪段间交界

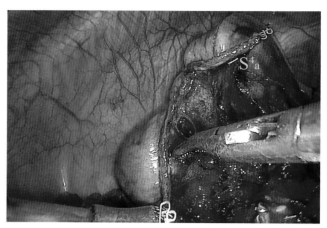

图 8-1-5-20　显示切开后的段间交界

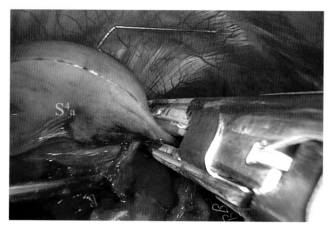

图 8-1-5-21　使用直线切割缝合器沿段间交界面
　　　　　　切开后上方交界

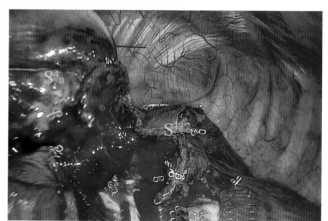

图 8-1-5-22　显示切开后的段间交界

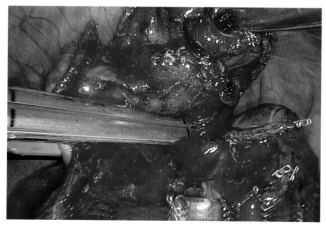

图 8-1-5-23　使用直线切割缝合器沿段间交界面
　　　　　　切开前下方交界

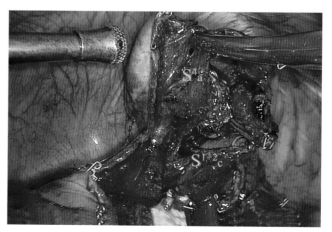

图 8-1-5-24　显示切开后的段间交界

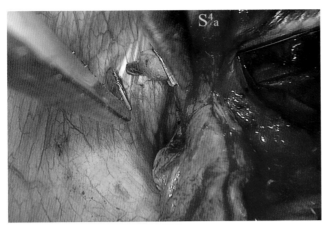

图 8-1-5-25 从内侧肺段交界向肺表面作隧道，使裁剪更准确、裁剪平面更舒展

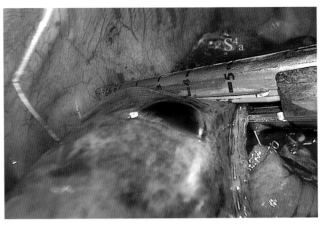

图 8-1-5-26 使用直线切割缝合器通过隧道切开段间交界

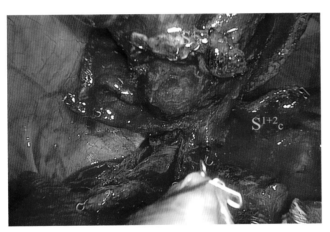

图 8-1-5-27 显示切开后段间交界

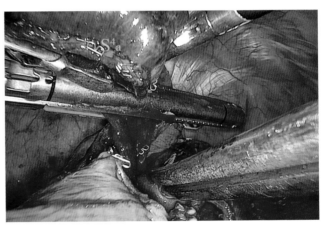

图 8-1-5-28 继续使用直线切割缝合器裁剪肺组织，完整切除靶段

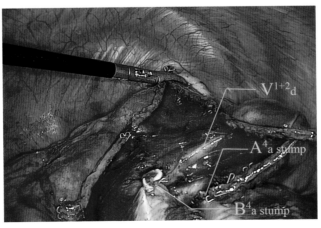

图 8-1-5-29 移除标本，显示段门结构

（四）本例特点

1. 本例患者上舌段支气管（B^4）、下舌段支气管（B^5）共干，B^{4}a 发自 B^5，上舌段外亚段支气管（B^{4}a）与上舌段前亚段支气管（B^{4}b）呈上下排列。有纵隔型舌段动脉，上舌段前亚段动脉（A^{4}b）与下舌段动脉（A^5）均发自纵隔型舌段动脉，而上舌段外亚段动脉（A^{4}a）单独发自于叶间动脉干，从斜裂中可以较容易地分离出 A^{4}a。这为行 LS^{4}a 切除术创造了有利条件，降低了手术难度。

2. 在分离、显露支气管 B^{4}a 时可参考利用动脉 A^{4}a 的伴行关系加以指引，暴露清晰，以利辨识，采用钝性、锐性结合的方法分离支气管。

3. 本例患者切断的唯一一支静脉是 S^{4}a 的段内静脉，为回流至 V^{1+2}d 的细小分支。在术前 3D-CTBA 重建中仅可见一芽状结构，在膨胀萎陷形成段间交界面后沿段门向深部分离时才辨认清楚。因此对于靶段相关静脉如果在术前规划不确定时，可以在膨胀萎陷形成段间交界面后，根据静脉的走向加以辨识，可以有效避免误断。

第二节　双亚段切除术

一、左肺上叶尖后段尖亚段＋后亚段（LS^{1+2}a＋b）切除术

（一）解剖特点

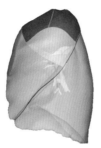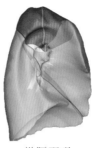

肋面观　　　　　　　　　纵隔面观

图 8-2-1-a　模式图

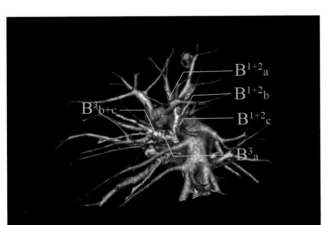

图 8-2-1-b　气管（B）

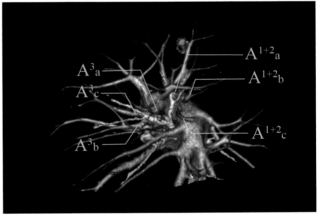

图 8-2-1-c　动脉（A）

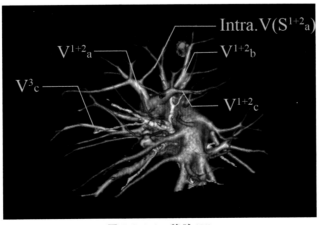

图 8-2-1-d　静脉（V）

1. 支气管:左肺上叶支气管分为 B^{1+2+3} 和 B^{4+5}。B^{1+2+3} 分为 B^{1+2} 和 B^3,B^{1+2}a 和 B^{1+2}b 共干,B^{1+2}c 单独发出。B^3a 单独发出,B^3b 和 B^3c 共干。

2. 动脉:A^{1+2}a 和 A^{1+2}b 共干发自左肺动脉,A^{1+2}c 单独发自叶间动脉干。A^3a 自肺动脉单独发出,并发出多个细小分支至 S^3b 和 S^3c,A^3b 和 A^3c 共干。

3. 静脉:上肺静脉为半中心静脉型。V^{1+2} 自上肺静脉前上方发出 V^{1+2}a,经 B^{1+2} 与 B^3 之间由前向后走行依次发出 V^{1+2}b,V^{1+2}c。V^3 在肺门前发出 V^3c,在 B^3 下方由前向后依次发出 V^3b,V^3a,V^{1+2}d。

（二）术前规划

1. 患者结节位于尖后段尖亚段(S^{1+2}a)与后亚段(S^{1+2}b)之间,正对 S^{1+2}a 与 S^{1+2}b 亚段间静脉 V^{1+2}b。拟行左肺上叶尖后段尖亚段+后亚段(LS^{1+2}a+b)切除术。

2. 需切断的解剖结构:动脉 A^{1+2}a+b,支气管 B^{1+2}a+b,S^{1+2}a 与 S^{1+2}b 亚段间静脉 V^{1+2}b。

3. 需注意保留的解剖结构:S^{1+2} 与 S^3 段间静脉 V^{1+2}a,S^{1+2}b 与 S^{1+2}c 亚段间静脉 V^{1+2}c。

（三）手术步骤

1. 在肺门后方切开纵隔胸膜,分离、显露左肺动脉。

2. 在肺门前方切开纵隔胸膜,分离、显露左上肺静脉及分支,切除第 10 组淋巴结。

3. 沿静脉 V^{1+2} 向远端分离,显露 S^{1+2} 与 S^3 段间静脉 V^{1+2}a,分离进入靶段 S^{1+2}a+b 的段内静脉,结扎后切断。沿静脉 V^{1+2}a 继续向远端分离。

4. 在肺门后上方分离、显露共干的尖后段尖亚段和后亚段动脉 A^{1+2}a+b。分离动脉 A^{1+2}a+b 至足够长度后,使用腔镜直线切割缝合器闭合切断。

5. 切除第 12 组淋巴结。牵拉提起动脉 A^{1+2}a+b 远侧残端,分离深部与之伴行的尖后段尖亚段和后亚段支气管 B^{1+2}a+b。分离 B^{1+2}a+b 至足够长度后,使用腔镜直线切割缝合器闭合切断。

6. 牵拉提起支气管 B^{1+2}a+b 远侧残端,在支气管残端下方游离 S^{1+2}a 与 S^{1+2}b 亚段间静脉 V^{1+2}b。分离静脉 V^{1+2}b 至足够长度后,结扎切断 V^{1+2}b。

7. 牵拉提起 B^{1+2}a+b 远侧残端,向深处充分分离肺组织。

8. 采用"改良膨胀萎陷法"确定段间交界面。膨肺至左上肺完全膨胀后单肺通气,等待约 15 分钟,膨胀的 S^{1+2}a+b 与萎陷的肺组织形成的界限即为段间交界面。

9. 牵拉提起支气管 B^{1+2}a+b 远侧残端,沿段间静脉 V^{1+2}a 及膨胀萎陷交界面向远端锐性分离肺组织。分离靶段回流至 V^{1+2}a 的段内静脉,结扎后切断。沿亚段间静脉 V^{1+2}c 及膨胀萎陷交界面向远端锐性分离段间交界肺组织。使用腔镜直线切割缝合器沿段间交界面依次适形裁剪段间交界完整切除靶段 S^{1+2}a+b。移除标本。

10. 解剖标本,判定切缘距离足够,标记后送术中快速病理检查。

11. 胸腔内注水,膨肺,观察 B^{1+2}a+b 残端及肺分离面有无漏气、余肺是否复张良好。

12. 肺分离面有漏气时,根据情况采用不同的方式处理、覆盖创面。

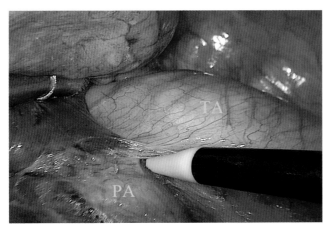

图 8-2-1-1 在肺门后方切开纵隔胸膜,解剖显露左肺动脉

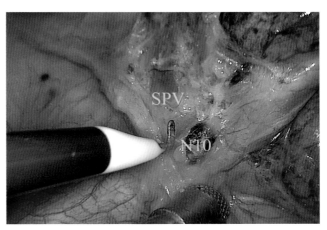

图 8-2-1-2 从肺门前方切开纵隔胸膜,
分离、显露左上肺静脉及分支

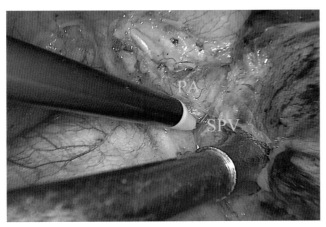

图 8-2-1-3 沿静脉 V^{1+2} 向远端分离,
分离肺动、静脉之间间隙

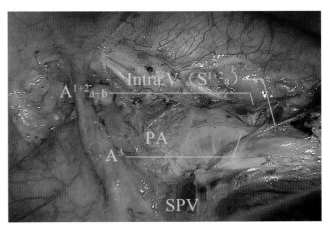

图 8-2-1-4 在肺门顶部分离出靶段 S^{1+2}a+b 回流至
V^{1+2} 的段内静脉分支 Intra.V(S^{1+2}a)

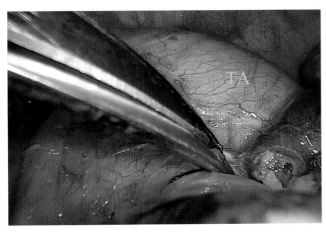

图 8-2-1-5 结扎切断回流至 S^{1+2} 的段内静脉分支

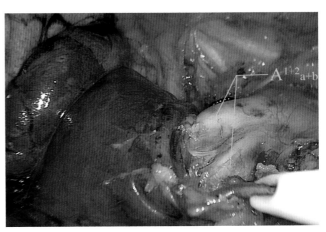

图 8-2-1-6 沿肺门后上方分离、显露动脉 A^{1+2}a+b

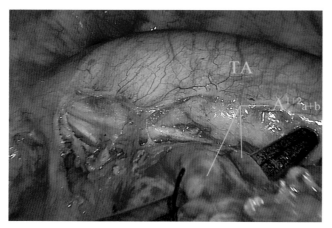

图 8-2-1-7　分离动脉 A^{1+2}a＋b 至足够长度

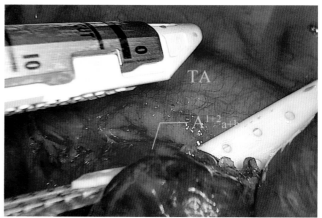

图 8-2-1-8　使用腔镜直线切割缝合器闭合切断 A^{1+2}a＋b

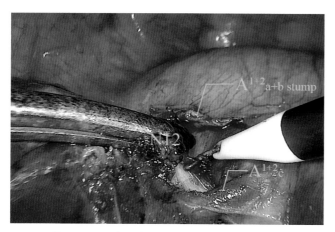

图 8-2-1-9　切除第 12 组淋巴结,显露支气管

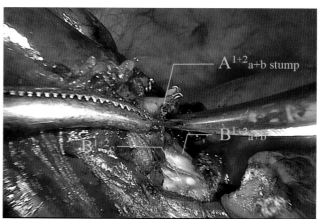

图 8-2-1-10　牵拉提起动脉 A^{1+2}a＋b 远侧残端,
分离与之伴行的支气管 B^{1+2}a＋b

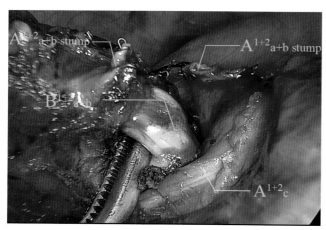

图 8-2-1-11　分离支气管 B^{1+2}a＋b 至足够长度

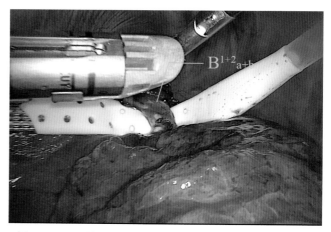

图 8-2-1-12　使用腔镜直线切割缝合器闭合切断 B^{1+2}a＋b

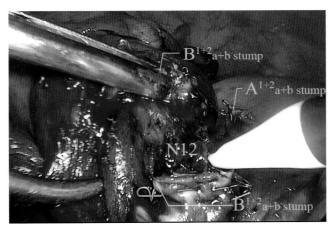

图 8-2-1-13 牵拉提起支气管 B^{1+2}a+b 远侧残端，
切除支气管前方第 12 组淋巴结

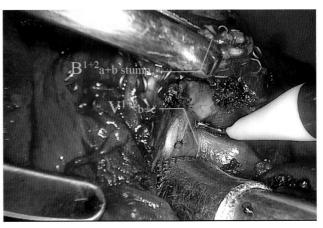

图 8-2-1-14 牵拉提起支气管 B^{1+2}a+b 远侧残端，沿支气管残端
下方分离，显露 S^{1+2}a 与 S^{1+2}b 亚段间静脉 V^{1+2}b

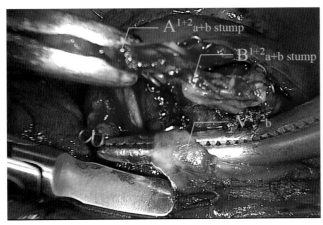

图 8-2-1-15 分离 V^{1+2}b 至足够长度

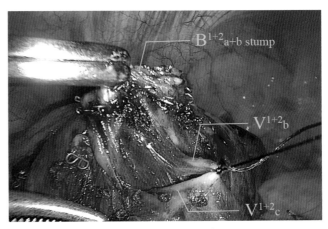

图 8-2-1-16 结扎 V^{1+2}b

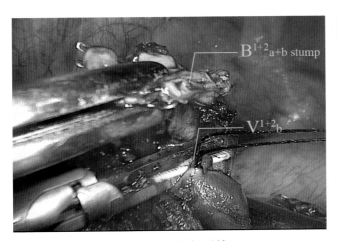

图 8-2-1-17 切断 V^{1+2}b

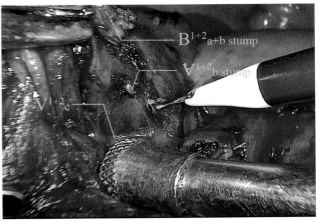

图 8-2-1-18 牵拉提起支气管 B^{1+2}a+b 远侧残端，
向深处充分分离肺组织

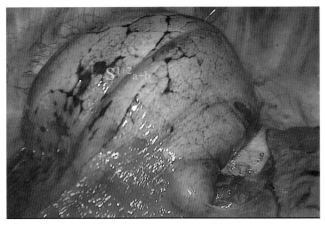

图 8-2-1-19　采用"改良膨胀萎陷法"确定段间交界面

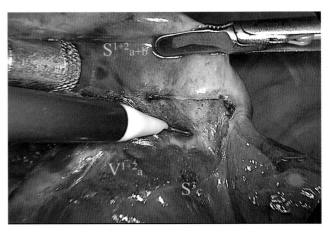

图 8-2-1-20　沿段间静脉 $V^{1+2}a$ 及膨胀萎陷交界面
向远端锐性分离,可见段间间隔发育较好

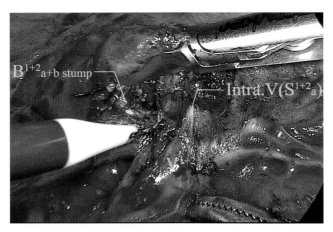

图 8-2-1-21　可见段间静脉行走在膨胀萎陷交界面上

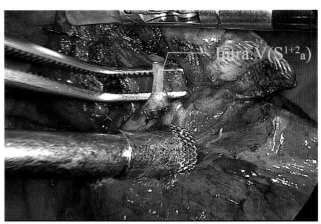

图 8-2-1-22　分离靶段 $S^{1+2}a+b$ 回流至段间静脉 $V^{1+2}a$
的段内静脉分支 Intra.$V(S^{1+2}a)$

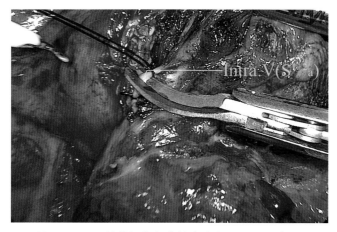

图 8-2-1-23　结扎切断段内静脉分支 Intra.$V(S^{1+2}a)$

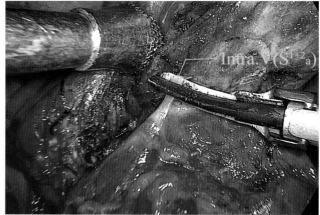

图 8-2-1-24　继续沿 $V^{1+2}a$ 及膨胀萎陷交界面分离
段间交界面.使用超声刀切断回流至
$V^{1+2}a$ 的段内静脉分支 Intra.$V(S^{1+2}a)$

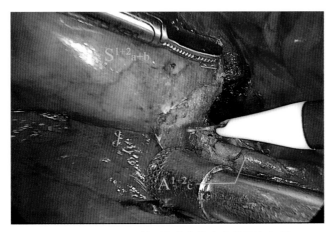

图 8-2-1-25　沿 $A^{1+2}c$ 及膨胀萎陷交界面向远端
锐性分离段间交界面肺组织

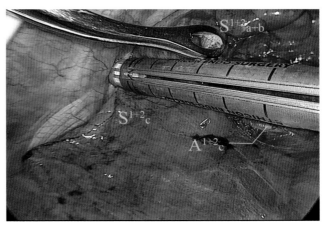

图 8-2-1-26　采用"开门技术"，使用腔镜直线切割缝合器
沿段间交界面裁剪后上方段间交界

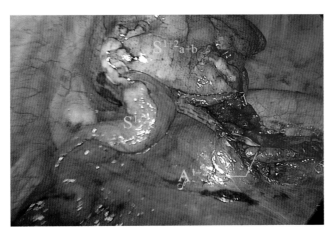

图 8-2-1-27　显示切开后段间交界

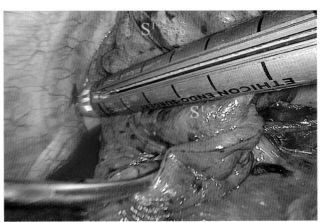

图 8-2-1-28　使用腔镜直线切割缝合器沿段间交界面
裁剪后外侧段间交界

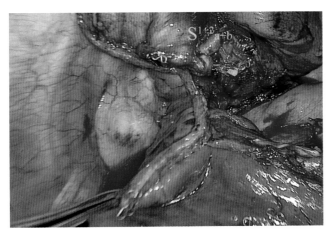

图 8-2-1-29　显示切开后段间交界

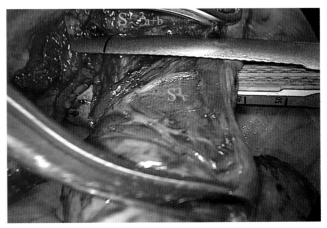

图 8-2-1-30　使用腔镜直线切割缝合器沿段间交界面
裁剪前外侧段间交界

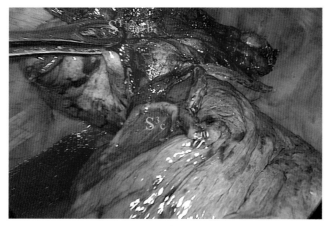

图 8-2-1-31 显示切开后段间交界

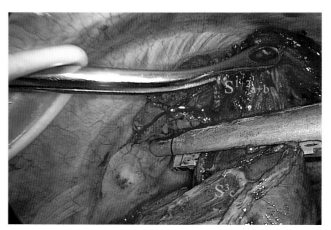

图 8-2-1-32 沿段间交界面切开肺组织,完整切除靶段

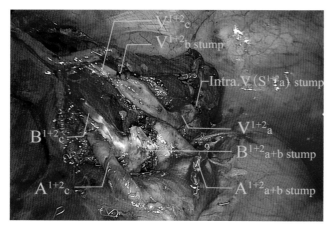

图 8-2-1-33 移除标本,显示段门结构(后面观)

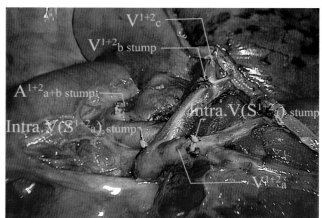

图 8-2-1-34 显示段门结构(前面观)

（四）本例特点

1. 本例患者段间间隔发育较好,在沿膨胀萎陷交界面分离的过程中,可以清晰辨认出段间间隔,通过使用电凝钩、超声刀等能量器械可以沿段间交界面做充分的解剖分离。

2. 本例患者分离段间交界面的过程中,可以清晰看到段间静脉行走在膨胀萎陷交界面上,验证了"改良膨胀萎陷法"确定段间交界面的准确性。

3. 使用电凝钩、超声刀等能量器械沿段间静脉及膨胀萎陷交界面分离,切断靶段回流至段间静脉的段内静脉分支,保留段间静脉,可以保证保留段的静脉回流,减少咯血的发生,同时保留段肺组织压榨小,段间交界面更加舒展,肺复张后形态佳。此例中可以看到在保留肺段 S^3c、$S^{1+2}c$ 表面完整保留了段间静脉 $V^{1+2}a$、$V^{1+2}c$ 及其分支。

二、左肺上叶尖后段后亚段十外亚段（LS^{1+2}b+c）切除术

（一）解剖特点

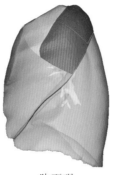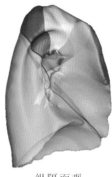

　　　肋面观　　　　　　　　　纵隔面观

扫码可观看

三维模型动态图

图 8-2-2-a　模式图

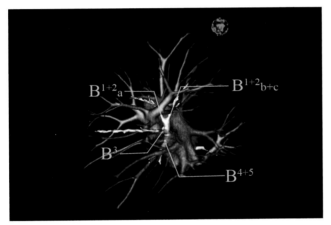

图 8-2-2-b　气管（B）

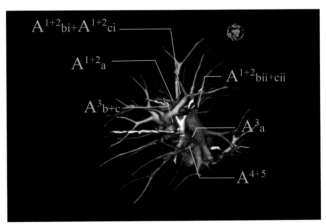

图 8-2-2-c　动脉（A）

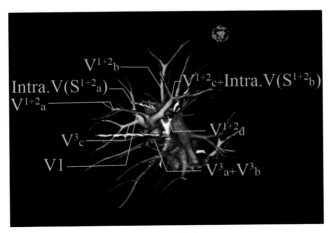

图 8-2-2-d　静脉（V）

1. 支气管：左肺上叶支气管分为 B^{1+2+3} 和 B^{4+5}。B^{1+2+3} 分为 B^{1+2} 和 B^3，$B^{1+2}a$ 单独发出，$B^{1+2}b$ 和 $B^{1+2}c$ 共干。B^3a、B^3b、B^3c 共干发出，呈水平方向排列。B^{4+5} 分为 B^4 和 B^5，呈上下排列。

2. 动脉：$A^{1+2}b$、$A^{1+2}c$ 均包含二分支，分别为 i、ii。其中 $A^{1+2}bi$、$A^{1+2}ci$ 与 $A^{1+2}a$ 共干，$A^{1+2}bii$ 与 $A^{1+2}cii$ 共干。A^3a 和 A^{4+5} 共干发自叶间动脉干，A^3b 和 A^3c 共干发自左肺动脉。

3. 静脉：上肺静脉为半中心静脉型。上肺静脉在肺门前上方发出 $V^{1+2}a$，需注意的是 V^3c 和 $V^{1+2}a$ 共干回流至上肺静脉，上肺静脉在 $B^{1+2}a$ 后上方发出 $V^{1+2}b$，随之经 B^3 与 B^{1+2} 之间由前向后发出 Vl、$V^{1+2}c+$Intra.V($S^{1+2}b$)、$V^{1+2}d$，上肺静脉在 B^3 下方发出 V^3b、V^3a，V^{4+5} 自 V^3 下方发出 V^4 和 V^5。

（二）术前规划

1. 患者结节正对 $S^{1+2}b$ 段内静脉，因 $S^{1+2}b$ 和 $S^{1+2}c$ 支气管共干，为保证切缘，拟行左肺上叶尖后段后亚段＋外亚段 $S^{1+2}b+c$ 切除术。

2. 需切断的解剖结构：动脉 $A^{1+2}bi$、$A^{1+2}ci$、$A^{1+2}bii+A^{1+2}cii$，支气管 $B^{1+2}b+c$，$S^{1+2}b$ 与 $S^{1+2}c$ 段间静脉 $V^{1+2}c$、Intra.V($S^{1+2}b$)。

3. 需注意保留的解剖结构：$S^{1+2}a$ 与 $S^{1+2}b$ 亚段间静脉 $V^{1+2}b$，$S^{1+2}c$ 与 S^3a 段间静脉 $V^{1+2}d$。

（三）手术步骤

1. 在肺门后方切开纵隔胸膜，分离、显露左肺动脉。

2. 在肺门后上方沿左肺动脉主干分离、显露动脉分支。

3. 在斜裂中部分离、显露叶间动脉干，沿肺动脉表面在斜裂中部及后纵隔面之间建立隧道，使用腔镜直线切割缝合器切断发育不全之后上斜裂。

4. 沿左肺动脉主干分离、显露 $A^{1+2}bii+A^{1+2}cii$ 共干，分离 $A^{1+2}bii+A^{1+2}cii$ 共干至足够长度，结扎切断。

5. 牵拉提起 $A^{1+2}bii+A^{1+2}cii$ 共干远侧残端，切除第 12 组淋巴结，分离与动脉伴行的支气管 $B^{1+2}b+c$。

6. 分离支气管 $B^{1+2}b+c$ 至足够长度，使用腔镜直线切割缝合器闭合切断 $B^{1+2}b+c$。

7. 牵拉提起支气管 $B^{1+2}b+c$ 远侧残端，沿动脉 $A^{1+2}a+A^{1+2}bi+A^{1+2}ci$ 共干向远端分离，显露 $A^{1+2}ci$。分离动脉 $A^{1+2}ci$ 至足够长度后，结扎切断 $A^{1+2}ci$。

8. 牵拉提起支气管 $B^{1+2}b+c$ 远侧残端，在其下方分离 $S^{1+2}b$ 段内静脉及 $S^{1+2}b$ 与 $S^{1+2}c$ 亚段间静脉 $V^{1+2}c$。分离至足够长度后，结扎切断 $V^{1+2}c$。

9. 牵拉提起 $B^{1+2}b+c$ 远侧残端，向深处充分分离肺组织。

10. 采用"改良膨胀萎陷法"确定段间交界面。膨肺至左上肺完全膨胀后单肺通气，等待约 14 分钟，膨胀的 $S^{1+2}b+c$ 与萎陷的肺组织形成的界限即为段间交界面。

11. 牵拉提起 $B^{1+2}c$ 远侧残端，沿膨胀萎陷交界面锐性向深部分离肺组织。分离、显露另一动脉分支 $A^{1+2}bi$，结扎切断 $A^{1+2}bi$。

12. 使用"开门技术"沿膨胀萎陷交界面裁剪 $S^{1+2}c$ 与 S^3a 之间交界，沿段间交界面适形裁剪 $S^{1+2}a$ 与 $S^{1+2}b$ 之间交界，继续使用腔镜直线切割缝合器沿段间交界面依次适形裁剪肺组织，完整切除靶段 $S^{1+2}b+c$。移除标本。

13. 解剖标本，判定切缘距离足够，标记后送术中快速病理检查。

14. 胸腔内注水，膨肺，观察 $B^{1+2}b+c$ 残端及肺分离面有无漏气、余肺是否复张良好。

15. 肺分离面有漏气时，根据情况采用不同的方式处理、覆盖创面。

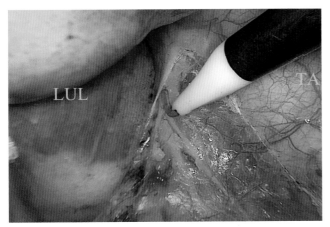

图 8-2-2-1　在肺门后方切开纵隔胸膜

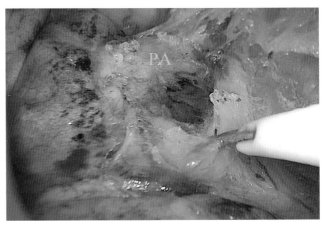

图 8-2-2-2　解剖显露左肺动脉主干

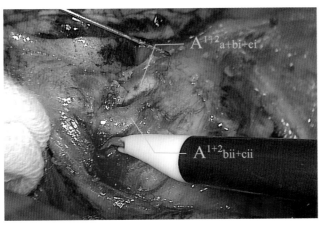

图 8-2-2-3　沿左肺动脉分离、显露左肺动脉各分支

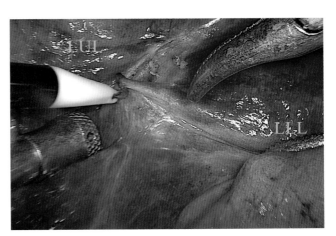

图 8-2-2-4　沿斜裂中部分离、显露叶间动脉干

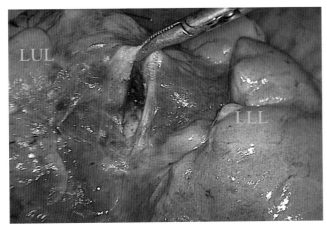

图 8-2-2-5　沿肺动脉表面在斜裂中部与
后纵隔面之间建立隧道

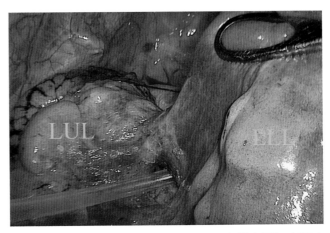

图 8-2-2-6　放置引导管,引导腔镜直线切割缝合器钉砧通过

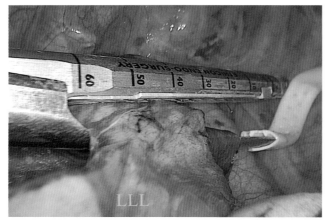

图 8-2-2-7　使用腔镜直线切割缝合器切断后上斜裂

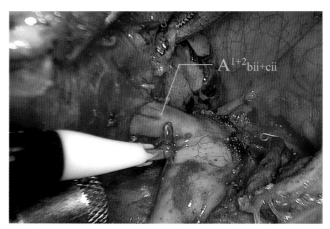

图 8-2-2-8　沿左肺动脉分离、显露共干的动脉 $A^{1+2}bii+cii$

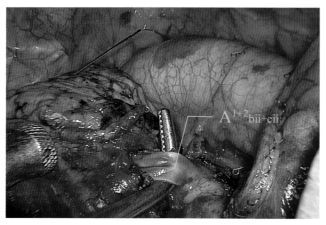

图 8-2-2-9　游离动脉 $A^{1+2}bii+cii$

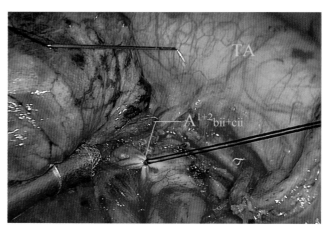

图 8-2-2-10　结扎动脉 $A^{1+2}bii+cii$

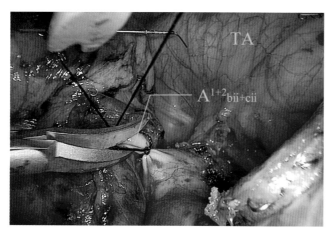

图 8-2-2-11　切断动脉 $A^{1+2}bii+cii$

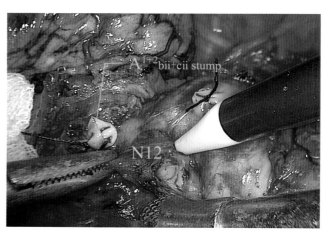

图 8-2-2-12　切除第 12 组淋巴结，显露支气管

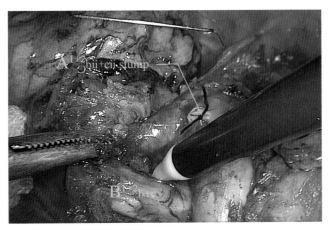

图 8-2-2-13　牵拉提起动脉 $A^{1+2}bii+cii$ 远侧残端,分离与之伴行的支气管 $B^{1+2}b+c$ 支气管

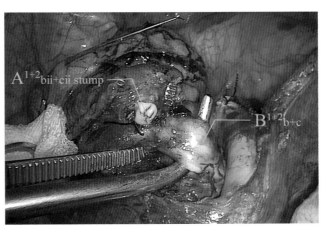

图 8-2-2-14　游离支气管 $B^{1+2}b+c$

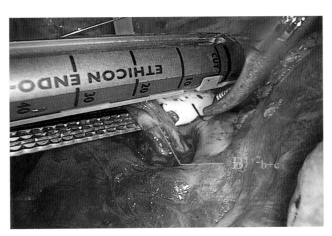

图 8-2-2-15　使用腔镜直线切割缝合器闭合切断支气管 $B^{1+2}b+c$

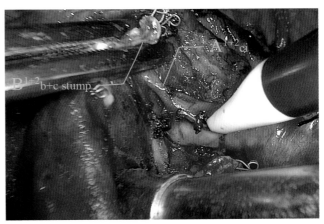

图 8-2-2-16　牵拉提起支气管 $B^{1+2}b+c$ 远侧残端,沿动脉 $A^{1+2}a+bi+ci$ 向远端分离

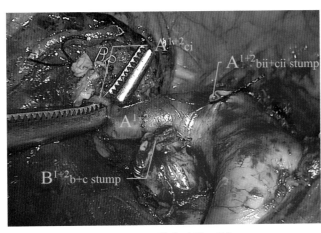

图 8-2-2-17　游离动脉 $A^{1+2}ci$

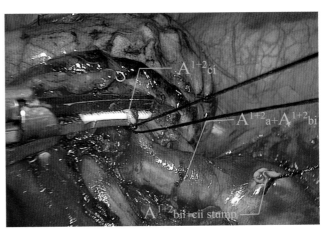

图 8-2-2-18　结扎、切断动脉 $A^{1+2}ci$

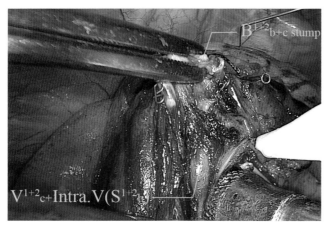

图 8-2-2-19　牵拉提起支气管 $B^{1+2}b+c$ 远侧残端，
在其下方分离 $S^{1+2}b$ 与 $S^{1+2}c$ 亚段间
静脉 $V^{1+2}c+Intra.V(S^{1+2}b)$

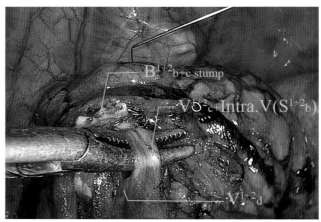

图 8-2-2-20　分离亚段间静脉 $V^{1+2}c+Intra.V(S^{1+2}b)$

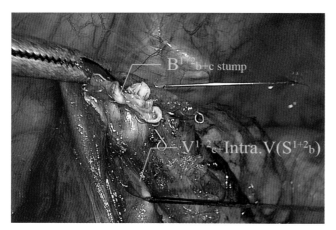

图 8-2-2-21　结扎静脉 $V^{1+2}c+Intra.V(S^{1+2}b)$

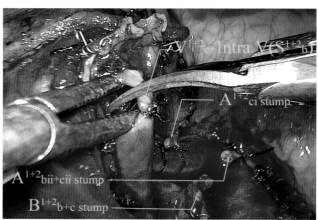

图 8-2-2-22　切断静脉 $V^{1+2}c+Intra.V(S^{1+2}b)$

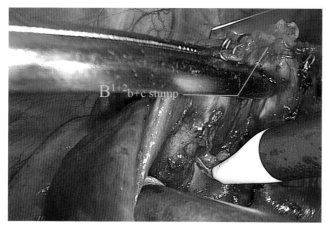

图 8-2-2-23　牵拉提起支气管 $B^{1+2}b+c$ 远侧残端，
向深处分离肺组织

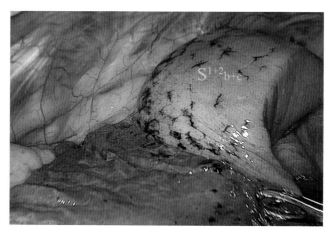

图 8-2-2-24　采用"改良膨胀萎陷法"确定段间交界面

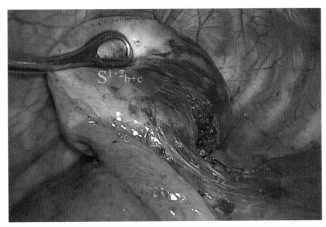

图 8-2-2-25　膨胀的 $S^{1+2}b+c$ 与萎陷的肺组织
形成清晰的段间交界面

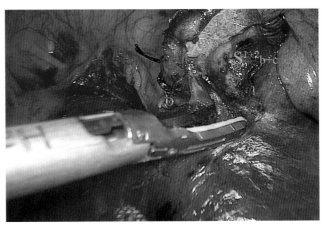

图 8-2-2-26　使用超声刀沿 $S^{1+2}a$ 与 $S^{1+2}b$ 之间
交界面进行锐性分离

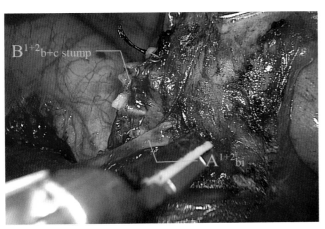

图 8-2-2-27　分离、显露另一动脉分支 $A^{1+2}bi$

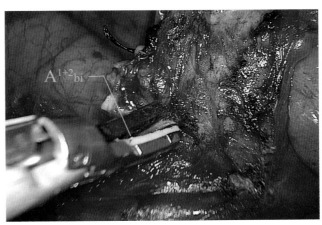

图 8-2-2-28　使用超声刀切断动脉 $A^{1+2}bi$ 发出的的细小分支

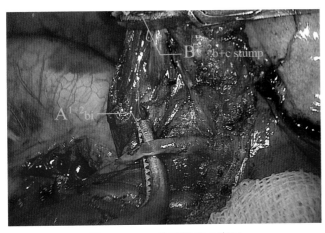

图 8-2-2-29　分离动脉 $A^{1+2}bi$

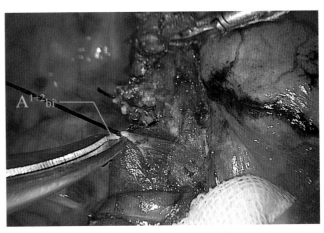

图 8-2-2-30　结扎、切断 $A^{1+2}bi$

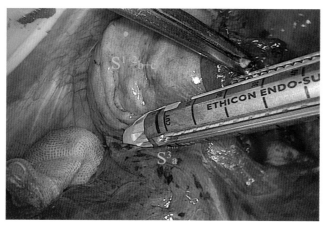

图 8-2-2-31　使用"开门技术"，沿段间交界面
裁剪 $S^{1+2}c$ 与 S^3a 之间交界

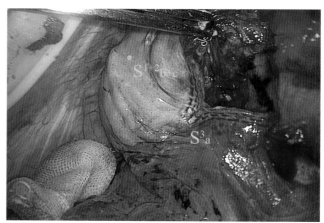

图 8-2-2-32　显示切开后的段间交界

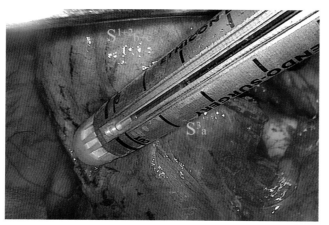

图 8-2-2-33　使用腔镜直线切割缝合器沿段间交界面
裁剪后外侧交界

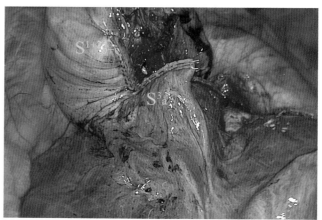

图 8-2-2-34　显示切开后的段间交界

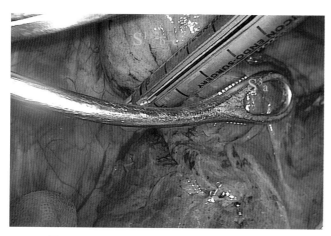

图 8-2-2-35　使用腔镜直线切割缝合器沿段间
交界面裁剪外侧交界

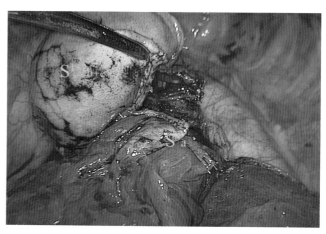

图 8-2-2-36　显示切开后的段间交界

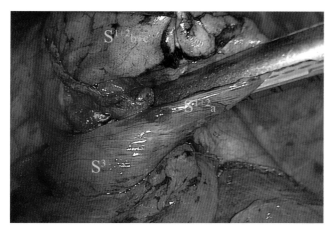

图 8-2-2-37　使用腔镜直线切割缝合器沿段间交界面裁剪 $S^{1+2}a$ 与 $S^{1+2}b$ 之间交界

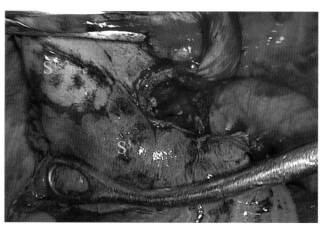

图 8-2-2-38　显示切开后的段间交界面

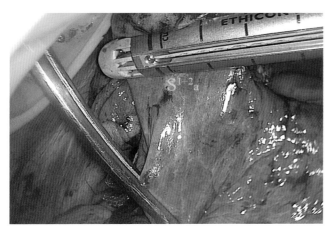

图 8-2-2-39　使用腔镜直线切割缝合器沿段间交界面裁剪前上方交界

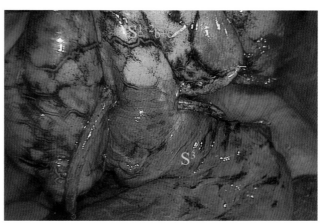

图 8-2-2-40　显示切开后的段间交界面

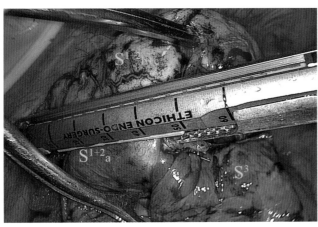

图 8-2-2-41　继续使用腔镜直线切割缝合器沿段间交界面裁剪，完整切除靶段

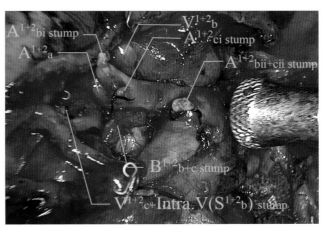

图 8-2-2-42　移除标本，显示段门结构

（四）本例特点

　　本例患者 $A^{1+2}b$、$A^{1+2}c$ 均包含有两个分支，其中 $A^{1+2}bi$、$A^{1+2}ci$ 与 $A^{1+2}a$ 共干，$A^{1+2}bii$ 与 $A^{1+2}cii$ 共干，$A^{1+2}ci$ 位置较深。手术顺序上先分离出 $A^{1+2}bii+A^{1+2}cii$ 共干，结扎切断后，在其后方切断支气管 $B^{1+2}b+c$，提起靶段支气管残端后，沿 $A^{1+2}a+A^{1+2}bi+A^{1+2}ci$ 向远端分离，先处理 $A^{1+2}ci$，膨胀萎陷后结扎切断 $A^{1+2}bi$，再沿原来膨胀萎陷界面裁剪时应稍偏向 $S^{1+2}a$ 侧切除。

三、左肺上叶前段内亚段＋上亚段（LS³b＋c）切除术

（一）解剖特点

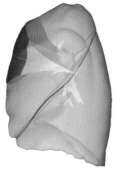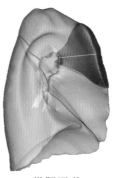

肋面观　　　　　　　纵隔面观

扫码可观看

三维模型动态图

图 8-2-3-a　模式图

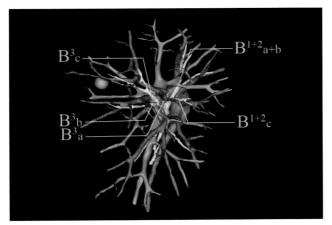

图 8-2-3-b　气管（B）

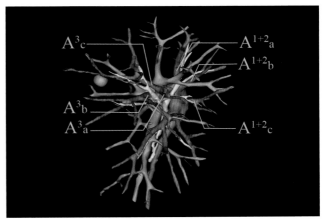

图 8-2-3-c　动脉（A）

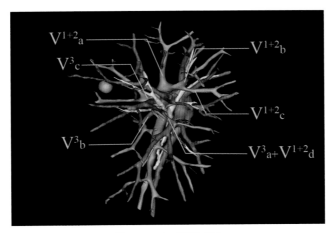

图 8-2-3-d　静脉（V）

1. 支气管：本例患者 5 年前行左下肺切除手术，故左下叶支气管呈截断表现。左肺上叶支气管分为：B^{1+2+3} 和 B^{4+5}。B^{1+2+3} 分为 B^{1+2} 和 B^3，$B^{1+2}a$、$B^{1+2}b$ 共干，$B^{1+2}c$ 单独发出。B^3 分为 B^3a、B^3b、B^3c。

2. 动脉：$A^{1+2}a$ 和 $A^{1+2}b$ 共干，$A^{1+2}c$ 单独发出。A^3b 单独发出，A^3a 和 A^3c 共干。

3. 静脉：上肺静脉为半中心静脉型。上肺静脉在肺门前上方发出 $V^{1+2}a$，随之经 B^3 与 B^{1+2} 之间由前向后发出 $V^{1+2}b$，$V^{1+2}c$，上肺静脉在肺门前方发出 V^3c，随之在 B^3 下方由前向后依次发出 V^3b、V^3a、$V^{1+2}d$，V^{4+5} 自 V^3 下方发出 V^4 和 V^5。

（二）术前规划

1. 患者结节位于左肺上叶前段内亚段（S^3b）与上亚段（S^3c）之间。拟行左肺上叶前段内亚段＋上亚段（LS^3b+c）切除术。

2. 需切断的解剖结构：动脉 A^3b、A^3c，支气管 B^3b、B^3c，S^3b 与 S^3c 亚段间静脉 V^3c、S^3b+c 回流至 V^3b 的段内静脉分支。

3. 需注意保留的解剖结构：S^3b 与 S^4b 段间静脉 V^3b、S^3c 与 $S^{1+2}a$ 段间静脉 $V^{1+2}a$。

（三）手术步骤

1. 从肺门前方切开纵隔胸膜，分离、显露左上肺静脉及分支。

2. 沿左上肺静脉向远端分离，显露静脉 V^{1+2}、V^3b、V^3c。沿静脉 V^{1+2}、V^3b 向远端分离。

3. 分离静脉 V^3c 至足够长度后，切断 V^3c。

4. 在静脉 V^{1+2}、V^3b 之间分离，切断回流至 V^3b 的 Intra.V（S^3b+c），显露动脉 A^3b 与支气管 B^3b+c。

5. 显露、分离动脉 A^3b 足够长度，结扎后切断 A^3b。

6. 切除第 12 组淋巴结，分离、显露亚段动脉 A^3c，分离 A^3c 至足够长度后，切断。

7. 牵拉提起动脉 A^3c 远侧残端，分离、显露与之伴行的支气管 B^3b+c。分离 B^3b+c 至足够长度，使用腔镜直线切割缝合器闭合切断 B^3b+c。

8. 采用"改良膨胀萎陷法"确定段间交界面。膨肺至左上肺完全膨胀后单肺通气，等待约 12 分钟，膨胀的 S^3b+c 与萎陷的肺组织之间形成的界限即为段间交界面。

9. 牵拉提起 B^3b+c 远侧残端，沿静脉 V^{1+2}、V^3b 及膨胀萎陷交界面锐性向深部分离肺组织。

10. 沿 S^3b 与 S^4b 段间交界面裁剪内侧亚段间交界，沿 S^3c 与 $S^{1+2}a$ 段间交界面适形裁剪上方段间交界。继续使用直线切割缝合器沿段间交界面依次适形裁剪至完整切除靶段 S^3b+c。移除标本。

11. 解剖标本，判定切缘距离足够，标记后送术中快速病理检查。

12. 胸腔内注水，膨肺，观察 B^3b+c 残端及肺分离面有无漏气、余肺是否复张良好。

13. 肺分离面有漏气时，根据情况采用不同的方式处理、覆盖创面。

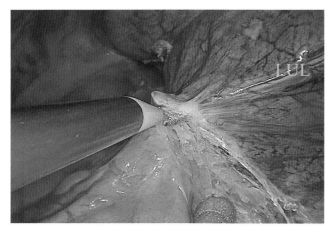

图 8-2-3-1　从肺门前方切开纵隔胸膜

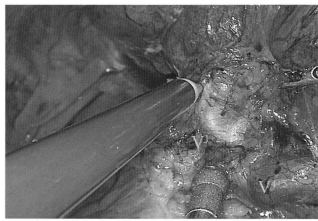

图 8-2-3-2　分离、显露左上肺静脉及分支

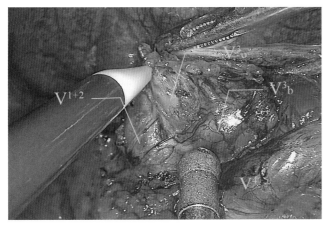

图 8-2-3-3　分离 S³b 与 S³c 亚段间静脉 V³c

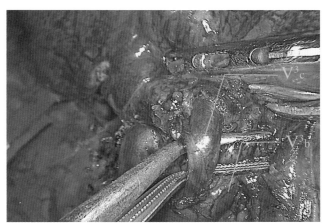

图 8-2-3-4　分离 V³c 至足够长度

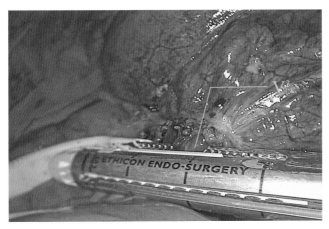

图 8-2-3-5　切断 V³c

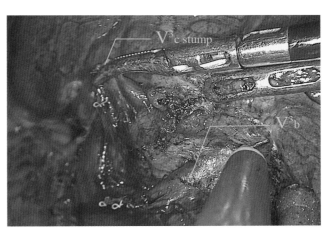

图 8-2-3-6　提起 V³c 远侧残端沿 V³b 分离

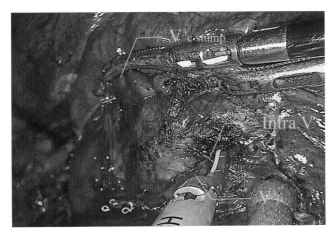

图 8-2-3-7　切断回流至 V³b 的 Intra.V(S³b＋c)

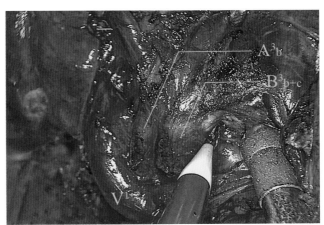

图 8-2-3-8　分离、显露动脉 A³b 与支气管 B³b＋c

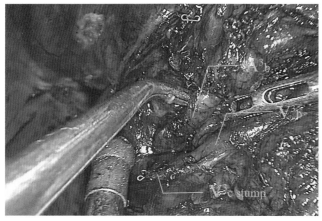

图 8-2-3-9　沿 A^3 向远端游离动脉 A^3b 至足够长度

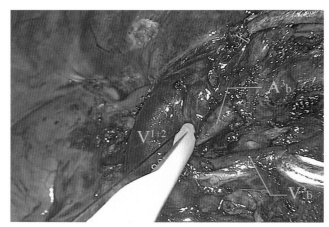

图 8-2-3-10　结扎 A^3b

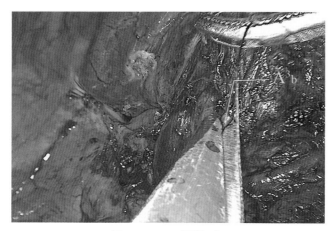

图 8-2-3-11　切断 A^3b

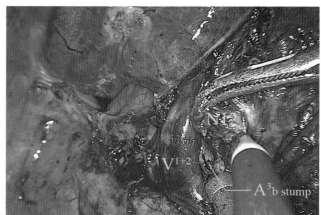

图 8-2-3-12　切除第 12 组淋巴结

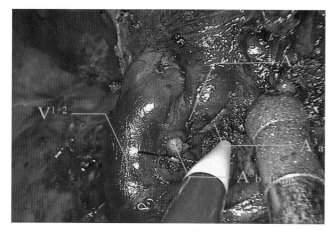

图 8-2-3-13　分离动脉 A^3c

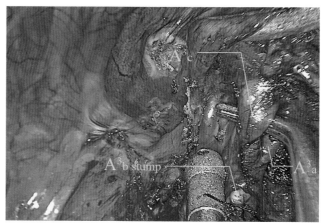

图 8-2-3-14　分离 A^3c 至足够长度

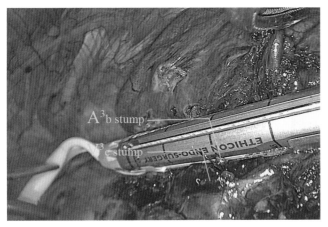

图 8-2-3-15　切断 A^{3}c

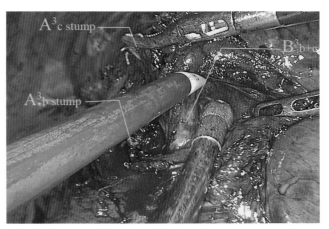

图 8-2-3-16　牵拉提起 A^{3}c 远侧残端，分离、
显露与之伴行的支气管 B^{3}b＋c

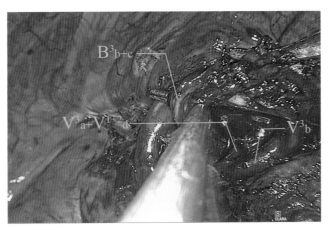

图 8-2-3-17　分离 B^{3}b＋c 至足够长度

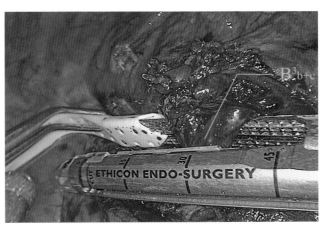

图 8-2-3-18　腔镜直线切割缝合器闭合切断 B^{3}b＋c

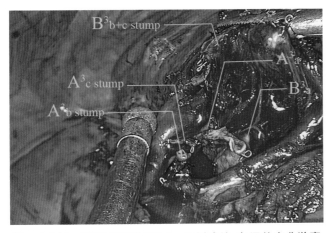

图 8-2-3-19　提起支气管 B^{3}b＋c 远侧残端，向深处充分游离

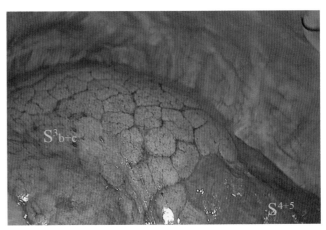

图 8-2-3-20　采用"改良膨胀萎陷法"确定段间交界面

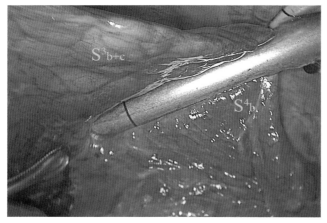

图 8-2-3-21　使用直线切割缝合器沿 S³b 与 S⁴b 段间交界面切开肺组织

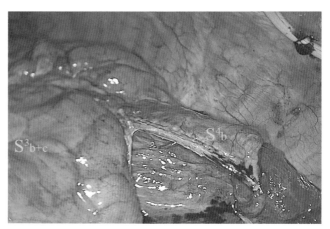

图 8-2-3-22　显示切开后的段间交界

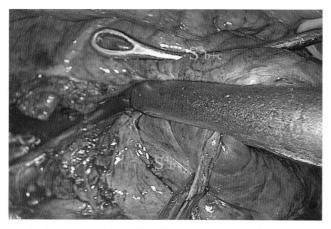

图 8-2-3-23　继续沿膨胀萎陷交界面裁剪下方肺组织

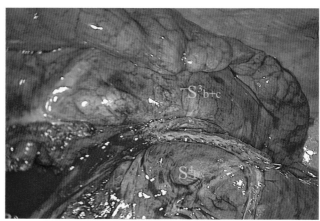

图 8-2-3-24　显示切开后的段间交界

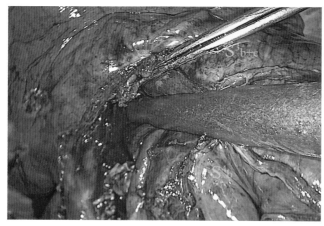

图 8-2-3-25　在 V³a、V³b 上方继续沿膨胀萎陷交界面裁剪外侧肺组织

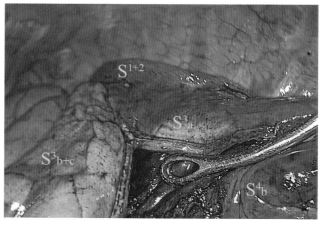

图 8-2-3-26　显示切开后的段间交界

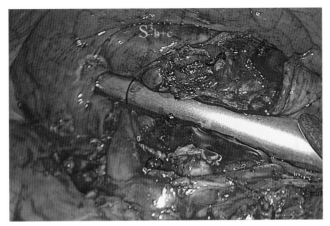

图 8-2-3-27 在 $V^{1+2}a$ 上方继续沿膨胀萎陷交界面裁剪肺组织

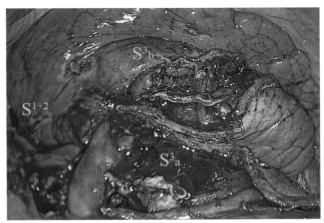

图 8-2-3-28 显示切开后的段间交界

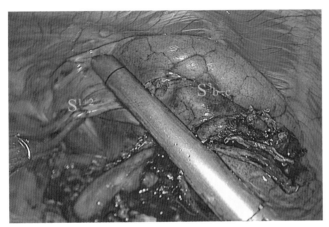

图 8-2-3-29 继续沿膨胀萎陷交界面裁剪前上方肺组织

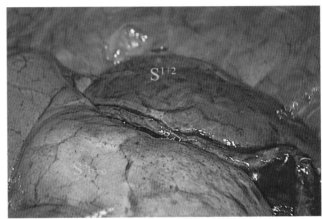

图 8-2-3-30 显示切开后的段间交界

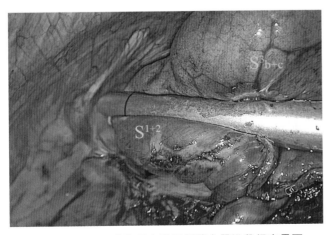

图 8-2-3-31 继续使用直线切割缝合器沿段间交界面裁剪，完整切除靶段

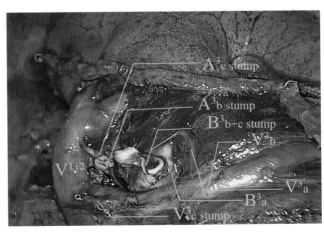

图 8-2-3-32 移除标本，显示段门结构

（四）本例特点

1. 前段支气管 B^3 多分为 B^3a、B^3b、B^3c 三支，B^3 首先水平发出 B^3a 支气管，B^3b、B^3c 支气管共干。在前段手术中正确辨识和判断非常重要。对一些经验不丰富的手术者来说，容易出现的错误是：在行前段（LS^3）切除术中，对支气管 B^3 分离不够，把支气管 B^3b+c 误认为 B^3 主干切断，残留支气管 B^3a 未切断，造成 S^3a 肺组织残留，切缘距离不足。

2. LS^3b+c 双亚段切除是比较经典的双亚段切除手术。手术最大的难点是对支气管 B^3a、动脉 A^3a 的解剖辨识和保护。手术过程中，可以分离、显露 V^3a、A^3a，其前方以远的支气管即为 B^3b+c，需要注意的是，部分病人的 B^3a 发自 B^3b，手术中需要仔细辨识，不能把支气管 B^3 主干误认为 B^3b+c 切断，分离过程中要注意对支气管 B^3a、动脉 A^3a 的保护，不能误伤。

3. 在手术开始分离、显露左上肺静脉及其分支的过程中，注意辨识静脉 V^{1+2}、V^3b、V^3c。静脉 V^3b 是 S^3b 与 S^1b 段间静脉，一般位于肺表面表浅位置，部分患者中 V^3b+V^3a 与静脉 $V^{1+2}d$ 共干回流至上肺静脉。静脉 V^3c 是 S^3b 与 S^3c 亚段间静脉。在分离解剖时应充分对比三维重建与解剖结构的相互关系加以辨认。

4. 本例患者有左下肺叶切除手术史，结节位于左上肺 S^3b 及 S^3c 间，选择双亚段切除在保证肿瘤学疗效的基础上，能最大限度地保留患者的术后肺功能。

第三节　联合亚段切除术

一、左肺上叶尖后段尖亚段＋前段上亚段（LS^{1+2}a＋S^{3}c）切除术

（一）解剖特点

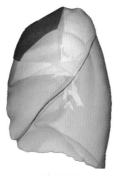 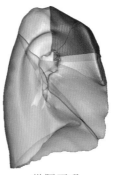

扫码可观看

三维模型动态图

肋面观　　　　　　　　纵隔面观

图 8-3-1-a　模式图

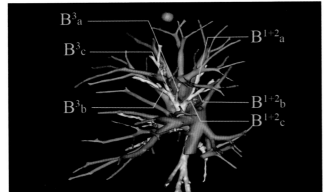

图 8-3-1-b　气管（B）

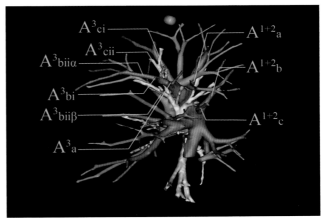

图 8-3-1-c　动脉（A）

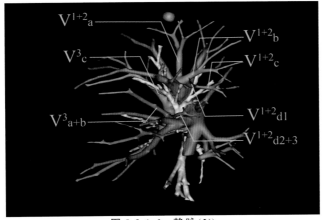

图 8-3-1-d　静脉（V）

1. 支气管：左肺上叶支气管分为 B^{1+2+3} 和 B^{4+5}。B^{1+2+3} 分为 B^{1+2} 和 B^3，$B^{1+2}a$ 和 $B^{1+2}b$ 共干，$B^{1+2}c$ 单独发出，B^3a 单独发出，B^3b 和 B^3c 共干。

2. 动脉：$A^{1+2}a$ 和 A^3 共干发自肺动脉干，$A^{1+2}b$ 和 $A^{1+2}c$ 共干发自左肺动脉。A^3a 和 A^3b 共干，A^3bi 和 $A^3bii\alpha$ 共干，$A^3bii\beta$ 在 A^3 根部发出走行于 V^3c 与 B^3 之间。A^3cii 发自 A^3a+A^3b，A^3ci 单独发出。

3. 静脉：上肺静脉为半中心静脉型。V^{1+2} 在肺门顶部发出 $V^{1+2}a$，随之经 B^{1+2} 与 B^3 之间由前向后走行依次发出 $V^{1+2}b$、$V^{1+2}c$、$V^{1+2}d1$。上肺静脉在肺门前方发出 V^3c（V^3c 和 V^{1+2} 共干），随之在 B^3 下方由前向后依次发出 V^3b、V^3a、$V^{1+2}d2+3$，其中 V^3b 和 V^3a 共干。

（二）术前规划

1. 患者结节位于尖后段尖亚段（$S^{1+2}a$）与前段上亚段（S^3c）之间，正对 $S^{1+2}a$ 与 S^3c 段间静脉 $V^{1+2}a$。拟行 $LS^{1+2}a+S^3c$ 联合亚段切除术。

2. 需切断的解剖结构：动脉 $A^{1+2}a$、A^3ci、A^3cii，支气管 $B^{1+2}a$、B^3c，S^{1+2} 与 S^3 段间静脉 $V^{1+2}a$。

3. 需注意保留的解剖结构：S^3b 与 S^3c 亚段间静脉 V^3c，$S^{1+2}a$ 与 $S^{1+2}b$ 亚段间静脉 $V^{1+2}b$。

（三）手术步骤

1. 从肺门后方切开后纵隔胸膜，分离、显露肺动脉干。

2. 在肺门顶部沿肺动脉干向远端游离出共干的 $A^{1+2}a$ 与 A^3。

3. 在肺门前方切开纵隔胸膜，分离、显露左上肺静脉。

4. 沿上肺静脉与前段动脉之间间隙分离，显露左上肺静脉各属支。沿 V^{1+2} 与 V^3c 共干向远端分离，分别显露 $V^{1+2}a$ 与 V^3c。

5. 分离出回流至 $V^{1+2}a$ 的靶段内细小分支 Intra.V（$S^{1+2}a$），超声刀切断。

6. 切除第 12 组淋巴结，分离 $V^{1+2}a$ 至足够长度，结扎切断 $V^{1+2}a$。

7. 牵拉提起 $V^{1+2}a$ 远侧残端，在其后方分离、显露 A^{1+2} 与 A^3ci。

8. 分离动脉 A^3ci 至足够长度，结扎切断 A^3ci。

9. 牵拉提起 A^3ci 远侧残端，分离与之伴行的支气管 B^3c。分离支气管 B^3c 至足够长度，使用直线切割缝合器闭合切断 B^3c。

10. 牵拉提起 B^3c 远侧残端，沿 A^3a+A^3b 共干向远端游离出 A^3cii，结扎后超声刀切断 A^3cii。

11. 沿 $A^{1+2}a$ 向远端分离至足够长度后，使用腔镜直线切割缝合器闭合切断 $A^{1+2}a$。

12. 牵拉提起 $A^{1+2}a$ 远侧残端，分离与之伴行的支气管 $B^{1+2}a$。分离支气管 $B^{1+2}a$ 至足够长度，使用直线切割缝合器闭合切断 $B^{1+2}a$。

13. 采用"改良膨胀萎陷法"确定段间交界面。膨肺至左上肺完全膨胀后单肺通气，等待约 10 分钟，膨胀的 $S^{1+2}a+S^3c$ 与萎陷的肺组织形成的界限即为段间交界面。

14. 牵拉提起支气管 $B^{1+2}a$ 与 B^3c 远侧残端，沿段间交界面锐性向深部分离肺组织。分离至足够深度后，沿段间交界面自前下方开始适形裁剪 S^3b 与 S^3c 之间段间交界。继续沿段间交界面裁剪 $S^{1+2}a$ 与 $S^{1+2}b$ 之间交界，使用直线切割缝合器沿段间交界面依次向后上方裁剪至完整切除靶段 $S^{1+2}a+S^3c$。移除标本。

15. 解剖标本，判定切缘距离足够，标记后送术中快速病理检查。

16. 胸腔内注水，膨肺，观察支气管 $B^{1+2}a$ 与 B^3c 残端及肺分离面有无漏气、余肺是否复张良好。

17. 肺分离面有漏气时，根据情况采用不同的方式处理、覆盖创面。

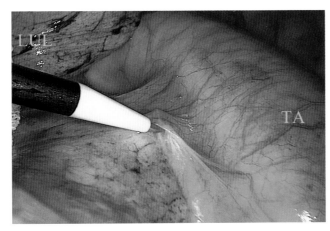

图 8-3-1-1　从肺门后方切开纵隔胸膜

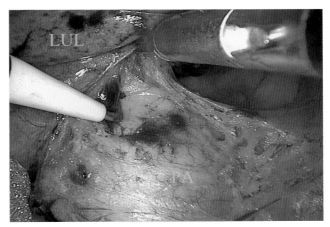

图 8-3-1-2　分离、显露肺动脉干

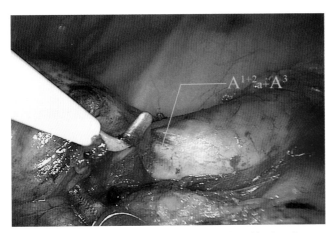

图 8-3-1-3　在肺门顶部游离出共干的 $A^{1+2}a$ 与 A^3

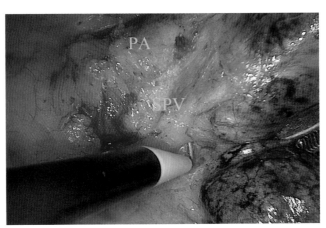

图 8-3-1-4　从肺门前方切开纵隔胸膜

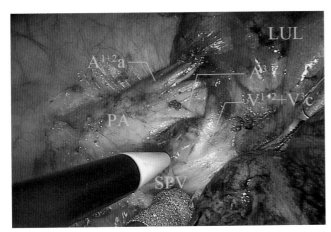

图 8-3-1-5　分离、显露左上肺静脉及分支

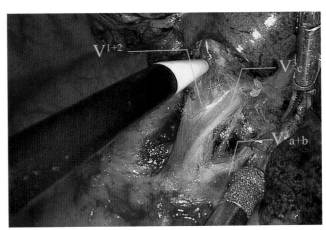

图 8-3-1-6　沿共干的 V^{1+2} 与 V^3 向远端分离

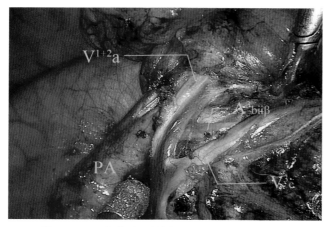

图 8-3-1-7　沿静脉 V^{1+2} 向远端分离,显露 $V^{1+2}a$

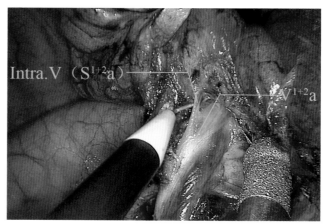

图 8-3-1-8　分离出回流至 $V^{1+2}a$ 的靶段内细小分支

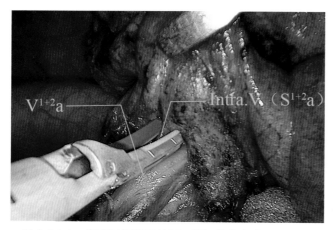

图 8-3-1-9　超声刀切断回流至 $V^{1+2}a$ 的靶段内细小分支

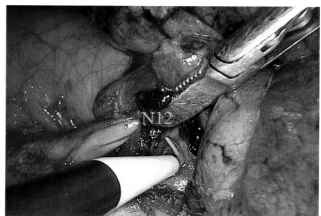

图 8-3-1-10　切除第 12 组淋巴结

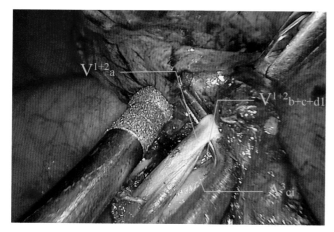

图 8-3-1-11　游离静脉 $V^{1+2}a$ 至足够长度

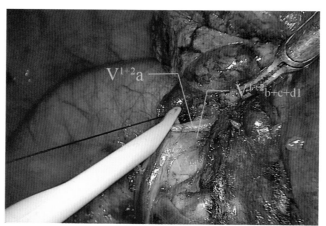

图 8-3-1-12　结扎静脉 $V^{1+2}a$

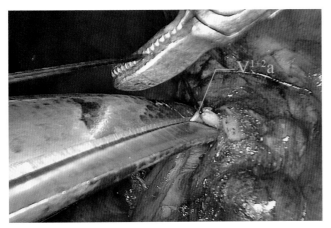

图 8-3-1-13　切断静脉 $V^{1+2}a$

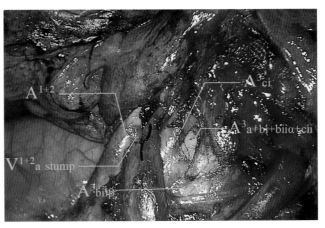

图 8-3-1-14　提起静脉 $V^{1+2}a$ 远侧残端,在其后方
分离,显露动脉 A^{1+2} 和 A^3ci

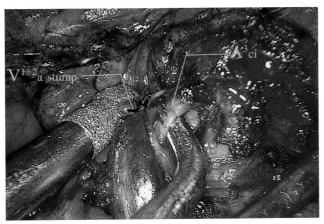

图 8-3-1-15　分离动脉 A^3ci 至足够长度

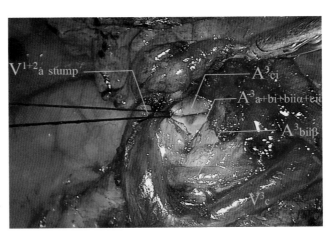

图 8-3-1-16　结扎动脉 A^3ci

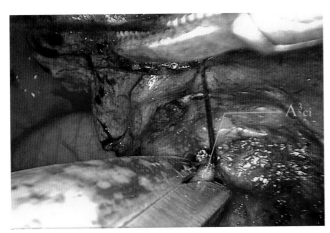

图 8-3-1-17　切断动脉 A^3ci

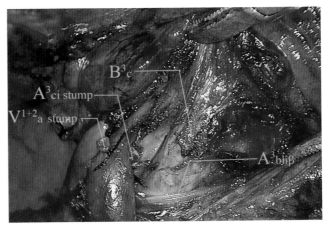

图 8-3-1-18　牵拉提起动脉 A^3ci 远侧残端,
分离与之伴行的支气管 B^3c

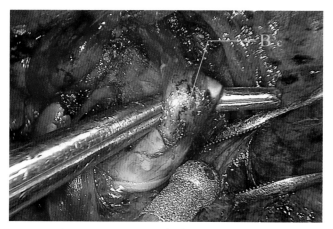

图 8-3-1-19　分离支气管 B^3c 至足够长度

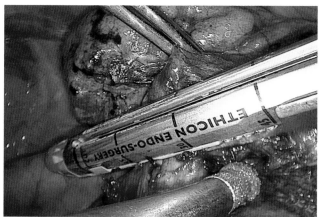

图 8-3-1-20　使用直线切割缝合器闭合切断支气管 B^3c

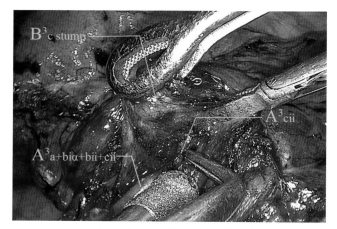

图 8-3-1-21　提起 B^3c 远侧残端,游离出 A^3cii

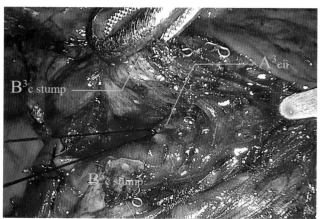

图 8-3-1-22　结扎动脉 A^3cii

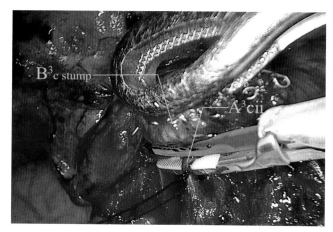

图 8-3-1-23　超声刀切断动脉 A^3cii

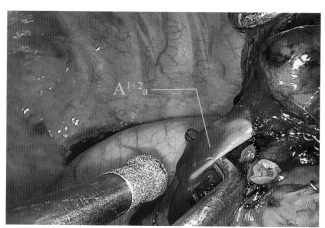

图 8-3-1-24　游离动脉 $A^{1+2}a$ 至足够长度

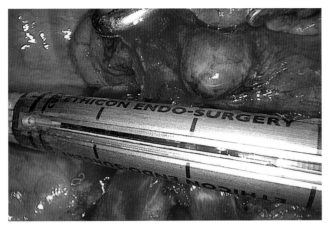

图 8-3-1-25　使用直线切割缝合器闭合切断动脉 $A^{1+2}a$

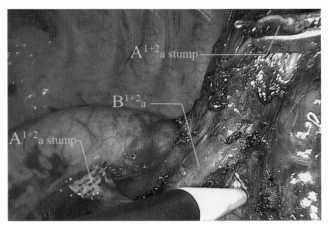

图 8-3-1-26　牵拉提起动脉 $A^{1+2}a$ 远侧残端，
分离与之伴行的支气管 $B^{1+2}a$

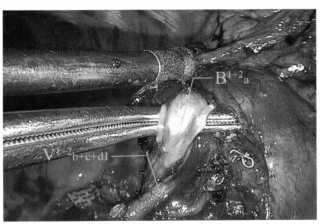

图 8-3-1-27　分离支气管 $B^{1+2}a$ 至足够长度

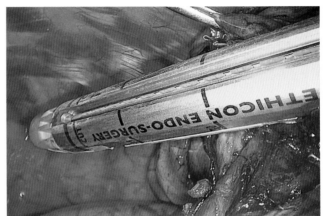

图 8-3-1-28　使用直线切割缝合器闭合切断 $B^{1+2}a$

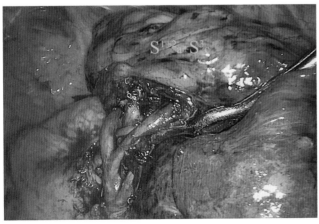

图 8-3-1-29　使用"改良膨胀萎陷法"确定段间交界

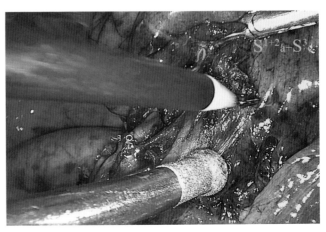

图 8-3-1-30　沿 V^3c 和膨胀萎陷交界向深部和远端分离肺组织

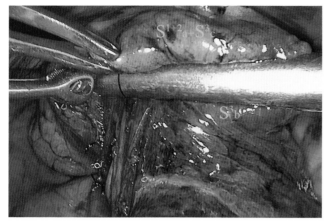

图 8-3-1-31　沿段间交界面切开 S^3b 与 S^3c
之间肺组织

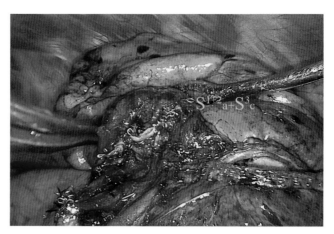

图 8-3-1-32　显示切开后的段间交界

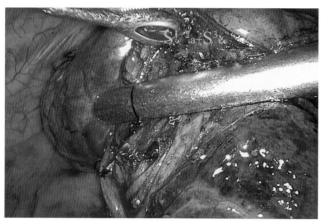

图 8-3-1-33　沿段间交界面裁剪 $S^{1+2}a$ 与 $S^{1+2}b$ 之间的肺组织

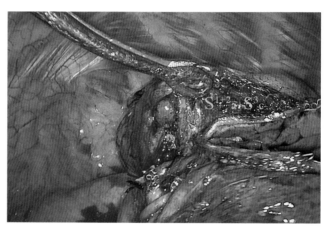

图 8-3-1-34　显示切开后的段间交界

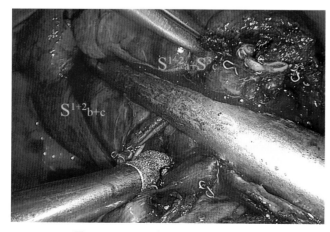

图 8-3-1-35　沿段间交界面继续裁剪

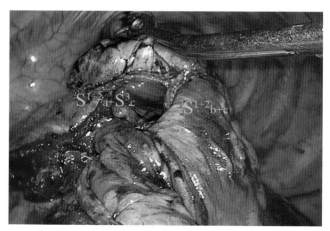

图 8-3-1-36　显示切开后的段间交界面

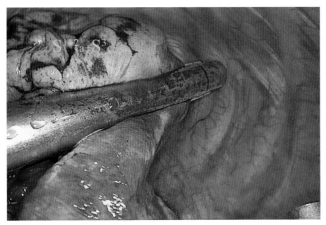

图 8-3-1-37 继续沿段间交界面裁剪,完整切除靶段

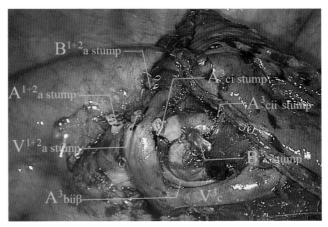

图 8-3-1-38 移除标本,显示段门结构

（四）本例特点

1. 患者结节位于尖后段尖亚段（$S^{1+2}a$）与前段上亚段（S^3c）之间,正对 $S^{1+2}a$ 与 S^3c 段间静脉 $V^{1+2}a$ 的分支,单亚段或肺段切除不能保证足够切缘距离,故本例患者行 $S^{1+2}a+S^3c$ 联合亚段切除术。

2. 本例患者尖后段尖亚段动脉（$A^{1+2}a$）、前段上亚段动脉的 i 次亚段分支（A^3ci）单独发出,易于辨识,为行联合亚段切除创造了有利条件,降低了手术难度。需要注意的是,A^3a+A^3b 共干发出的 A^3cii 分支需仔细游离后结扎切断,这对段间交界的准确呈现和后续精确裁剪至关重要。

二、左肺上叶尖后段尖亚段＋后亚段＋前段上亚段（LS^{1+2}a＋b＋S^{3}c）切除术

（一）解剖特点

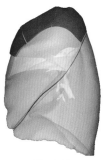 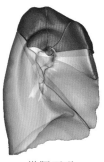

扫码可观看

三维模型动态图

肋面观　　　　　　　　纵隔面观

图 8-3-2-a　模式图

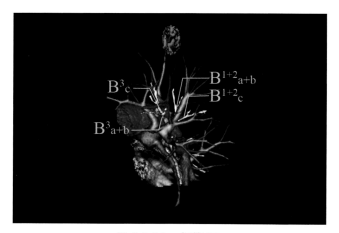

图 8-3-2-b　气管（B）

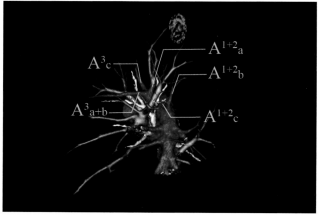

图 8-3-2-c　动脉（A）

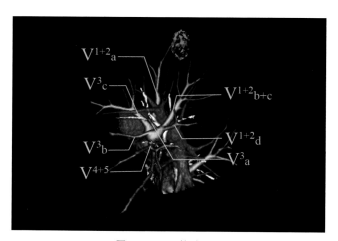

图 8-3-2-d　静脉（V）

1. 支气管：左肺上叶为 S^3 优势型，体积较大，S^{1+2} 相对较小。左肺上叶支气管分为 B^{1+2+3} 和 B^{4+5}。B^{1+2+3} 分为 B^{1+2} 和 B^3，B^{1+2}a 和 B^{1+2}b 共干，B^{1+2}c 单独发出，B^3a 和 B^3b 共干，B^3c 单独发出。

2. 动脉：A^{1+2}a 和 A^3 共干，A^{1+2}b 和 A^{1+2}c 共干，从肺动脉干发出。A^3a 和 A^3b 共干，A^3c 单独发出。

3. 静脉：上肺静脉为中心静脉型。上肺静脉在肺门顶部发出 V^{1+2}a，在肺门前方发出 V^3c，在 B^3 下方发出 V^3b、V^3a，随之经 B^3 与 B^{1+2} 之间由前下向后上依次发出 V^{1+2}d、V^{1+2}c、V^{1+2}b，V^{4+5} 自 V^3 下方发出 V^4 与 V^5。

（二）术前规划

1. 患者结节位于左肺上叶尖后段尖亚段（S^{1+2}a）与前段上亚段（S^3c）之间，正对 S^{1+2}a 与 S^3c 段间静脉 V^{1+2}a 的分支，拟行左肺上叶尖后段尖亚段＋后亚段＋前段上亚段（LS^{1+2}a＋b＋S^3c）切除术。

2. 需切断的解剖结构：动脉 A^{1+2}a、A^{1+2}b、A^3c，支气管 B^{1+2}a、B^{1+2}b、B^3c，尖后段（S^{1+2}）与前段（S^3）段间静脉 V^{1+2}a、尖后段尖亚段（S^{1+2}a）与后亚段（S^{1+2}b）亚段间静脉 V^{1+2}b。

3. 需注意保留的解剖结构：V^3c、V^{1+2}c。

（三）手术步骤

1. 在肺门前方切开纵隔胸膜，游离显露左上肺静脉及分支。

2. 在肺门后方切开纵隔胸膜，分离、显露左肺动脉及分支。第10组淋巴结采样。

3. 沿左上肺静脉向远端分离，显露前段上亚段（S^3c）与尖后段尖亚段（S^{1+2}a）段间静脉 V^{1+2}a。分离 V^{1+2}a 至足够长度后，结扎切断 V^{1+2}a。

4. 沿 V^3c 向远端分离。在静脉 V^3c 上方分离、显露支气管 B^3c。

5. 切除第12组淋巴结，分离支气管 B^3c 至足够长度，腔镜直线切割缝合器闭合切断 B^3c。

6. 牵拉提起 B^3c 远侧残端，在其深部分离动脉 A^3c，注意保护共干的 A^3a＋A^3b。分离动脉 A^3c 至足够长度后，结扎切断 A^3c。

7. 分别在肺门后上方和前上方分离、显露动脉 A^{1+2}a，分离 A^{1+2}a 至足够长度后，结扎切断 A^{1+2}a。

8. 牵拉提起动脉 A^{1+2}a 远侧残端，寻找、分离与之伴行的支气管 B^{1+2}a。

9. 从肺门后方分离、显露动脉 A^{1+2}b。分离 A^{1+2}b 至足够长度后，结扎切断 A^{1+2}b，注意保护与之共干的 A^{1+2}c。

10. 牵拉提起动脉 A^{1+2}b 远侧残端，显露与之伴行的支气管 B^{1+2}a＋b 共干。分离支气管 B^{1+2}a＋b 共干至足够长度后，使用腔镜直线切割缝合器闭合切断 B^{1+2}a＋b。

11. 牵拉提起支气管 B^{1+2}a＋b 远侧残端，向深部分离肺组织，分离 S^{1+2}a 与 S^{1+2}b 亚段间静脉 V^{1+2}b，游离 V^{1+2}b 至足够长度后，结扎切断 V^{1+2}b。

12. 采用"改良膨胀萎陷法"确定段间交界面。膨肺至左上肺完全膨胀后单肺通气，等待约13分钟，膨胀的 S^{1+2}a＋b＋S^3c 与萎陷的肺组织形成的界限即为段间交界面。

13. 牵拉提起支气管 B^{1+2}a＋b、B^3c 远侧残端，沿膨胀萎陷交界面锐性向深部分离肺组织。使用直线切割缝合器沿段间交界面依次适形裁剪后外侧、前外侧、前上方段间交界，完整切除 S^{1+2}a＋b＋S^3c。移除标本。

14. 解剖标本，判定切缘距离足够，标记后送术中快速病理检查。

15. 胸腔内注水，膨肺，观察 B^{1+2}a＋b 与 B^3c 残端及肺分离面有无漏气、余肺是否复张良好。

16. 肺分离面有漏气时，根据情况采用不同的方式处理、覆盖创面。

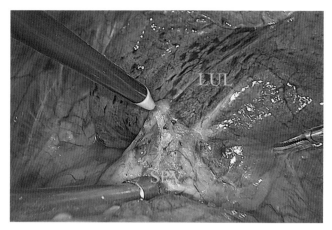

图 8-3-2-1　从肺门前方切开纵隔胸膜，
分离左上肺静脉及分支

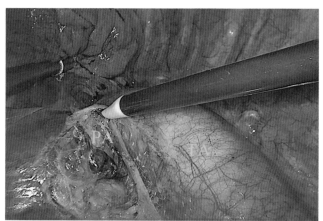

图 8-3-2-2　从肺门后方切开纵隔胸膜，分离、显露左肺动脉

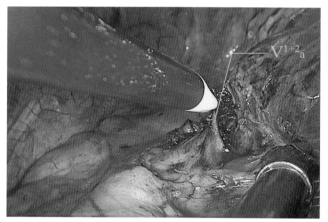

图 8-3-2-3　沿左上肺静脉向远端分离，显露
S^3c 与 $S^{1+2}a$ 段间静脉 $V^{1+2}a$

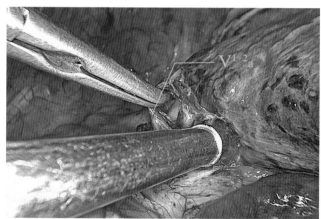

图 8-3-2-4　分离静脉 $V^{1+2}a$ 至足够长度

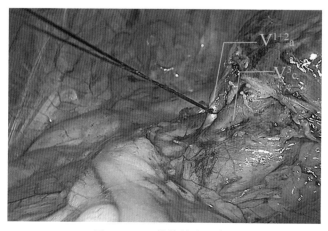

图 8-3-2-5　结扎静脉 $V^{1+2}a$

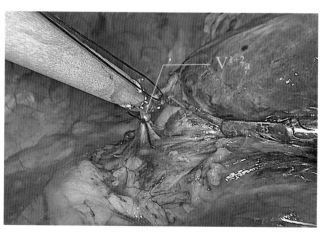

图 8-3-2-6　切断 $V^{1+2}a$

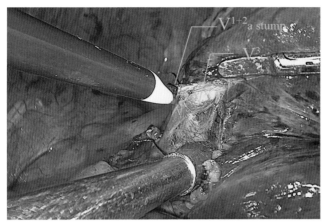

图 8-3-2-7　沿静脉 V^3c 向远端分离

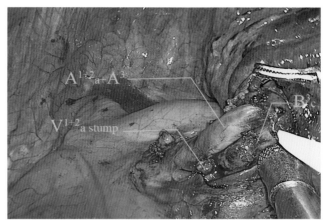

图 8-3-2-8　在静脉 V^3c 上方分离、显露支气管 B^3c

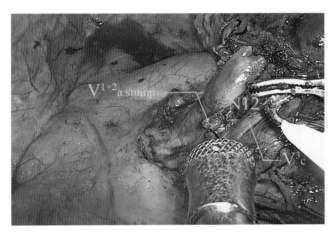

图 8-3-2-9　切除第 12 组淋巴结

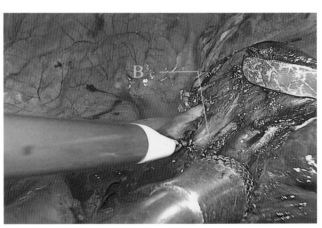

图 8-3-2-10　分离支气管 B^3c 至足够长度

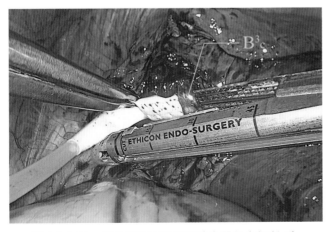

图 8-3-2-11　使用腔镜直线切割缝合器闭合切断 B^3c

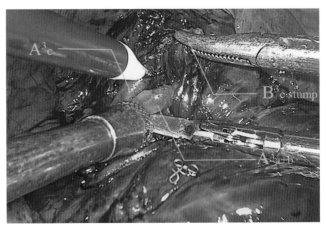

图 8-3-2-12　牵拉提起支气管 B^3c 远侧残端，在其深部
沿 $A^{1+2}a$、A^3 共干分离动脉 A^3c

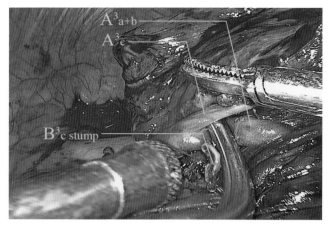

图 8-3-2-13　分离动脉 A³c 至足够长度

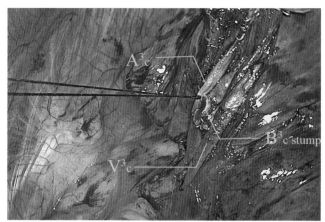

图 8-3-2-14　结扎动脉 A³c

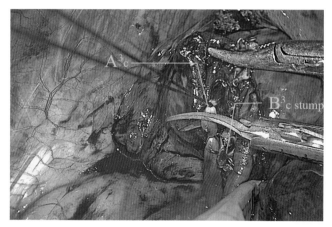

图 8-3-2-15　切断 A³c

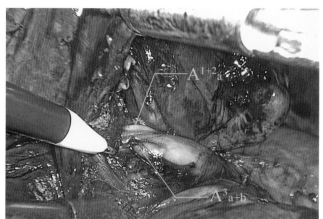

图 8-3-2-16　在肺门后上方分离、显露动脉 A¹⁺²a

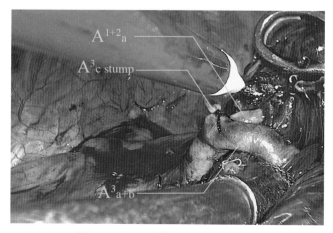

图 8-3-2-17　分离、显露动脉 A¹⁺²a

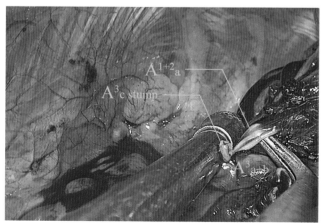

图 8-3-2-18　分离动脉 A¹⁺²a 至足够长度

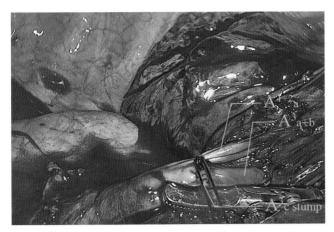

图 8-3-2-19　结扎 $A^{1+2}a$

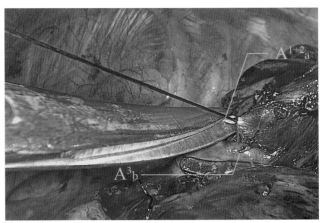

图 8-3-2-20　切断 $A^{1+2}a$

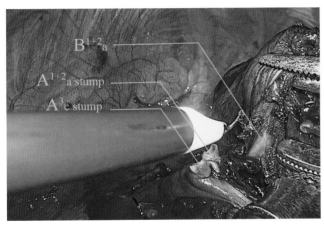

图 8-3-2-21　牵拉提起 $A^{1+2}a$ 远侧残端，分离
与之伴行的支气管 $B^{1+2}a$

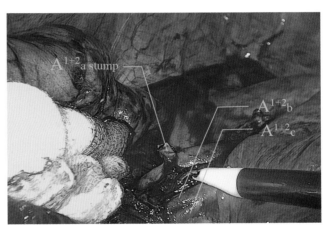

图 8-3-2-22　沿肺门后方分离、显露动脉 $A^{1+2}b$

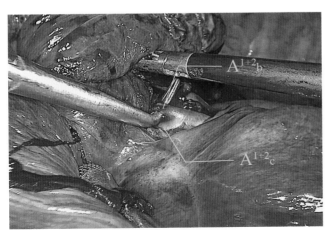

图 8-3-2-23　分离动脉 $A^{1+2}b$ 至足够长度

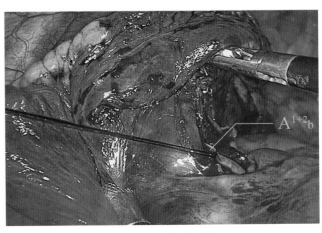

图 8-3-2-24　结扎 $A^{1+2}b$

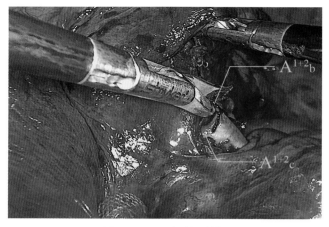

图 8-3-2-25 切断 $A^{1+2}b$

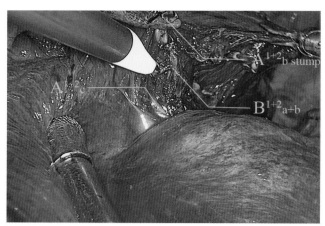

图 8-3-2-26 提起动脉 $A^{1+2}b$ 远侧残端，分离
与之伴行的支气管 $B^{1+2}a+b$

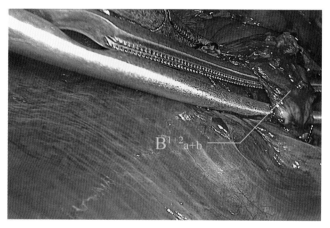

图 8-3-2-27 分离支气管 $B^{1+2}a+b$ 至足够长度

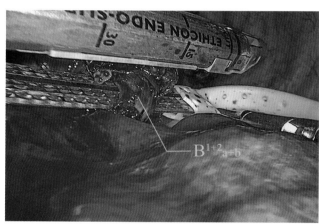

图 8-3-2-28 使用引导管引导腔镜直线切割缝合器钉砧通过

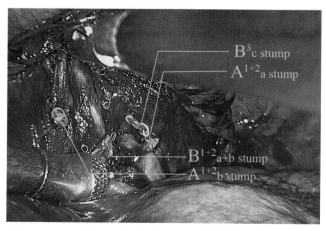

图 8-3-2-29 使用腔镜直线切割缝合器闭合切断 $B^{1+2}a+b$

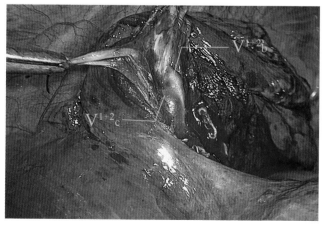

图 8-3-2-30 牵拉提起支气管 $B^{1+2}a+b$ 远侧残端，
分离 $S^{1+2}a$ 与 $S^{1+2}b$ 亚段间静脉 $V^{1+2}b$

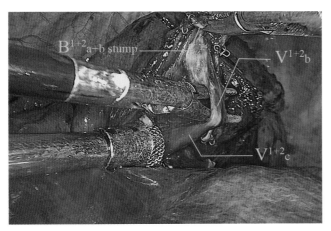

图 8-3-2-31　分离静脉 $V^{1+2}b$ 至足够长度

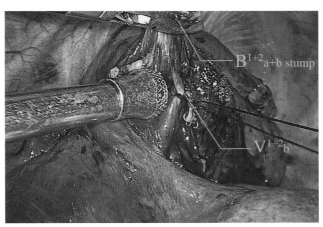

图 8-3-2-32　结扎 $V^{1+2}b$

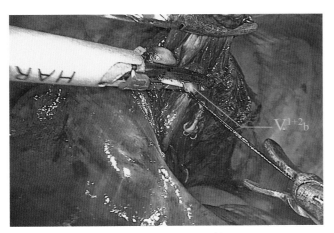

图 8-3-2-33　切断 $V^{1+2}b$

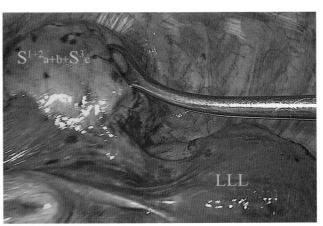

图 8-3-2-34　采用"改良膨胀萎陷法"确定段间交界面

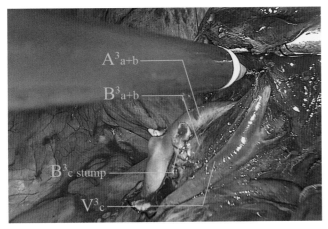

图 8-3-2-35　提起支气管 B^3c 远侧残端，
沿膨胀萎陷交界面向深部分离

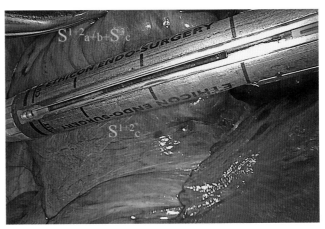

图 8-3-2-36　采用"开门技术"，使用腔镜直线切割缝合器
沿段间交界面裁剪后外侧交界

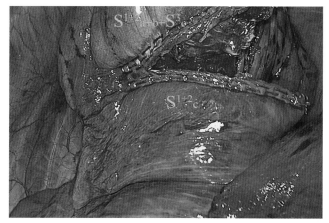

图 8-3-2-37　显示切开后的段间交界

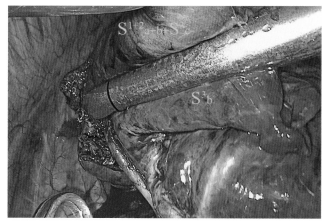

图 8-3-2-38　沿段间交界面裁剪前外侧交界

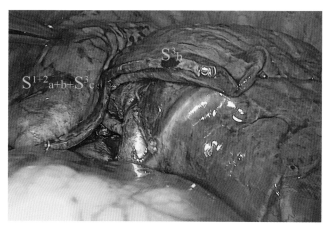

图 8-3-2-39　显示切开后的段间交界

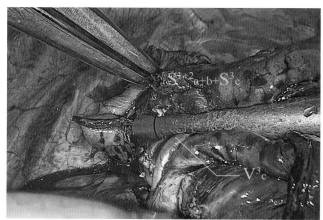

图 8-3-2-40　在静脉 V^3c 上方沿膨胀萎陷交界面
裁剪前上方段间交界

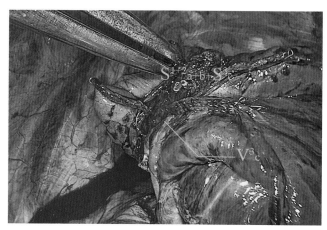

图 8-3-2-41　显示切开后的段间交界

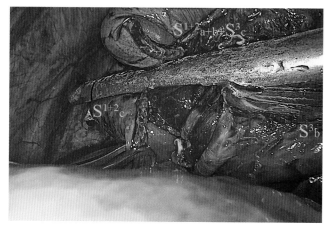

图 8-3-2-42　使用直线切割缝合器沿段间
交界面依次切开肺组织

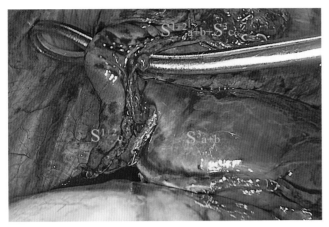

图 8-3-2-43　显示切开后段间交界

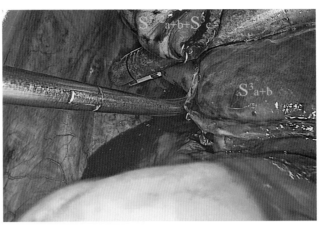

图 8-3-2-44　沿段间交界面依次裁剪肺组织,完整切除靶段

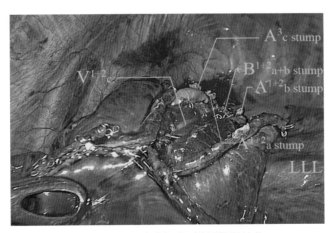

图 8-3-2-45　移除标本,显示段门结构

（四）本例特点

1. 本例中结节位于尖后段尖亚段（$S^{1+2}a$）,紧邻 $S^{1+2}a$ 与 S^3c 段间静脉 $V^{1+2}a$,支气管 $B^{1+2}a$ 和 $B^{1+2}b$ 共干,仅行 $S^{1+2}a+S^3c$ 切除会切缘不足,故行 $S^{1+2}a+b+S^3c$ 联合亚段切除。

2. 本例患者的尖后段、前段亚段动脉与支气管并非一一对应关系。支气管 $B^{1+2}a$ 和 $B^{1+2}b$ 共干,$B^{1+2}c$独立发出;B^3a 和 B^3b 共干,B^3c 独立发出。而肺动脉中 $A^{1+2}a$ 和 A^3 共干,$A^{1+2}b$ 和 $A^{1+2}c$ 共干。因此,手术中解剖分离时应对照 3D-CTBA 模型仔细辨识,以免误断。

3. 本例患者从肺门前方结扎切断动脉 $A^{1+2}a$ 后尝试分离出共干的支气管 $B^{1+2}a+b$ 较困难,遂从肺门后方分离、切断动脉 $A^{1+2}b$,再次分离支气管共干的 $B^{1+2}a+b$ 并切断。

三、左肺上叶尖后段尖亚段＋前段内亚段＋上亚段（LS^{1+2}a＋S^{3}b＋c）切除术

（一）解剖特点

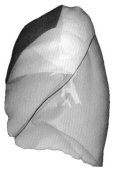 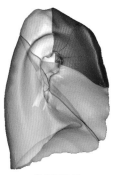

肋面观　　　　　　　　纵隔面观

扫码可观看

三维模型动态图

图 8-3-3-a　模式图

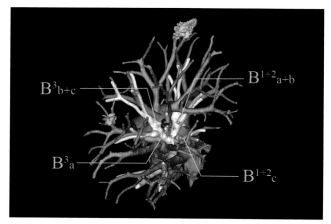

图 8-3-3-b　气管（B）

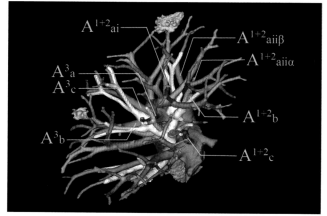

图 8-3-3-c　动脉（A）

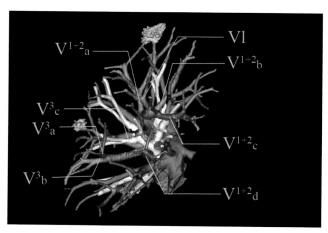

图 8-3-3-d　静脉（V）

1．支气管：左肺上叶支气管分为 B^{1+2+3} 和 B^{4+5}。B^{1+2+3} 分为 $B^{1+2}a+b$、$B^{1+2}c$、B^3，B^3a 单独发出，B^3b 和 B^3c 共干。

2．动脉：$A^{1+2}a$ 有三支，其中 $A^{1-2}ai$ 和 A^3 共干，$A^{1+2}aii\alpha$、$A^{1+2}aii\beta$ 和 $A^{1+2}b$ 共干从左肺动脉发出，$A^{1+2}c$ 单独发自叶间动脉干。A^3a 单独发出，A^3b 和 A^3c 共干。

3．静脉：上肺静脉为半中心静脉型。V^{1+2} 自上肺静脉前上方发出 $V^{1+2}a$，随之经 B^{1+2} 与 B^3 之间由前向后走行依次发出 $V^{1+2}b$、$V^{1+2}c$，V^3 自肺门前方发出 V^3c，随之在 B^3 下方由前向后依次发出 V^3b、V^3a、$V^{1+2}d$，V^3b 和 V^3a 共干。V^{4+5} 自 V^3 下方发出 V^4 和 V^5。

（二）术前规划

1．患者左上肺见两枚结节，一枚结节位于 $S^{1+2}a$ 区域，另一枚结节位于 S^3b 与 S^3c 之间。拟行左肺上叶尖后段尖亚段＋前段内亚段＋上亚段（$LS^{1+2}a+S^3b+c$）切除术。

2．需切断的解剖结构：动脉 $A^{1+2}ai$、$A^{1+2}aii\alpha$、$A^{1+2}aii\beta$、A^3b、A^3c，支气管 $B^{1+2}a$、B^3b、B^3c，S^{1+2} 与 S^3 段间静脉 $V^{1+2}a$，S^3b 与 S^3c 亚段间静脉 V^3c。

3．需注意保留的解剖结构：V^3b、$V^{1+2}b$。

（三）手术步骤

1．在肺门后方切开纵隔胸膜，分离、显露左肺动脉及分支。

2．在肺门前方切开纵隔胸膜，分离、显露左上肺静脉及分支。

3．沿左上肺静脉向远端分离，显露 S^3b 与 S^3c 亚段间静脉 V^3c，分离 V^3c 至足够长度后，结扎切断 V^3c。

4．沿静脉 V^{1+2} 向远端分离，切除第12组淋巴结，显露动脉 A^3 与支气管 B^3。沿动脉 A^3 向远端分离，显露动脉 A^3b，分离至足够长度后，结扎切断 A^3b。

5．牵拉提起 A^3b 远侧残端，在其下方分离、显露支气管 B^3b+c 共干。分离 B^3b+c 共干至足够长度后，使用腔镜直线切割缝合器闭合切断 B^3b+c。

6．在 B^3b+c 残端后上方分离动脉 A^3c，分离至足够长度后结扎切断 A^3c。牵拉提起 A^3c、B^3b+c 远侧残端，向深部分离，超声刀切断 A^3a 至靶段的细小分支。

7．沿静脉 V^{1+2} 向远端分离，显露 S^3c 与 $S^{1+2}a$ 段间静脉 $V^{1+2}a$，结扎切断 $V^{1+2}a$。牵拉提起静脉 $V^{1+2}a$ 远侧残端，继续沿 $V^{1+2}a$ 向远端分离，显露进入靶段的段内静脉 Intra.$V(S^{1+2}a)$，结扎切断 Intra.$V(S^{1+2}a)$。

8．在肺门顶部沿肺动脉、静脉之间间隙解剖分离动脉 A^3 及 $A^{1+2}a+b$ 根部。沿 A^3 根部分离，显露发自 A^3 根部的动脉 $A^{1+2}ai$ 分支。结扎切断 $A^{1+2}ai$ 分支。

9．使用血管套带牵引 $V^{1+2}b+c$ 静脉，在其后方显露支气管 $B^{1+2}a$。在肺门顶部沿支气管 $B^{1+2}a$ 分离，分离至足够长度后，使用腔镜直线切割缝合器闭合切断 $B^{1+2}a$。

10．牵拉提起支气管 $B^{1+2}a$ 远侧残端，分离与之伴行的动脉 $A^{1+2}aii\alpha$，结扎切断 $A^{1+2}aii\alpha$。继续分离动脉 $A^{1+2}aii\beta$，结扎切断 $A^{1+2}aii\beta$。

11．采用"改良膨胀萎陷法"确定段间交界面。膨肺至左上肺完全膨胀后单肺通气，等待约12分钟，膨胀的 $S^{1+2}a+S^3b+c$ 与萎陷的肺组织形成的界限即为段间交界面。

12．牵拉提起支气管 $B^{1+2}a$、B^3b+c 远侧残端，沿段间交界面及 V^3a+b 锐性向深部充分分离。至足够深度后，沿 S^3b 与 S^{4b} 段间交界面裁剪内侧段间交界，沿 S^3b+c 与 S^3a 段间交界面裁剪外侧段间交界。继续使用直线切割缝合器沿段间交界面依次适形裁剪段间交界，完整切除 $S^{1+2}a+S^3b+c$。移除标本。

13．解剖标本，判定切缘距离足够，标记后送术中快速病理检查。

14．胸腔内注水，膨肺，观察支气管残端及肺分离面有无漏气、余肺是否复张良好。

15．肺分离面有漏气时，根据情况采用不同的方式处理、覆盖创面。

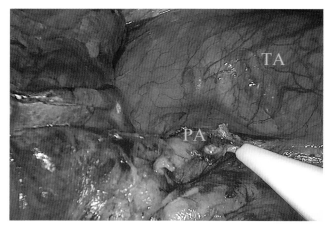

图 8-3-3-1　在肺门后方切开纵隔胸膜，解剖、
显露左上肺动脉及分支

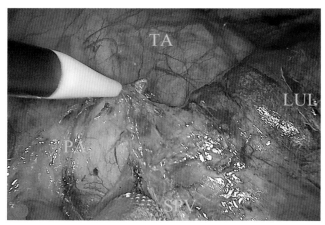

图 8-3-3-2　从肺门前方切开纵隔胸膜，
分离上肺静脉及分支

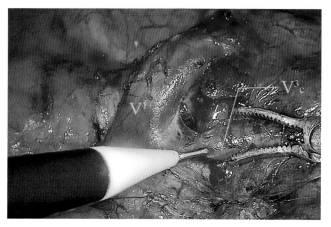

图 8-3-3-3　分离、显露 S³b 与 S³c 亚段间静脉 V³c

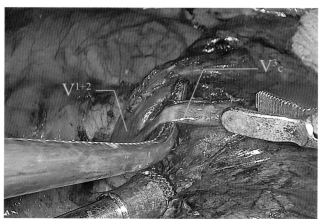

图 8-3-3-4　分离 V³c 至足够长度

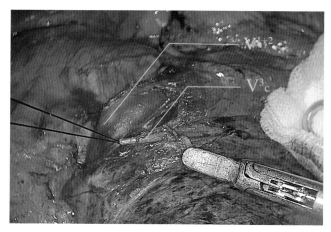

图 8-3-3-5　结扎 V³c

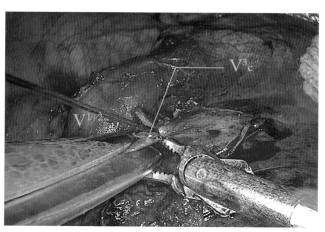

图 8-3-3-6　结扎远端后切断 V³c

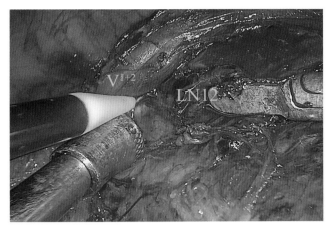

图 8-3-3-7　沿静脉 V^{1+2} 分离，切除第 12 组淋巴结，显露其后方动脉及支气管

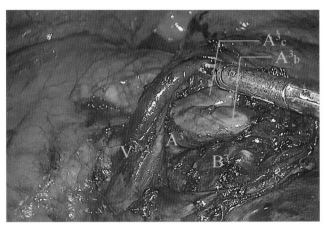

图 8-3-3-8　分离动脉 A^3 与支气管 B^3

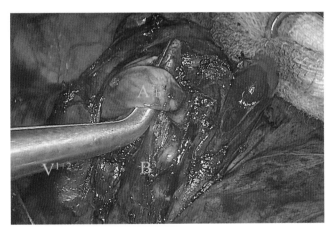

图 8-3-3-9　沿 A^3 向远端分离，显露、分离 A^3b 至足够长度

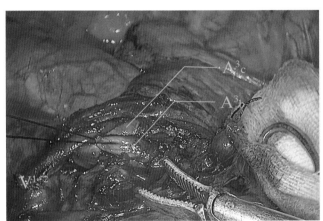

图 8-3-3-10　结扎 A^3b

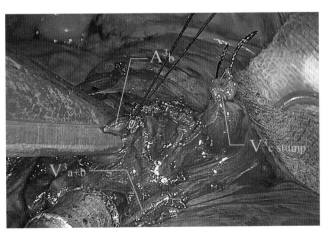

图 8-3-3-11　切断 A^3b

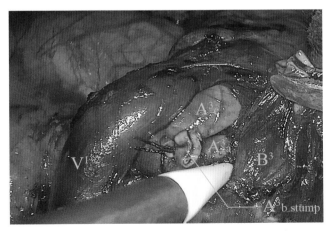

图 8-3-3-12　提起 A^3b 远侧残端，分离、显露支气管 B^3

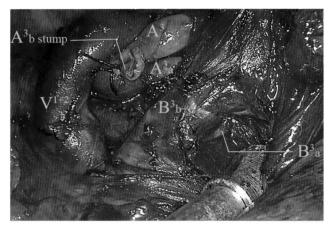

图 8-3-3-13　分离 B³b＋c 至足够长度

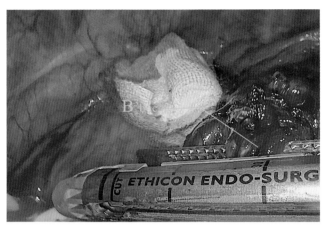

图 8-3-3-14　使用腔镜直线切割缝合器闭合切断 B³b＋c

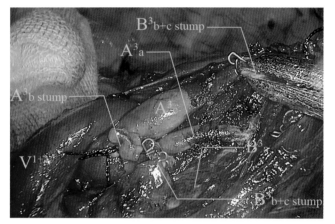

图 8-3-3-15　在 B³b＋c 后方显露动脉 A³c

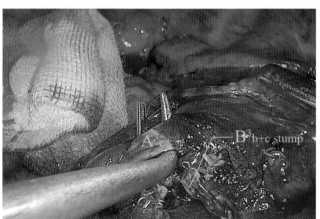

图 8-3-3-16　分离 A³c 至足够长度

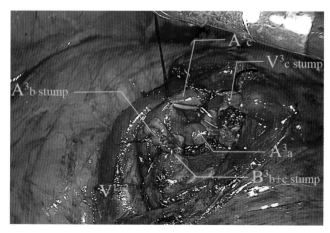

图 8-3-3-17　结扎 A³c

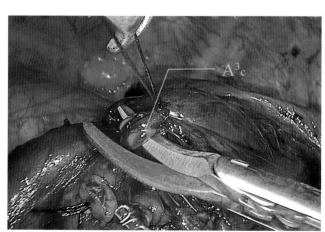

图 8-3-3-18　切断 A³c

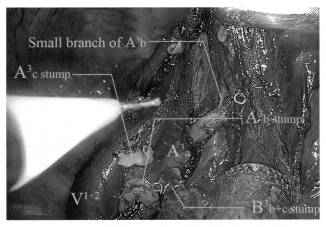

图 8-3-3-19　牵拉提起 A^3c 远侧残端,向深部分离

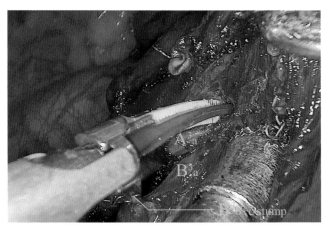

图 8-3-3-20　超声刀切断 A^3a 至靶段的细小分支

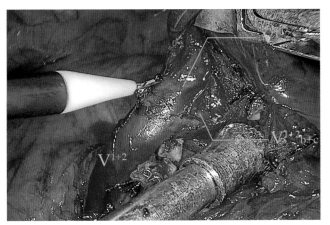

图 8-3-3-21　沿静脉 V^{1+2} 向远端分离,显露
S^3c 与 $S^{1+2}a$ 段间静脉 $V^{1+2}a$

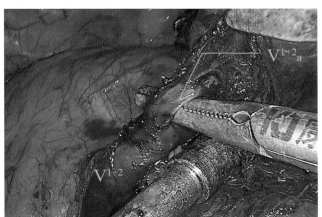

图 8-3-3-22　分离静脉 $V^{1+2}a$ 至足够长度

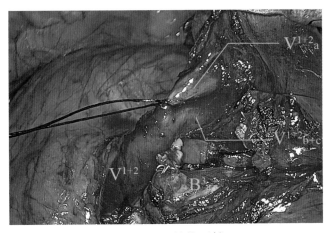

图 8-3-3-23　结扎 $V^{1+2}a$

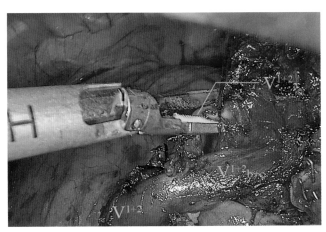

图 8-3-3-24　切断 $V^{1+2}a$

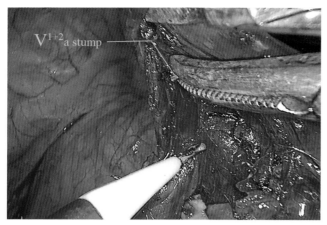

图 8-3-3-25　牵拉提起 $V^{1+2}a$ 远侧残端,继续向远端分离

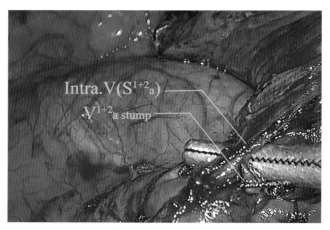

图 8-3-3-26　分离 $S^{1+2}a$ 回流至 V^{1+2} 的段内静脉 Intra.$V(S^{1+2}a)$

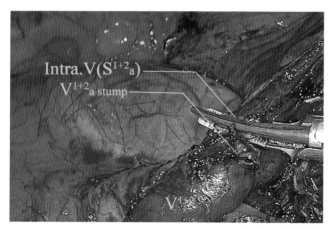

图 8-3-3-27　超声刀切断 Intra.$V(S^{1+2}a)$

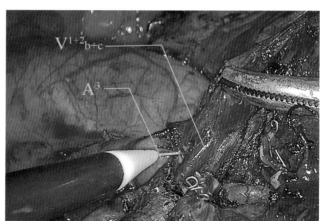

图 8-3-3-28　在肺门顶部沿肺动、静脉之间间隙分离,显露动脉 A^3 根部

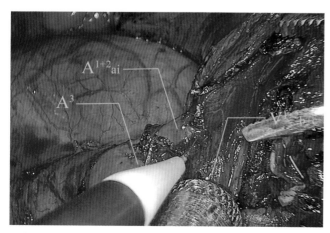

图 8-3-3-29　分离、显露发自 A^3 根部的动脉 $A^{1+2}ai$ 分支

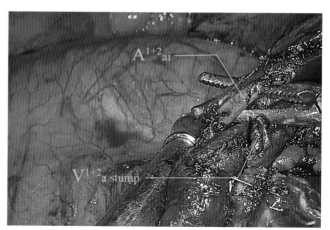

图 8-3-3-30　分离 $A^{1+2}ai$ 分支至足够长度

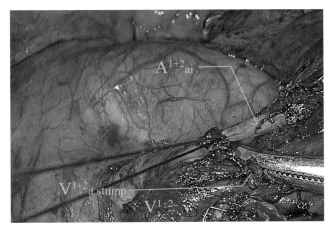

图 8-3-3-31　结扎 A^{1+2}ai 分支

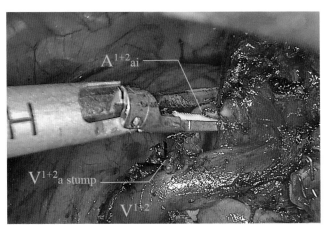

图 8-3-3-32　切断 A^{1+2}ai 分支

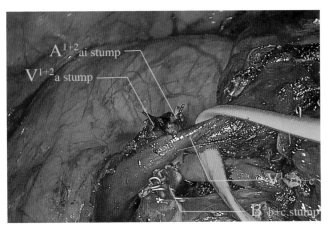

图 8-3-3-33　使用血管套带牵引 V^{1+2}b+c 静脉，
以利于显露支气管及动脉

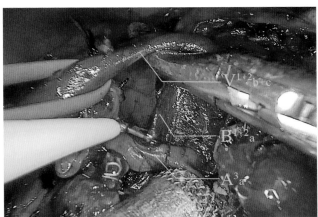

图 8-3-3-34　在 V^{1+2}b+c 静脉后方显露支气管 B^{1+2}a

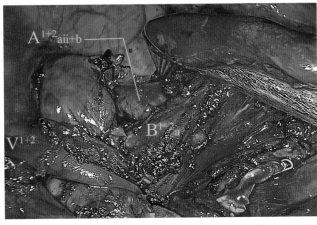

图 8-3-3-35　在肺门顶部分离支气管 B^{1+2}a

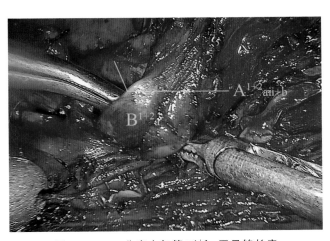

图 8-3-3-36　分离支气管 B^{1+2}a 至足够长度

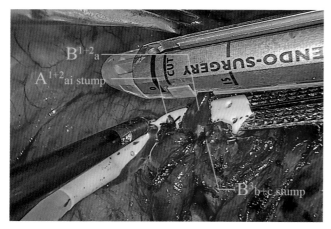

图 8-3-3-37　腔镜直线切割缝合器闭合切断 B^{1+2}a

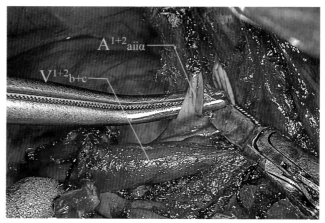

图 8-3-3-38　牵拉提起 B^{1+2}a 远侧残端，分离与之伴行的
动脉 A^{1+2}aii 的一个分支 A^{1+2}aiiα

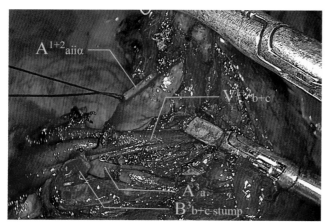

图 8-3-3-39　结扎 A^{1+2}aiiα

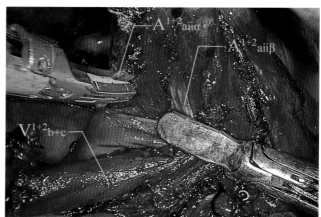

图 8-3-3-40　超声刀切断 A^{1+2}aiiα

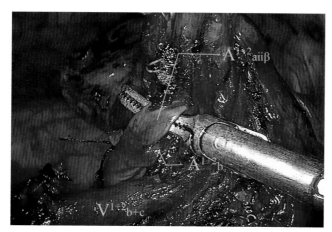

图 8-3-3-41　分离动脉 A^{1+2}aiiβ

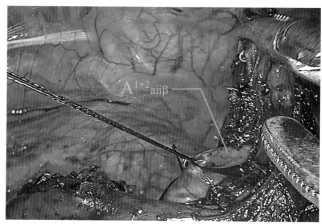

图 8-3-3-42　结扎 A^{1+2}aiiβ

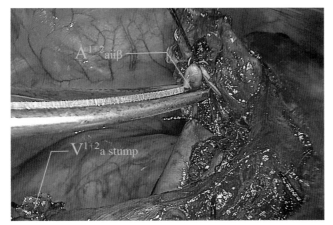

图 8-3-3-43　切断 $A^{1+2}aii\beta$

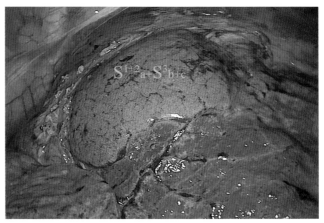

图 8-3-3-44　采用"改良膨胀萎陷法"确定段间交界面

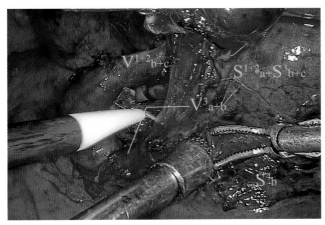

图 8-3-3-45　沿 V^3a+b 及膨胀萎陷交界面向远端分离

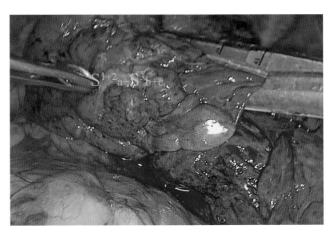

图 8-3-3-46　沿 S^3b 与 S^4b 段间交界面切开内侧段间交界

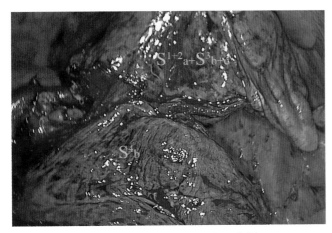

图 8-3-3-47　显示切开后段间交界

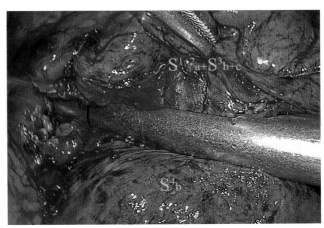

图 8-3-3-48　沿 S^3b+c 与 S^3a 段间交界面进行裁剪

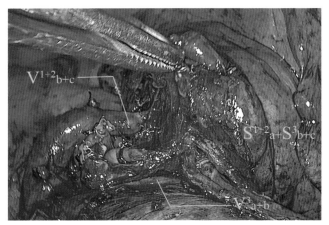

图 8-3-3-49　显示切开后段间交界

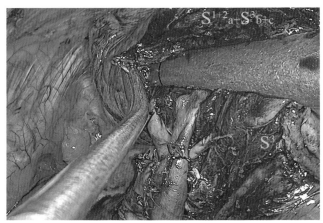

图 8-3-3-50　使用直线切割缝合器沿段间交界面
　　　　　　　切开后上方段间交界

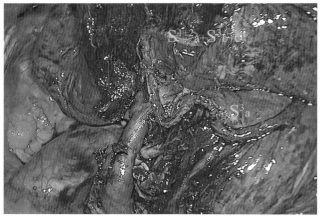

图 8-3-3-51　显示切开后段间交界

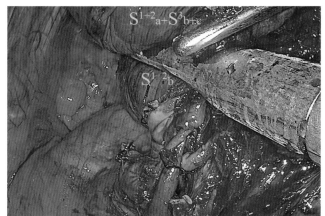

图 8-3-3-52　沿 $S^{1+2}b$ 与 $S^{1+2}a$ 段间交界面切开肺组织

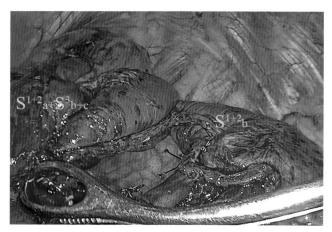

图 8-3-3-53　显示切开后段间交界

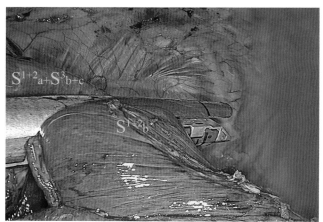

图 8-3-3-54　使用直线切割缝合器沿段间交界面
　　　　　　　裁剪，完整切除靶段

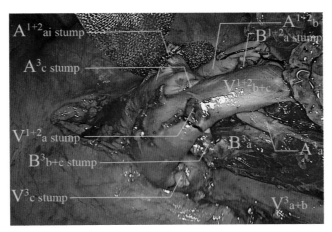

图 8-3-3-55　显示段门结构

（四）本例特点

1. 本例患者左上肺两枚结节，一枚结节位于 $S^{1+2}a$ 区域，另一枚结节位于 S^3b 与 S^3c 之间。拟行 $S^{1+2}a$ ＋ S^3b ＋c 切除，手术路径选择在肺门前上方左上肺静脉 V^3b 与 $V^{1+2}b$ 之间进行。

2. 本例患者三维重建中的亚段动脉与支气管的对应关系相对清晰。分离解剖时的相互参照作用较好。V^3c 静脉切断处理后，即可在其后方显露 S^3 解剖结构。前段动脉（A^3）的内亚段动脉（A^3b）和上亚段动脉（A^3c）相对较粗大，故术中分别切断。在切断 $V^{1+2}a$ 静脉后即可显露支气管 $B^{1+2}a$ 与相应 $A^{1+2}a$ 动脉。可使用血管套带牵引静脉 $V^{1+2}b$＋c 后，在其后方分离、显露 $B^{1+2}a$。$A^{1+2}a$ 有三个独立分支，$A^{1+2}ai$ 和 A^3 共干，$A^{1+2}aii\alpha$、$A^{1+2}aii\beta$ 和 $A^{1+2}b$ 共干，在处理时应参照 $B^{1+2}a$，对比三维重建仔细辨认。

四、左肺上叶尖后段外亚段＋前段外亚段（LS^{1+2}c＋S^{3}a）切除术

（一）解剖特点

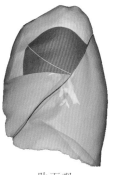 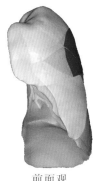

肋面观　　　　　　　　前面观

扫码可观看

三维模型动态图

图 8-3-4-a　模式图

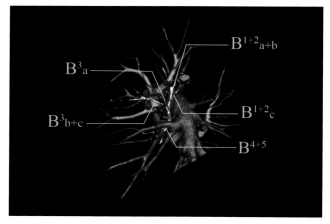

图 8-3-4-b　气管（B）

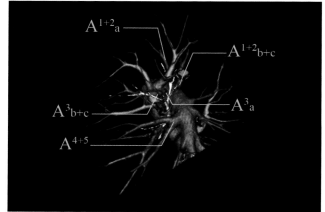

图 8-3-4-c　动脉（A）

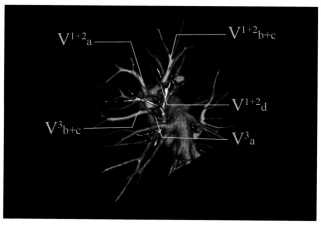

图 8-3-4-d　静脉（V）

1. 支气管：左肺上叶支气管分为 B^{1+2+3} 和 B^{4+5}。B^{1+2+3} 分 B^{1+2} 和 B^3，$B^{1+2}a$ 和 $B^{1+2}b$ 共干，$B^{1+2}c$ 单独发出。B^3 三支亚段支气管成水平方向排列，B^3a 单独发出，B^3b 和 B^3c 共干。

2. 动脉：$A^{1+2}a$ 单独发出，$A^{1+2}b$ 和 $A^{1+2}c$ 共干。A^3a 单独发出，A^3b 和 A^3c 共干。

3. 静脉：上肺静脉为半中心静脉型。V^{1+2} 自肺门顶部 $B^{1+2}a$ 前方发出 $V^{1+2}a$，随之经 B^{1+2} 与 B^3 之间由前向后走行发出 $V^{1+2}b$、$V^{1+2}c$、$V^{1+2}d$，V^3 在前段支气管下方由前向后依次发出 V^3b+c、V^3a。

（二）术前规划

1. 患者结节位于 $S^{1+2}c$ 及 S^3a 之间，正对 $S^{1+2}c$ 与 S^3a 段间静脉 $V^{1+2}d$，拟行左肺上叶尖后段外亚段＋前段外亚段（$LS^{1+2}c+S^3a$）切除术。

2. 需切断的解剖结构：动脉 $A^{1+2}c$、A^3a，支气管 $B^{1+2}c$、B^3a，静脉 $V^{1+2}d$ 远端。

3. 需注意保留的解剖结构：V^3a、$V^{1+2}c$。

（三）手术步骤

1. 在肺门后方切开纵隔胸膜，分离、显露左肺动脉。

2. 切开斜裂中部，显露叶间动脉干及分支。

3. 沿叶间动脉干在斜裂中部及后纵隔面建立隧道，使用腔镜直线切割缝合器切开发育不全的斜裂后部。

4. 沿左肺动脉分离、显露动脉 $A^{1+2}b+c$ 共干，沿 $A^{1+2}b+c$ 向远端分离，分离、显露动脉 $A^{1+2}c$，分离至足够长度后，结扎切断 $A^{1+2}c$。

5. 牵拉提起 $A^{1+2}c$ 远侧残端，分离、显露与之伴行的支气管 $B^{1+2}c$。分离 $B^{1+2}c$ 至足够长度，结扎切断 $B^{1+2}c$。

6. 沿 $B^{1+2}c$ 向根部分离，显露支气管 B^3，再沿支气管 B^3 向远端分离，分离、显露支气管 B^3a，分离 B^3a 至足够长度后，结扎切断 B^3a。

7. 牵拉提起支气管 B^3a 远侧残端，显露、分离与之伴行的动脉 A^3a，分离 A^3a 至足够长度后，结扎切断 A^3a。

8. 采用"改良膨胀萎陷法"确定段间交界面。膨肺至左上肺完全膨胀后单肺通气，等待约 9 分钟，膨胀的 $S^{1+2}c+S^3a$ 与萎陷的肺组织形成的界限即为段间交界面。

9. 使用"开门技术"，沿膨胀萎陷交界面切开 $S^{1+2}b$ 与 $S^{1+2}c$ 交界面肺组织。使用"开门技术"，沿段间交界面切开 S^3a 与 S^4a 交界面肺组织。继续使用直线切割缝合器沿段间交界面依次适形裁剪肺组织，完整切除 $S^{1+2}c+S^3a$。移除标本。

10. 解剖标本，判定切缘距离足够，标记后送术中快速病理检查。

11. 胸腔内注水，膨肺，观察 $B^{1+2}c$ 与 B^3a 残端及肺分离面有无漏气、余肺是否复张良好。

12. 肺分离面有漏气时，根据情况采用不同的方式处理、覆盖创面。

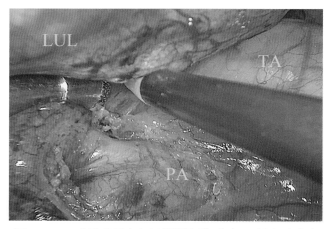

图 8-3-4-1　在肺门后方切开纵隔胸膜，分离、显露左肺动脉

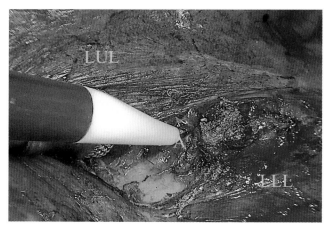

图 8-3-4-2　沿斜裂中部分离、显露叶间动脉干及分支

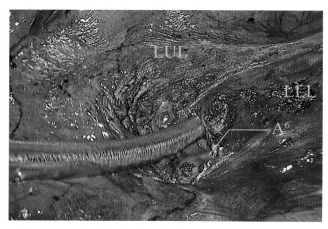

图 8-3-4-3　沿叶间动脉干建立斜裂中部至后纵隔面隧道

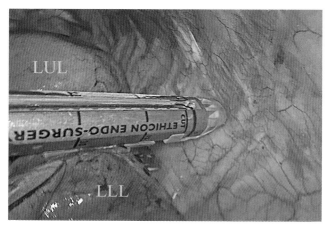

图 8-3-4-4　使用腔镜直线切割缝合器
切开发育不全的斜裂后部

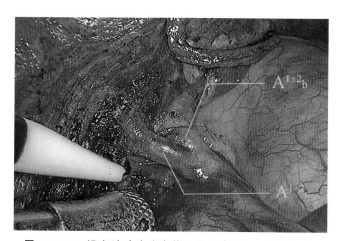

图 8-3-4-5　沿左肺动脉分离共干的 A^{1+2}b＋c，显露 A^{1+2}c

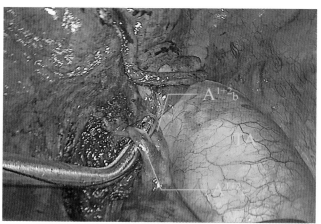

图 8-3-4-6　分离 A^{1+2}c 至足够长度

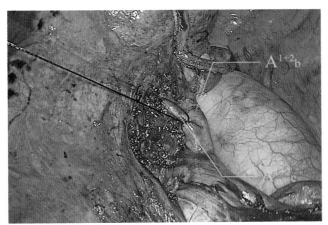

图 8-3-4-7　结扎 $A^{1+2}c$

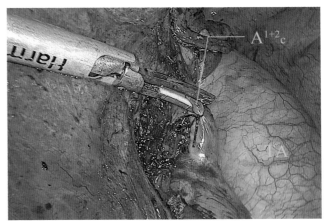

图 8-3-4-8　切断 $A^{1+2}c$

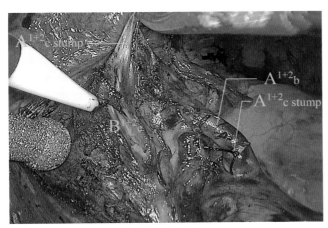

图 8-3-4-9　牵拉提起 $A^{1+2}c$ 远侧残端,分离
与之伴行的支气管 $B^{1+2}c$

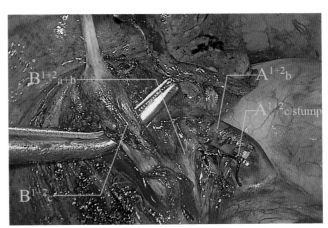

图 8-3-4-10　分离 $B^{1+2}c$ 至足够长度

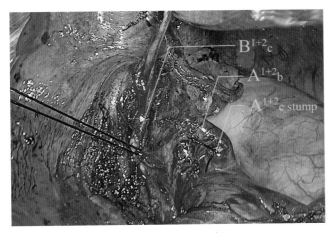

图 8-3-4-11　结扎 $B^{1+2}c$

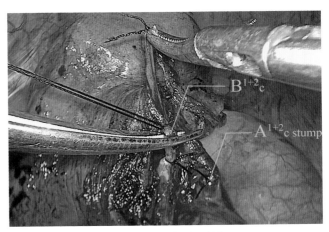

图 8-3-4-12　切断 $B^{1+2}c$

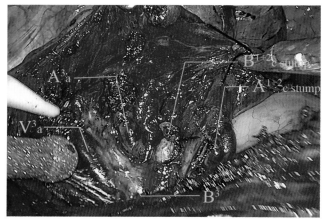

图 8-3-4-13 沿 B^{1+2}c 向根部分离，显露、分离支气管 B^3

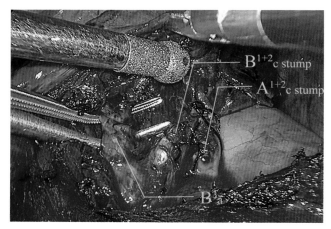

图 8-3-4-14 沿 B^3 向远端分离，分离、显露 B^3a

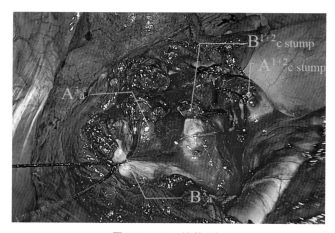

图 8-3-4-15 结扎 B^3a

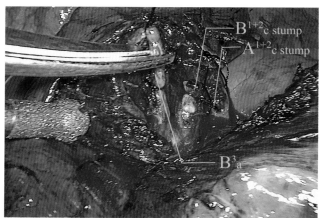

图 8-3-4-16 切断 B^3a

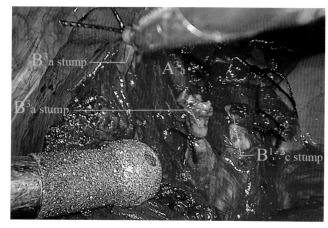

图 8-3-4-17 牵拉提起 B^3a 远侧残端，
显露与之伴行的动脉 A^3a

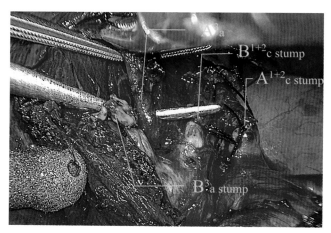

图 8-3-4-18 分离 A^3a 至足够长度

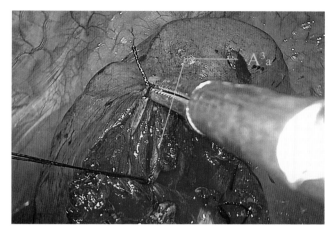

图 8-3-4-19　结扎 A³a

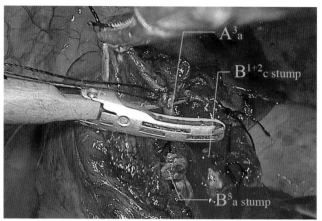

图 8-3-4-20　切断 A³a

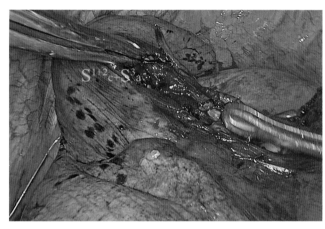

图 8-3-4-21　采用"改良膨胀萎陷法"确定段间交界面

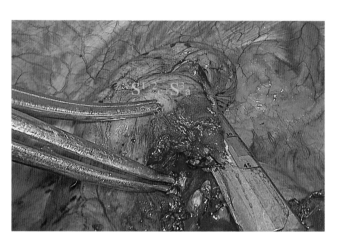

图 8-3-4-22　使用"开门技术"，沿段间交界面
裁剪 S¹⁺²b 与 S¹⁺²c 交界肺组织

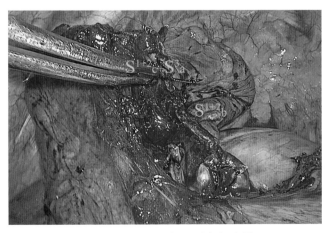

图 8-3-4-23　显示切开后段间交界

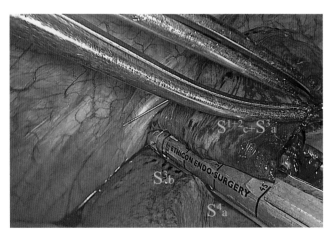

图 8-3-4-24　使用"开门技术"，沿段间交界面
裁剪 S³a 与 S⁴a、S³b 交界面

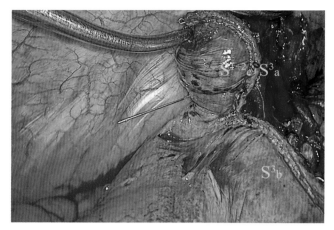

图 8-3-4-25　显示切开后的段间交界

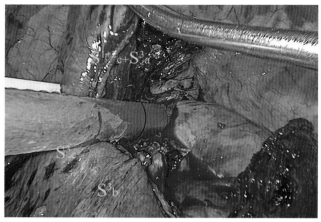

图 8-3-4-26　使用腔镜直线切割缝合器沿段间
交界面裁剪肺组织

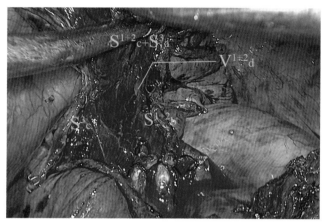

图 8-3-4-27　显示切开后的段间交界

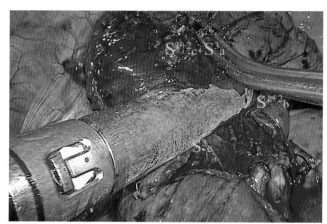

图 8-3-4-28　沿段间交界面依次裁剪肺组织

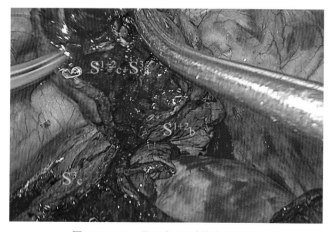

图 8-3-4-29　显示切开后的段间交界

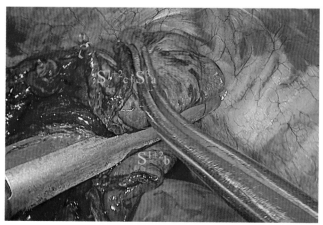

图 8-3-4-30　继续沿段间交界面依次适形裁剪上方交界

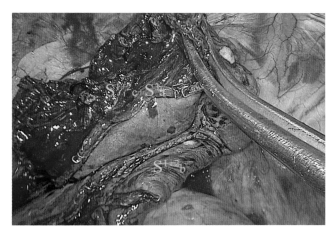

图 8-3-4-31 显示切开后段间交界

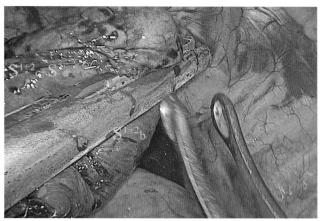

图 8-3-4-32 使用直线切割缝合器沿段间交界面
裁剪,完整切除靶段

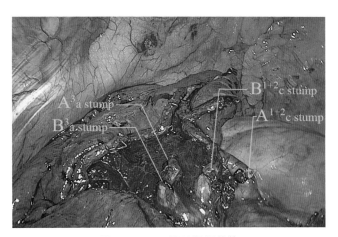

图 8-3-4-33 显示段门结构

（四）本例特点

1. 本例患者 $S^{1+2}c$ 与 S^3a 段间静脉 $V^{1+2}d$ 回流至静脉 $V^{1+2}b+c$,位置较深,结节位于 $S^{1+2}c$ 及 S^3a 之间,正对段间静脉 $V^{1+2}d$,故未对 $V^{1+2}d$ 作过多分离,而是在裁剪段间交界面过程中使用直线切割缝合器将其一并切断。

2. 本例患者支气管 $B^{1+2}a$ 和 $B^{1+2}b$ 共干,$B^{1+2}c$ 独立发出。动脉 $A^{1+2}a$ 从左肺动脉独立发出,$A^{1+2}b$ 和 $A^{1+2}c$ 共干。在分离过程中,注意 $A^{1+2}b$ 和 $A^{1+2}c$ 共干,不要误断 $A^{1+2}b$。

五、左肺上叶前段外亚段＋内亚段＋上舌段前亚段（LS³a＋b＋S⁴b）切除术

（一）解剖特点

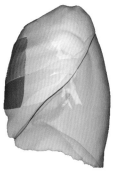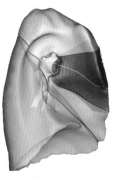

扫码可观看

三维模型动态图

肋面观　　　　　　　纵隔面观

图 8-3-5-a　模式图

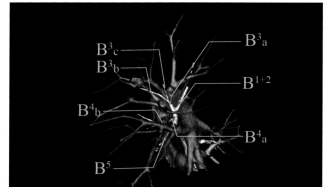

图 8-3-5-b　气管（B）

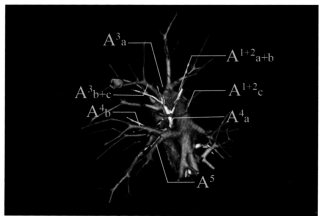

图 8-3-5-c　动脉（A）

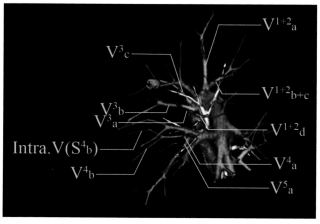

图 8-3-5-d　静脉（V）

1. 支气管：S^3体积较大，为前段优势型。左肺上叶支气管分为B^{1+2+3}和B^{4+5}。B^{1+2+3}分为B^{1+2}和B^3，$B^{1+2}a$和$B^{1+2}b$共干，$B^{1+2}c$独立发出。B^3中B^3a独立发出，B^3b和B^3c共干。B^4a和B^4b共干呈水平排列。

2. 动脉：$A^{1+2}a$和$A^{1+2}b$共干，$A^{1+2}c$单独从左肺动脉发出。A^3a和$A^{1+2}a+b$共干发自左肺动脉，A^3b和A^3c共干。A^4a发自共干的A^4b+A^5。

3. 静脉：上肺静脉为半中心静脉型。V^{1+2}在肺门顶部发出$V^{1+2}a$，随之经B^{1+2}与B^3之间由前向后走行依次发出$V^{1+2}b$、$V^{1+2}c$，V^3在在肺门前方发出V^3c，随之在B^3下方由前向后依次发出V^3b、V^3a、$V^{1+2}d$。V^{4+5}自V^3下方发出V^4与V^5。

（二）术前规划

1. 患者结节位于S^3b区域内，邻近S^3a与S^3b亚段间静脉V^3a，邻近S^3b与S^4b段间静脉V^3b，拟行左肺上叶前段外亚段+内亚段+上舌段前亚段（LS^3a+b+S^4b）切除术。

2. 需切断的解剖结构：动脉A^3a、A^3b、A^4b，支气管B^3a、B^3b、B^4b，静脉V^3b、V^3a。

3. 需注意保留的解剖结构：V^3c、$V^{1+2}d$。

（三）手术步骤

1. 在肺门前方切开纵隔胸膜，分离、显露左上肺静脉及分支。

2. 沿左上肺静脉向远端分离，显露S^3b与S^4b段间静脉V^3b，分离V^3b至足够长度后，结扎切断V^3b。

3. 沿静脉$V^3a+V^{1+2}d$共干向远端分离，显露S^3a与S^3b亚段间静脉V^3a，分离V^3a至足够长度后，结扎切断V^3a。

4. 提起静脉远侧残端，在其深部分离，显露支气管B^3。沿支气管B^3向远端分离，显露支气管B^3b，分离B^3b至足够长度。使用腔镜直线切割缝合器闭合切断B^3b。

5. 沿支气管B^3向深部分离，在支气管B^3b残端下外侧显露支气管B^3a，分离B^3a至足够长度，结扎切断B^3a。

6. 沿静脉V^{4+5}向远端分离，在V^{4+5}上方显露支气管，分离、显露支气管B^4b，分离B^4b至足够长度后，使用腔镜直线切割缝合器闭合切断B^4b。

7. 牵拉提起支气管B^4b远侧残端，分离与之伴行的动脉A^4b，分离A^4b至足够长度后，结扎切断A^4b。

8. 牵拉提起支气管B^3a远侧残端，分离与之伴行的动脉A^3a，分离A^3a至足够长度后，结扎切断A^3a。

9. 牵拉提起支气管B^3b远侧残端，沿动脉A^3b+c共干向远端分离，显露动脉A^3b，分离A^3b至足够长度后，结扎切断A^3b。

10. 采用"改良膨胀萎陷法"确定段间交界面。膨肺至左上肺完全膨胀后单肺通气，等待约11分钟，膨胀的S^3a+b+S^4b与萎陷的肺组织形成的界限即为段间交界面。

11. 牵拉提起支气管B^3a、B^3b、B^4b远侧残端，沿段间交界面锐性向深部分离肺组织。分离至足够深度后，沿段间交界面适形裁剪S^4b与S^5a交界、S^3a与S^4b交界、$S^{1+2}c$与S^3a交界。使用"开门技术"沿段间交界面裁剪S^3b与S^3c段间交界。继续沿段间交界面依次切开肺组织，完整切除S^3a+b+S^4b。移除标本。

12. 解剖标本，判定切缘距离足够，标记后送术中快速病理检查。

13. 胸腔内注水，膨肺，观察支气管B^3a+b与B^4b残端及肺分离面有无漏气、余肺是否复张良好。

14. 肺分离面有漏气时，根据情况采用不同的方式处理、覆盖创面。

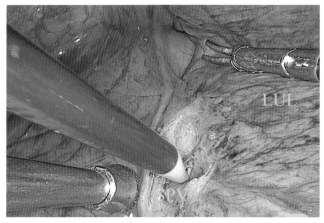

图 8-3-5-1　在肺门前方切开前纵隔胸膜

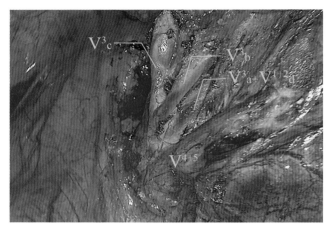

图 8-3-5-2　沿肺静脉向远端游离出 V^3b

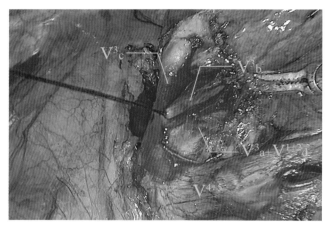

图 8-3-5-3　结扎 V^3b

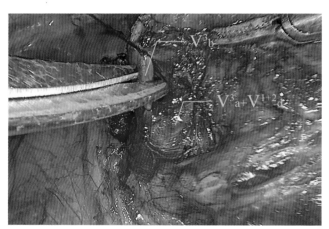

图 8-3-5-4　切断 V^3b

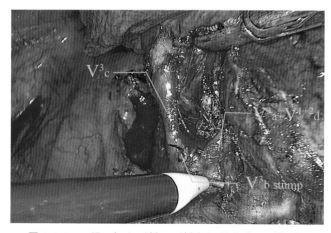

图 8-3-5-5　沿 $V^3a+V^{1+2}d$、B^{4+5} 向远端分离、显露 V^3a

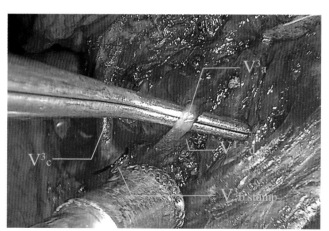

图 8-3-5-6　分离 V^3a 至足够长度

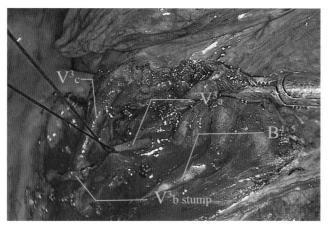

图 8-3-5-7　结扎 V³a 近端

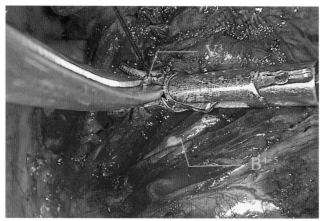

图 8-3-5-8　切断 V³a

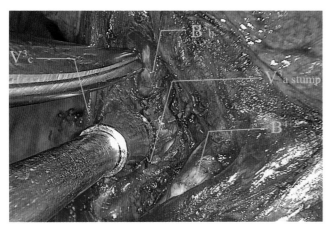

图 8-3-5-9　在静脉后方沿左上肺固有段支气管
向远端解剖游离支气管 B³b

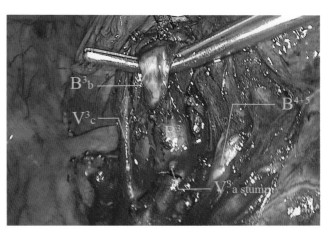

图 8-3-5-10　游离 B³b 至足够长度

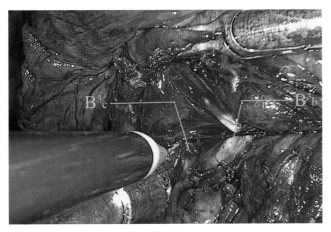

图 8-3-5-11　牵引 B³b，游离暴露 B³c

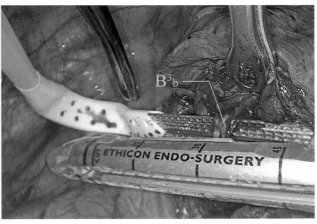

图 8-3-5-12　使用腔镜直线切割缝合器闭合切断 B³b

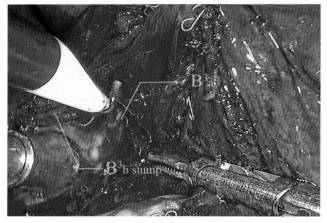

图 8-3-5-13 在 B³b 残端外下方解剖游离支气管 B³a

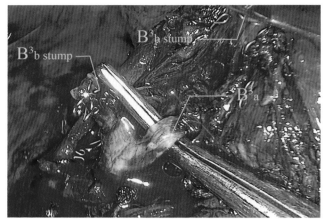

图 8-3-5-14 分离 B³a 至足够长度

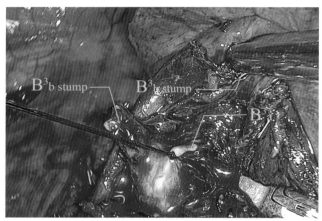

图 8-3-5-15 结扎 B³a

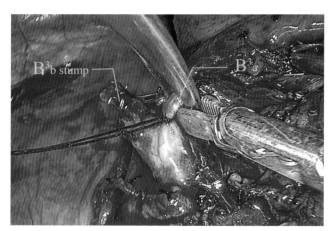

图 8-3-5-16 切断 B³a

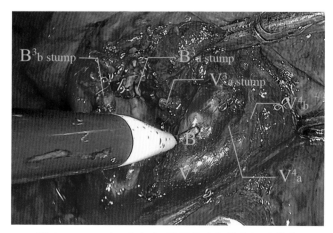

图 8-3-5-17 在 V⁴ 上方,沿舌段支气管向远端游离

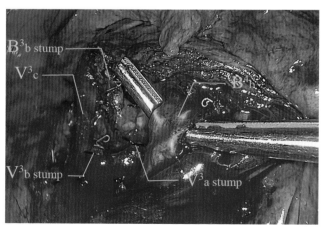

图 8-3-5-18 在 V⁴a 前方,分离 B⁴b 至足够长度

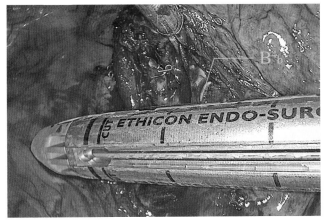

图 8-3-5-19　使用腔镜直线切割缝合器闭合切断 B⁴b

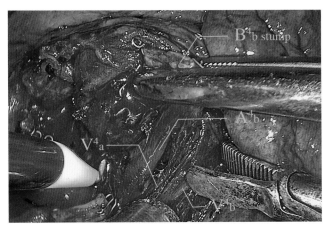

图 8-3-5-20　牵拉提起 B⁴b 远侧残端,分离出与之伴行的动脉 A⁴b

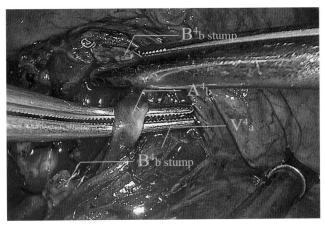

图 8-3-5-21　分离 A⁴b 至足够长度

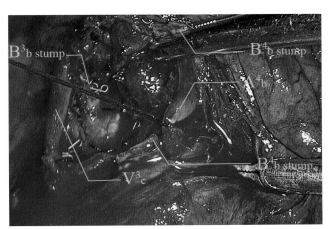

图 8-3-5-22　结扎 A⁴b

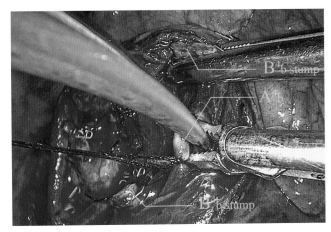

图 8-3-5-23　切断 A⁴b

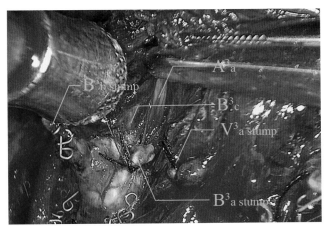

图 8-3-5-24　牵拉提起 B³a 远侧残端,分离与之伴行的动脉 A³a

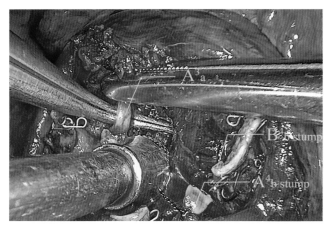

图 8-3-5-25 分离 A³a 至足够长度

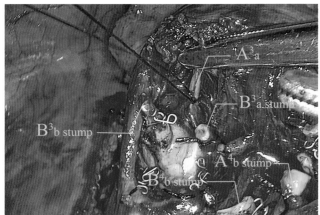

图 8-3-5-26 结扎 A³a

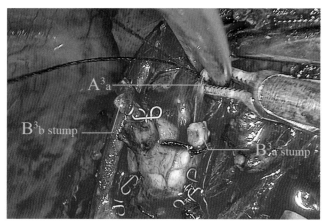

图 8-3-5-27 切断 A³a

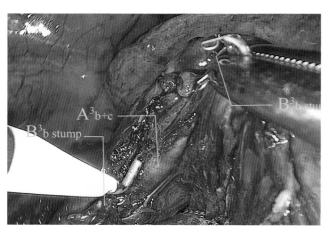

图 8-3-5-28 牵拉提起 B³b 远侧残端,分离出动脉 A³b+c

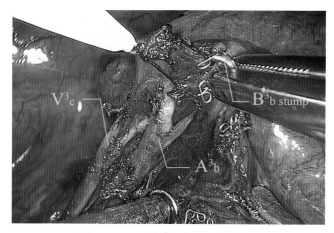

图 8-3-5-29 分离 A³b 至足够长度

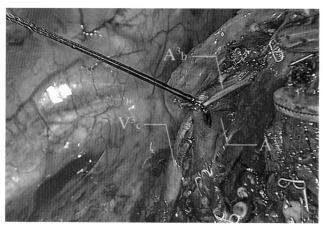

图 8-3-5-30 结扎 A³b

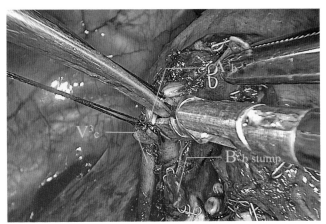

图 8-3-5-31　切断 A^3b

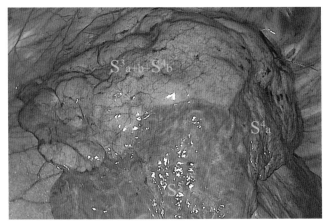

图 8-3-5-32　采用"改良膨胀萎陷法"确定段间交界面

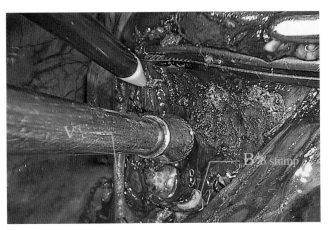

图 8-3-5-33　牵拉提起 B^3a、B^4b 远侧残端，
沿段间交界面向深部分离

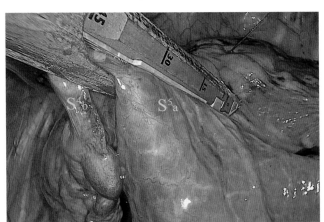

图 8-3-5-34　沿段间交界面裁剪 S^4b 与 S^5a 交界肺组织

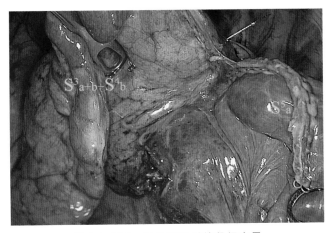

图 8-3-5-35　显示切开后的段间交界

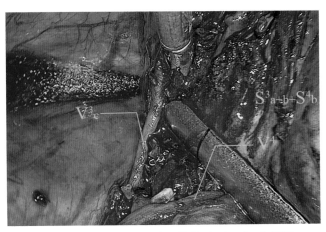

图 8-3-5-36　沿段间交界面裁剪 S^4a 与 S^4b 交界面

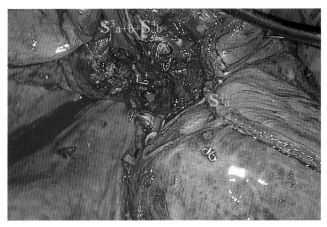

图 8-3-5-37　显示切开后的段间交界

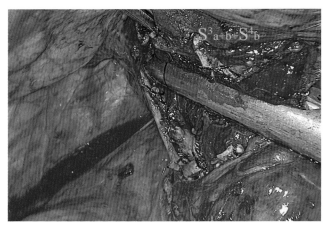

图 8-3-5-38　沿段间交界面裁剪 S³a 与 S¹⁺² 交界

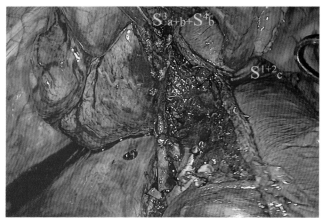

图 8-3-5-39　显示切开后的段间交界

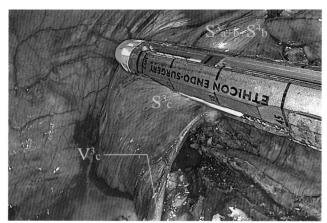

图 8-3-5-40　使用"开门技术"沿段间交界面裁剪
S³b 与 S³c 之间前方段间交界

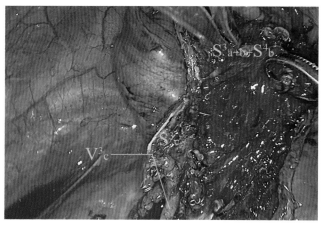

图 8-3-5-41　显示切开后的段间交界

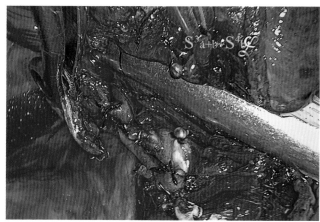

图 8-3-5-42　沿段间交界面裁剪 S³a 与 S¹⁺²c 之间交界面

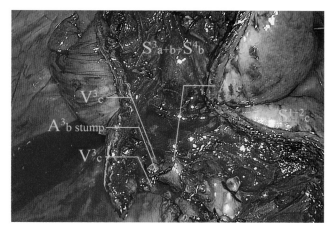

图 8-3-5-43　显示切开后的段间交界

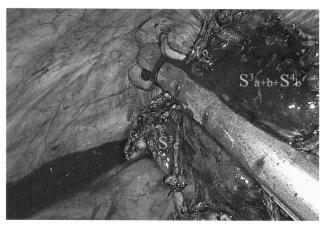

图 8-3-5-44　继续沿段间交界面依次适形裁剪

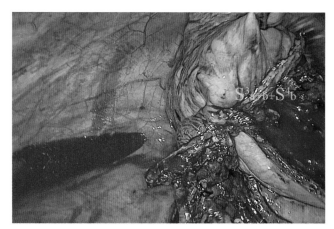

图 8-3-5-45　显示切开后的段间交界

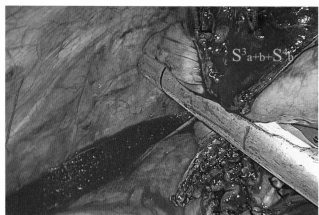

图 8-3-5-46　使用直线切割缝合器沿段间交界面
裁剪，完整切除靶段

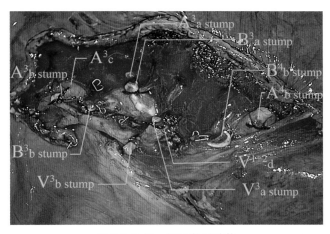

图 8-3-5-47　显示段门结构

（四）本例特点

1. 患者结节位于 S^3b 区域内，邻近 S^3a 与 S^3b 亚段间静脉 V^3a，邻近 S^3b 与 S^4b 段间静脉 V^3b，故行 LS^3a+b+S^4b 切除术。手术入路选择从前纵隔面进行，在静脉 V^3c 与 V^4 之间建立工作面，由浅入深进行分离。

2. 本例患者涉及三亚段，需要切断的解剖结构较多，同时支气管与动脉的分支复杂，B^3b 和 B^3c 共干短距离后即分开，但动脉 A^3b 和 A^3c 共干较长距离后才分开。手术中切断静脉 V^3b 与 V^3a 静脉后从前向后分离，显露支气管，切断支气管后，利用动脉与支气管的伴行关系，辨认处理靶区动脉。由于动脉 A^3b 和 A^3c 共干距离较长，应充分向远端分离后，辨识清楚再切断 A^3b，以免误伤 A^3c。

六、左肺上叶前段内亚段＋上舌段前亚段（LS³b＋S⁴b）切除术

（一）解剖特点

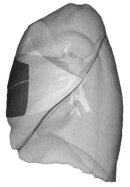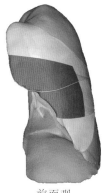

肋面观　　　　　　　　前面观

图 8-3-6-a　模式图

扫码可观看

三维模型动态图

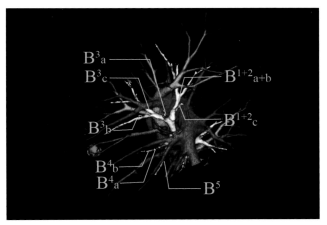

图 8-3-6-b　气管（B）

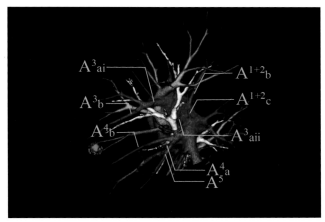

图 8-3-6-c　动脉（A）

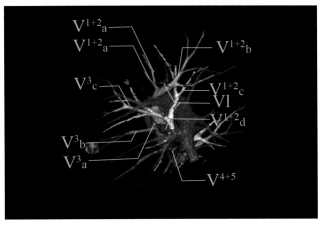

图 8-3-6-d　静脉（V）

1. 支气管：左肺上叶支气管分为 B^{1+2+3} 和 B^{4+5}。B^{1+2+3} 分为 B^{1+2} 和 B^3。$B^{1+2}a$ 和 $B^{1+2}b$ 共干，$B^{1+2}c$ 单独发出，B^3a 单独发出，B^3b 和 B^3c 共干。B^4 和 B^5 共干，B^4 分为 B^4a、B^4b，呈水平排列。

2. 动脉：$A^{1+2}a$ 和 A^3 主干共干，$A^{1+2}b$、$A^{1+2}c$ 分别自左肺动脉发出。次亚段动脉 A^3ai 发自 A^3，次亚段动脉 A^3aii 发自 A^{4+5}，亚段动脉 A^3b 和次亚段动脉 A^3cii 共干，次亚段动脉 A^3ci 独立发自 A^3。A^{4+5} 中，A^4a 和 A^5 共干，A^4b 单独发出。

3. 静脉：上肺静脉为半中心静脉型。V^{1+2} 自肺门顶部发出两支 $V^{1+2}a$ 分支，随之经 B^{1+2} 与 B^3 之间由前向后走行发出 Vl、$V^{1+2}b$、$V^{1+2}c$，V^3c 在肺门前方回流至 V^{1+2}，V^3 其他分支在前段支气管下方由前向后依次发出 V^3b、V^3a、$V^{1+2}d$。V^4、V^5 回流至下肺静脉。

（二）术前规划

1. 患者结节位于 S^3b 与 S^4b 之间，正对 S^3b 与 S^4b 段间静脉 V^3b，拟行左肺上叶前段内亚段＋上舌段前亚段（$LS^3b＋S^4b$）切除术

2. 需切断的解剖结构：动脉 A^3b、A^4b，支气管 B^3b、B^4b，静脉 V^3b。

3. 需注意保留的解剖结构：V^3c、V^3a、V^4a、V^4b。

（三）手术步骤

1. 在肺门前方切开纵隔胸膜，分离、显露左上肺静脉及分支。

2. 沿左上肺静脉向远端分离，显露 S^3b 与 S^4b 段间静脉 V^3b、S^3b 与 S^3c 亚段间静脉 V^3c、$V^3a+V^{1+2}d$ 共干、V^{4+5}。分离静脉 V^3b 至足够长度，结扎切断 V^3b。

3. 沿静脉 V^3c、$V^3a+V^{1+2}d$ 共干向远端分离，在 V^3c、$V^3a+V^{1+2}d$ 之间分离、显露支气管 B^3。

4. 沿支气管 B^3 向远端分离、显露支气管 B^3b，分离 B^3b 至足够长度，使用腔镜直线切割缝合器闭合切断 B^3b。

5. 牵拉提起支气管 B^3b 远侧残端，分离、显露与之伴行的动脉 A^3b。分离 A^3b 至足够长度，结扎切断 A^3b。

6. 在静脉 V^4 上方分离、显露动脉 A^4b 及支气管 B^4。分离动脉 A^4b 至足够长度，结扎切断 A^4b。

7. 牵拉提起 A^4b 远侧残端，显露支气管 B^4，沿 B^4 向远端分离、显露支气管 B^4b，分离 B^4b 至足够长度后，结扎切断 B^4b。

8. 牵拉提起支气管 B^3b、B^4b 远侧残端，使用能量器械向深部充分分离肺组织。

9. 采用"改良膨胀萎陷法"确定段间交界面。膨肺至左上肺完全膨胀后单肺通气，等待约 15 分钟，膨胀的 S^3b+S^4b 与萎陷的肺组织形成的界限即为段间交界面。

10. 牵拉提起支气管 B^3b、B^4b 远侧残端，沿膨胀萎陷交界面锐性向深部分离肺组织。分离至足够深度后，使用"开门技术"沿段间交界面裁剪 S^4b 与 S^5a 之间内侧交界面，使用腔镜直线切割缝合器依次裁剪 S^4a 与 S^5 之间交界面、S^4b 与 S^4a 之间外侧交界面、S^3b 与 S^3a 之间交界面、S^3b 与 S^3c 之间交界面，完整切除靶段 S^3b+S^4b。移除标本。

11. 解剖标本，判定切缘距离足够，标记后送术中快速病理检查。

12. 胸腔内注水，膨肺，观察支气管 B^3b 与 B^4b 残端及肺分离面有无漏气、余肺是否复张良好。

13. 肺分离面有漏气时，根据情况采用不同的方式处理、覆盖创面。

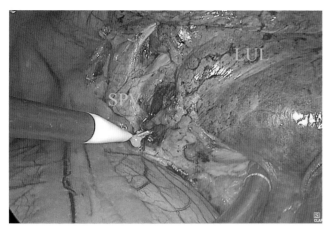

图 8-3-6-1　在肺门前方切开前纵隔胸膜，
分离左上肺静脉及各分支

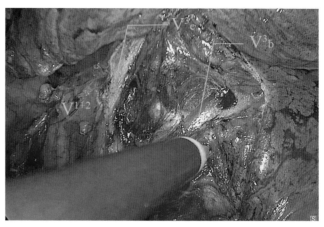

图 8-3-6-2　沿左上肺静脉向远端分离、显露 V³b

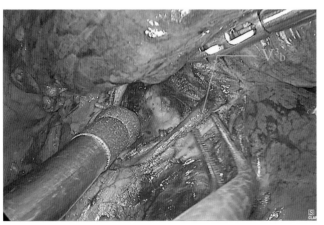

图 8-3-6-3　游离 V³b 至足够长度

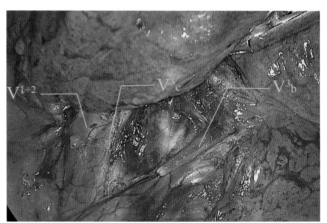

图 8-3-6-4　结扎 V³b

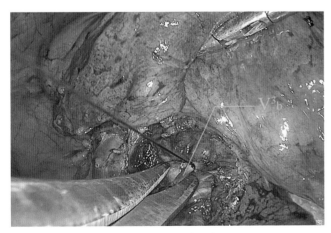

图 8-3-6-5　切断 V³b

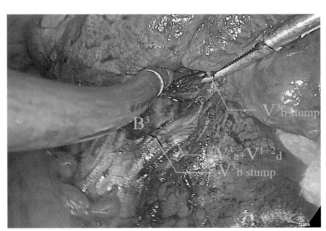

图 8-3-6-6　在 V¹⁺² 与 V³ 之间分离、显露支气管 B³

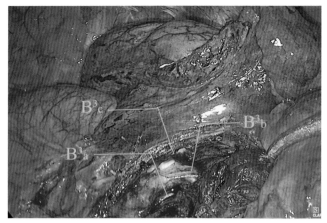

图 8-3-6-7 沿 B³ 向远端分离、显露支气管 B³b

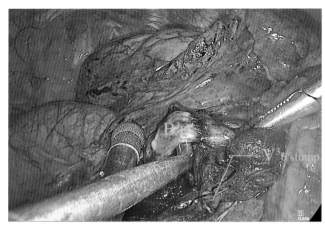

图 8-3-6-8 分离 B³b 至足够长度

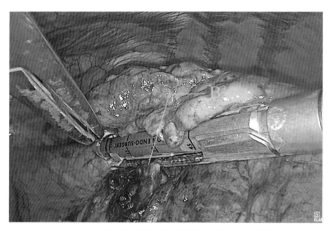

图 8-3-6-9 使用腔镜直线切割缝合器闭合切断 B³b

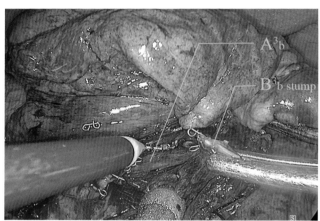

图 8-3-6-10 牵拉提起 B³b 远侧残端、分离、显露与之伴行的动脉 A³b

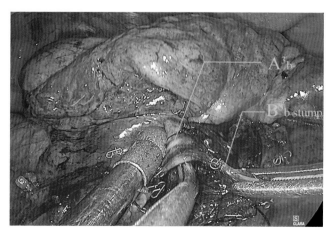

图 8-3-6-11 分离 A³b 至足够长度

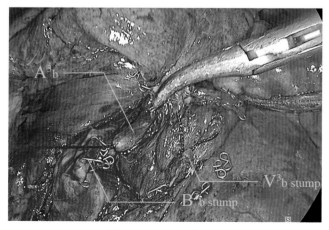

图 8-3-6-12 结扎 A³b

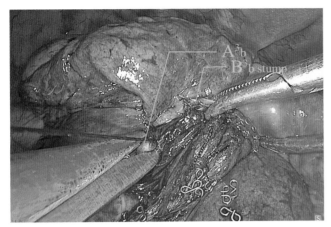

图 8-3-6-13　切断 A³b

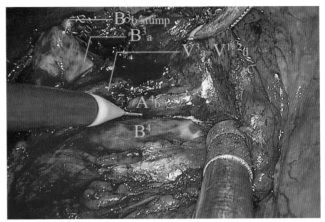

图 8-3-6-14　在 V³a＋V¹⁺²d 下方、舌段静脉上方
分离显露 A⁴b 及 B⁴

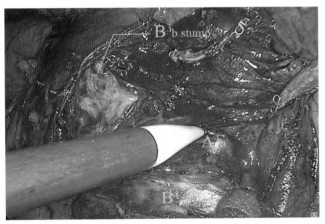

图 8-3-6-15　沿上舌段动脉 A⁴ 向远端分离动脉 A⁴b

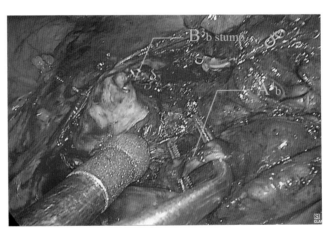

图 8-3-6-16　分离 A⁴b 至足够长度

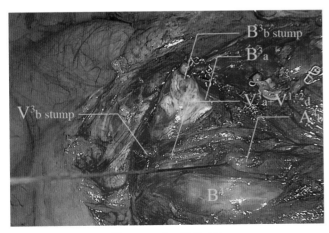

图 8-3-6-17　结扎 A⁴b

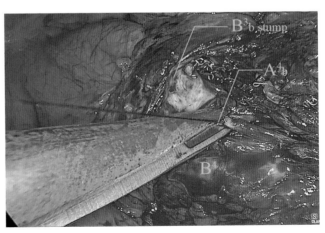

图 8-3-6-18　切断 A⁴b

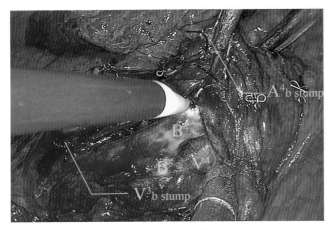

图 8-3-6-19 牵拉提起 A⁴b 远侧残端,在其下方分离与之伴行的支气管 B⁴

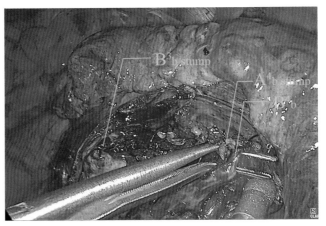

图 8-3-6-20 沿 B⁴ 向远端分离 B⁴b 至足够长度

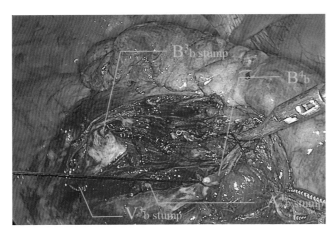

图 8-3-6-21 结扎 B⁴b

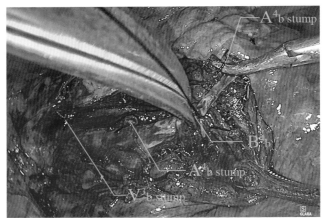

图 8-3-6-22 切断 B⁴b

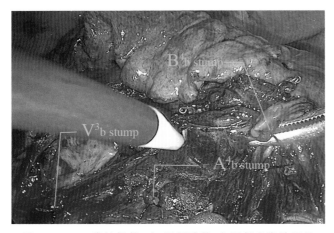

图 8-3-6-23 牵拉提起 B⁴b 远侧残端,向深部分离肺组织

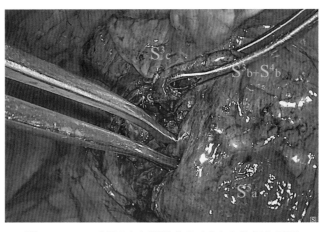

图 8-3-6-24 采用"改良膨胀萎陷法"确定段间交界面

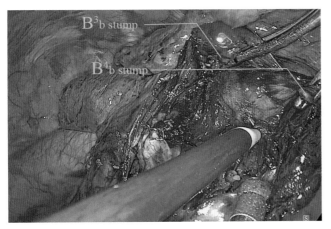

图 8-3-6-25　牵拉提起 B³b、B⁴b 远侧残端，沿段间交界面向深部分离

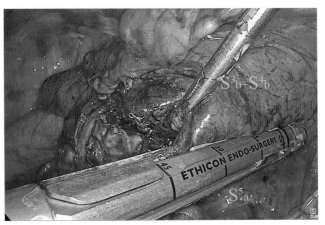

图 8-3-6-26　使用"开门技术"，沿段间交界面裁剪 S⁴b 与 S⁵a 之间段间交界

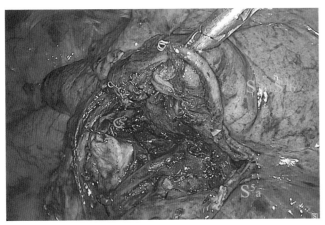

图 8-3-6-27　显露切开后下方段间交界面

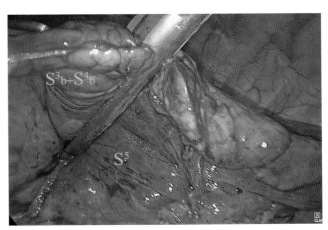

图 8-3-6-28　沿段间交界面适形裁剪 S⁴b 与 S⁴a＋S⁵a 之间段间交界

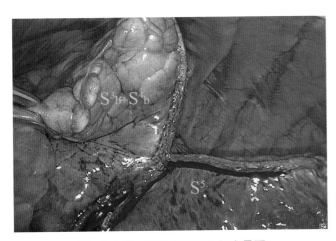

图 8-3-6-29　显示切开后段间交界面

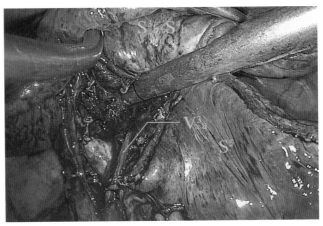

图 8-3-6-30　使用直线切割缝合器沿段间交界面继续裁剪外侧交界

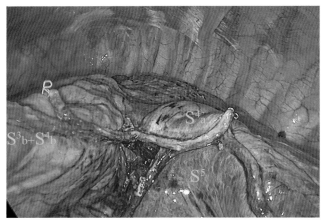

图 8-3-6-31　显示切开后的段间交界（外侧观）

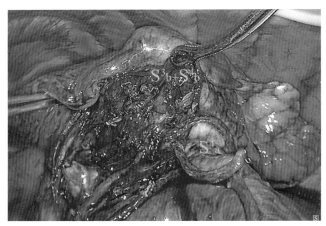

图 8-3-6-32　显示切开后的段间交界（内侧观）

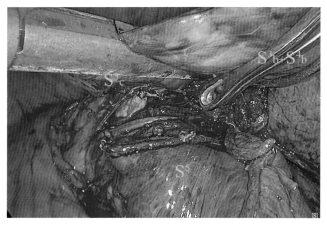

图 8-3-6-33　使用直线切割缝合器沿段间交界面
依次裁剪 S^3b 与 S^3c 之间段间交界

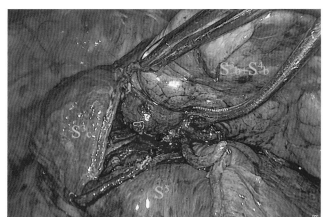

图 8-3-6-34　显示切开后的段间交界

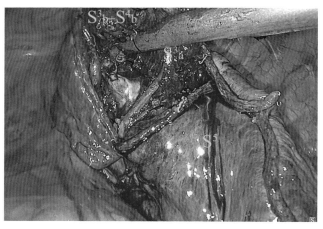

图 8-3-6-35　使用直线切割缝合器沿段间交界面
适形裁剪后上方交界

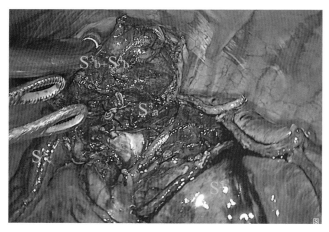

图 8-3-6-36　显示切开后的段间交界

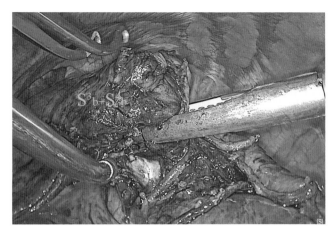

图 8-3-6-37　使用直线切割缝合器沿段间交界面
继续裁剪后上方交界

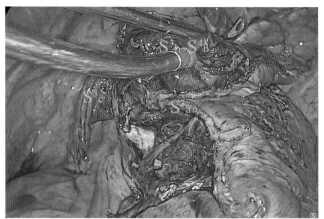

图 8-3-6-38　显示切开后的段间交界

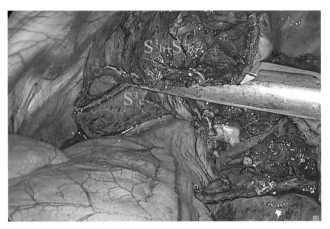

图 8-3-6-39　继续使用直线切割缝合器裁剪段间交界,
完整切除靶段

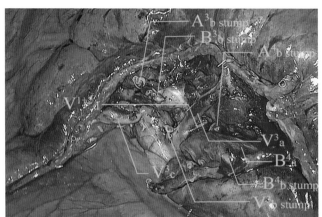

图 8-3-6-40　显示段门结构

（四）本例特点

1. 本例患者结节位于 S^3b 与 S^4b 之间,正对 S^3b 与 S^4b 段间静脉 V^3b,故行 S^3b+S^4b 切除术。手术入路选择从前纵隔进行,首先沿上肺静脉向远端分离,显露 S^3b 与 S^4b 段间静脉 V^3b、S^3b 与 S^3c 亚段间静脉 V^3c、$V^3a+V^{1+2}d$、V^{4+5}。在 V^3c、V^4 之间进行分离。

2. 在手术过程中,分离处理 S^4b 解剖结构时注意: B^4 和 B^5 共干,B^4 分为 B^4a、B^4b 两支;但动脉 A^{4+5} 中,A^4b 单独发出,A^4a 和 A^5 共干。在切断动脉 A^4b 后,显露的是 B^4 主干,应向远端做足够分离,显露 B^4a 后切断,不要误断 B^4 主干。

第四节　次亚段切除术

一、左肺上叶尖后段尖亚段 ii 次亚段（LS^{1+2}aii）扩大切除术

（一）解剖特点

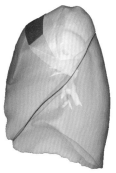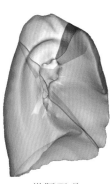

扫码可观看

三维模型动态图

肋面观　　　　　　　纵隔面观

图 8-4-1-a　模式图

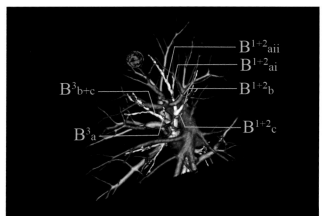

图 8-4-1-b　气管（B）

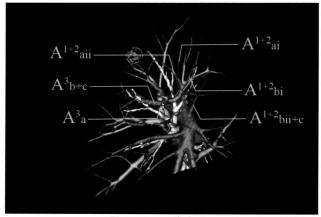

图 8-4-1-c　动脉（A）

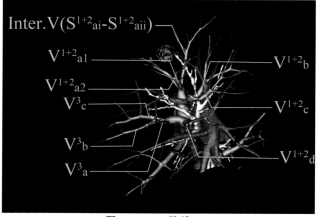

图 8-4-1-d　静脉（V）

1. 支气管：左肺上叶支气管分为 B^{1+2+3} 和 B^{4+5}。B^{1+2+3} 分为 B^{1+2} 和 B^3。$B^{1+2}a$ 和 $B^{1+2}b$ 共干，$B^{1+2}c$ 单独发出，支气管 $B^{1+2}a$ 分为 $B^{1+2}ai$ 和 $B^{1+2}aii$。B^3a 单独发出，B^3b 和 B^3c 共干。

2. 动脉：$A^{1+2}a$ 和 $A^{1+2}bi$ 共干从左肺动脉发出，$A^{1+2}bii$ 和 $A^{1+2}c$ 共干从左肺动脉发出。$A^{1+2}a$ 分为 $A^{1+2}ai$、$A^{1+2}aii$。A^3a 单独发出，A^3b 和 A^3c 共干。

3. 静脉：上肺静脉为半中心静脉型。V^{1+2} 分为 $V^{1+2}a$、$V^{1+2}b$、$V^{1+2}c$ 三个分支，$V^{1+2}a$ 分为三支，分布于 $S^{1+2}a$ 与 S^3c 之间，其中一支为 $S^{1+2}ai$ 与 $S^{1+2}aii$ 次亚段间静脉 $Inter.V(S^{1+2}ai-S^{1+2}aii)$。$V^{1+2}$ 在 $B^{1+2}a$ 后方发出 $V^{1+2}b$，随之经 B^{1+2} 与 B^3 之间由前向后走行发出 $V^{1+2}c$，V^3 在肺门前方发出 V^3c，随之在 B^3 下方由前向后依次发出 V^3b、V^3a、$V^{1+2}d$，V^{4+5} 自 V^3 下方发出。

结节、$A^{1+2}aii$、$B^{1+2}aii$ 位于 $V^{1+2}a1$ 上方，在术中需要将 $V^{1+2}a1$ 结扎切断后方能显露位于其深部后上方的靶段动脉与支气管，而 $V^{1+2}a$ 的分支 $Inter.V(S^{1+2}ai-S^{1+2}aii)$ 则可以得以保留。

（二）术前规划

1. 患者 $S^{1+2}a$ 体积较大。结节位于 $S^{1+2}aii$，正对 $S^{1+2}aii$ 所属动脉和支气管，拟行左肺上叶尖后段尖亚段 ii 次亚段（$LS^{1+2}aii$）扩大切除术。

2. 需切断的解剖结构：动脉 $A^{1+2}aii$，支气管 $B^{1+2}aii$，S^{1+2} 与 S^3 段间静脉 $V^{1+2}a$ 的分支 $V^{1+2}a1$ 和 $V^{1+2}a2$。

3. 需注意保留的解剖结构：尖后段（S^{1+2}）与前段（S^3）段间静脉 $V^{1+2}a$ 主干及其分支 $Inter.V(S^{1+2}ai-S^{1+2}aii)$、尖亚段（$S^{1+2}a$）与后亚段（$S^{1+2}b$）亚段间静脉 $V^{1+2}b$。

（三）手术步骤

1. 在肺门后方切开纵隔胸膜，分离、显露左肺动脉。

2. 在肺门前方切开纵隔胸膜，分离、显露左上肺静脉及分支。

3. 沿静脉 V^{1+2} 向远端分离，显露静脉 $V^{1+2}a$。沿 $V^{1+2}a$ 向远端分离，显露静脉 $V^{1+2}a$ 的三个分支，分离、显露 $V^{1+2}a1$，结扎后切断。

4. 在静脉 $V^{1+2}a$ 后下方分离、显露支气管 $B^{1+2}a$，沿支气管 $B^{1+2}a$ 向远端钝性分离，显露支气管 $B^{1+2}aii$，结扎后切断。

5. 牵拉提起沿支气管 $B^{1+2}aii$ 远侧残端，向其深部解剖，在其后上方分离与之伴行的动脉 $A^{1+2}aii$，结扎后切断 $A^{1+2}aii$。

6. 沿支气管 $B^{1+2}aii$、动脉 $A^{1+2}aii$ 远侧残端向深部分离。采用"改良膨胀萎陷法"确定段间交界面。膨肺至左上肺完全膨胀后单肺通气，等待约 12 分钟，膨胀的 $S^{1+2}aii$ 与萎陷的肺组织形成的界限即为段间交界面。

7. 牵拉提起支气管 $B^{1+2}aii$ 远侧残端，锐性沿膨胀萎陷交界面向深部分离肺组织。结扎后切断 $V^{1+2}a2$。

8. 分离段间交界面肺组织至足够深度后，使用腔镜直线切割缝合器沿 $S^{1+2}aii$ 与 S^3 段间交界面偏向 S^3 侧扩大切开前下方段间交界，沿 $S^{1+2}ai$ 与 $S^{1+2}aii$ 段间交界面裁剪后上方段间交界，沿段间交界面裁剪剩余交界至完整切除 $S^{1+2}aii$。移除标本。

9. 胸腔内注水，膨肺，观察支气管 $B^{1+2}aii$ 残端及肺分离面有无漏气、余肺是否复张良好。

10. 解剖标本，判定切缘距离足够，标记后送术中快速病理检查。

11. 肺分离面有漏气时，根据情况采用不同的方式处理、覆盖创面。

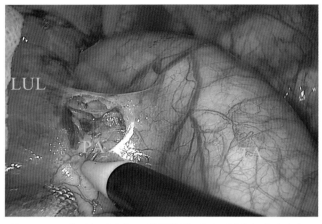

图 8-4-1-1　在肺门后方切开纵隔胸膜,分离、显露左肺动脉主干

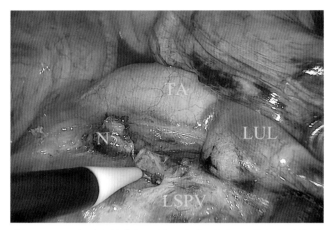

图 8-4-1-2　在肺门前方切开纵隔胸膜,分离、显露左上肺静脉

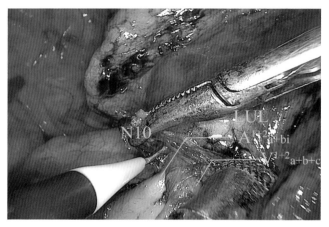

图 8-4-1-3　沿左上肺静脉及尖后段动脉之间

间隙分离,切除第 10 组淋巴结

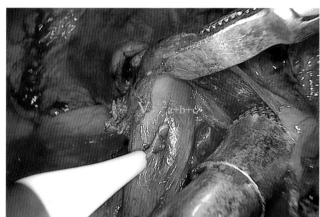

图 8-4-1-4　沿静脉 $V^{1+2}a+b+c$ 向远端分离

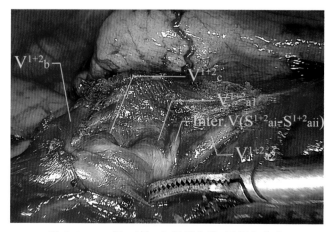

图 8-4-1-5　沿 $V^{1+2}a$ 向远端分离,显露各分支

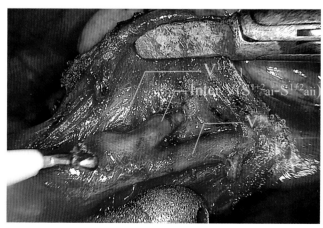

图 8-4-1-6　电凝切断 $S^{1+2}aii$ 回流至 $V^{1+2}a$ 的

靶段内静脉细小分支

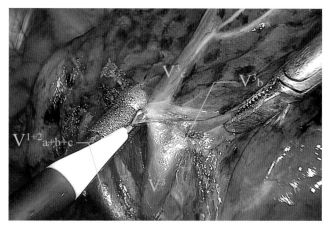

图 8-4-1-7 沿静脉 V^3 向远端分离

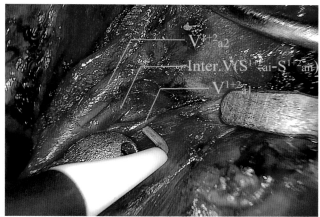

图 8-4-1-8 沿 V^3 与 $V^{1+2}a$ 之间间隙分离肺组织

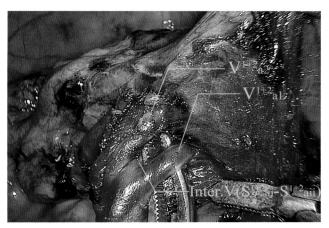

图 8-4-1-9 游离出 $V^{1+2}a$ 的分支 $V^{1+2}a1$

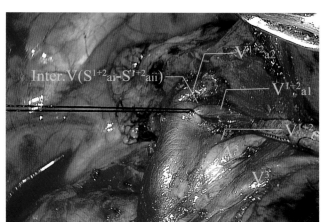

图 8-4-1-10 结扎 $V^{1+2}a1$

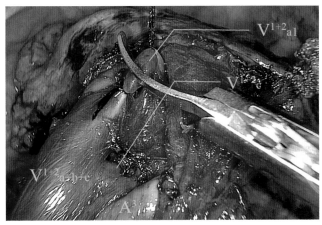

图 8-4-1-11 切断 $V^{1+2}a1$

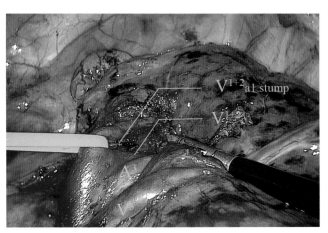

图 8-4-1-12 血管套带牵引静脉 $V^{1+2}a$

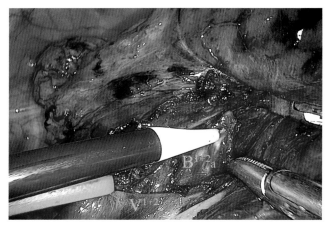

图 8-4-1-13　在静脉 $V^{1+2}a$ 后下方分离、显露支气管 $B^{1+2}a$

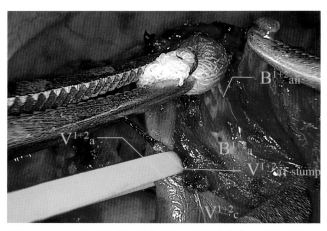

图 8-4-1-14　沿支气管 $B^{1+2}a$ 向远端钝性分离，显露 $B^{1+2}aii$

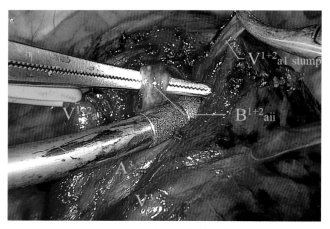

图 8-4-1-15　分离支气管 $B^{1+2}aii$

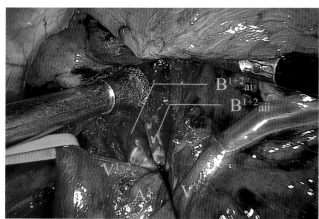

图 8-4-1-16　结扎 $B^{1+2}aii$

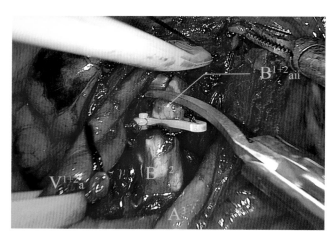

图 8-4-1-17　切断 $B^{1+2}aii$，近侧残端予锁扣夹加固

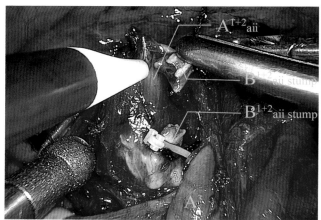

图 8-4-1-18　牵拉提起 $B^{1+2}aii$ 远侧残端，在其后上方分离与其伴行的动脉 $A^{1+2}aii$

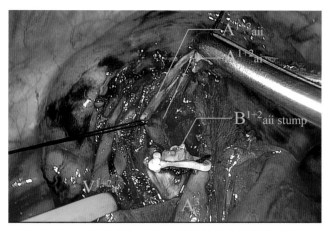

图 8-4-1-19　分离动脉 A^{1+2}aii 至足够长度后结扎 A^{1+2}aii

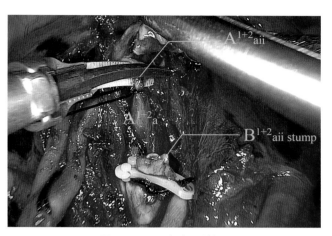

图 8-4-1-20　切断 A^{1+2}aii

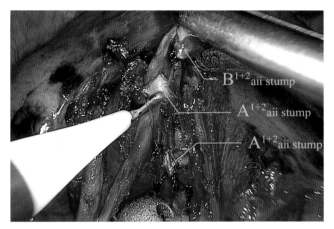

图 8-4-1-21　沿支气管 B^{1+2}aii、动脉 A^{1+2}aii
远侧残端向深部分离肺组织

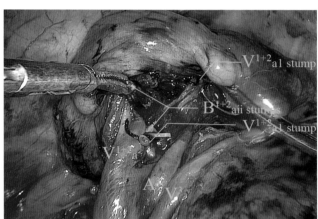

图 8-4-1-22　采用"改良膨胀萎陷法"确定段间交界面

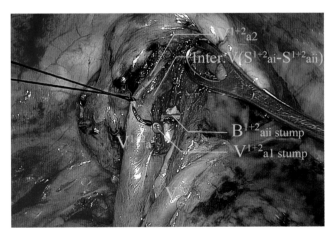

图 8-4-1-23　结扎 V^{1+2}a2

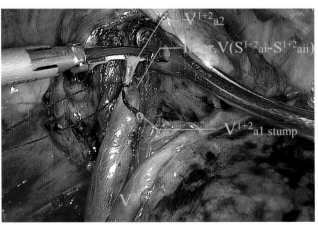

图 8-4-1-24　超声刀切断 V^{1+2}a2

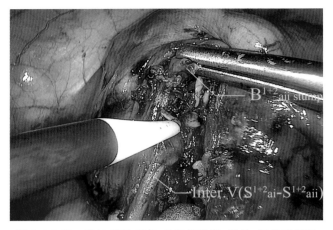

图 8-4-1-25　牵拉提起 B^{1+2}aii 远侧残端,钝性、锐性交替沿段间交界面向深部分离段间交界

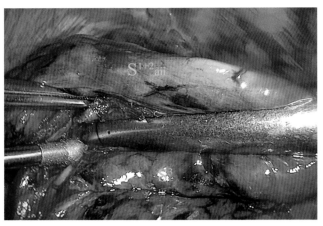

图 8-4-1-26　使用直线切割缝合器沿 S^{1+2}aii 与 S^3 之间段间交界面偏向 S^3 侧裁剪前下方段间交界

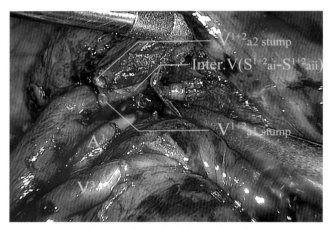

图 8-4-1-27　使用直线切割缝合器沿 S^{1+2}aii 与 S^3 之间段间交界面偏向 S^3 侧适形裁剪前下方段间交界

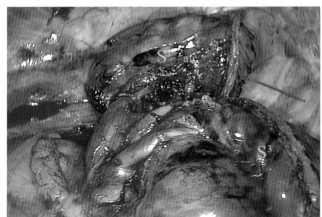

图 8-4-1-28　显示切开后的段间交界

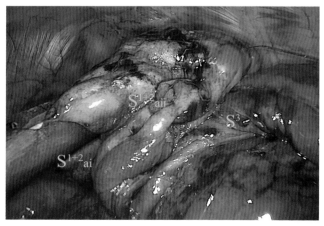

图 8-4-1-29　使用直线切割缝合器沿 S^{1+2}ai 与 S^{1+2}aii 之间段间交界面裁剪后上方段间交界

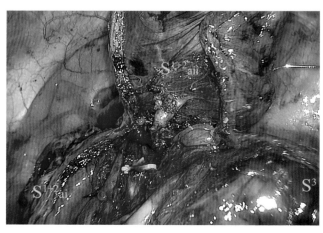

图 8-4-1-30　显示切开后的段间交界

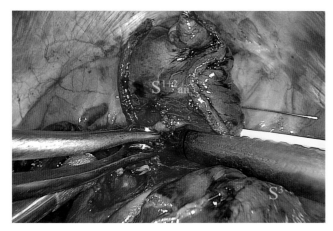

图 8-4-1-31　继续使用直线切割缝合器沿段间交界面
裁剪段间交界

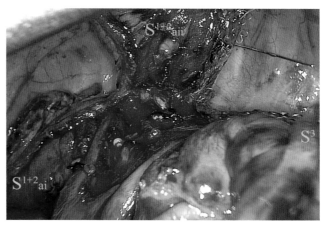

图 8-4-1-32　显示切开后的段间交界

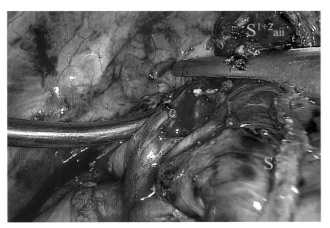

图 8-4-1-33　沿段间交界面裁剪剩余肺组织，完整切除靶段

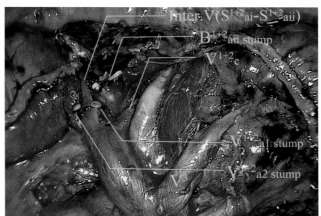

图 8-4-1-34　显示段门结构

（四）本例特点

1. 本例患者 $S^{1+2}a$ 体积较大。结节位于 $S^{1+2}aii$，正对 $S^{1+2}aii$ 所属动脉与支气管。结节位置较深，行楔形切除损伤较大，故行次亚段 $LS^{1+2}aii$ 扩大切除术。

2. 患者结节位于 $S^{1+2}aii$ 内，手术视野主要集中于肺门顶部，在操作困难时，可以借鉴单孔的显露方法，即将腔镜从前方主操作孔置入，使用血管套带牵引等辅助，可以获得更好的视野。

3. 术前三维重建提示结节正对 $S^{1+2}aii$ 区域所属动脉 $A^{1+2}aii$，支气管 $B^{1+2}aii$。$V^{1+2}a$ 有三支回流分支：Inter.V($S^{1+2}ai$-$S^{1+2}aii$)、$V^{1+2}a1$ 和 $V^{1+2}a2$。结节、$A^{1+2}aii$、$B^{1+2}aii$ 位于 $V^{1+2}a1$ 的上方，Inter.V($S^{1+2}ai$-$S^{1+2}aii$) 可保留。在术中最先结扎切断 $V^{1+2}a1$，暂时不急于处理另两个分支，以免误断。处理完靶段动脉和支气管使用膨胀萎陷法获得段间交界后，此时即可分辨出靶区内回流静脉分支，从而避免误断。

二、左肺上叶前段上亚段 ii 次亚段（LS³cii）切除术

（一）解剖特点

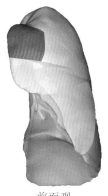 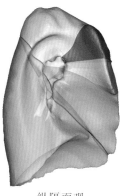

前面观　　　　　　　　　纵隔面观

扫码可观看

三维模型动态图

图 8-4-2-a　模式图

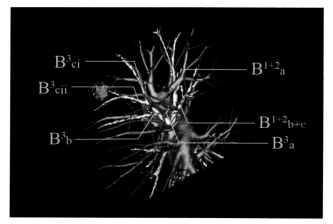

图 8-4-2-b　气管（B）

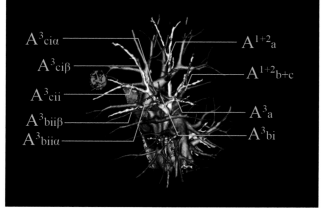

图 8-4-2-c　动脉（A）

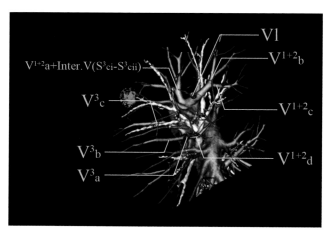

图 8-4-2-d　静脉（V）

1. 支气管:左肺上叶为 S^3 优势型,S^3 体积较大。左肺上叶支气管分为 B^{1+2+3} 和 B^{4+5}。B^{1+2+3} 分为 B^{1+2} 和 B^3。$B^{1+2}a$ 单独发出,$B^{1+2}b$ 和 $B^{1+2}c$ 共干。B^3 中 B^3a 独立发出,B^3b 和 B^3c 共干,B^3c 分为 B^3ci 和 B^3cii。

2. 动脉:有纵隔型舌段动脉。$A^{1+2}a$ 单独发自肺动脉干,$A^{1+2}b$ 和 $A^{1+2}c$ 共干。A^3a 和 $A^3bi+A^3bii\alpha+A^3ci\alpha$ 共干,$A^3bii\beta$ 发自纵隔型舌段动脉。A^3cii 和 $A^3ci\beta$ 共干。

3. 静脉:上肺静脉为半中心静脉型。V^{1+2} 自肺门顶部发出 $V^{1+2}a$,需注意的是 S^3ci 与 S^3cii 次亚段间静脉 Inter.V$(S^3ci\text{-}S^3cii)$ 回流至 $V^{1+2}a$。V^{1+2} 经 B^{1+2} 与 B^3 之间由前向后走行发出 Vl、$V^{1+2}b$、$V^{1+2}c$,V^3 在肺门前方发出 V^3c,随之在 B^3 下方由前向后依次发出 V^3b、V^3a、$V^{1+2}d$。V^{4+5} 与 V^3 共干。

（二）术前规划

1. 患者结节位于次亚段 S^3cii 内,正对 A^3bii、B^3bii 分支。结节位置较深,楔形切除损伤大,拟行左肺上叶前段上亚段 ii 次亚段(LS^3cii)切除术。

2. 需切断的解剖结构:动脉 A^3cii,支气管 B^3cii,S^3cii 靶段内静脉。

3. 需注意保留的解剖结构:如果可能,保留 V^3c、S^3ci 与 S^3cii 次亚段间静脉 Inter.V$(S^3ci\text{-}S^3cii)$。

（三）手术步骤

1. 在肺门前方切开纵隔胸膜,分离、显露左上肺静脉。切除第 10 组淋巴结。

2. 沿着左上肺静脉向远端分离,显露左上肺静脉的属支,辨识 V^{1+2} 前段 S^3b 与 S^3c 亚段间静脉 V^3c。

3. 沿静脉 V^3c 向远端分离。沿静脉 V^{1+2} 向远端分离,显露共干的 $V^{1+2}a$ 与次亚段间静脉 Inter.V$(S^3ci\text{-}S^3cii)$,继续向远端分离,显露次亚段间静脉 Inter.V$(S^3ci\text{-}S^3cii)$。超声刀切断 S^3cii 回流至 Inter.V$(S^3ci\text{-}S^3cii)$ 的段内静脉。

4. 在静脉 V^{1+2}、V^3c 之间分离,显露动脉 A^3c、支气管 B^3c。沿动脉 A^3c 向远端分离,显露次亚段动脉 A^3cii,分离至足够长度后,结扎切断 A^3cii。

5. 牵拉提起动脉 A^3cii 远侧残端,在后方分离,显露与之伴行的次亚段支气管 B^3cii,分离至足够长度后,结扎切断 B^3cii。

6. 牵拉提起 B^3cii 远侧残端,向深部分离。分别沿静脉 V^3c、次亚段间静脉 Inter.V$(S^3ci\text{-}S^3cii)$ 向远端分离。

7. 采用"改良膨胀萎陷法"确定段间交界面。膨肺至左上肺完全膨胀后单肺通气,等待约 14 分钟,膨胀的 S^3cii 与萎陷的肺组织形成的界限即为段间交界面。

8. 使用腔镜直线切割缝合器沿 S^3cii 与 S^3b 之间段间交界面裁剪下方段间交界,沿 S^3ci 与 S^3cii 之间段间交界面裁剪上方段间交界,沿段间交界面依次裁剪,完整切除 S^3cii。移除标本。

9. 胸腔内注水,膨肺,观察 B^3cii 残端及肺分离面有无漏气、余肺是否复张良好。

10. 解剖标本,判定切缘距离足够,标记后送术中快速病理检查。

11. 肺分离面有漏气时,根据情况采用不同的方式处理、覆盖创面。

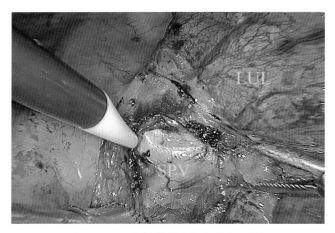

图 8-4-2-1　在肺门前方切开纵隔胸膜，
分离、显露左上肺静脉

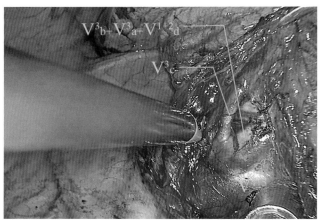

图 8-4-2-2　沿左上肺静脉向远端分离，
显露左上肺静脉的分支

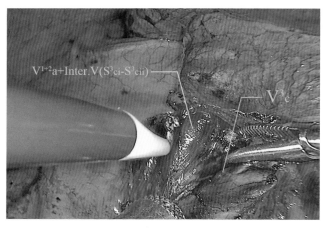

图 8-4-2-3　沿静脉 V^{1+2} 向远端分离，显露 $V^{1+2}a$ 与
次亚段间静脉 Inter.V(S^3ci-S^3cii)的共干

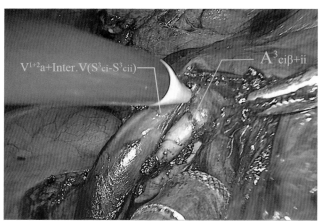

图 8-4-2-4　分离、显露动脉 A^3ciβ＋ii

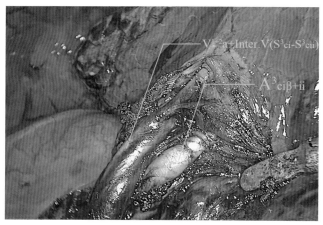

图 8-4-2-5　继续向远端分离，显露 S^3ci 与 S^3cii 之间
次亚段间静脉 Inter.V(S^3ci-S^3cii)

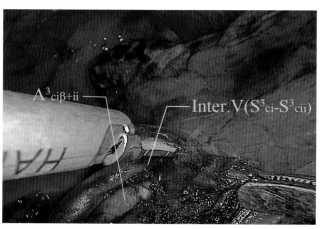

图 8-4-2-6　超声刀切断 S^3cii 回流至 Inter.V(S^3ci-S^3cii)
的段内静脉

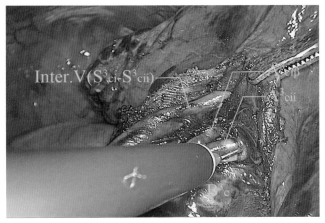

图 8-4-2-7 沿动脉 A³c 向远端分离,显露次亚段动脉 A³cii

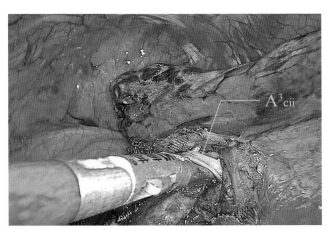

图 8-4-2-8 分离动脉 A³cii 至足够长度

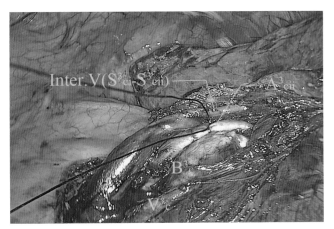

图 8-4-2-9 结扎 A³cii

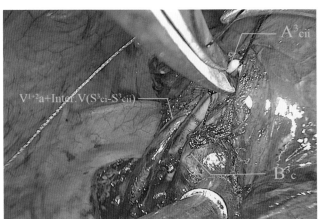

图 8-4-2-10 切断 A³cii

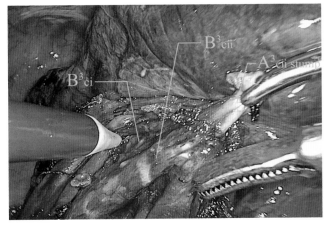

图 8-4-2-11 牵拉提起动脉 A³cii 远侧残端,
分离与之伴行的次亚段支气管 B³cii

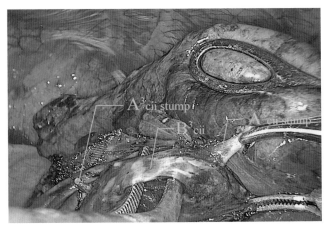

图 8-4-2-12 分离支气管 B³cii 至足够长度

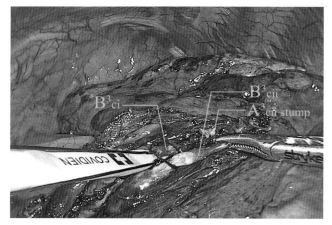

图 8-4-2-13　结扎 B³cii

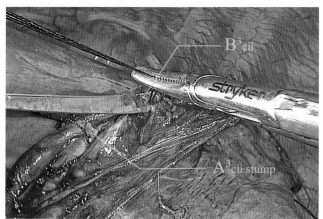

图 8-4-2-14　切断 B³cii

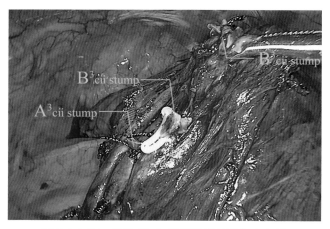

图 8-4-2-15　切断 B³cii,近侧残端予锁扣夹加固

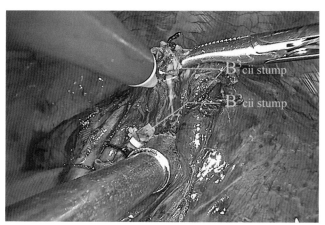

图 8-4-2-16　牵拉提起支气管 B³cii 远侧残端,向深部分离

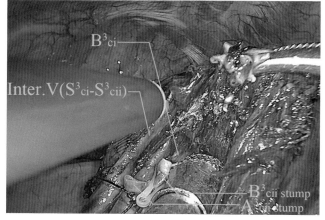

图 8-4-2-17　沿 S³ci 与 S³cii 之间次亚段间静脉 Inter.V(S³ci-S³cii)
　　　　　　 向远端分离

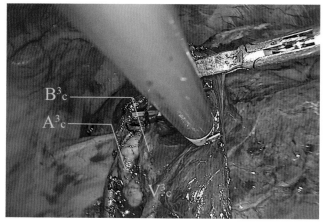

图 8-4-2-18　沿静脉 V³c 向远端分离

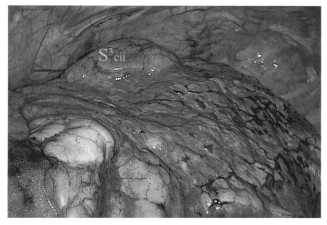

图 8-4-2-19 采用"改良膨胀萎陷法"确定段间交界面

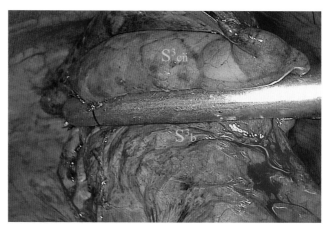

图 8-4-2-20 使用直线切割缝合器沿 S^3c 与 S^3b 之间段间交界面切开肺组织

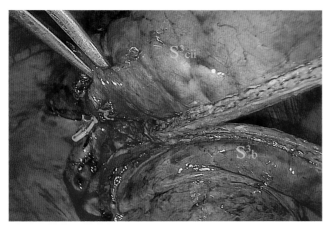

图 8-4-2-21 显示切开后的段间交界

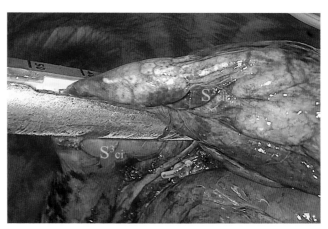

图 8-4-2-22 使用直线切割缝合器沿 S^3ci 与 S^3cii 之间段间交界面切开肺组织

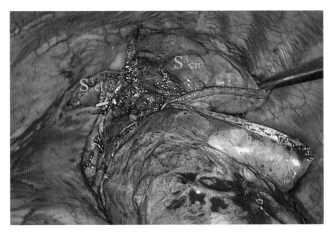

图 8-4-2-23 显示切开后的段间交界

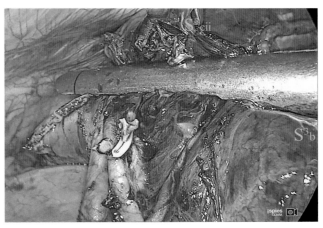

图 8-4-2-24 使用直线切割缝合器沿 S^3ci 与 S^3cii 之间段间交界面裁剪段间交界,完整切除靶段

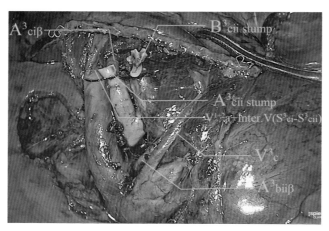

图 8-4-2-25　显示段门结构

（四）本例特点

1. 本例患者左肺上叶为 S^3 优势型，S^3 体积较大。结节位于次亚段 S^3cii 内，正对 A^3bii、B^3bii 分支。患者结节位置较深，如果行楔形切除，容易损伤相邻肺段、肺亚段的支气管和血管，造成局部肺不张和咯血。为避免较大较深的楔形切除，故行次亚段 LS^3cii 切除术。

2. 术前规划选择手术入路时，选择从静脉 V^3c 与 V^{1+2} 之间进入。术中沿静脉 V^3c 与 V^{1+2} 向远端分离，建立工作面，即可显露 S^3cii 区域解剖结构。上缘沿静脉 V^{1+2} 向远端分离，显露 $V^{1+2}a$ 与次亚段间静脉 Inter.$V(S^3ci-S^3cii)$ 的共干，继续向远端分离，显露次亚段间静脉 Inter.$V(S^3ci-S^3cii)$。下缘沿静脉 V^3c 尽量向远端分离。仅需切断靶段 S^3cii 内回流至次亚段间静脉的靶段内静脉细小分支，尽量保留 V^3c 与次亚段间静脉 Inter.$V(S^3ci-S^3cii)$ 主干，为保证安全切缘，在切开段间交界时适当偏向保留肺段一侧，连同静脉远端切断。裁剪段间交界面时，沿段间静脉与膨胀萎陷交界面使用腔镜直线切割缝合器依次适形裁剪，这样保留肺段肺组织压榨少，形态舒展，可以较好地保护肺功能。

三、左肺上叶尖后段后亚段 ii 次亚段＋外亚段（LS^{1+2}bii＋c）切除术

（一）解剖特点

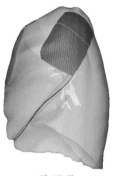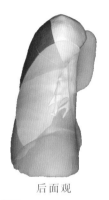

扫码可观看

三维模型动态图

肋面观　　　　　　　后面观

图 8-4-3-a　模式图

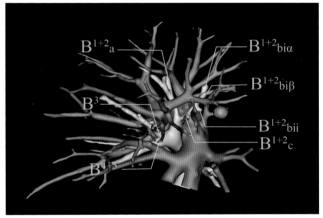

图 8-4-3-b　气管（B）

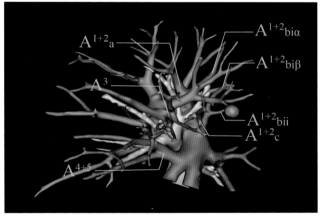

图 8-4-3-c　动脉（A）

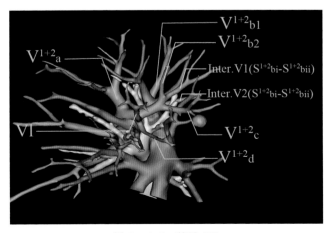

图 8-4-3-d　静脉（V）

1. 支气管：左肺上叶支气管分为 B^{1+2} 和 B^3+B^{4+5}。B^{1+2} 的三个亚段共干，$B^{1+2}b$ 分为 $B^{1+2}bi$、$B^{1+2}bii$。B^3a 独立发出，B^3b 和 B^3c 共干。

2. 动脉：$A^{1+2}a$ 和 $A^{1+2}bi\alpha$ 共干从左肺动脉干发出，$A^{1+2}bi\beta$ 和 $A^{1+2}bii$ 共干从左肺动脉干发出，$A^{1+2}c$ 单独发自左肺动脉叶间动脉干，A^3c 和 A^3b 共干，A^3a 单独发出。

3. 静脉：上肺静脉为半中心静脉型。上肺静脉在肺门顶部发出 $V^{1+2}a$，在肺门顶部后上方发出 $V^{1+2}b1$，随之经 B^3 与 B^{1+2} 之间由前上向后下依次发出 $V^{1+2}b2+V^{1+2}c$、$Vl+V^{1+2}d1+2$。V^3 在 B^3 下方由前向后依次发出 V^3b+c、V^3a 和 $V^{1+2}d3$。V^{4+5} 自 V^3 下方发出。

（二）术前规划

1. 患者结节位于 $S^{1+2}bii$ 与 $S^{1+2}c$ 之间，拟行左肺上叶尖后段后亚段 ii 次亚段＋外亚段（$LS^{1+2}bii+c$）切除术。

2. 需切断的解剖结构：动脉 $A^{1+2}bii$、$A^{1+2}c$，支气管 $B^{1+2}bii$、$B^{1+2}c$，亚段 $S^{1+2}c$ 与次亚段 $S^{1+2}bii$ 亚段间静脉 $V^{1+2}c$。

3. 需注意保留的解剖结构：$S^{1+2}c$ 与 S^3a 段间静脉 $V^{1+2}d$、$S^{1+2}b$ 亚段内静脉。

（三）手术步骤

1. 在肺门后方切开纵隔胸膜。清除第 10 组淋巴结后分离、显露左肺动脉干。

2. 分离斜裂显露叶间动脉干。

3. 沿肺动脉向远端分离、显露 $A^{1+2}c$。

4. 分离 $A^{1+2}c$ 至足够长度，结扎切断 $A^{1+2}c$。

5. 牵拉提起 $A^{1+2}c$ 远侧残端，在其后上方分离与之伴行的支气管 $B^{1+2}c$，分离 $B^{1+2}c$ 至足够长度，结扎切断 $B^{1+2}c$。

6. 采用"改良膨胀萎陷法"确定段间交界面。膨肺至左上肺完全膨胀后单肺通气，等待 12 分钟后，可见结节正位于膨胀的 $S^{1+2}c$ 与萎陷的 $S^{1+2}b$ 段间交界面上。遂决定扩大切除邻近次亚段 $S^{1+2}bii$。

7. 沿 $A^{1+2}bi\beta+A^{1+2}bii$ 共干向远端分离、显露 $A^{1+2}bii$，分离 $A^{1+2}bii$ 至足够长度，结扎切断 $A^{1+2}bii$。

8. 牵拉提起 $A^{1+2}bii$ 远侧残端，在其后上方分离、显露与之伴行的支气管 $B^{1+2}bii$，分离 $B^{1+2}bii$ 至足够长度，结扎切断 $B^{1+2}bii$。

9. 再次采用"改良膨胀萎陷法"确定段间交界面。膨肺至左上肺完全膨胀后单肺通气，等待约 8 分钟，膨胀的 $S^{1+2}bii+S^{1+2}c$ 与萎陷的肺组织形成的界限即为段间交界面。

10. 牵拉提起支气管 $B^{1+2}bii$ 及 $B^{1+2}c$ 远侧残端，钝性、锐性交替沿膨胀萎陷交界面向深部分离。

11. 分离段间交界面至足够深度后，使用腔镜直线切割缝合器，裁剪 $S^{1+2}c$ 与 S^3a 之间前下方交界。

12. 采用"开门技术"裁剪 $S^{1+2}bii$ 与 $S^{1+2}bi$ 之间后上方交界。

13. 沿段间交界分离、显露 $S^{1+2}b$ 与 $S^{1+2}c$ 亚段间静脉 $V^{1+2}c$，分离 $V^{1+2}c$ 至足够长度后，结扎切断 $V^{1+2}c$。

14. 继续使用"开门技术"切开 $S^{1+2}c$ 与 S^3a 之间前外侧段间交界面。沿 $S^{1+2}bii$ 与 $S^{1+2}a$ 之间、$S^{1+2}bii$ 与 $S^{1+2}bi$ 之间段间交界面依次裁剪，完整切除 $S^{1+2}bii+S^{1+2}c$。移除标本。

15. 胸腔内注水，膨肺，观察支气管 $B^{1+2}bii$、$B^{1+2}c$ 残端及肺分离面有无漏气、余肺是否复张良好。

16. 解剖标本，判定切缘距离足够，标记后送术中快速病理检查。

17. 肺分离面有漏气时，根据情况采用不同的方式处理、覆盖创面。

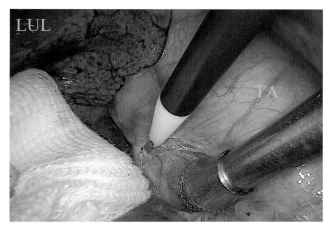

图 8-4-3-1 在肺门后方打开纵隔胸膜

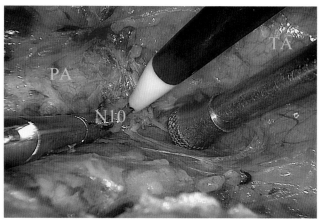

图 8-4-3-2 采样第 10 组淋巴结

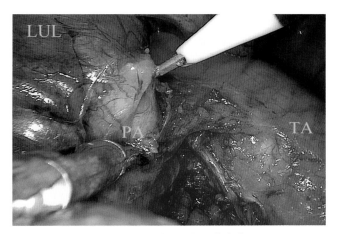

图 8-4-3-3 分离、显露左肺动脉干

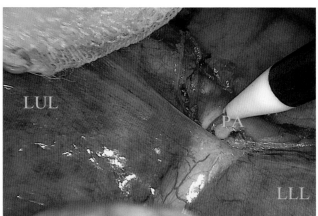

图 8-4-3-4 分离斜裂显露叶间动脉干

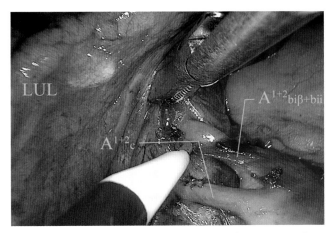

图 8-4-3-5 沿肺动脉向远端分离、显露 $A^{1+2}bi\beta+bii$、$A^{1+2}c$

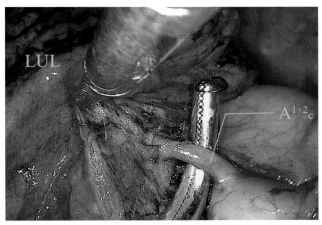

图 8-4-3-6 分离动脉 $A^{1+2}c$ 至足够长度

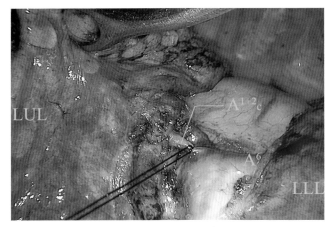

图 8-4-3-7　结扎 $A^{1+2}c$

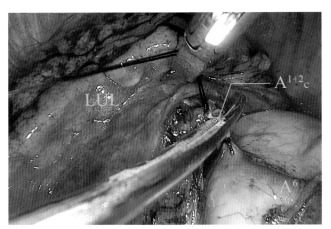

图 8-4-3-8　切断 $A^{1+2}c$

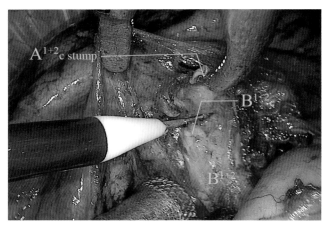

图 8-4-3-9　牵拉提起 $A^{1+2}c$ 远侧残端,在其后方
解剖与之伴行的支气管 $B^{1+2}c$

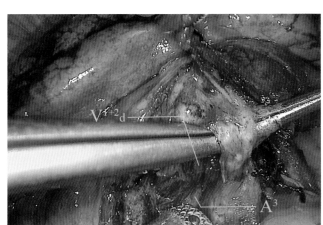

图 8-4-3-10　分离 $B^{1+2}c$ 至足够长度

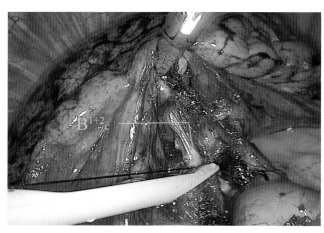

图 8-4-3-11　结扎 $B^{1+2}c$

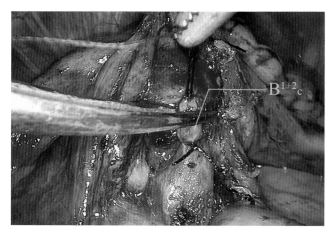

图 8-4-3-12　切断 $B^{1+2}c$

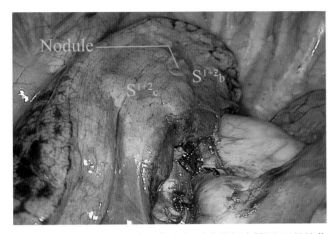

图 8-4-3-13　采用"改良膨胀萎陷法"确定段间交界面,可见结节位于膨胀的 $S^{1+2}c$ 与萎陷的 $S^{1+2}b$ 段间交界面上

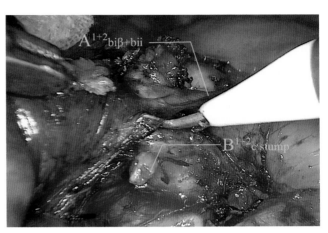

图 8-4-3-14　沿共干的 $A^{1+2}bi\beta$ 和 $A^{1+2}bii$ 向远端分离

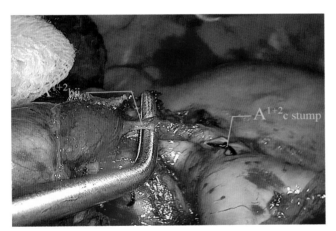

图 8-4-3-15　分离动脉 $A^{1+2}bii$ 至足够长度

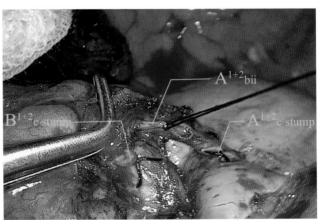

图 8-4-3-16　结扎 $A^{1+2}bii$

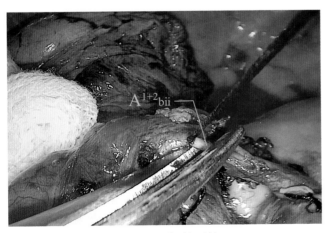

图 8-4-3-17　切断 $A^{1+2}bii$

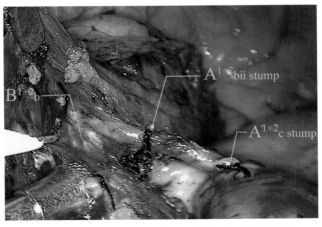

图 8-4-3-18　牵拉提起 $A^{1+2}bii$ 远侧残端,在其后上方分离、显露与之伴行的支气管 $B^{1+2}bii$

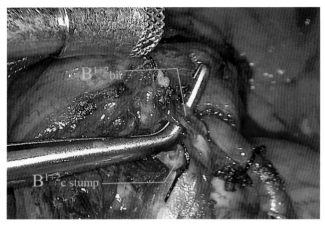

图 8-4-3-19　分离 B^{1+2}bii 至足够长度

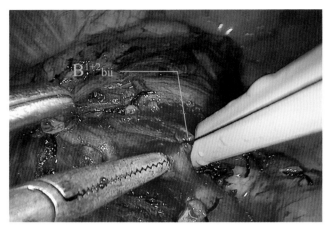

图 8-4-3-20　结扎 B^{1+2}bii

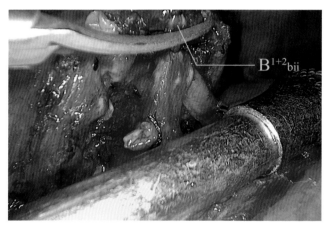

图 8-4-3-21　切断 B^{1+2}bii

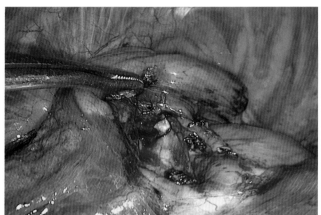

图 8-4-3-22　再次使用"改良膨胀萎陷法"确定段间交界

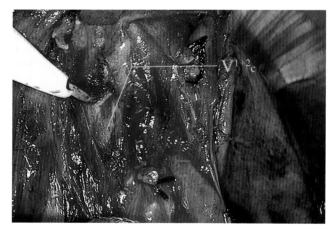

图 8-4-3-23　牵拉提起支气管 B^{1+2}bii 及 B^{1+2}c 远侧残端，
钝性、锐性交替沿膨胀萎陷交界面向深部分离

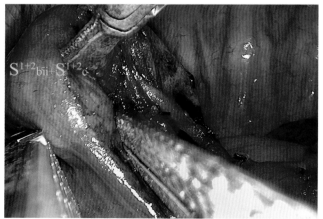

图 8-4-3-24　使用"开门技术"裁剪 S^{1+2}c 与
S^3a 之间的段间交界

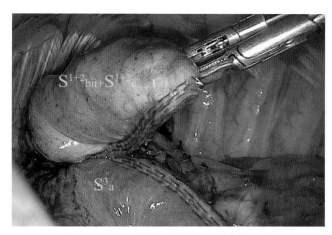

图 8-4-3-25　显示切开后的段间交界面

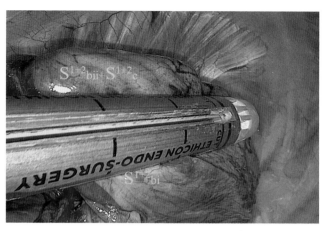

图 8-4-3-26　采用"开门技术"裁剪 $S^{1+2}bii$ 与 $S^{1+2}bi$ 之间后上方交界

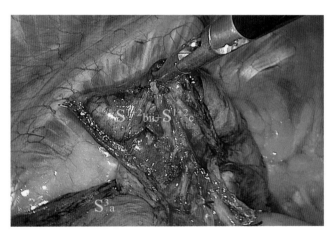

图 8-4-3-27　显示切开后的段间交界面

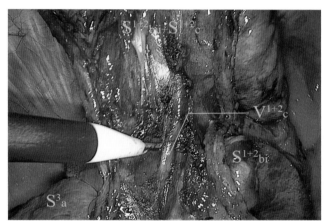

图 8-4-3-28　沿段间交界分离、显露 $S^{1+2}b$ 与 $S^{1+2}c$ 亚段间静脉 $V^{1+2}c$

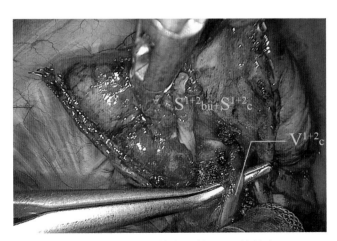

图 8-4-3-29　分离静脉 $V^{1+2}c$ 至足够长度

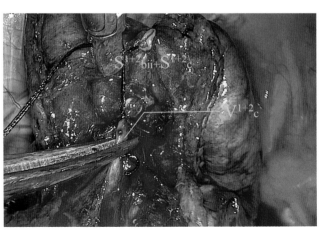

图 8-4-3-30　结扎切断 $V^{1+2}c$

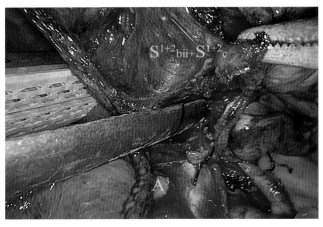

图 8-4-3-31 继续切开 $S^{1+2}c$ 与 S^3a 之间
前外侧段间交界面

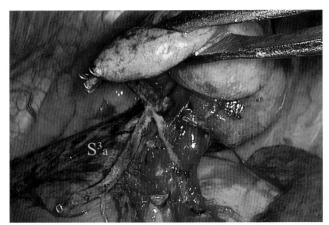

图 8-4-3-32 显示切开后的段间交界

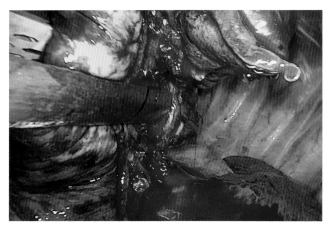

图 8-4-3-33 沿 $S^{1+2}bii$ 与 $S^{1+2}a$ 之间、$S^{1+2}bii$ 与
$S^{1+2}bi$ 之间段间交界面依次裁剪

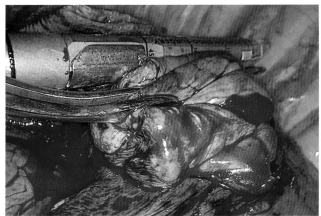

图 8-4-3-34 继续裁剪，完整切除靶段

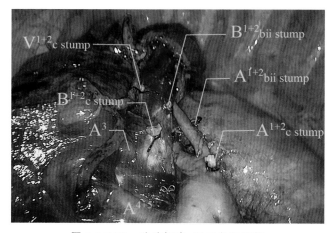

图 8-4-3-35 移除标本，显示段门结构

（四）本例特点

1. 本例患者结节位于次亚段 S^{1+2}bii 与亚段 S^{1+2}c 之间，首次膨胀萎陷后可见结节正位于 S^{1+2}bii 与 S^{1+2}c 之间交界上，行 S^{1+2}c 扩大切除当然可以，但在扩大切除时，为保证切缘，后上方切除区域内很可能会损伤 B^{1+2}b 主干。A^{1+2}bii 和 A^{1+2}biβ 共干且 A^{1+2}bii 发出较早，易于分离，遂决定进一步切除邻近次亚段 S^{1+2}bii，既可以保证足够切缘距离，也可以避免误损伤。

2. 本例患者术前 3D-CTBA 重建显示：A^{1+2}a＋A^{1+2}biα 共干从左肺动脉干发出，A^{1+2}biβ＋A^{1+2}bii 共干从左肺动脉干发出，动脉与相应支气管的分支模式并非完全一致，术中应对照 3D-CTBA 仔细辨识，避免误损伤。

第五节　联合三亚段切除术

左肺上叶尖后段外亚段＋前段外亚段＋上舌段外亚段（$LS^{1+2}c+S^3a+S^4a$）切除术＋左肺下叶切除术

（一）解剖特点

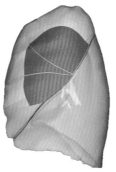
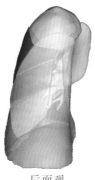

扫码可观看

三维模型动态图

肋面观　　　　　　　后面观

图 8-5-a　模式图

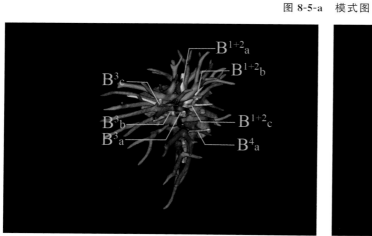

图 8-5-b　气管（B）

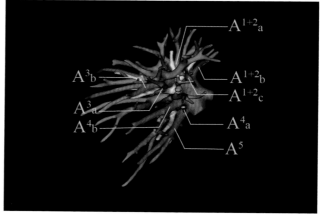

图 8-5-c　动脉（A）

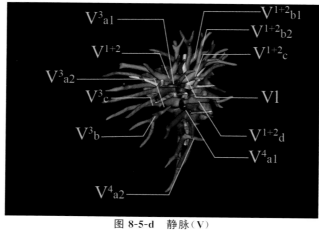

图 8-5-d　静脉（V）

1. 支气管：左肺上叶支气管分为 B^{1+2+3} 和 B^{4+5}。B^{1+2+3} 分 B^{1+2} 和 B^3，$B^{1+2}a$ 和 $B^{1+2}b$ 共干，$B^{1+2}c$ 单独发出，B^3a 单独发出，B^3b 和 B^3c 共干。B^4a 单独从 B^{4+5} 发出，B^4b 与 B^5 共干。

2. 动脉：$A^{1+2}a$ 单独从左肺动脉发出，$A^{1+2}b$ 和 $A^{1+2}c$ 共干。A^3a 单独从 A^3 发出，A^3b 和 A^3c 共干。从叶间动脉干发出 A^4b、A^4a、A^5，A^4a 和 A^5 共干。

3. 静脉：上肺静脉为半中心静脉型。V^{1+2} 在肺门顶部发出 $V^{1+2}a$，需注意的是 S^3c 段内静脉回流至 $V^{1+2}a$，V^{1+2} 在 $B^{1+2}a$ 后方发出 $V^{1+2}b1$，V^{1+2} 经 B^{1+2} 与 B^3 之间由前向后走行依次发出 V^3a1+Vl 和 $V^{1+2}b2+c$。V^3 在 B^3 下方由前向后依次发出 V^3c、V^3b+V^3a2 和 $V^{1+2}d$。V^{4+5} 自 V^3 下方发出。

（二）术前规划

1. 本例患者左侧有 2 处结节，主病灶位于左肺下叶，行左肺下叶切除。左上肺结节正对 $S^{1+2}c$、S^3a、S^4a 段间静脉 $V^{1+2}d$，拟行左肺上叶尖后段外亚段＋前段外亚段＋上舌段外亚段（$LS^{1+2}c+S^3a+S^4a$）切除术。

2. 需切断的解剖结构：动脉 $A^{1+2}c$、A^3a、A^4a，支气管 $B^{1+2}c$、B^3a、B^4a，静脉 $V^{1+2}d$。

3. 需注意保留的解剖结构：V^3a、$V^{1+2}c$。

（三）手术步骤

1. 在肺门后方切开纵隔胸膜，分离、显露左下肺静脉与左肺动脉主干。

2. 在斜裂中分离、显露叶间动脉干，切开斜裂后部。

3. 在肺门前方切开纵隔胸膜，分离、显露上、下肺静脉，沿上下肺静脉之间分离、显露下叶支气管。在肺动脉基底干、下叶支气管表面建立斜裂隧道，使用腔镜直线切割缝合器切开斜裂前部。

4. 沿叶间动脉干分离，显露叶间动脉干所属上、下肺各分支。

5. 分离动脉 A^6 与肺动脉基底干后，使用腔镜直线切割缝合器闭合切断下肺动脉。分别使用腔镜直线切割缝合器闭合切断下肺静脉与下叶支气管，完整切除左肺下叶，移除标本。

6. 沿叶间动脉干分离、显露动脉 A^4a+A^5 共干，继续分离动脉 A^4a，结扎切断 A^4a。

7. 沿叶间动脉干分离、显露动脉 $A^{1+2}c$，结扎切断 $A^{1+2}c$。

8. 牵拉提起动脉 $A^{1+2}c$ 远侧残端，分离与之伴行的支气管 $B^{1+2}c$，分离 $B^{1+2}c$ 至足够长度，结扎切断 $B^{1+2}c$。

9. 牵拉提起动脉 A^4a 远侧残端，在其深部分离支气管 B^4a，分离 B^4a 至足够长度，结扎切断 B^4a。

10. 在 A^4b 上方寻找、分离段间静脉 $V^{1+2}d$，分离至足够长度后，结扎切断 $V^{1+2}d$。

11. 牵拉提起 $V^{1+2}d$ 远侧残端，在其上方分离、显露支气管 B^3a，分离支气管 B^3a 至足够长度后，结扎切断 B^3a。

12. 牵拉提起 B^3a 远侧残端，在其上方分离与之伴行的动脉 A^3a，分离 A^3a 至足够长度后，结扎切断 A^3a。

13. 采用"改良膨胀萎陷法"确定段间交界面。膨肺至左上肺完全膨胀后单肺通气，等待约 10 分钟，膨胀的 $S^{1+2}c+S^3a+S^4a$ 与萎陷的肺组织形成的界限即为段间交界面。

14. 牵拉提起支气管 $B^{1+2}c$、B^3a、B^4a 远侧残端，沿段间交界面锐性向深部分离肺组织。分离至足够深度后，使用"开门技术"，沿段间交界面裁剪 $S^{1+2}b$ 与 $S^{1+2}c$ 之间交界。使用"开门技术"，沿段间交界面裁 S^4a 与 S^4b 之间交界。继续使用直线切割缝合器沿段间交界面裁剪前下方、后上方交界，完整切除靶段 $S^{1+2}c+S^3a+S^4a$。移除标本。

15. 解剖标本，判定切缘距离足够，标记后送术中快速病理检查。

16. 胸腔内注水，膨肺，观察支气管残端及肺分离面有无漏气、余肺是否复张良好。

17. 肺分离面有漏气时，根据情况采用不同的方式处理、覆盖创面。

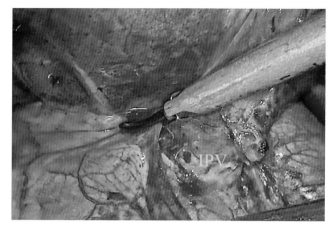

图 8-5-1　切开下肺韧带,显露下肺静脉

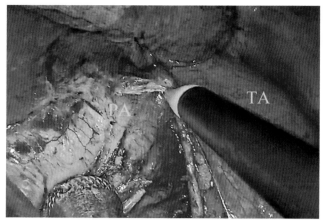

图 8-5-2　在肺门后方切开纵隔胸膜,解剖、显露
左下肺静脉及左肺动脉

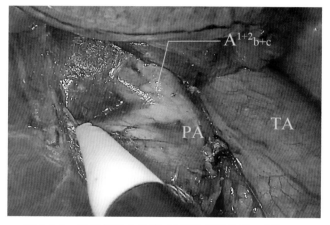

图 8-5-3　沿肺门后方分离,显露叶间动脉干、$A^{1+2}b+c$

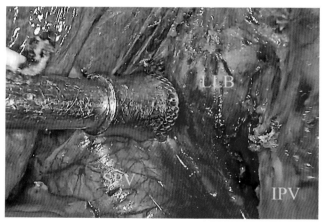

图 8-5-4　沿上下肺静脉之间分离、显露下叶支气管

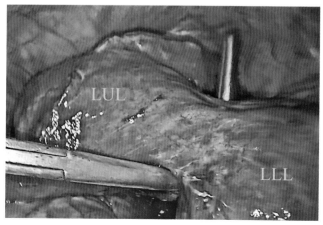

图 8-5-5　在肺动脉基底干表面建立斜裂隧道

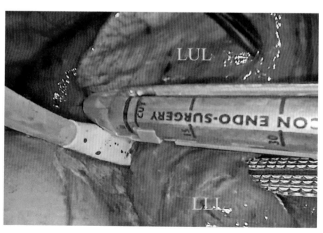

图 8-5-6　使用腔镜直线切割缝合器切开斜裂前部

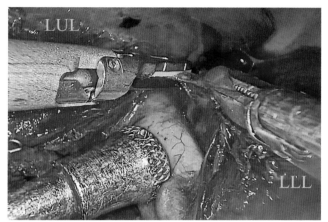

图 8-5-7　沿叶间肺动脉干分离

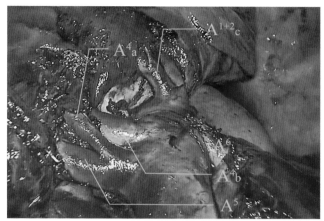

图 8-5-8　分离、显露叶间动脉干所属各分支

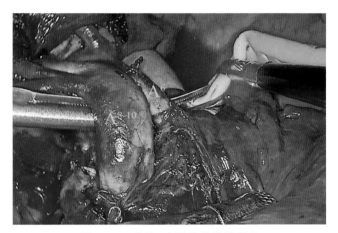

图 8-5-9　分离 A^6 及肺动脉基底干

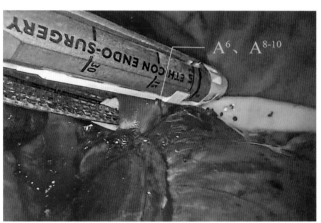

图 8-5-10　使用引导管引导腔镜直线切割缝合器通过下肺动脉

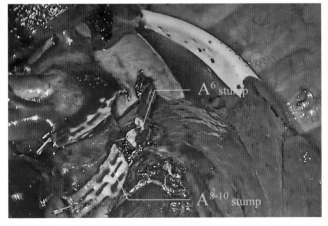

图 8-5-11　使用腔镜直线切割缝合器闭合
切断 A^6 与肺动脉基底干

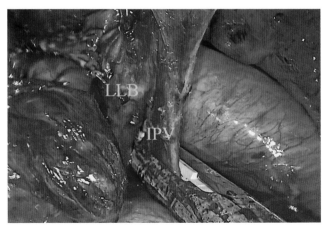

图 8-5-12　使用腔镜直线切割缝合器闭合切断下肺静脉

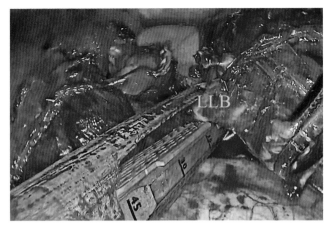

图 8-5-13　使用腔镜直线切割缝合器闭合切断下叶支气管

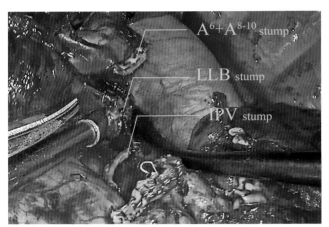

图 8-5-14　移除左肺下叶标本

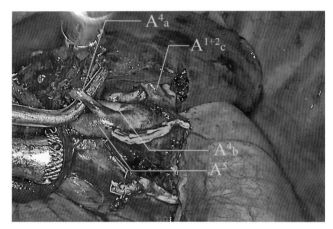

图 8-5-15　分离、显露动脉 A^4a

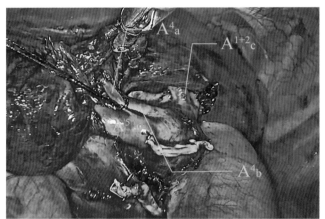

图 8-5-16　结扎 A^4a

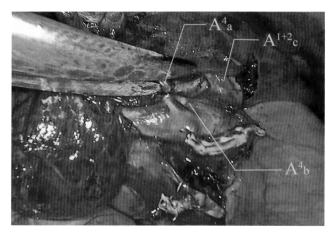

图 8-5-17　切断 A^4a

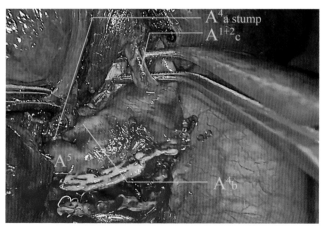

图 8-5-18　分离动脉 $A^{1+2}c$

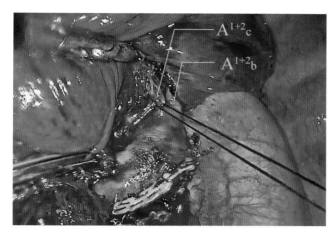

图 8-5-19　结扎 $A^{1+2}c$

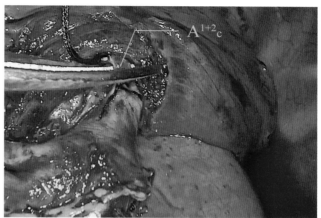

图 8-5-20　切断 $A^{1+2}c$

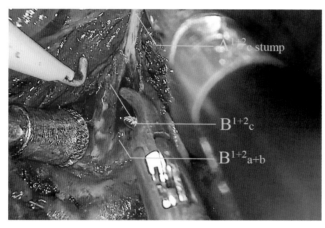

图 8-5-21　牵拉提起 $A^{1+2}c$ 远侧残端，
分离与之伴行的支气管 $B^{1+2}c$

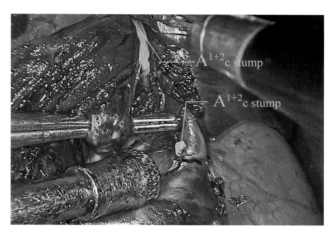

图 8-5-22　分离 $B^{1+2}c$ 至足够长度

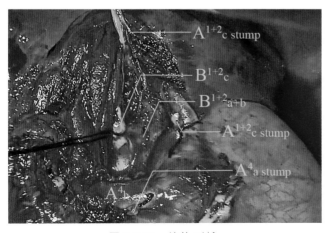

图 8-5-23　结扎 $B^{1+2}c$

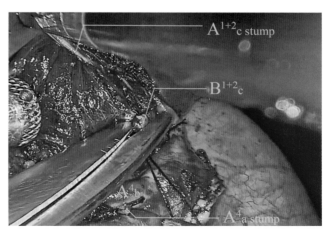

图 8-5-24　切断 $B^{1+2}c$

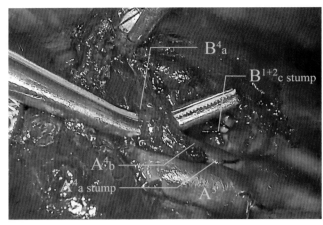

图 8-5-25　牵拉提起 A⁴a 远侧残端,在其深部分离支气管 B⁴a

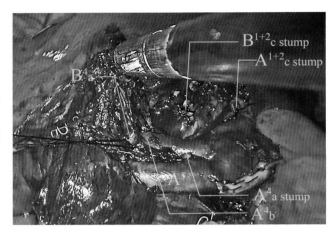

图 8-5-26　结扎 B⁴a

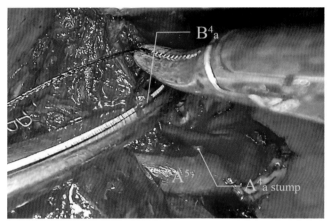

图 8-5-27　切断 B⁴a

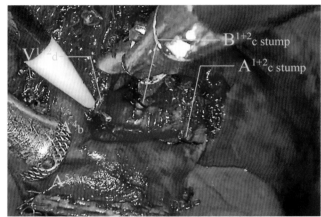

图 8-5-28　在 A⁴b 上方分离段间静脉 V¹⁺²d

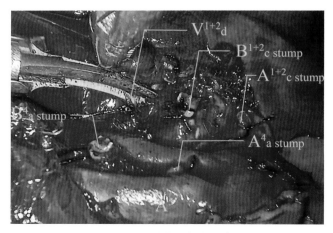

图 8-5-29　结扎后切断 V¹⁺²d

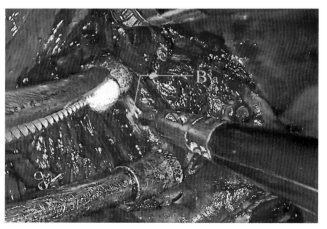

图 8-5-30　牵拉提起 V¹⁺²d 远侧残端,在其上方
分离、显露支气管 B³a

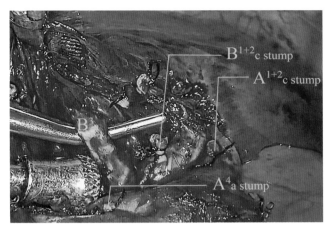

图 8-5-31　分离支气管 B³a 至足够长度

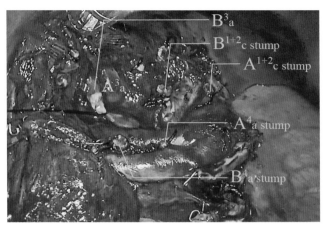

图 8-5-32　结扎 B³a

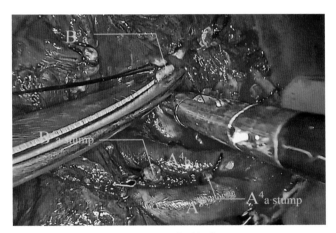

图 8-5-33　切断 B³a

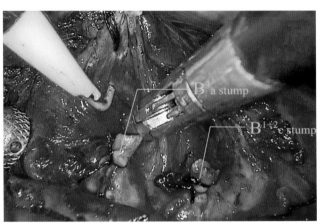

图 8-5-34　牵拉提起 B³a 远侧残端，在其深部分离

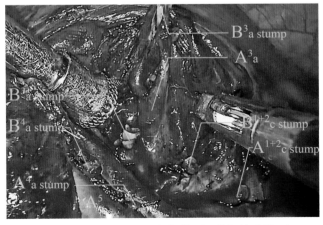

图 8-5-35　分离、显露与支气管 B³a 伴行的动脉 A³a

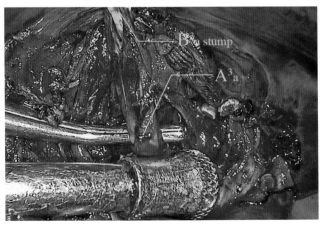

图 8-5-36　分离动脉 A³a 至足够长度

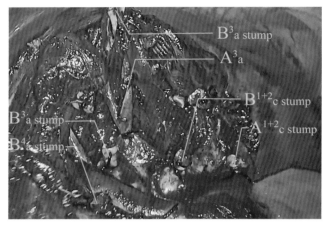

图 8-5-37　结扎 A³a

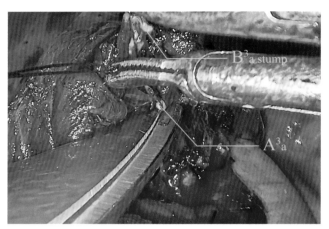

图 8-5-38　切断 A³a

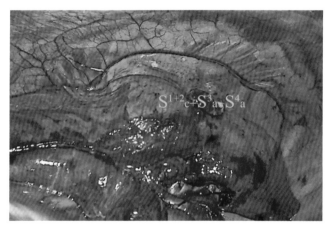

图 8-5-39　采用"改良膨胀萎陷法"确定段间交界面

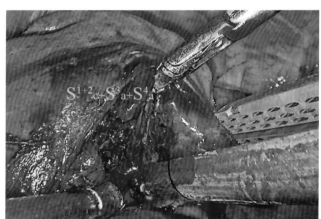

图 8-5-40　使用"开门技术",沿段间交界面
裁剪 S¹⁺²b 与 S¹⁺²c 之间交界

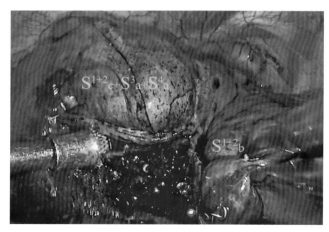

图 8-5-41　显示切开后的段间交界

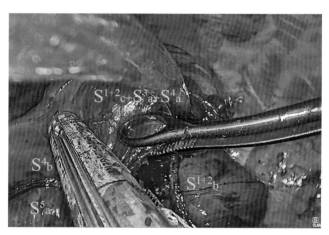

图 8-5-42　使用"开门技术",沿段间交界面
裁剪 S⁴a 与 S⁵a、S⁴b 之间交界

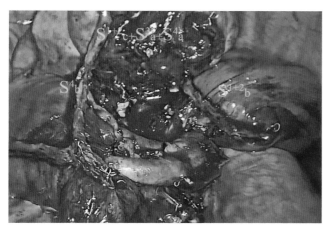

图 8-5-43 显示切开后的段间交界

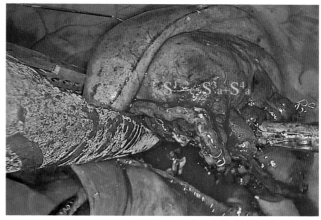

图 8-5-44 使用直线切割缝合器沿段间交界面裁剪前下方交界

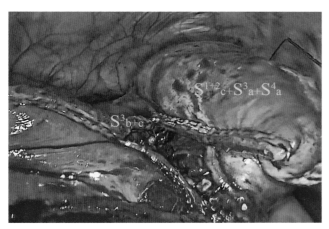

图 8-5-45 显示切开后的段间交界

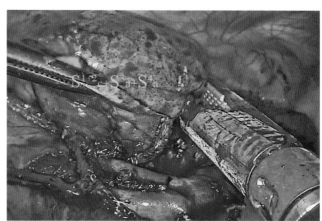

图 8-5-46 继续使用"开门技术",沿段间交界面裁剪后上方交界

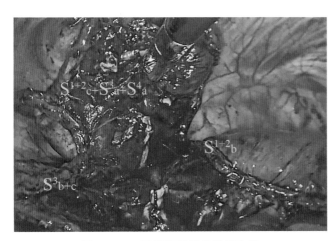

图 8-5-47 显示切开后的段间交界

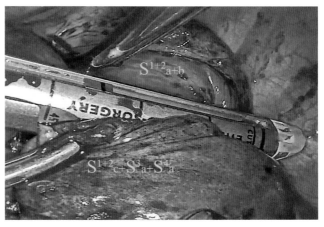

图 8-5-48 继续使用直线切割缝合器沿段间交界面
裁剪,完整切除靶段

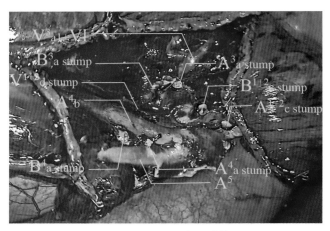

图 8-5-49　显示段门结构

（四）本例特点

1. 本例患者左侧有两处结节：主病灶位于左肺下叶，行左肺下叶切除；左上肺结节正对段间静脉 $V^{1+2}d$，位于 $S^{1+2}c$、S^3a 及 S^4a 三亚段之间，行 $LS^{1+2}c+S^3a+S^4a$ 切除术。

2. 由于需要行左肺下叶切除及 $LS^{1+2}c+S^3a+S^4a$ 切除，手术顺序上要考虑肺叶切除对叶间动脉干及上叶分支的显露及其对后续肺段切除的影响。先沿着叶间动脉干尽量分离、显露出靶段动脉分支，之后再行肺叶切除。如果先行左肺下叶切除后再显露、分离叶间动脉干及上叶分支，由于失去了下叶的牵引作用，暴露相对困难。

第九章　全胸腔镜右肺下叶亚段切除术

第一节　单亚段切除术

一、右肺下叶前基底段外亚段（RS⁸a）扩大切除术

（一）解剖特点

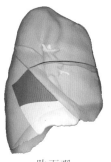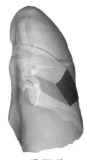

三维模型动态图

肋面观　　　　　　后面观

图 9-1-1-a　模式图

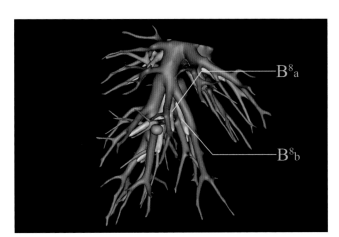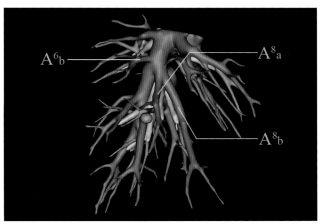

图 9-1-1-b　支气管（B）　　　　　　　图 9-1-1-c　动脉（A）

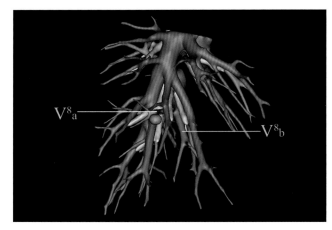

图 9-1-1-d　静脉（V）

1. 支气管：支气管分为 B^6 和 B^{8+9+10}；后者分为 B^8 和 B^{9+10}；B^8 分为 B^8a 和 B^8b。

2. 动脉：A^6b 独立发自 A^{8+9+10}；后者分为 A^8 和 A^{9+10}；A^8 分为 A^8a 和 A^8b。

3. 静脉：肺静脉分为 V^6 和 V^{8+9+10}，后者分为 V^{8+9} 和 V^{10}；V^8 分为 V^8a 和 V^8b，V^8a 为 S^8a 与 S^8b、S^9a 之间的亚段间静脉。

（二）术前规划

1. 患者结节位于 S^8a，但邻近亚段间静脉 V^8a。拟行右肺下叶前基底段外亚段（RS^8a）扩大切除术。

2. 需切断的靶段解剖结构：动脉 A^8a、支气管 B^8a、亚段间静脉 V^8a。

（三）手术步骤

1. 切断下肺韧带，采样第 9 组淋巴结。

2. 解剖分离斜裂，显露叶间肺动脉干，采样第 11 组淋巴结。

3. 沿着叶间肺动脉干向远端分离，显露动脉 A^8a 的细小分支，超声刀切断。继续沿动脉 A^8 向远端分离，游离至足够长度后结扎切断。

4. 提起动脉 A^8a 远侧残端，向深部分离，显露支气管 B^8a。分离支气管 B^8a 至足够长度后，结扎切断。

5. 采用"改良膨胀萎陷法"确定亚段间交界面。膨肺至右下肺完全膨胀后单肺通气，等待约 15 分钟，膨胀的 S^8a 与萎陷的肺组织之间形成的界限即为亚段间交界面。

6. 提起动脉 A^8a 及支气管 B^8a 远侧残端，分离、显露亚段间静脉 V^8a，结扎切断。

7. 使用电凝钩沿膨胀萎陷交界面锐性分离肺组织。使用腔镜直线切割缝合器，采用适形裁剪技术分割亚段间交界面。使用"开门技术"，沿膨胀萎陷交界面切开肺组织，向 S^9a 方向扩大切除 S^8a，移除标本。采样第 7 组淋巴结。

8. 解剖标本，沿静脉 V^8a 向远端寻找结节，测量结节大小及切缘距离，标记后送病理检查。

9. 胸腔内注水，膨肺，观察支气管 B^8a 残端及肺分离面无明显漏气、余肺是否复张良好。

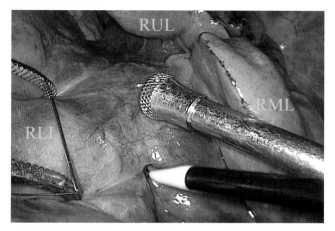

图 9-1-1-1　分离斜裂

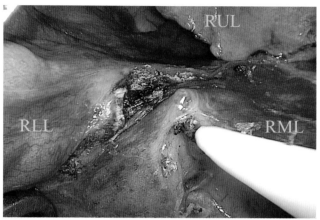

图 9-1-1-2　解剖显露叶间肺动脉干

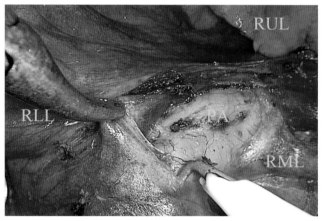

图 9-1-1-3　沿叶间肺动脉干向远端分离

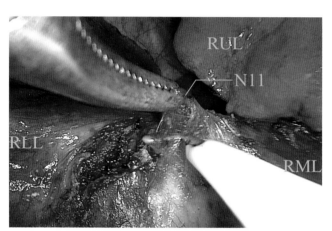

图 9-1-1-4　采样第 11 组淋巴结

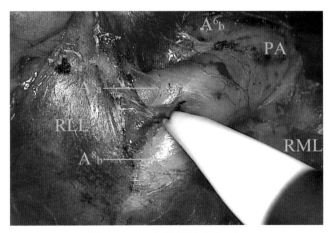

图 9-1-1-5　分离显露动脉 A^8a

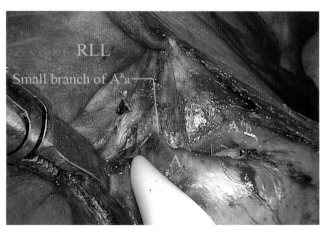

图 9-1-1-6　游离动脉 A^8a 细小分支

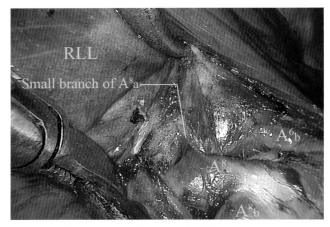

图 9-1-1-7　显露动脉 A⁸a 及其细小分支

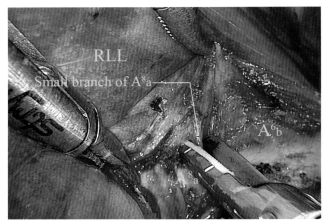

图 9-1-1-8　超声刀离断动脉 A⁸a 细小分支，以利于
游离动脉 A⁸a 至足够长度

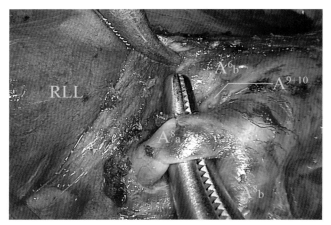

图 9-1-1-9　游离动脉 A⁸a

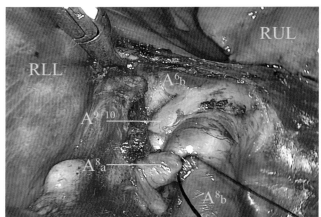

图 9-1-1-10　结扎动脉 A⁸a

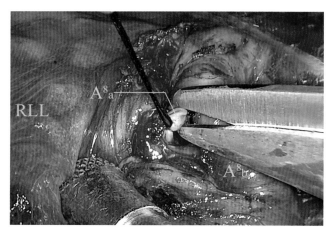

图 9-1-1-11　结扎后切断动脉 A⁸a

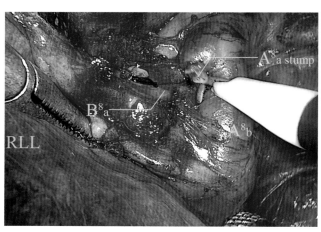

图 9-1-1-12　提起周围肺组织，显露支气管 B⁸a

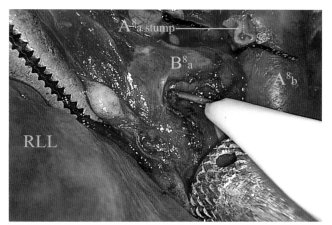

图 9-1-1-13　解剖支气管 B^8a

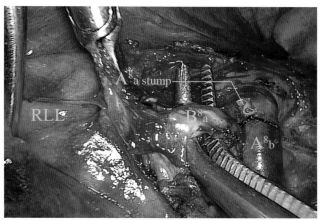

图 9-1-1-14　游离支气管 B^8a

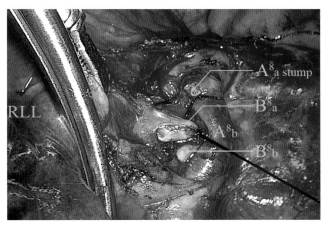

图 9-1-1-15　结扎支气管 B^8a

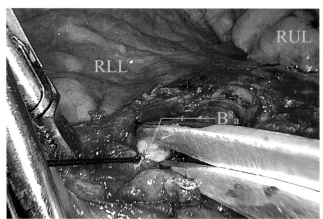

图 9-1-1-16　结扎后切断支气管 B^8a

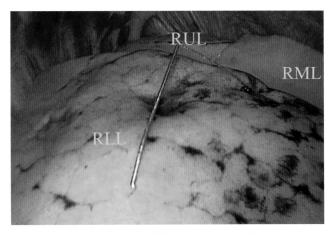

图 9-1-1-17　采用"改良膨胀萎陷法"确定亚段间交界面

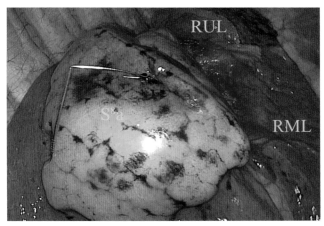

图 9-1-1-18　膨胀的 S^8a 与萎陷的肺组织之间
形成清晰的亚段间交界面

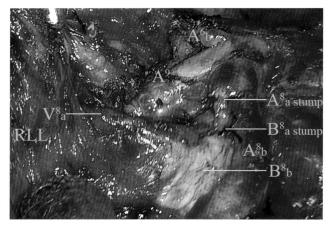

图 9-1-1-19　提起 B^{8}a 远侧残端及周围肺组织，
显露静脉 V^{8}a

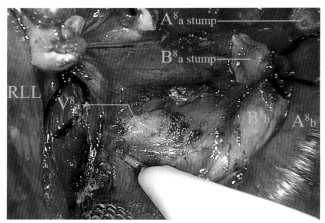

图 9-1-1-20　分离静脉 V^{8}a

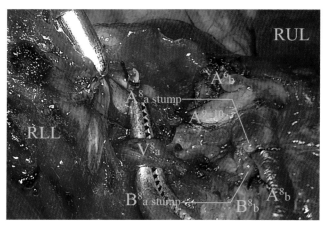

图 9-1-1-21　游离静脉 V^{8}a

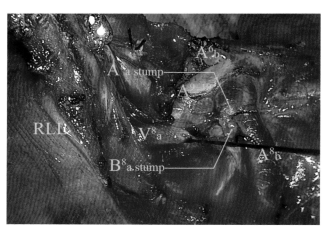

图 9-1-1-22　结扎静脉 V^{8}a

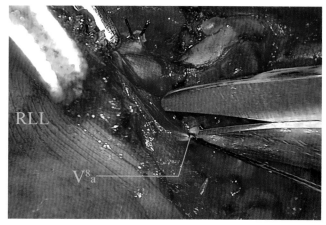

图 9-1-1-23　结扎后切断静脉 V^{8}a

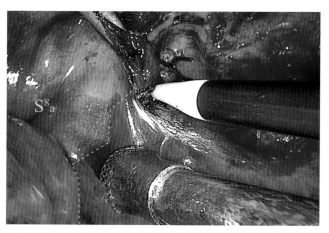

图 9-1-1-24　电凝钩沿膨胀萎陷交界面进行适当锐性分离

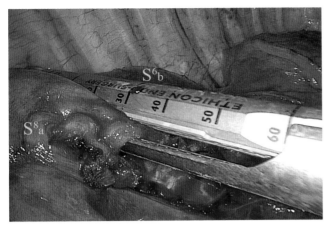

图 9-1-1-25 使用"开门技术",沿膨胀萎陷交界面
切开 S^6b 与 S^8a 亚段间交界面

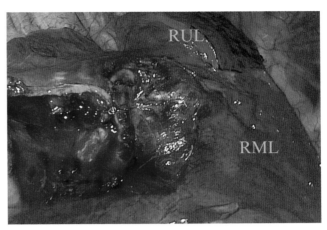

图 9-1-1-26 显示切开后的亚段间交界面

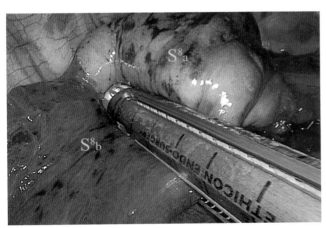

图 9-1-1-27 使用"开门技术",沿膨胀萎陷交界面
切开 S^8a 与 S^8b 交界面

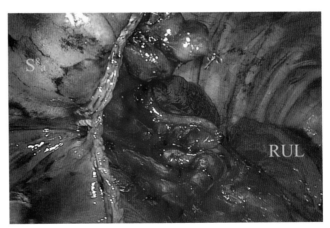

图 9-1-1-28 显示切开后的亚段间交界面

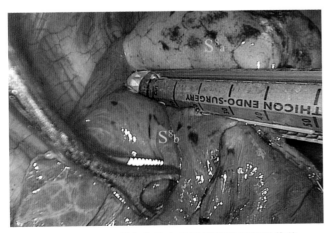

图 9-1-1-29 沿膨胀萎陷交界面继续进行适形裁剪

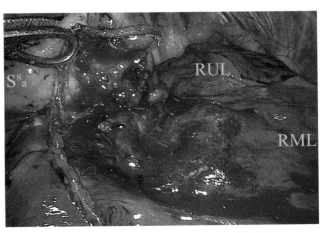

图 9-1-1-30 显示切开后的亚段间交界面

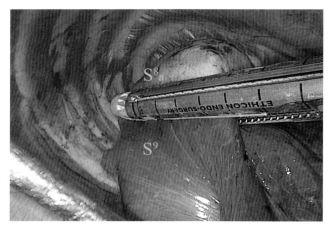

图 9-1-1-31　沿膨胀萎陷交界面继续进行适形裁剪

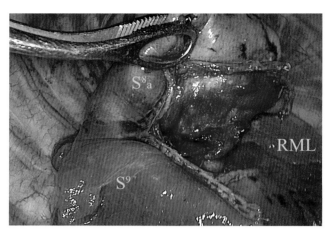

图 9-1-1-32　显示切开后的亚段间交界面

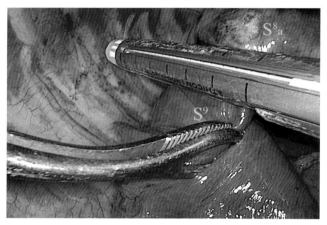

图 9-1-1-33　沿膨胀萎陷交界面继续进行适形裁剪

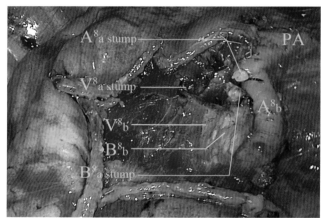

图 9-1-1-34　移除标本后显示段门结构

（四）本例特点

1. 患者结节位于 S^8a，但邻近亚段间静脉 V^8a，如仅行 S^8a 单亚段切除可能导致切缘不足，而在切断亚段间静脉 V^8a 的基础上行 S^8a 扩大切除术，可以保证足够的切缘。

2. 本例患者术前规划拟行 S^8a 扩大切除术，需要切断邻近结节的静脉 V^8a。由于静脉 V^8a 为 S^8a 与 S^8b、S^9a 之间的亚段间静脉，如在膨胀萎陷前切断，将影响 S^8a 与 S^8b、S^9a 亚段间交界面的形成，造成亚段间交界面的偏移，对扩大切缘距离的判断不准确，故术中采用先膨胀萎陷形成亚段间交界面后再切断亚段间静脉 V^8a 的策略。

二、右肺下叶后基底段后亚段（RS¹⁰a）扩大切除术

（一）解剖特点

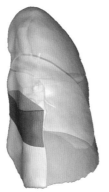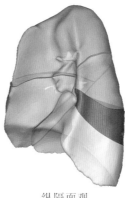

后面观　　　　　　　　纵隔面观

图 9-1-2-a　模式图

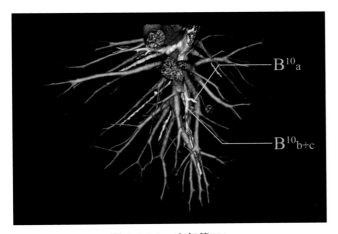

图 9-1-2-b　支气管（B）

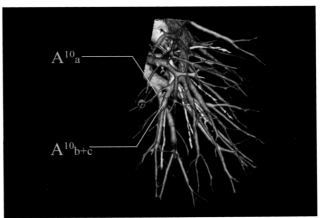

图 9-1-2-c　动脉（A）

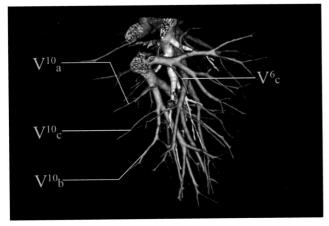

图 9-1-2-d　静脉（V）

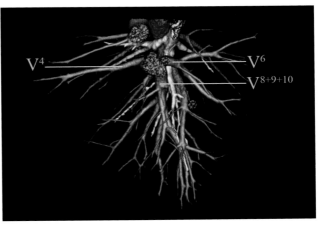

图 9-1-2-e　静脉（V）

1. 支气管：支气管分为 B^6 和 B^{7-10}；后者分为 B^7、B^8 和 B^{9+10}；B^{10} 分为 $B^{10}a$ 和 $B^{10}b+c$。

2. 动脉：肺动脉分为 A^6 和 A^{7-10}；后者分为 A^{7+8} 和 A^{9+10}；A^{10} 分为 $A^{10}a$ 和 $A^{10}b+c$。

3. 静脉：肺静脉分为 V^6 和 V^{8+9+10}；后者分为 V^8 和 V^{9+10}；V^6c 为 S^6c 与 $S^{10}a$ 之间的亚段间静脉；$V^{10}a$ 为 $S^{10}a$ 和 $S^{10}c$ 之间的亚段间静脉。V^4 回流至 V^6。

（二）术前规划

1. 患者结节位于 $S^{10}a$，由于 $S^{10}a$ 主要解剖结构动脉 $A^{10}a$、支气管 $B^{10}a$ 距离叶间裂及后纵隔距离较远，直接分离困难，拟采用经下肺静脉径路的方法行右肺下叶后基底段后亚段（$RS^{10}a$）扩大切除术。

2. 需切断的靶段解剖结构：动脉 $A^{10}a$，支气管 $B^{10}a$；由于手术入路需要，切断静脉 $V^{10}a$。

（三）手术步骤

1. 切断下肺韧带，采样第 9 组淋巴结。

2. 切开后纵隔胸膜，沿下肺静脉向远端分离，显露静脉 V^6 及基底段静脉。沿基底段静脉继续向远端分离，解剖分离出静脉 $V^{10}a$，结扎后切断。

3. 沿静脉 V^6 及基底段静脉向上充分分离，在两者间游离显露支气管 $B^{10}a$。分离支气管 $B^{10}a$，使用腔镜直线切割缝合器闭合切断支气管 $B^{10}a$。

4. 提起支气管 $B^{10}a$ 远侧残端，在其深面分离，显露动脉 $A^{10}a$，结扎后切断。

5. 采用"改良膨胀萎陷法"确定亚段间交界面。膨肺至右下肺完全膨胀后单肺通气，等待 15 分钟后，膨胀的 $S^{10}a$ 与萎陷的肺组织之间形成的界限即为亚段间交界面。

6. 使用腔镜直线切割缝合器适形裁剪技术分割亚段间交界面，沿膨胀萎陷交界面切开肺组织，切除靶段肺组织，移除标本。采样第 7 组淋巴结。

7. 胸腔内注水，膨肺，观察支气管 $B^{10}a$ 残端及肺分离面有无漏气、余肺是否复张良好。

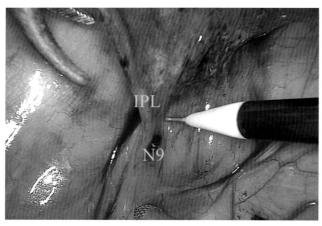

图 9-1-2-1　电凝钩分离下肺韧带

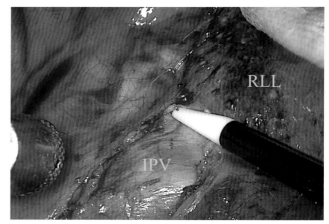

图 9-1-2-2　沿后纵隔向上分离后纵隔胸膜

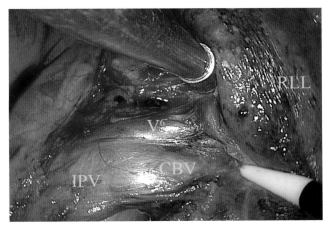

图 9-1-2-3　分离辨认静脉 V^6 及基底干静脉

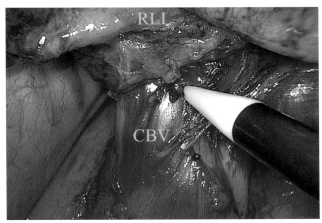

图 9-1-2-4　继续沿下肺静脉向远端分离

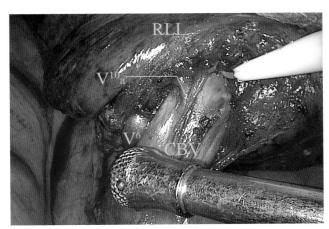

图 9-1-2-5　分离、显露静脉 $V^{10}a$

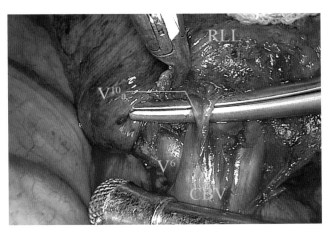

图 9-1-2-6　游离静脉 $V^{10}a$

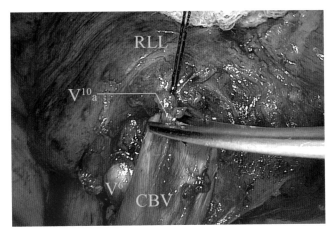

图 9-1-2-7　结扎后切断静脉 $V^{10}a$

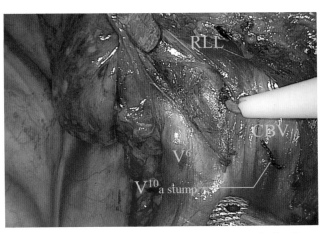

图 9-1-2-8　在静脉 V^6 与基底干静脉间分离支气管 $B^{10}a$

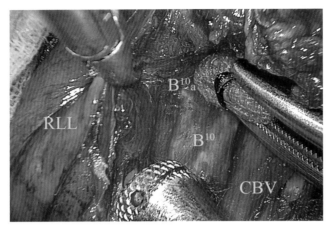

图 9-1-2-9　用"花生米"向上钝性分离支气管 B^{10} a 及其分支

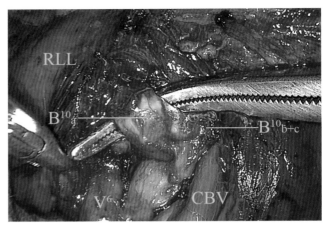

图 9-1-2-10　显露支气管 B^{10} a

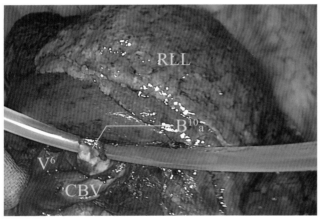

图 9-1-2-11　使用腔镜直线切割缝合器引导管
通过 B^{10} a 支气管后方

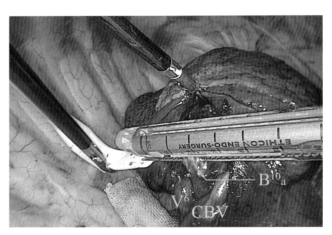

图 9-1-2-12　使用腔镜直线切割缝合器
闭合切断支气管 B^{10} a

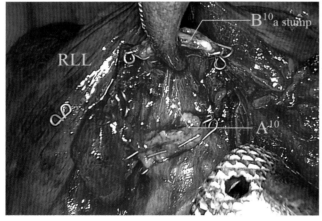

图 9-1-2-13　提起牵拉支气管 B^{10} a 远侧残端,
显露动脉 A^{10} 及其分支

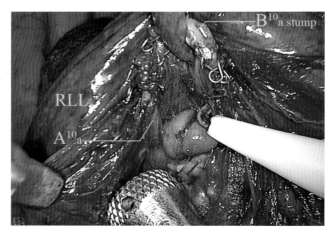

图 9-1-2-14　分离动脉 A^{10} a

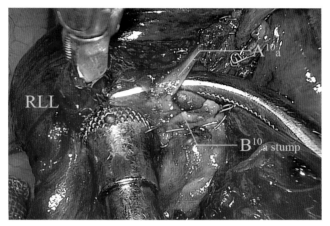

图 9-1-2-15　游离动脉 $A^{10}a$

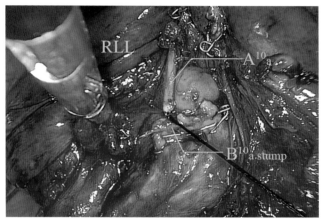

图 9-1-2-16　结扎动脉 $A^{10}a$

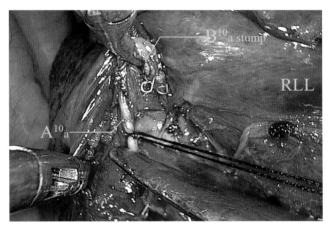

图 9-1-2-17　结扎后切断动脉 $A^{10}a$

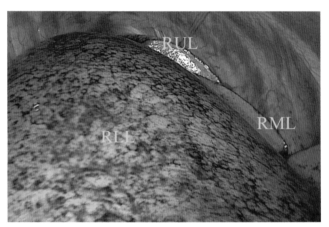

图 9-1-2-18　采用改良膨胀萎陷法确定亚段间交界面

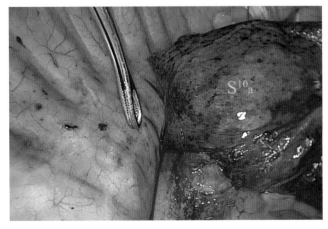

图 9-1-2-19　膨胀的 $S^{10}a$ 与萎陷的肺组织之间
形成清晰的亚段间交界面

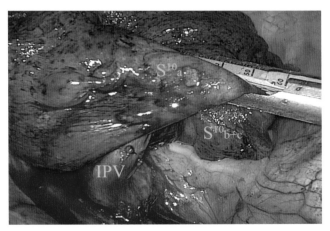

图 9-1-2-20　沿膨胀萎陷交界面进行适形裁剪

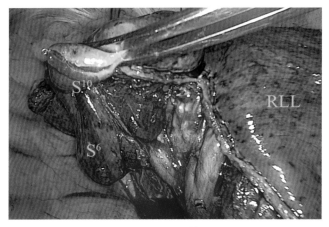

图 9-1-2-21　显示切开后的亚段间交界面

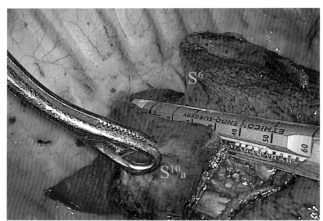

图 9-1-2-22　沿膨胀萎陷交界面继续进行适形裁剪

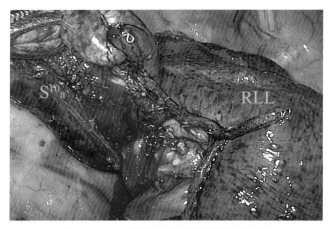

图 9-1-2-23　显示切开后的亚段间交界面

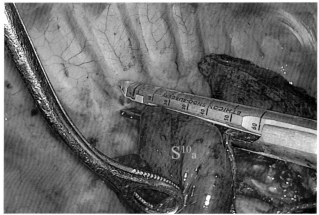

图 9-1-2-24　沿膨胀萎陷交界面继续进行适形裁剪

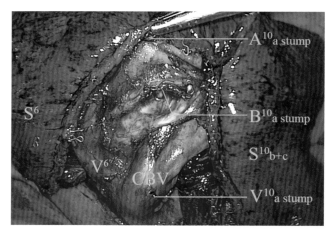

图 9-1-2-25　移除标本后显露段门结构

（四）本例特点

1. 本例患者结节位于 $S^{10}a$ 内,行 $S^{10}a$ 切除术即可保证足够切缘。由于 $S^{10}a$ 主要解剖结构如动脉 $A^{10}a$、支气管 $B^{10}a$ 距离叶间裂及后纵隔距离较远,直接分离困难,拟采用经下肺静脉径路向上解剖的方法进行手术。由于静脉 $V^{10}a$ 位于解剖径路中,为暴露 $B^{10}a$ 和 $A^{10}a$ 必须先切断静脉 $V^{10}a$。

2. 本例中 S^{10} 段内及与周围段间关系极为复杂,基于三维重建的术前规划尤为重要,采用自下肺静脉由下而上逐步推进的方式,利用上段静脉与基底段静脉间的分叉部位进行充分游离,显露出支气管 $B^{10}a$ 及动脉 $A^{10}a$ 进行离断,简化了手术方式。

第二节　联合亚段切除术

一、右肺下叶上段外亚段＋前基底段外亚段（RS⁶b＋S⁸a）切除术

（一）解剖特点

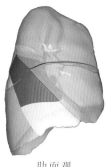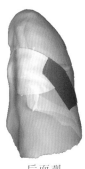

扫码可观看

三维模型动态图

　　　　肋面观　　　　　　　后面观

图 9-2-1-a　模式图

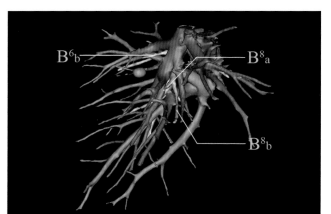

图 9-2-1-b　支气管（B）

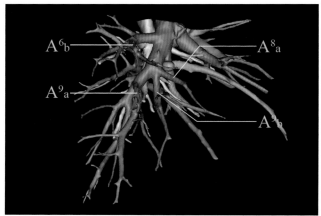

图 9-2-1-c　动脉（A）

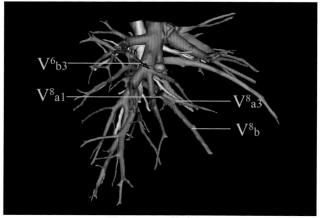

图 9-2-1-d　静脉（V）

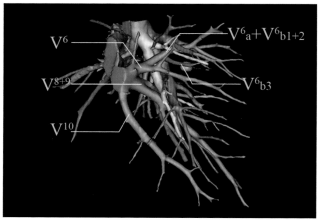

图 9-2-1-e　静脉（V）

1. 支气管：支气管分为 B^6 和 B^{7-10}；B^6 分为 B^6a+c 和 B^6b；B^{7-10} 分为 B^{7+8} 和 B^{9+10}，前者分为 B^8a 和 B^7+B^8b。

2. 动脉：肺动脉分为 A^6 和 A^{7-10}；A^6 分为 A^6a+c 和 A^6b；A^{7-10} 分为 A^7+A^8b、A^8a+A^9b 和 A^9a+A^{10}。

3. 静脉：肺静脉分为 V^6、V^{8+9} 和 V^{10}；V^6b3 为 S^6b 和 S^8a 之间的亚段间静脉。

（二）术前规划

1. 患者结节位于 S^6b 与 S^8a 两亚段间，邻近 S^6b 与 S^8a 之间亚段间静脉 V^6b3，拟行右肺下叶上段外亚段＋前基底段外亚段（RS^6b+S^8a）切除术。

2. 需切断的靶段解剖结构：动脉 A^6b、A^8a，支气管 B^6b、B^8a，亚段间静脉 V^6b3。

（三）手术步骤

1. 解剖分离斜裂，游离叶间肺动脉干。

2. 沿叶间肺动脉干向远端分离，显露动脉 A^6b 细小分支，近端结扎后超声刀切断。采样第 12 组淋巴结。继续沿基底段动脉向远端游离，显露动脉 A^8a，分离至足够长度后，结扎切断。

3. 提起动脉 A^8a 远侧残端，在其深面分离，显露支气管 B^8a，游离支气管 B^8a 至足够长度后，使用腔镜直线切割缝合器闭合切断。

4. 提起动脉 A^8a 及支气管 B^8a 远侧残端，向深部分离，显露亚段间静脉 V^6b3，结扎后切断。

5. 沿动脉 A^6 向远端游离，显露动脉 A^6b，分离至足够长度后结扎切断。

6. 提起动脉 A^6b 远侧残端，显露与其伴行的支气管 B^6b，分离支气管 B^6b 后，使用腔镜直线切割缝合器闭合切断。

7. 采用"改良膨胀萎陷法"确定亚段间交界面。膨肺至右下肺完全膨胀后单肺通气，等待约 15 分钟，膨胀的 S^6b+S^8a 与萎陷的肺组织之间形成的界限即为亚段间交界面。

8. 沿亚段间交界面适当锐性分离肺组织后，使用腔镜直线切割缝合器适形裁剪技术分割亚段间交界面。使用"开门技术"，沿膨胀萎陷交界面切开肺组织，切除靶段 S^6b+S^8a，移除标本。采样第 7 组淋巴结。

9. 解剖标本，沿亚段间静脉 V^6b3 向远端寻找结节，观察切缘是否足够，标记后送病理检查。

10. 胸腔内注水，膨肺，观察支气管 B^6b、B^8a 残端及肺分离面有无漏气、余肺是否复张良好。

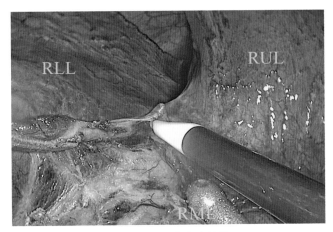

图 9-2-1-1　分离叶间裂

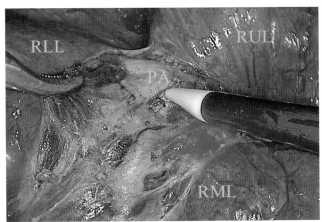

图 9-2-1-2　游离叶间肺动脉干

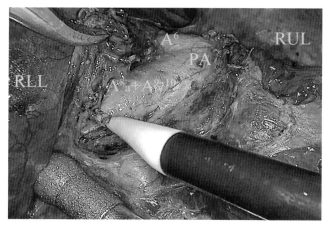

图 9-2-1-3　沿动脉 $A^8a + A^{9+10}$ 向远端分离

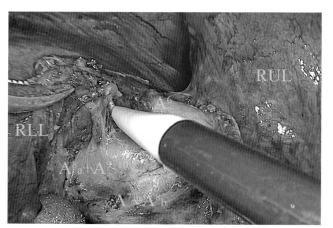

图 9-2-1-4　游离动脉 A^6b 细小分支

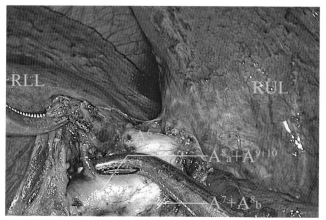

图 9-2-1-5　显露动脉 A^6b 细小分支

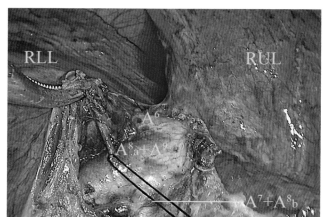

图 9-2-1-6　结扎动脉 A^6b 细小分支

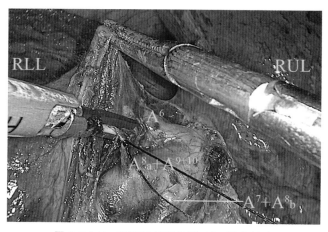

图 9-2-1-7　超声刀切断动脉 A^6b 细小分支

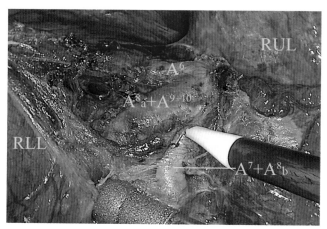

图 9-2-1-8　沿基底段动脉向远端分离

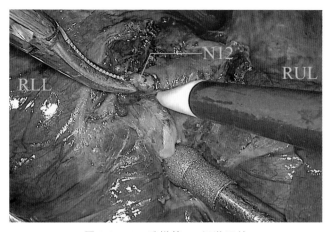

图 9-2-1-9 采样第 12 组淋巴结

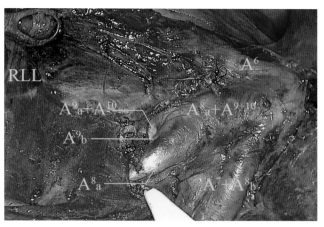

图 9-2-1-10 向远端继续分离、显露动脉 A^8a

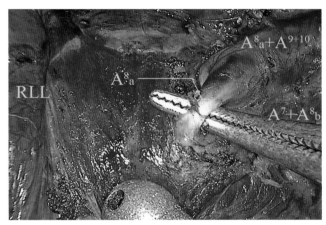

图 9-2-1-11 显露动脉 A^8a

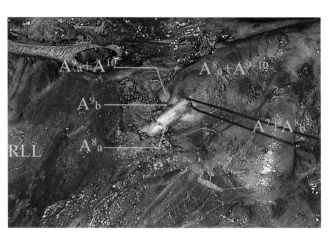

图 9-2-1-12 结扎动脉 A^8a

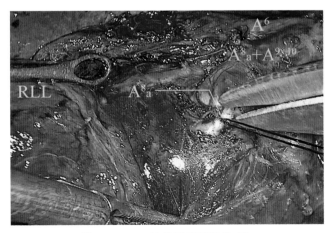

图 9-2-1-13 结扎后切断动脉 A^8a

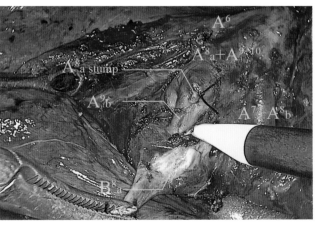

图 9-2-1-14 提起动脉 A^8a 远侧残端,分离支气管 B^8a

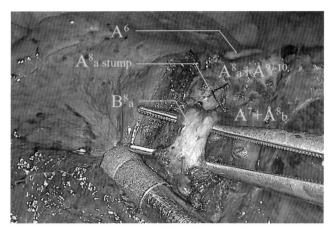

图 9-2-1-15 显露支气管 B⁸a

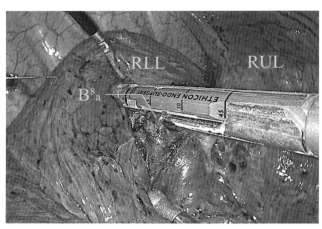

图 9-2-1-16 腔镜直线切割缝合器闭合切断支气管 B⁸a

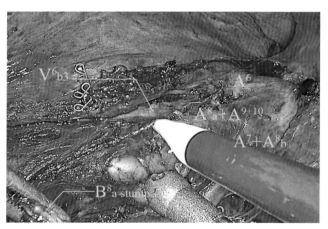

图 9-2-1-17 提起支气管 B⁸a 远侧残端,分离静脉 V⁶b3

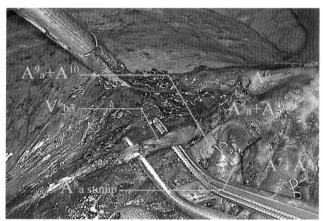

图 9-2-1-18 显露静脉 V⁶b3

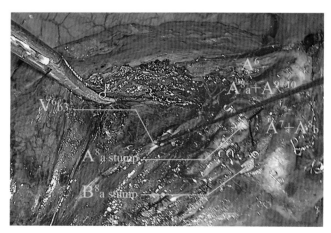

图 9-2-1-19 结扎静脉 V⁶b3

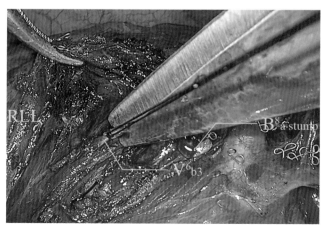

图 9-2-1-20 结扎后切断静脉 V⁶b3

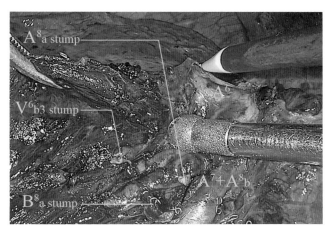

图 9-2-1-21 沿动脉 A⁶ 向远端分离

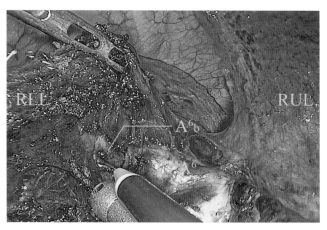

图 9-2-1-22 分离动脉 A⁶b

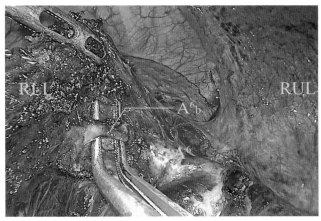

图 9-2-1-23 显露动脉 A⁶b

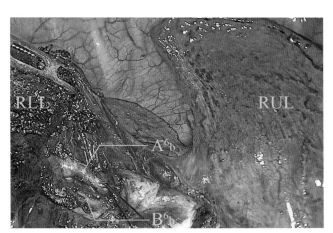

图 9-2-1-24 结扎动脉 A⁶b

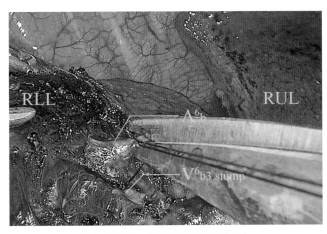

图 9-2-1-25 结扎后切断动脉 A⁶b

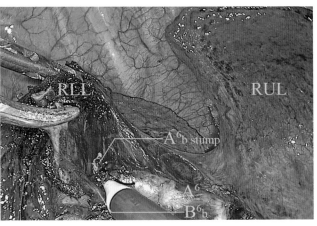

图 9-2-1-26 提起动脉 A⁶b 远侧残端,分离支气管 B⁶b

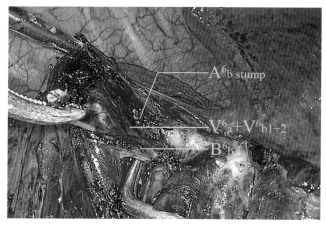

图 9-2-1-27 显露支气管 B⁶b

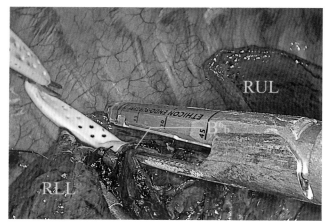

图 9-2-1-28 腔镜直线切割缝合器闭合切断支气管 B⁶b

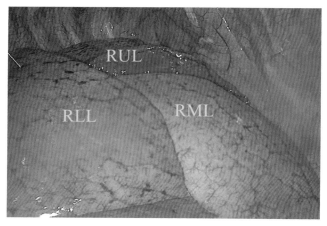

图 9-2-1-29 采用改良膨胀萎陷法确定亚段间交界面

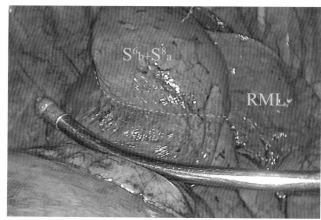

图 9-2-1-30 膨胀的 S⁶b+S⁸a 与萎陷的肺组织之间形成清晰的亚段间交界面

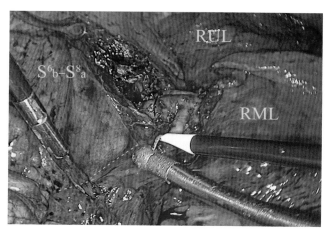

图 9-2-1-31 电凝钩沿亚段间交界面适当分离

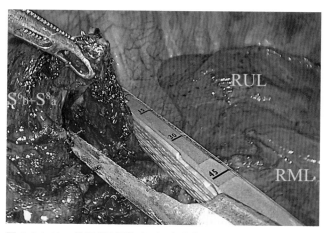

图 9-2-1-32 使用"开门技术"沿膨胀萎陷交界面进行适形裁剪

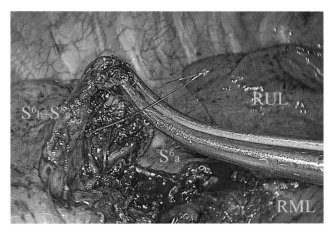

图 9-2-1-33　显示切开后的亚段间交界面

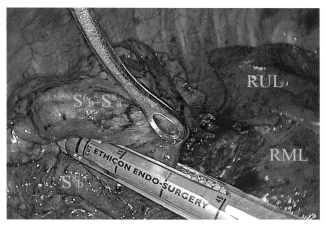

图 9-2-1-34　使用"开门技术"沿膨胀萎陷交界面
继续适形裁剪

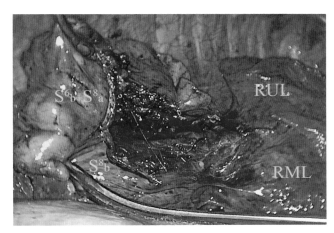

图 9-2-1-35　显示切开后的亚段间交界面

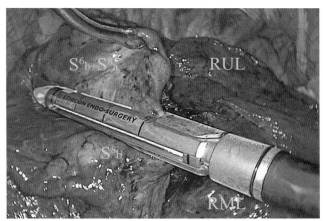

图 9-2-1-36　沿膨胀萎陷交界面继续适形裁剪

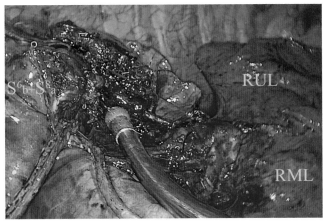

图 9-2-1-37　显示切开后的亚段间交界面

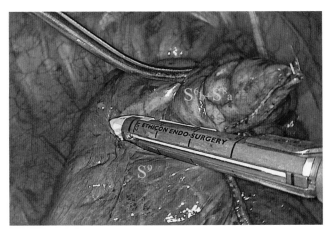

图 9-2-1-38　沿膨胀萎陷交界面继续进行适形裁剪

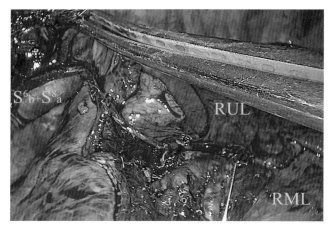

图 9-2-1-39　显示切开后的亚段间交界面

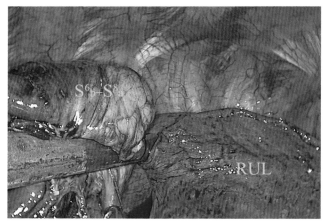

图 9-2-1-40　沿膨胀萎陷交界面继续进行适形裁剪

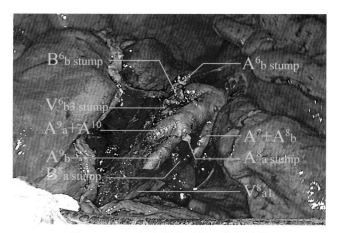

图 9-2-1-41　标本移除后显示段门结构

（四）本例特点

1. 患者结节位于 S^6b 与 S^8a 两亚段间，邻近 S^6b 与 S^8a 之间亚段间静脉 V^6b3。如仅行单亚段切除，可能切缘不足；如行联合段切除则切除范围过大。行 S^6b+S^8a 联合亚段切除术，既可以保证足够的切缘，又尽可能地保留了有功能的肺组织。

2. 此例中 S^6b 与 S^8a 相邻，结节正对两亚段间静脉 V^6b3。由于 S^6b、S^8a 和 S^9a 三亚段的大小和位置个体解剖差异较大，有时 S^6b 与 S^8a 相邻，有时 S^6b 与 S^9a 相邻，基于 3D-CTBA，根据每个病例的具体解剖情况进行手术规划尤为重要。

3. 此例中 A^6 分为两支，A^6b 单独分支，同时 V^6b3 单独分支且走行较长距离，为实施联合亚段切除手术创造了有力的条件。

二、右肺下叶前基底段外亚段＋外基底段外亚段（$RS^8a＋S^9a$）切除术

（一）解剖特点

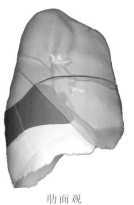

扫码可观看

三维模型动态图

肋面观   后面观

图 9-2-2-a　模式图

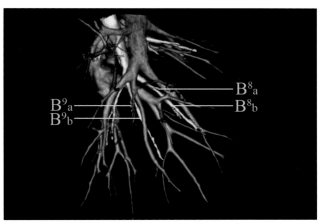

图 9-2-2-b　支气管（B）

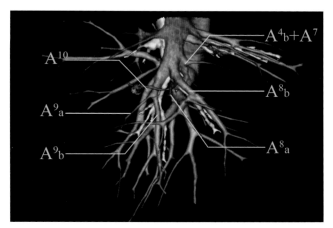

图 9-2-2-c　动脉（A）

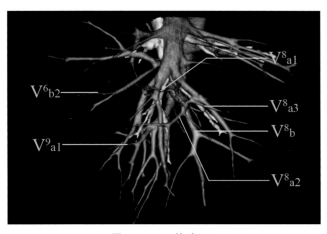

图 9-2-2-d　静脉（V）

1. 支气管：支气管分为 B^6 和 B^{7-10}；后者分为 B^7、B^8 和 B^{9+10}；B^8 分为 B^8a 和 B^8b；B^9 分为 B^9a 和 B^9b。

2. 动脉：肺动脉分为 A^6 和 A^{7-10}；后者分为 A^4b+A^7、A^8 和 A^{9+10}；A^8 分为 A^8a 和 A^8b；A^9 分为 A^9a 和 A^9b。

3. 静脉：肺静脉分为 V^6、V^8 和 V^{9+10}；V^8a1 发自 V^8 近端，为 S^8a 与 S^9a 之间的亚段间静脉；V^8a2+3 发自 V^8 中段，为 S^8a 和 S^9b，S^8a 和 S^8b 之间的亚段间静脉。

（二）术前规划

1. 患者结节位于 S^8a 与 S^9a 两亚段间，邻近 S^8a 与 S^9a 之间的亚段间静脉 V^8a1。拟行右肺下叶前基底段外亚段＋外基底段外亚段（RS^8a+S^9a）切除术。

2. 需切断的靶段解剖结构：动脉 A^8a、A^9a，支气管 B^8a、B^9a，亚段间静脉 V^8a1。

（三）手术步骤

1. 解剖分离斜裂，分离叶间肺动脉干，显露各分支。采样第 11 组淋巴结。

2. 沿着肺动脉基底干向远端分离，显露动脉 A^8a 细小分支，超声刀切断。沿动脉 A^8 继续向远端分离，显露动脉 A^8a，结扎切断。

3. 提起动脉 A^8a 远侧残端，分离、显露支气管 B^8a，游离支气管 B^8a 后结扎切断。

4. 提起动脉 A^8a 及支气管 B^8a 远侧残端，沿动脉 A^9 向远端分离，显露动脉 A^9a 细小分支，超声刀切断。分离、显露亚段间静脉 V^8a1，结扎后切断。

5. 沿动脉 A^9 继续向远端分离，显露动脉 A^9a，结扎后切断。提起动脉 A^9a 远侧残端，向深部分离，显露支气管 B^9a，游离支气管 B^9a 后，结扎切断。

6. 采用"改良膨胀萎陷法"确定亚段间交界面。膨肺至右下肺完全膨胀后单肺通气，等待约 15 分钟，膨胀的 S^8a+S^9a 与萎陷的肺组织之间形成的界限即为亚段间交界面。

7. 沿膨胀萎陷交界面锐性适当分离肺组织后，使用腔镜直线切割缝合器适形裁剪技术分割亚段间交界面。使用"开门技术"，沿膨胀萎陷交界面切开肺组织，切除靶段 S^8a+S^9a，移除标本。采样第 7 组淋巴结。

8. 解剖标本，沿静脉 V^8a1 向远端寻找结节，观察切缘是否足够，标记后送病理检查。

9. 胸腔内注水，膨肺，观察支气管 B^8a、B^9a 残端及肺分离面有无漏气、余肺是否复张良好。

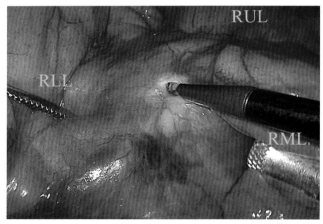

图 9-2-2-1　分离斜裂

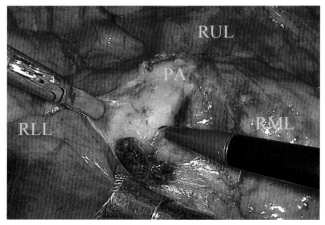

图 9-2-2-2　解剖叶间肺动脉干

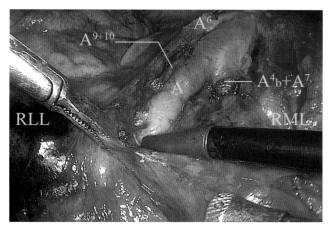

图 9-2-2-3　沿动脉 A^8 向远端分离,显露动脉 A^8a 细小分支

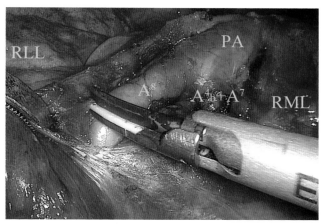

图 9-2-2-4　超声刀切断动脉 A^8a 细小分支

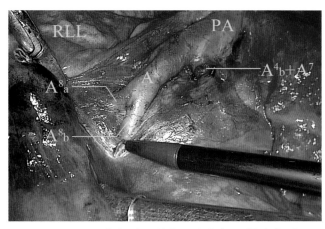

图 9-2-2-5　沿动脉 A^8 继续向远端分离,显露动脉 A^8a

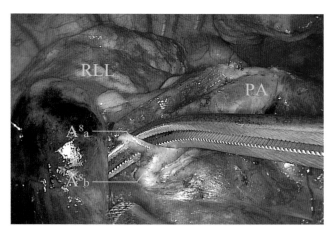

图 9-2-2-6　分离动脉 A^8a

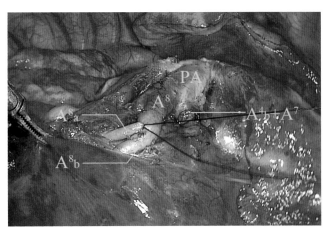

图 9-2-2-7　结扎动脉 A^8a

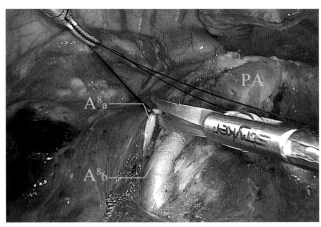

图 9-2-2-8　结扎后切断动脉 A^8a

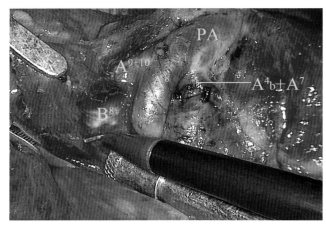

图 9-2-2-9　提起动脉 A^8a 远侧残端，分离显露支气管 B^8a

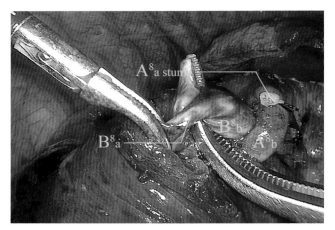

图 9-2-2-10　游离支气管 B^8a

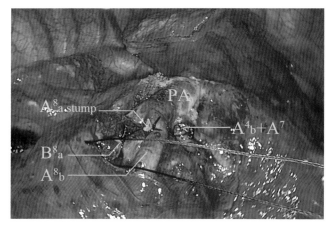

图 9-2-2-11　结扎支气管 B^8a

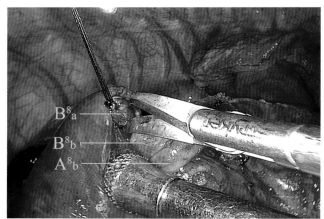

图 9-2-2-12　结扎后切断支气管 B^8a

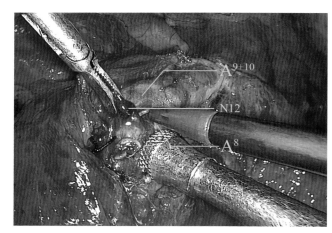

图 9-2-2-13　采样第 12 组淋巴结

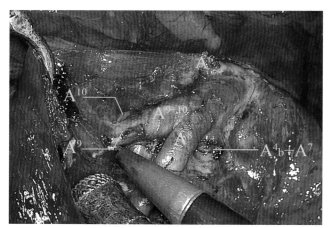

图 9-2-2-14　沿动脉 A^9 向远端分离

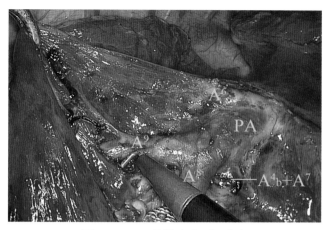

图 9-2-2-15　显露动脉 A^9a 分支

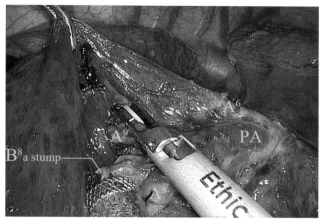

图 9-2-2-16　超声刀切断动脉 A^9a 细小分支

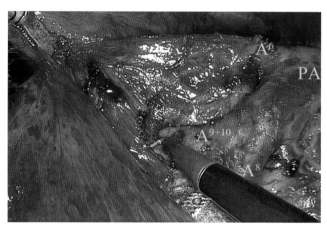

图 9-2-2-17　在动脉 A^8 与 A^9 之间分离，
显露亚段间静脉 V^8a1

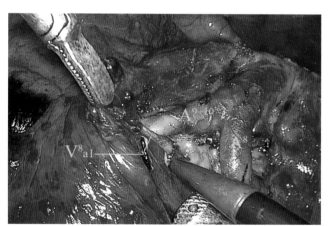

图 9-2-2-18　分离静脉 V^8a1

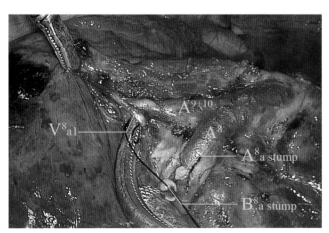

图 9-2-2-19　显露静脉 V^8a1

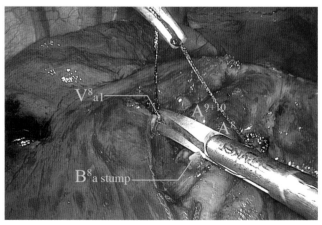

图 9-2-2-20　结扎后切断静脉 V^8a1

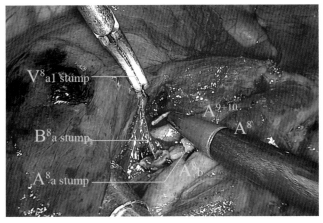

图 9-2-2-21　提起静脉 V^8a1 远侧残端,
向深部分离,显露动脉 A^9

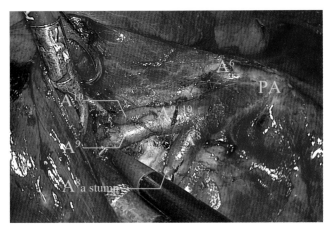

图 9-2-2-22　分离、显露动脉 A^9a

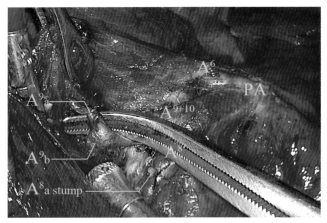

图 9-2-2-23　游离动脉 A^9a

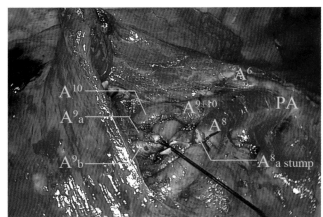

图 9-2-2-24　结扎动脉 A^9a

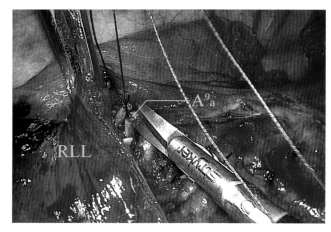

图 9-2-2-25　结扎后切断动脉 A^9a

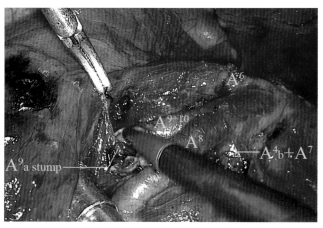

图 9-2-2-26　提起动脉 A^9a 远侧残端,在 A^9 与 A^{10} 之间
分离,以利于显露支气管 B^9a

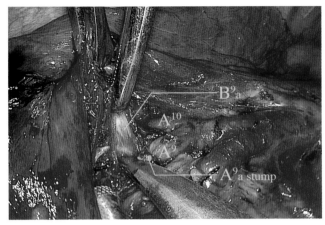

图 9-2-2-27　分离支气管 B⁹a

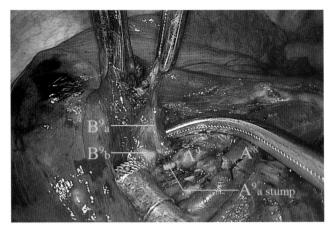

图 9-2-2-28　游离支气管 B⁹a

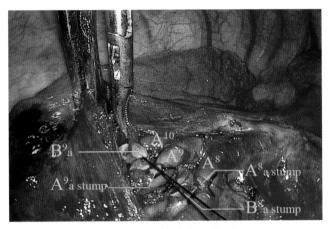

图 9-2-2-29　结扎支气管 B⁹a

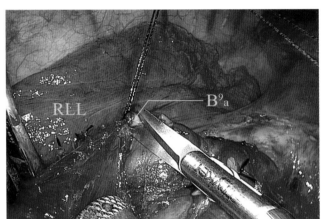

图 9-2-2-30　结扎后切断支气管 B⁹a

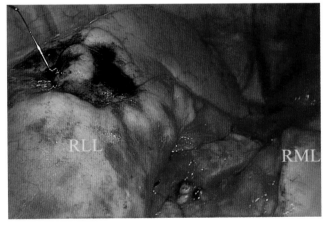

图 9-2-2-31　采用改良膨胀萎陷法确定亚段间交界面

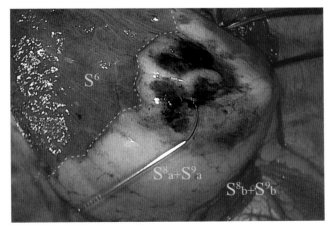

图 9-2-2-32　膨胀的 S⁸a＋S⁹a 与萎陷的肺组织之间
形成清晰的亚段间交界面

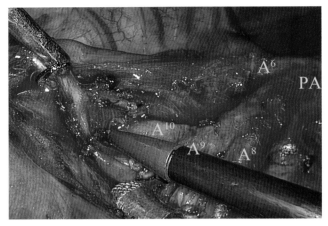

图 9-2-2-33　电凝钩沿亚段间平面进行适当分离

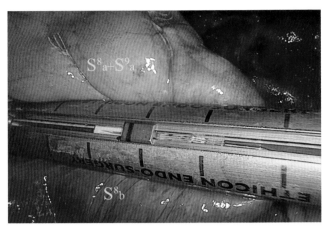

图 9-2-2-34　使用"开门技术"沿膨胀萎陷交界面切开肺组织

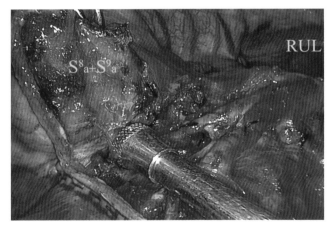

图 9-2-2-35　显示切开后的亚段间交界面

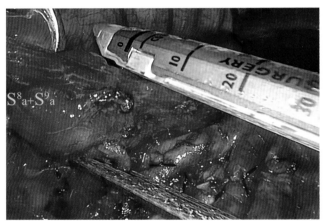

图 9-2-2-36　使用"开门技术"沿膨胀萎陷交界面切开肺组织

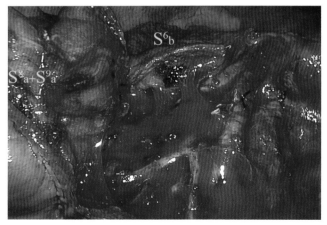

图 9-2-2-37　显示切开后的亚段间交界面

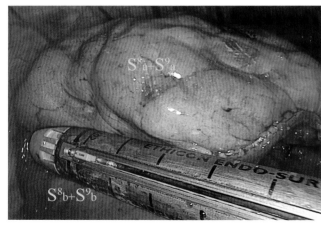

图 9-2-2-38　沿膨胀萎陷交界面继续进行适形裁剪

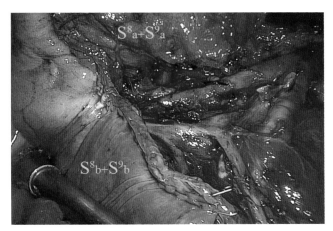

图 9-2-2-39 显示切开后的亚段间交界面

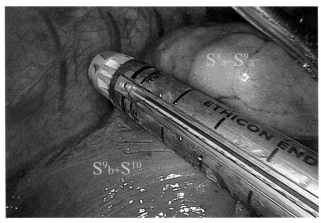

图 9-2-2-40 沿膨胀萎陷交界面继续切开肺组织

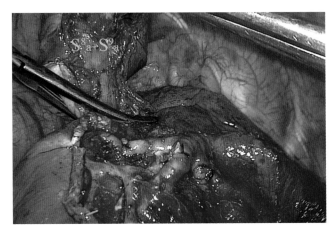

图 9-2-2-41 显示切开后的亚段间交界面

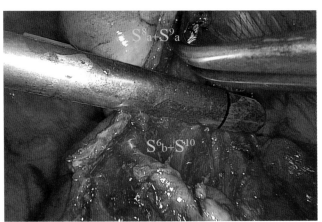

图 9-2-2-42 沿膨胀萎陷交界面继续进行适形裁剪

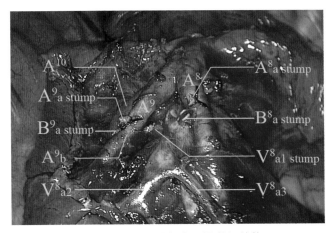

图 9-2-2-43 移除标本显露段门结构

（四）本例特点

1. 本例患者结节位于 S^8a 与 S^9a 两亚段之间,邻近 S^8a 与 S^9a 之间的亚段间静脉 V^8a1。如仅行单亚段切除,可能切缘不足;如行 S^8+S^9 联合段切除,则切除范围过大。行 S^8a+S^9a 联合亚段切除术,既可以保证足够的手术切缘,又保护了肺功能。

2. 此例中 A^9a 及 B^9a 距离叶间裂较远,直接处理 A^9a 及 B^9a 较为困难。采用先处理靠近叶裂的 A^8a 动脉、B^8a 支气管,然后再处理亚段间静脉 V^8a1,最后处理 A^9a 动脉、B^9a 支气管。采用逐层深入、步步推进的方法,有助于手术的顺利实施。

三、右肺下叶前基底段内亚段＋外基底段内亚段（RS⁸b＋S⁹b）切除术

（一）解剖特点

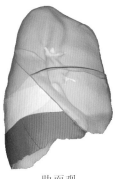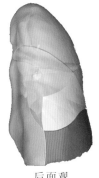

肋面观　　　　　　　　后面观

图 9-2-3-a　模式图

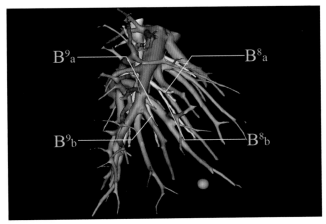

图 9-2-3-b　支气管（B）

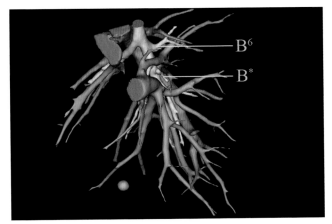

图 9-2-3-c　支气管（B）

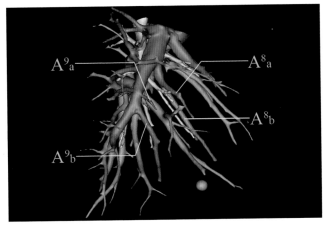

图 9-2-3-d　动脉（A）

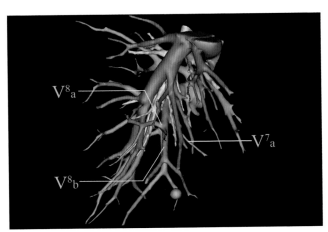

图 9-2-3-e　静脉（V）

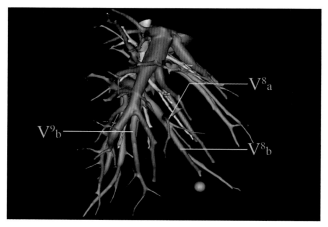

图 9-2-3-f 静脉（V）

1. 支气管：支气管分为 B^6、B^7、B^*、B^8 和 B^{9+10}；B^8 分为 B^8a 和 B^8b；B^9 分为 B^9a 和 B^9b。

2. 动脉：肺动脉分为 A^6、A^{7+8} 和 A^{*+9+10}；A^8 分为 A^8a 和 A^8b；A^9a 和 A^9b 分别发自 A^{*+9+10}。

3. 静脉：肺静脉分为 V^6 和 V^{8-10}；后者分为 V^{8+9} 和 V^{10}；V^7a 发自 V^8，为 S^7a 与 S^8b 之间的亚段间静脉；$V^8a2,3$ 分别为 S^9a 和 S^9b、S^8a 和 S^8b 之间的亚段间静脉；V^9b 为 S^9b 和 $S^{10}b$ 之间的亚段间静脉。

（二）术前规划

1. 患者结节位于 S^8b 与 S^9b 两亚段间，邻近 S^8b 与 S^9b 之间的亚段间静脉 V^8b。拟行右肺下叶前基底段内亚段＋外基底段内亚段（RS^8b+S^9b）切除术。

2. 需切断的靶段解剖结构：动脉 A^8b、A^9b，支气管 B^8b、B^9b，亚段间静脉 V^8b。

（三）手术步骤

1. 超声刀切断下肺韧带，采样第 9 组淋巴结。

2. 沿下肺韧带向上解剖，分离下斜裂，采样第 11 组淋巴结。

3. 分离斜裂，分离、显露叶间肺动脉干。沿肺动脉基底干向远端分离，显露肺动脉基底干分支。

4. 沿动脉 A^8 向远端分离，显露动脉 A^8b，分离动脉 A^8b 后结扎切断。提起动脉 A^8b 远侧残端，显露支气管 B^8b，分离支气管 B^8b 后结扎切断。

5. 提起支气管 B^8b 远侧残端，向深部分离，显露静脉 V^8b，分离静脉 V^8b 后结扎切断。

6. 提起支气管 B^8b 及静脉 V^8b 远侧残端，显露支气管 B^9b，分离支气管 B^9b 后结扎切断。提起支气管 B^9b 远侧残端，显露动脉 A^9b，分离动脉 A^9b 后结扎切断。

7. 采用"改良膨胀萎陷法"确定亚段间交界面。膨肺至右下肺完全膨胀后单肺通气，等待约 15 分钟，膨胀的 S^8b+S^9b 与萎陷的肺组织之间形成的界限即为亚段间交界面。

8. 沿膨胀萎陷交界面锐性适当分离肺组织后，使用腔镜直线切割缝合器采用适形裁剪技术分割亚段间交界面。使用"开门技术"，沿膨胀萎陷交界面切开肺组织，切除 S^8b+S^9b，移除标本。第 7 组淋巴结采样。

9. 解剖标本，沿静脉 V^8b 向远端寻找结节，观察切缘是否足够，标记后送病理检查。

10. 胸腔内注水，膨肺，观察支气管 B^8b、B^9b 残端及肺分离面有无漏气、余肺是否复张良好。

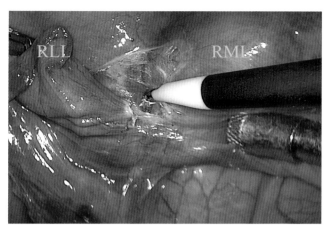

图 9-2-3-1　分离斜裂

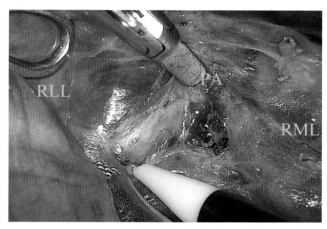

图 9-2-3-2　沿肺动脉基底干进行分离

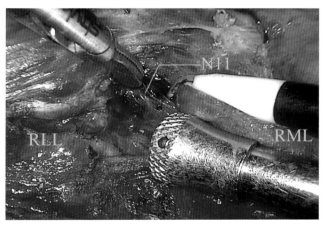

图 9-2-3-3　采样第 11 组淋巴结

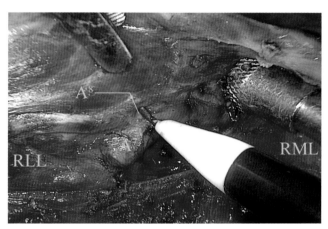

图 9-2-3-4　沿动脉 A^8 向远端分离

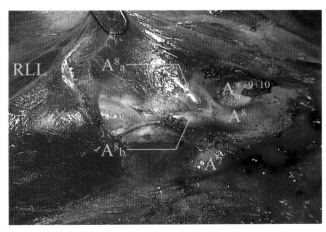

图 9-2-3-5　分离、显露动脉 A^8a 及 A^8b

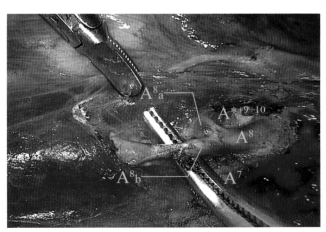

图 9-2-3-6　游离动脉 A^8b

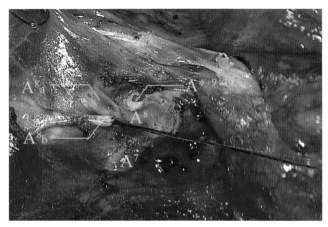

图 9-2-3-7　结扎动脉 A^{8}b

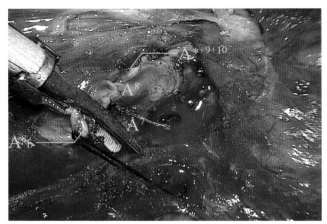

图 9-2-3-8　结扎后超声刀离断动脉 A^{8}b

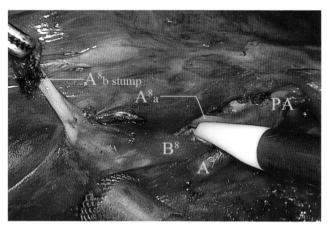

图 9-2-3-9　提起动脉 A^{8}b 远侧残端，
分离与之伴行的支气管 B^{8}b

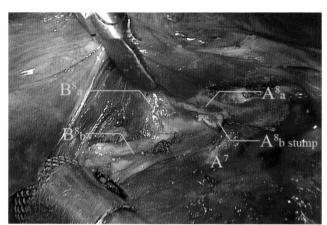

图 9-2-3-10　显露支气管 B^{8}b

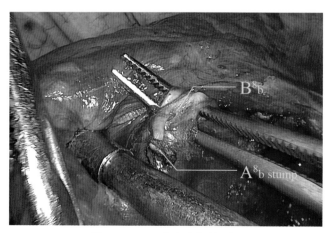

图 9-2-3-11　分离支气管 B^{8}b

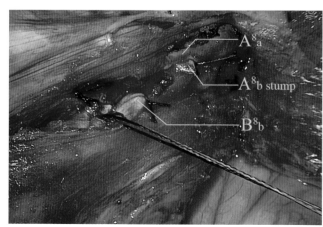

图 9-2-3-12　结扎支气管 B^{8}b

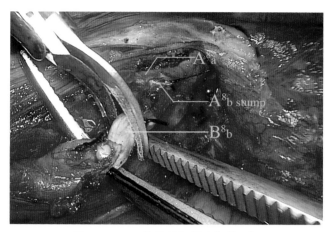

图 9-2-3-13　结扎后切断支气管 B⁸b

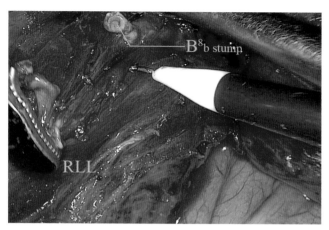

图 9-2-3-14　提起支气管 B⁸b 远侧残端,向深部分离

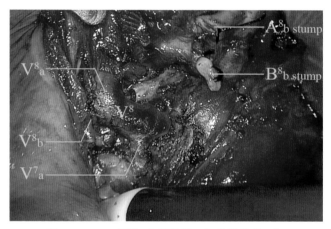

图 9-2-3-15　显露、分离静脉 V⁸,辨认静脉 V⁸b

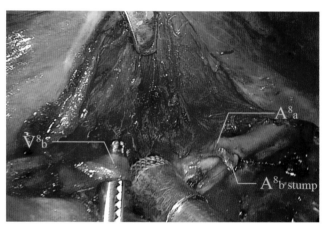

图 9-2-3-16　游离静脉 V⁸b

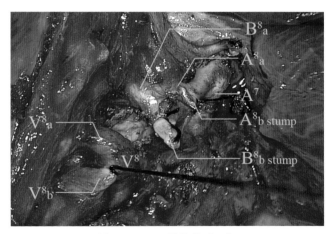

图 9-2-3-17　结扎静脉 V⁸b

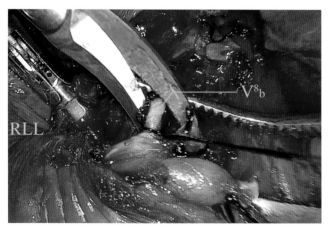

图 9-2-3-18　结扎后切断静脉 V⁸b

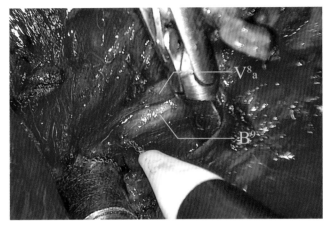

图 9-2-3-19　提起静脉 V⁸b 远侧残端，
向深部分离，寻找支气管 B⁹b

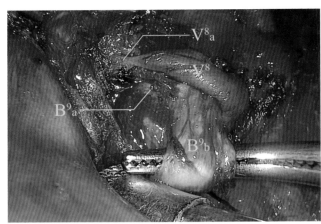

图 9-2-3-20　显露支气管 B⁹b

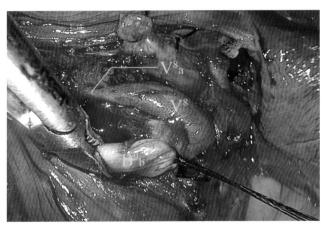

图 9-2-3-21　结扎支气管 B⁹b

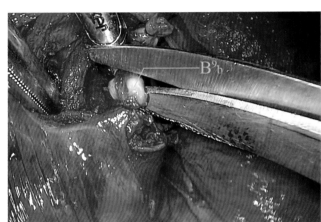

图 9-2-3-22　结扎后切断支气管 B⁹b

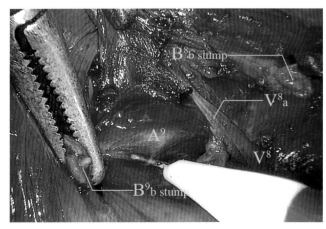

图 9-2-3-23　提起支气管 B⁹b 远侧残端，
向深部分离动脉 A⁹b

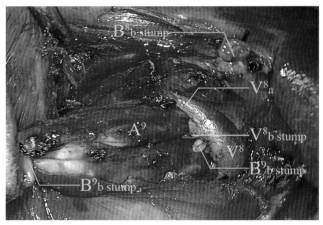

图 9-2-3-24　显露动脉 A⁹b

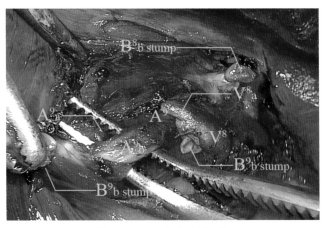

图 9-2-3-25　分离动脉 A⁹b

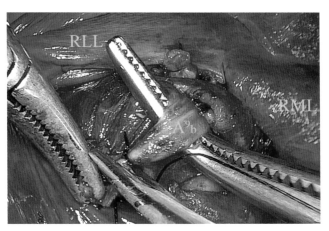

图 9-2-3-26　结扎后切断动脉 A⁹b

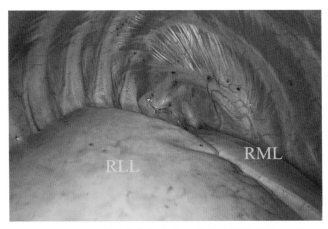

图 9-2-3-27　采用改良膨胀萎陷法确定亚段间交界面

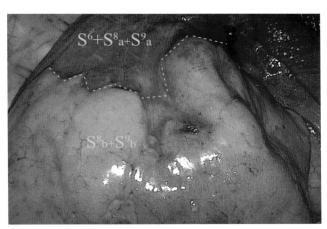

图 9-2-3-28　膨胀的 S⁸b+S⁹b 与萎陷的肺组织之间
形成清晰的亚段间交界面

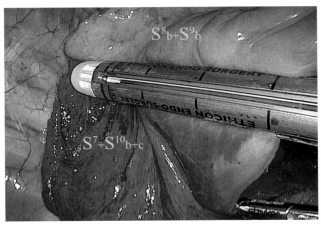

图 9-2-3-29　沿膨胀萎陷交界面切开肺组织

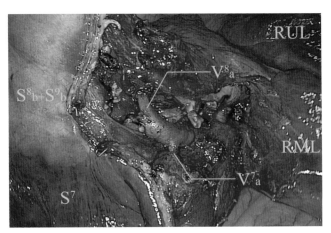

图 9-2-3-30　显示切开后的亚段间交界面

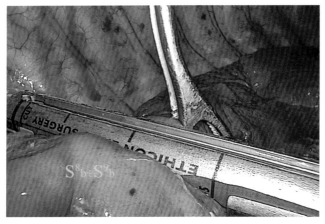

图 9-2-3-31　进一步沿膨胀萎陷交界面切开肺组织

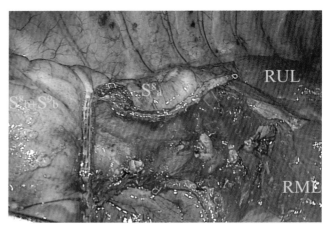

图 9-2-3-32　显示切开后的亚段间交界面

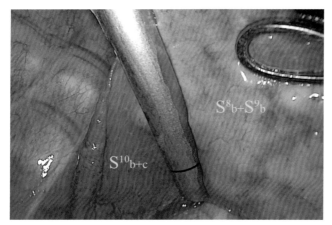

图 9-2-3-33　继续沿膨胀萎陷交界面裁剪膈面肺组织

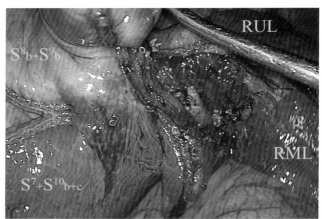

图 9-2-3-34　显示切开后的亚段间交界面

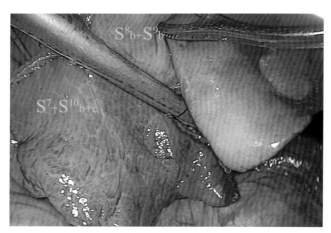

图 9-2-3-35　再继续沿膨胀萎陷交界面继续切开肺组织

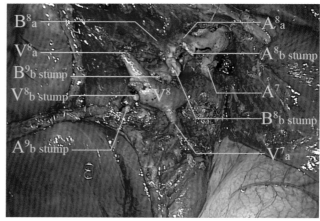

图 9-2-3-36　移除标本后显露段门结构

（四）本例特点

1. 本例结节位于 S^8b 与 S^9b 两亚段之间，邻近 S^8b 与 S^9b 之间的亚段间静脉 V^8b。如仅行单亚段切除可能切缘不足，行 S^8b+S^9b 联合亚段切除术则可以保证足够的切缘。

2. 此例中结节邻近膈面，行 S^8b+S^9b 联合亚段切除。S^8b+S^9b 亚段交界面为多面形不规则锥体结构，牵涉到 S^7、S^8a、S^9a、S^{10} 多个交界面，形态复杂，裁剪较为困难。使用腔镜直线切割缝合器分割段间交界面时应有立体概念，按照 S^7、S^8a、S^9a、S^{10} 等多个平面进行裁剪，减少对保留段的压榨，有利于保留段的膨胀。

3. 此例中 A^7 和 A^8 共干，A^9 动脉从 A^{x+9+10} 共干发出，A^9b 动脉及 B^9b 支气管距离叶间裂较远，接近并处理 A^9b 动脉及 B^9b 支气管较为困难。采用先处理靠近叶裂的 A^8b 动脉、B^8b 支气管，然后再处理 V^8b 静脉，最后处理 B^9b 支气管及 A^9b 动脉。这样逐层深入、步步推进的方法有助于手术的顺利实施。

第三节　联合三亚段切除术

一、右肺下叶上段外亚段＋前基底段外亚段＋外基底段外亚段（RS⁶b＋S⁸a＋S⁹a）切除术

（一）解剖特点

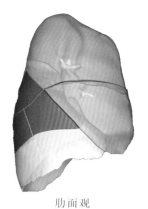

肋面观　　　　　后面观

扫码可观看

三维模型动态图

图 9-3-1-a　模式图

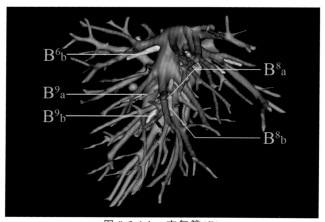

图 9-3-1-b　支气管（B）

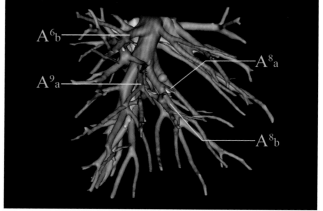

图 9-3-1-c　动脉（A）

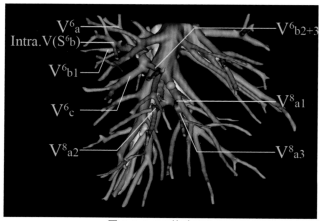

图 9-3-1-d　静脉（V）

1. 支气管：分为 B^6 和 B^{7-10}，后者分为 B^{7+8} 和 B^{9+10}；B^{9+10} 分为 B^9a 和 B^9b+10。

2. 肺动脉：分为 A^6 和 A^{7-10}，前者分为 A^6a+c 和 A^6b，后者分为 A^7、A^8、A^9a、A^9b+A^{10}；A^8 分为 A^8a 和 A^8b。

3. 肺静脉：分为 V^6、V^{8+9} 和 V^{10}，V^6 分为 V^6a、V^6b、V^6c，V^{8+9} 分为 $(V^8a+V^9a)+V^8b$ 和 V^9b；$V^6b2,3$ 为 S^6b 和 S^9a，S^8a 之间的亚段间静脉；V^8a1 为 S^8a 和 S^9a 之间的亚段间静脉。

（二）术前规划

1. 该患者结节位于 S^9a，临近静脉 V^6b2+3 和动脉 A^8a，为确保安全切缘，拟行右肺下叶上段外亚段＋前基底段外亚段＋外基底段外亚段（$RS^6b+S^8a+S^9a$）切除术。

2. 需切断的靶段解剖结构：动脉 A^6b，支气管 B^6b，动脉 A^8a，支气管 B^8a，动脉 A^9a，支气管 B^9a，亚段间静脉 V^6b2+3，亚段间静脉 V^8a1，S^6b 亚段内静脉（V^6a 属支）。

（三）手术步骤

1. 切开斜裂，分离、显露叶间肺动脉干。

2. 分离、显露叶间肺动脉干各分支动脉 A^6 和 A^7、A^8、A^{9+10}。

3. 在动脉 A^7 和动脉 A^8 之间，分离、显露向外前方走行的支气管 B^8，分离、显露支气管 B^8a，结扎后切断。

4. 提起沿支气管 B^8a 远侧残端，显露动脉 A^8，沿动脉 A^8 向远端游离，分离、显露动脉 A^8a，结扎后切断。

5. 沿动脉 A^9 向远端分离，显露高位发出的动脉 A^9a，结扎后切断。

6. 提起动脉 A^9a 远侧残端，在其深部分离、显露与之伴行的支气管 B^9a，予直线切割缝合器切断。

7. 提起上段肺组织和支气管 B^9a 远侧残端，在 A^6 和 A^9 之间分离、显露亚段间静脉 V^6b2+3，结扎后切断。

8. 提起静脉 V^6b2+3 远侧残端，在其后方分离、显露动脉 A^6 及动脉分支 A^6b，结扎后切断。

9. 提起静脉 V^6b2+3 和动脉 A^6b 远侧残端，在两者之间向深部分离、显露支气管 B^6b，使用直线切割缝合器切断。

10. 提起支气管 B^6b 远侧残端，分离、显露一支进入 S^6b 的亚段内静脉 Intra.V(S^6b)，结扎后切断。

11. 采用"改良膨胀萎陷法"确定段间交界面。膨肺至右下肺完全膨胀后单肺通气，等待约15分钟，膨胀的右下 $S^6b+S^8a+S^9a$ 与萎陷的肺组织之间形成的界限即为段间交界面。

12. 沿膨胀萎陷肺组织交界面向远端分离肺组织。分离至足够深度后，使用直线切割缝合器采用适形裁剪技术分割段间交界面。使用"开门技术"，裁剪肺组织，沿段间交界面切开，切除靶段肺组织。移除标本。

13. 胸腔内注水，膨肺，观察支气管残端及肺分离面有无漏气、余肺是否复张良好。

14. 解剖标本，寻找结节，观察切缘是否足够，标记后送病理检查。

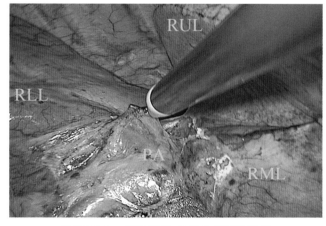

图 9-3-1-1　打开斜裂，显露叶间肺动脉干

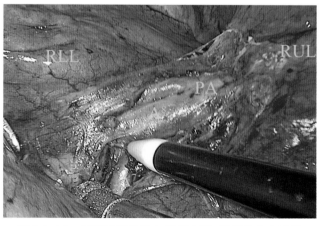

图 9-3-1-2　沿基底段动脉向远端分离，显露各分支动脉

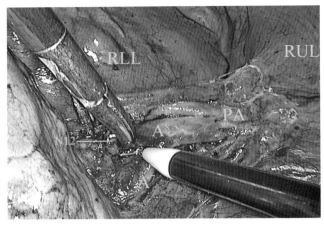

图 9-3-1-3　切除第 12 组淋巴结

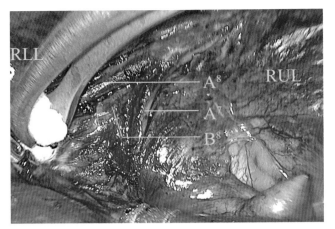

图 9-3-1-4　显露支气管 B⁸

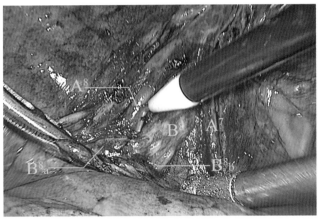

图 9-3-1-5　沿 B⁸ 向远端分离，显露支气管 B⁸a、B⁸b

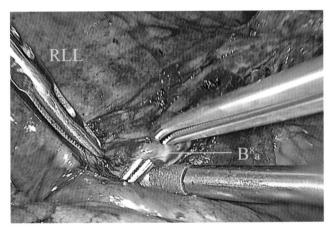

图 9-3-1-6　游离支气管 B⁸a

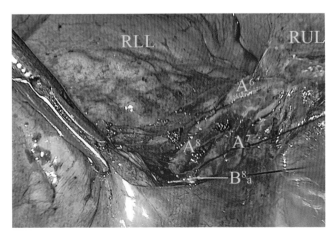

图 9-3-1-7　结扎支气管 B⁸a

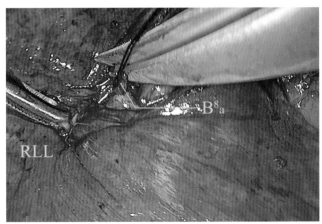

图 9-3-1-8　切断支气管 B⁸a

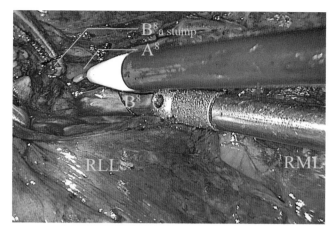

图 9-3-1-9　提起支气管 B⁸a 远侧残端，分离、显露动脉 A⁸

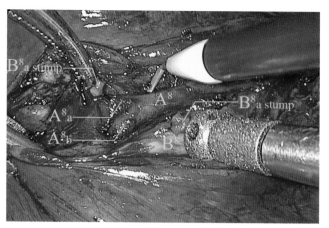

图 9-3-1-10　沿 A⁸ 向远端分离，显露动脉 A⁸a、A⁸b

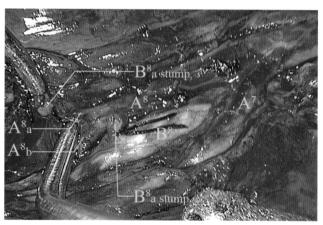

图 9-3-1-11　分离动脉 A⁸a

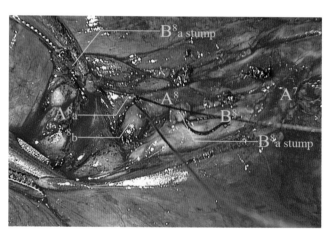

图 9-3-1-12　结扎动脉 A⁸a

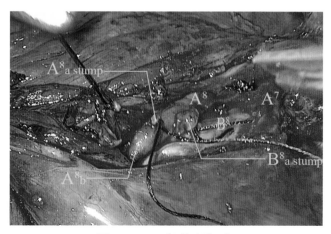

图 9-3-1-13　切断动脉 A⁸a

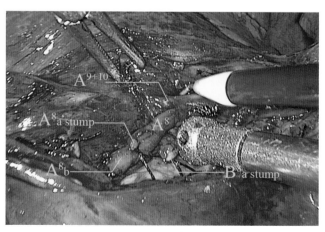

图 9-3-1-14　沿着动脉 A⁹⁺¹⁰ 主干向远端分离

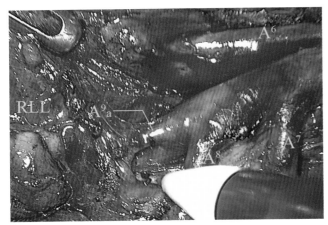

图 9-3-1-15　显露动脉 A^9a

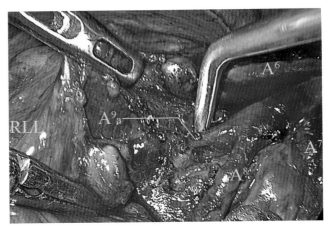

图 9-3-1-16　分离动脉 A^9a

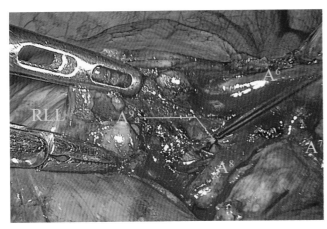

图 9-3-1-17　结扎动脉 A^9a

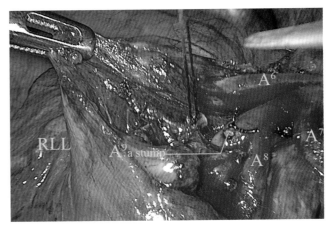

图 9-3-1-18　切断动脉 A^9a

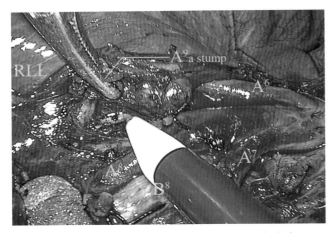

图 9-3-1-19　提起动脉 A^9a 远侧残端，向深部分离

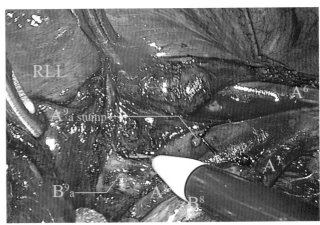

图 9-3-1-20　显露支气管 B^9a

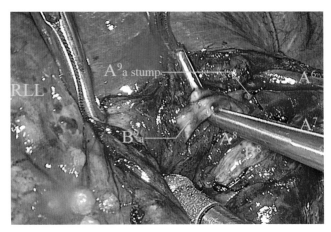

图 9-3-1-21　游离支气管 B⁹a

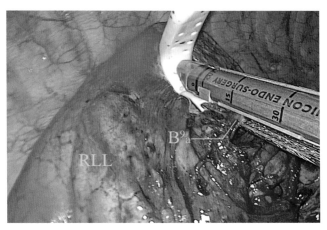

图 9-3-1-22　使用切割缝合器切断支气管 B⁹a

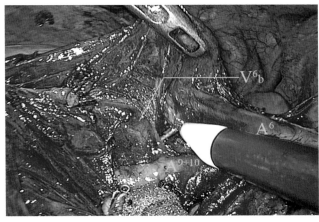

图 9-3-1-23　在动脉 A⁶ 和动脉 A⁹⁺¹⁰ 之间分离、
显露亚段间静脉 V⁶b

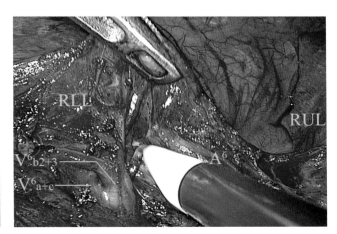

图 9-3-1-24　显露亚段间静脉 V⁶b2＋3

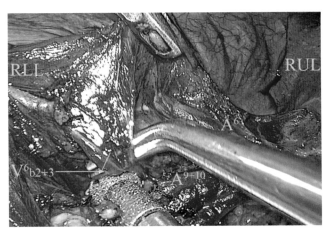

图 9-3-1-25　游离亚段间静脉 V⁶b2＋3

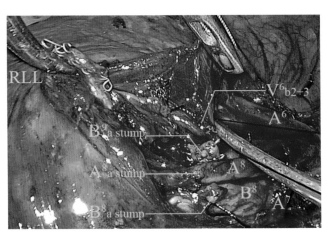

图 9-3-1-26　结扎亚段间静脉 V⁶b2＋3

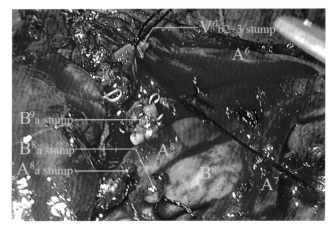

图 9-3-1-27　切断亚段间静脉 V⁶b2+3

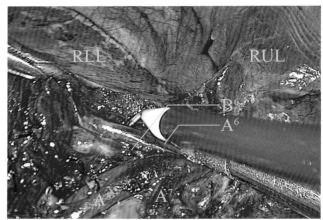

图 9-3-1-28　显露动脉 A⁶,并沿动脉 A⁶
向远端分离、显露 A⁶b

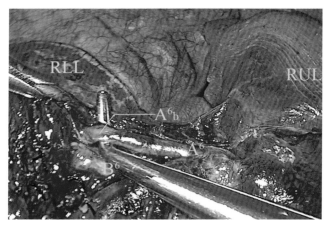

图 9-3-1-29　游离动脉 A⁶b

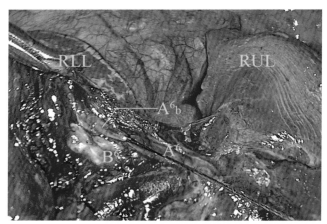

图 9-3-1-30　结扎动脉 A⁶b

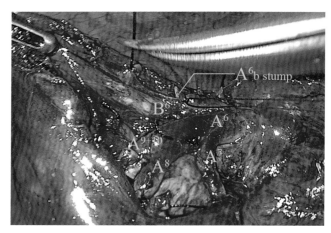

图 9-3-1-31　切断动脉 A⁶b

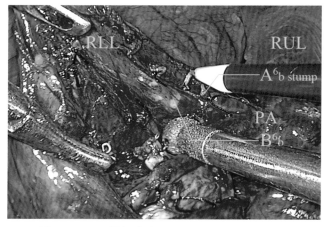

图 9-3-1-32　提起动脉 A⁶b 远侧残端,分离、显露
与动脉 A⁶b 伴行的支气管 B⁶b

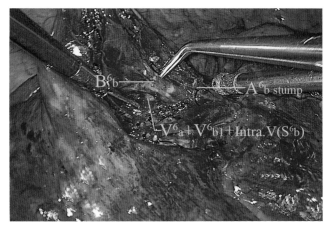

图 9-3-1-33　游离支气管 B⁶b

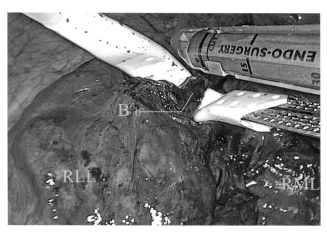

图 9-3-1-34　切断支气管 B⁶b

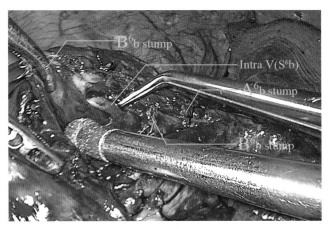

图 9-3-1-35　提起支气管 B⁶b 远侧残端，分离、显露
亚段内静脉 Intra.V(S⁶b)

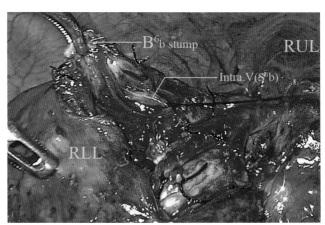

图 9-3-1-36　结扎亚段内静脉 Intra.V(S⁶b)

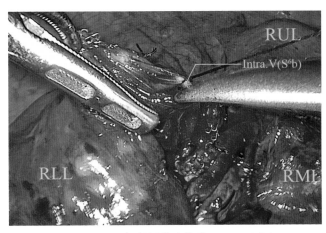

图 9-3-1-37　切断亚段内静脉 Intra.V(S⁶b)

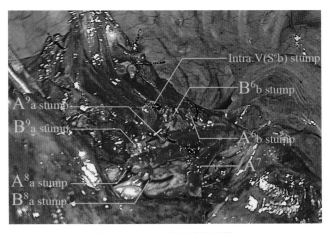

图 9-3-1-38　显示肺门结构

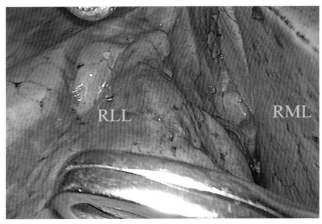

图 9-3-1-39 采用"改良膨胀萎陷法"确定段间交界面

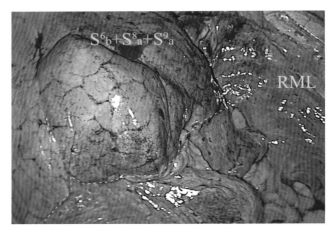

图 9-3-1-40 膨胀的靶段与萎陷的肺组织之间形成清晰的段间交界面

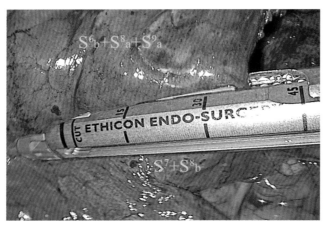

图 9-3-1-41 使用"开门技术"沿 S^8a 与 S^7、S^8b 段间交界面切开肺组织

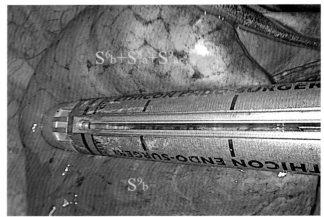

图 9-3-1-42 使用"开门技术"沿 S^9a 与 S^9b 段间交界面切开肺组织

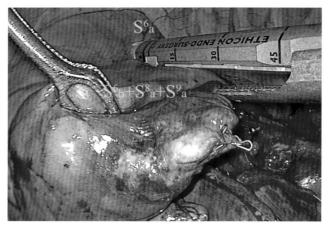

图 9-3-1-43 使用"开门技术"沿 S^6b 与 S^6a 段间交界面切开肺组织

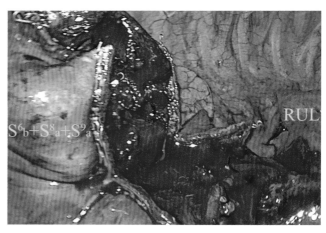

图 9-3-1-44 使用"开门技术"切开肺组织后的段门

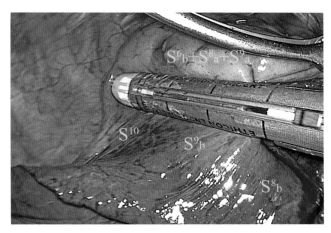

图 9-3-1-45　使用直线切割缝合器沿段间交界面
适形裁剪肺组织

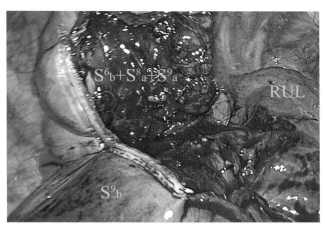

图 9-3-1-46　显示切开后的段间交界面

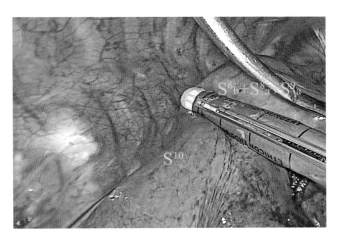

图 9-3-1-47　继续沿段间交界面适形裁剪

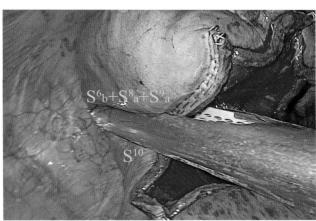

图 9-3-1-48　使用直线切割缝合器沿段间交界面适形裁剪

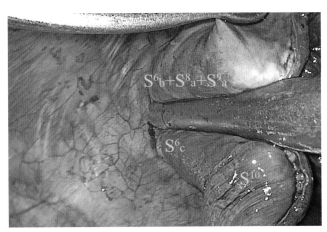

图 9-3-1-49　继续沿段间交界面适形裁剪

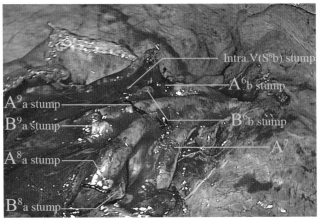

图 9-3-1-50　显示肺门结构

（四）本例特点

1. 3D-CTBA 重建提示本例肺结节位于 S^9a，位置较深，邻近肺门，距离亚段间静脉 V^6b 和 V^8a1 较近，S^9a 被 S^6b 和 S^8a 包绕，深陷于肺实质内，单亚段 S^9a 无法确保安全切缘，手术设计为 $S^6b+S^8a+S^9a$ 联合三亚段切除术较为合理，但技术操作比较复杂。

2. 本例段门需要处理的解剖结构多，且较细小，需要仔细辨认和耐心分离。辨认要点：三个亚段就有三对亚段支气管和动脉，还有两支亚段间静脉（V^6b 和 V^8a1），另外还有一支 S^6b 的亚段内静脉 Intra.V（S^6b），由于 V^8a1 位置较深、显露困难，在裁剪时与段间交界一起切断。手术过程中要和 3D-CTBA 图仔细对比，以免误断和漏断。

3. 三亚段范围较大，呈现的膨胀萎陷交界面较为复杂，面积宽广且形状曲折，在分离非游离锥面过程中，需要多次"开门"才能按照实际的交界面形状进行分离，最后所形成的缝合器切割线为开口对向段门的"U"字型，对保留肺组织的压榨皱缩较小。

4. 本例是一个基于三维立体定位、以肺亚段为单位、以肺结节为中心的个体化切除的经典案例。要实现上述精准三亚段解剖切除，就要求术前精准手术模拟，术中准确切断靶段解剖结构，不能误断相邻肺段结构，这样形成的膨胀萎陷交界面才能真实反映三亚段的交界面，从而利于准确分离非游离锥面。这个过程自始至终环环相扣，任何一个环节出现差错都会影响最终效果。这充分诠释了"锥式肺段切除术"的技术精髓。

二、右肺下叶上段外亚段＋外基底段外亚段＋后基底段后亚段（RS⁶b＋S⁹a＋S¹⁰a）切除术

（一）解剖特点

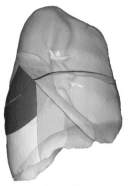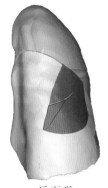

扫码可观看

三维模型动态图

肋面观　　　　　　　　后面观

图 9-3-2-a　模式图

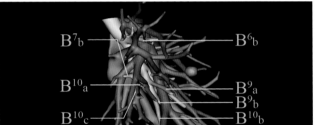

图 9-3-2-b　支气管（B）

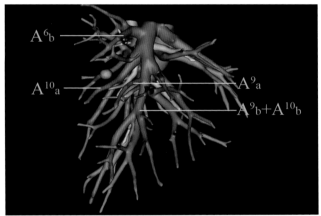

图 9-3-2-c　动脉（A）

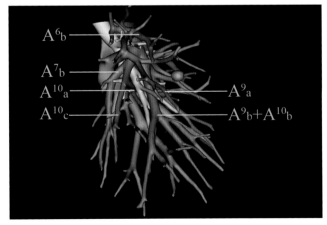

图 9-3-2-d　动脉（A）

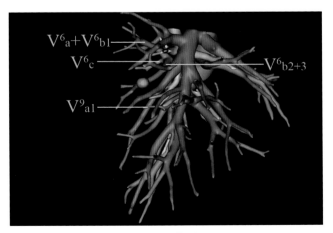

图 9-3-2-e　静脉（V）

1. 支气管：支气管分为 B^6 和 B^{7-10}。前者分为 B^6a+c 和 B^6b；后者分为 $B^8+[B^9a+(B^9b+B^{10}b)]$ 和 $B^7b+(B^{10}a+c)$。

2. 动脉：肺动脉分为 A^6 和 A^7b-A^{10}。前者分为 A^6a+c 和 A^6b；后者分为 $A^8+[A^9a+(A^9b+A^{10}b)]$ 和 $A^7b+(A^{10}a+c)$。

3. 静脉：肺静脉分为 V^6 和 V^{7-10}。前者分为 V^6a、V^6b 和 V^6c；后者分为 V^7、V^8 和 V^{9+10}；V^6b2、3 为 S^6b 和 S^9a、S^8a 之间的亚段间静脉；V^9a1 为 S^9a 和 $S^{10}a$ 之间的亚段间静脉，回流至 $V^{10}a$。

（二）术前规划

1. 患者结节位于 S^6b，S^9a 及 $S^{10}a$ 三亚段间，邻近走行于三亚段间静脉 V^6b2+3，拟行右肺下叶上段外亚段+外基底段外亚段+后基底段后亚段（$RS^6b+S^9a+S^{10}a$）切除术。

2. 需切断的靶段解剖结构：动脉 A^6b，A^9a 及 $A^{10}a$，支气管 B^6b、B^9a 及 $B^{10}a$，亚段间静脉 V^6b2+3 和 V^9a1。

（三）手术步骤

1. 分离斜裂，分离、显露叶间肺动脉干。采样第 11 组淋巴结。分离、显露肺动脉基底干根部发出的动脉 A^6b 细小分支，结扎近端后，远端超声刀切断。

2. 沿动脉 A^6 向远端分离，显露动脉 A^6b，游离动脉 A^6b 后腔镜直线切割缝合器闭合切断。提起动脉 A^6b 远侧残端，显露支气管 B^6b，分离支气管 B^6b 后腔镜直线切割缝合器闭合切断。

3. 沿动脉 A^9 向远端分离，显露动脉 A^9a，游离动脉 A^9a 后结扎切断。提起动脉 A^9a 远侧残端，分离、显露静脉 V^6b2+3，游离静脉 V^6b2+3 后结扎切断。提起动脉 A^9a 及静脉 V^6b2+3 远侧残端，分离、显露支气管 B^9a，游离支气管 B^9a 后腔镜直线切割缝合器闭合切断。

4. 提起支气管 B^9a 和 B^6b 远侧残端，沿动脉 A^{10} 分离、显露动脉 $A^{10}a$，游离后结扎切断。提起动脉 $A^{10}a$ 远侧残端，分离、显露支气管 $B^{10}a$，游离支气管 $B^{10}a$ 后腔镜直线切割缝合器闭合切断。

5. 采用"改良膨胀萎陷法"确定亚段间交界面。膨肺至右下肺完全膨胀后单肺通气，等待约 15 分钟，膨胀的 $S^6b+S^9a+S^{10}a$ 与萎陷的肺组织之间形成的界限即为亚段间交界面。

6. 沿亚段间交界面适当锐性分离肺组织后，使用腔镜直线切割缝合器适形裁剪技术分割亚段间交界面。使用"开门技术"，沿膨胀萎陷交界面切开肺组织，切除靶段 $S^6b+S^9a+S^{10}a$，移除标本。第 7 组淋巴结采样。

7. 解剖标本，沿静脉 V^6b2+3 向远端寻找结节，观察切缘是否足够，标记后送病理检查。

8. 胸腔内注水，膨肺，观察支气管 B^6b、B^9a 及 $B^{10}a$ 残端及肺分离面有无漏气、余肺是否复张良好。

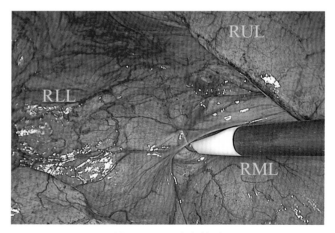

图 9-3-2-1　分离斜裂

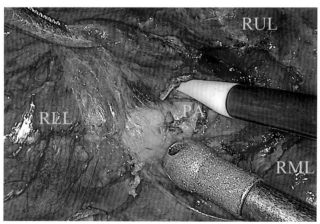

图 9-3-2-2　沿肺动脉基底干向远端分离

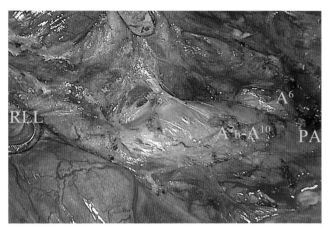

图 9-3-2-3　分离动脉 A⁶b 细小分支

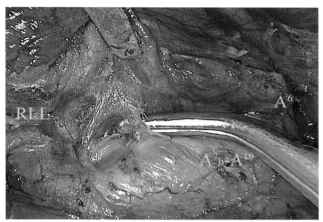

图 9-3-2-4　显露动脉 A⁶b 细小分支

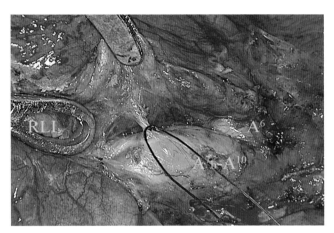

图 9-3-2-5　结扎动脉 A⁶b 细小分支

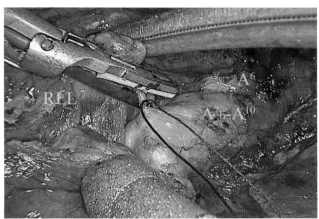

图 9-3-2-6　超声刀切断动脉 A⁶b 细小分支

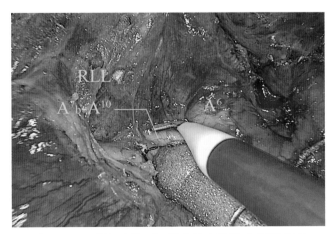

图 9-3-2-7　提起动脉 A⁶b 细小分支远端,向深部分离

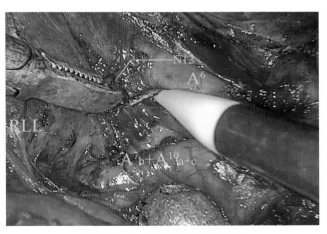

图 9-3-2-8　采样第 12 组淋巴结

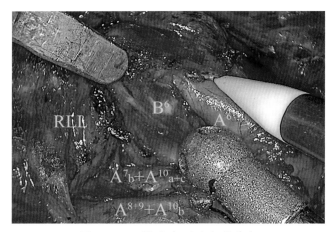

图 9-3-2-9　沿动脉 A⁶ 向远端分离

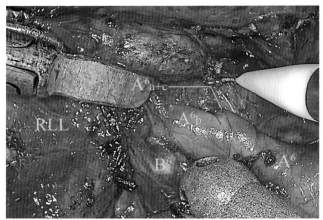

图 9-3-2-10　分离、显露动脉 A⁶b

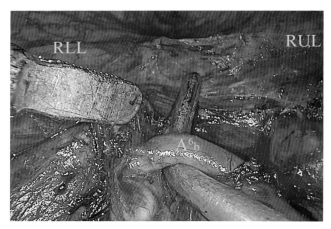

图 9-3-2-11　游离动脉 A⁶b

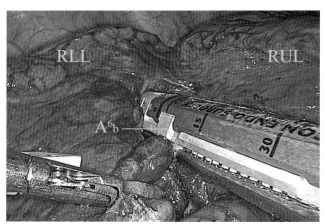

图 9-3-2-12　腔镜直线切割缝合器闭合切断动脉 A⁶b

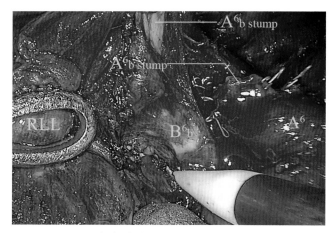

图 9-3-2-13　提起动脉 A⁶b 远侧残端,分离支气管 B⁶b

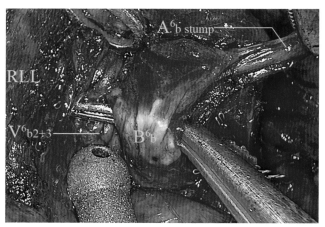

图 9-3-2-14　显露支气管 B⁶b

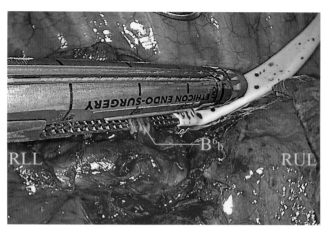

图 9-3-2-15 腔镜直线切割缝合器闭合切断支气管 B⁶b

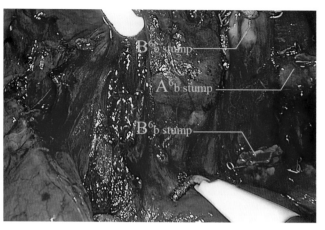

图 9-3-2-16 提起支气管 B⁶b 远侧残端，沿动脉向远端分离

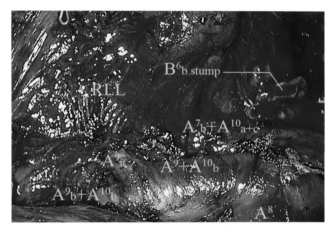

图 9-3-2-17 分离动脉 A⁹a

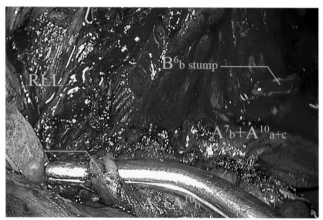

图 9-3-2-18 显露动脉 A⁹a

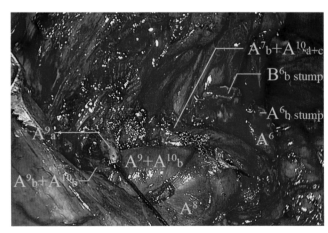

图 9-3-2-19 结扎动脉 A⁹a

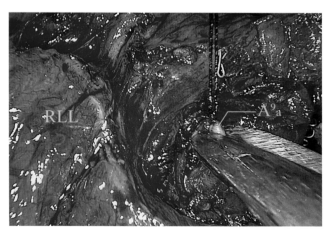

图 9-3-2-20 结扎后切断动脉 A⁹a

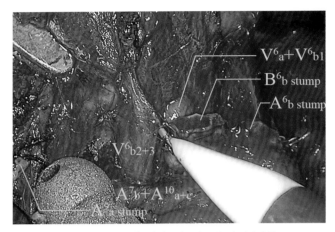

图 9-3-2-21　提起动脉 A^9a 和 A^6b 远侧残端，
寻找、分离静脉 V^6b2+3

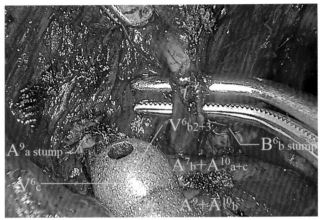

图 9-3-2-22　显露静脉 V^6b2+3

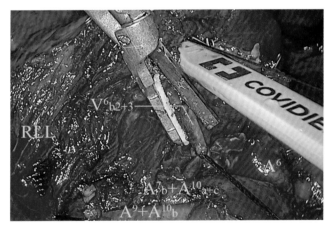

图 9-3-2-23　结扎后超声刀切断静脉 V^6b2+3

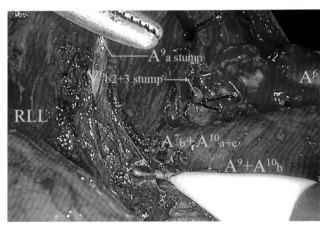

图 9-3-2-24　提起动脉 A^9a 远侧残端，向深部分离支气管 B^9a

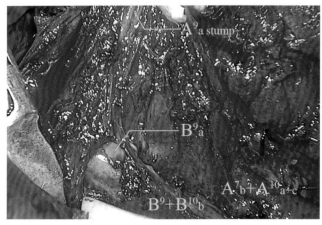

图 9-3-2-25　分离支气管 B^9a

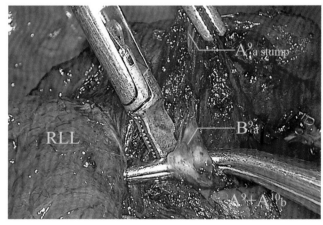

图 9-3-2-26　显露支气管 B^9a

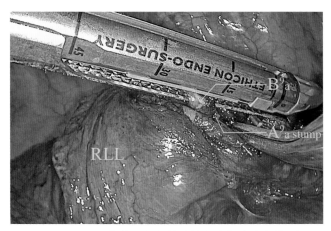

图 9-3-2-27　腔镜直线切割缝合器闭合切断支气管 B^9a

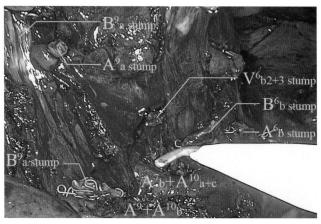

图 9-3-2-28　提起支气管 B^9a 远侧残端，向深部分离

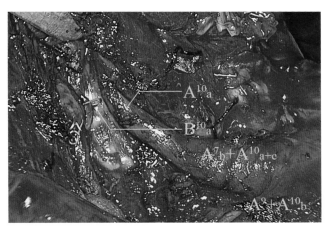

图 9-3-2-29　分离动脉 $A^{10}a$ 及支气管 $B^{10}a$

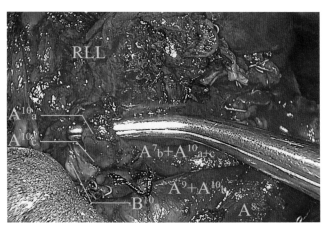

图 9-3-2-30　显露动脉 $A^{10}a$

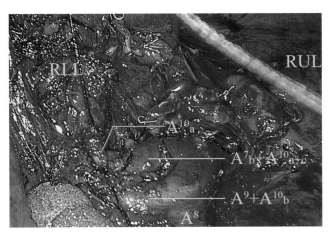

图 9-3-2-31　结扎动脉 $A^{10}a$

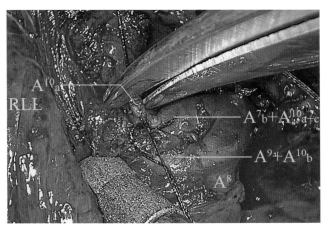

图 9-3-2-32　结扎后切断动脉 $A^{10}a$

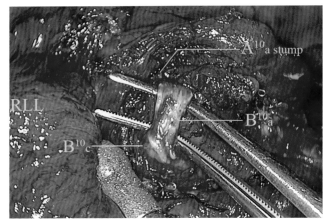

图 9-3-2-33　分离、显露支气管 $B^{10}a$

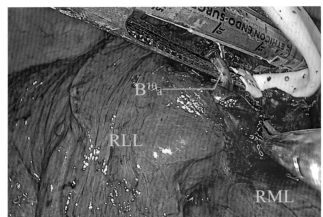

图 9-3-2-34　腔镜直线切割缝合器闭合切断支气管 $B^{10}a$

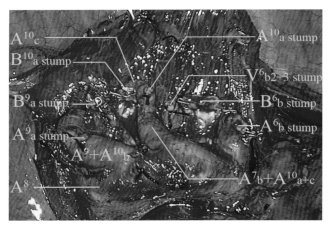

图 9-3-2-35　显示肺门结构

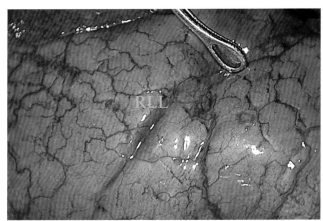

图 9-3-2-36　采用改良膨胀萎陷法确定亚段间交界面

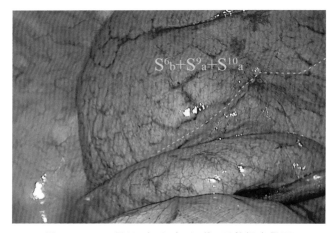

图 9-3-2-37　显示 $S^6b+S^9a+S^{10}a$ 亚段间交界面

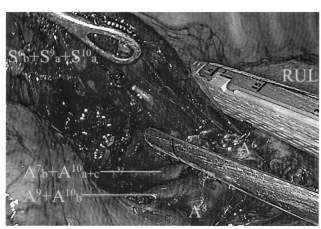

图 9-3-2-38　沿膨胀萎陷交界面切开肺组织

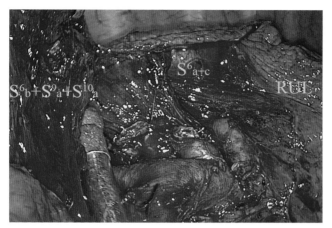

图 9-3-2-39　显示切开后的亚段间交界面

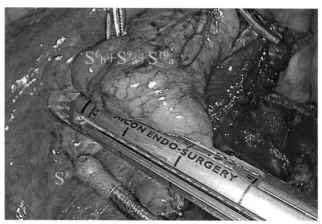

图 9-3-2-40　使用"开门技术"沿膨胀萎陷交界面切开肺组织

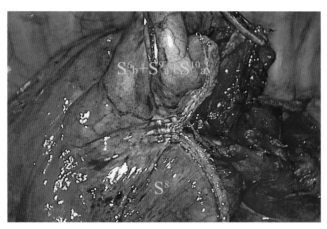

图 9-3-2-41　显示切开后的亚段间交界面

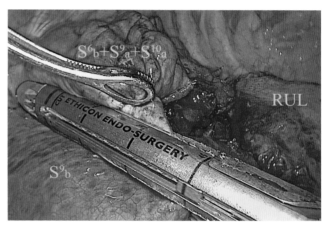

图 9-3-2-42　沿膨胀萎陷交界面继续进行适形裁剪

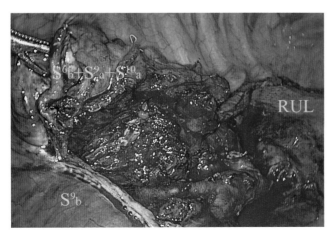

图 9-3-2-43　显示切开后的亚段间交界面

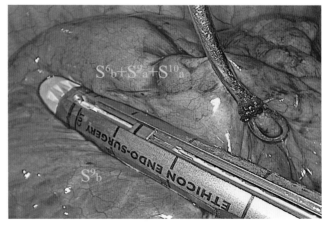

图 9-3-2-44　使用切割缝合器沿膨胀萎陷交界面进行适形裁剪

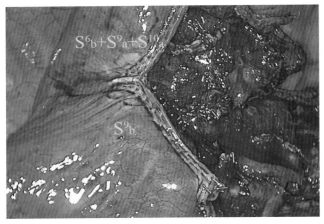

图 9-3-2-45　显示切开后的亚段间交界面

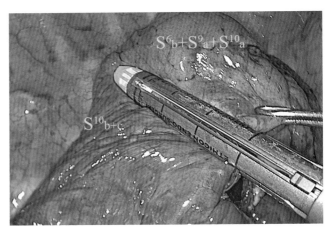

图 9-3-2-46　继续沿膨胀萎陷交界面继续进行适形裁剪

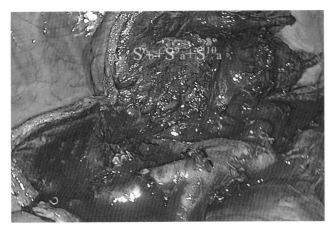

图 9-3-2-47　显示切开后的亚段间交界面

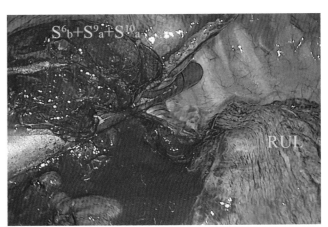

图 9-3-2-48　沿膨胀萎陷交界面继续进行适形裁剪

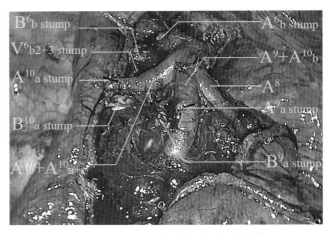

图 9-3-2-49　移除标本后显示段门结构

（四）本例特点

1. 患者结节位于 S^6b、S^9a、$S^{10}a$ 三亚段间，邻近三亚段间静脉 V^6b2+3。如仅行任何单亚段或双亚段切除，均可能切缘不足，行 $S^6b+S^9a+S^{10}a$ 三亚段切除术才能够保证足够的切缘。

2. 此例中 S^6b、S^9a、$S^{10}a$ 三亚段相邻，静脉 V^6b2+3 为三亚段间静脉，经叶间裂入路需要切断 V^6b2+3。回流至 $V^{10}a$ 的细小 V^9a1 位置深、显露困难，在裁剪时与段间交界一起切断。

3. 此例中斜裂发育较好，且肺亚段间纤维间隔发育较完整，分离亚段间交界面时可以由段门向远端分离较长距离，为分离、显露各分支动脉、气管、静脉创造了有利的条件。在分离面可以清楚地观察到亚段间静脉走行在肺膨胀萎陷交界面上，验证了"改良膨胀萎陷法"确定亚段间交界面的准确性，为进一步亚段间平面的裁剪奠定了基础。

第十章　全胸腔镜左肺下叶亚段切除术

第一节　单亚段切除术

一、左肺下叶前基底段内亚段（LS⁸b）切除术

（一）解剖特点

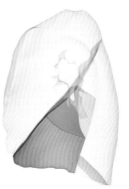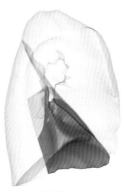

扫码可观看

三维模型动态图

肋面观　　　　　　　　　纵隔面观

图 10-1-1-a　模式图

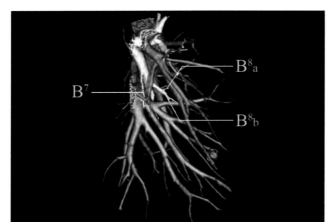

图 10-1-1-b　支气管（B）

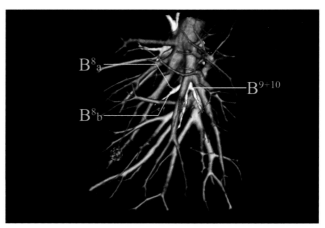

图 10-1-1-c　支气管（B）

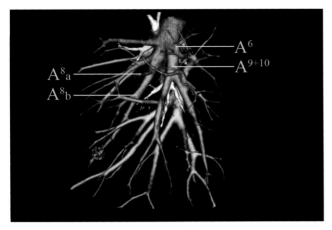
图 10-1-1-d　动脉（A）

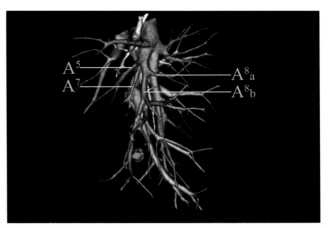
图 10-1-1-e　动脉（A）

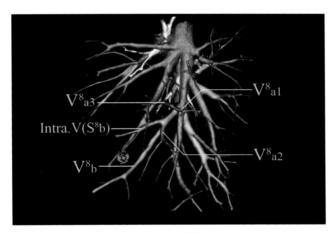
图 10-1-1-f　静脉（V）

1. 支气管：分为 B^6 和 B^{7-10}，后者分为 B^7、B^8 和 B^{9+10}；B^8 分为 B^8a 和 B^8b。

2. 肺动脉：分为 A^6、A^{5+7+8} 和 A^{9+10}；A^8 分为 A^8a 和 A^8b。

3. 静脉：分为 V^6 和 V^{8-10}，后者分为 V^8 和 V^{9+10}；V^8 分为 V^8a 和 V^8b；V^7b 回流至 IPV 根部，V^7a 汇入 V^8b。

（二）术前规划

1. 患者结节位于 S^8b，处于静脉 Intra.V(S^8b)、V^8a2 的一个分支以及 V^8b 之间，行单亚段 S^8b 切除可以保证足够的切缘距离。拟行左肺下叶前基底段内亚段（LS^8b）切除术。

2. 需切断的靶段解剖结构为：动脉 A^8b，支气管 B^8b，静脉 Intra.V(S^8b)＋V^8a2 和 V^8b 远端。

（三）手术步骤

1. 切开下肺韧带，采样第 9 组淋巴结、第 7 组淋巴结。

2. 切开斜裂，分离、显露叶间肺动脉干，切除第 11 组淋巴结。沿肺动脉基底干向远端分离、显露动脉 A^8。沿动脉 A^8 向远端分离、显露动脉 A^8a、动脉 A^8b。

3. 向远端分离、显露动脉 A^8b 至足够长度，结扎后切断。

4. 提起动脉 A^8b 远侧残端,向其深部分离、显露与之伴行的支气管 B^8b,沿支气管 B^8b 向远端分离至足够长度,使用腔镜直线切割缝合器切断。

5. 提起支气管 B^8b 远侧残端,向其深部分离、显露其后方的静脉。走入支气管 B^8b 远侧残端的即为 Intra.V(S^8b)＋V^8a2,结扎后切断。

6. 采用"改良膨胀萎陷法"确定段间交界面。膨肺至左下肺完全膨胀后单肺通气,等待约 15 分钟,膨胀的 S^8b 与萎陷的肺组织之间形成的界限即为段间交界面。

7. 使用电凝钩分别沿静脉 V^8b 及膨胀萎陷肺组织交界面锐性向远端分离肺组织。

8. 分离至足够深度后,使用直线切割缝合器采用适形裁剪技术分割段间交界面。使用"开门技术",沿段间交界面切开,切除 S^8b。移除标本。采样第 5、6 组淋巴结。

9. 胸腔内注水,膨肺,观察 S^8b 残端及肺分离面有无漏气、余肺是否复张良好。

10. 解剖标本,寻找结节,观察切缘是否足够,标记后送病理检查。

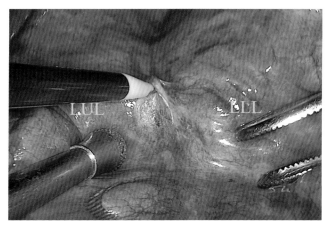

图 10-1-1-1　打开斜裂,分离、显露叶间肺动脉干

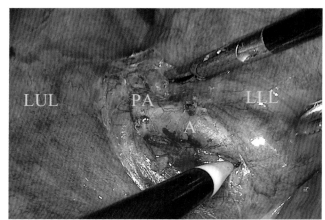

图 10-1-1-2　沿肺动脉基底干向远端分离,显露 A^8 动脉

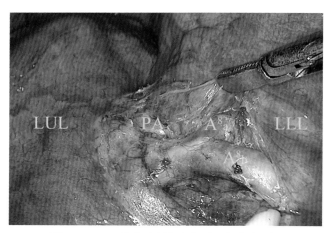

图 10-1-1-3　分离、显露动脉 A^8a 和动脉 A^8b

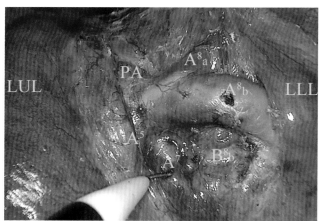

图 10-1-1-4　分离、显露动脉 A^8b 及周围解剖结构

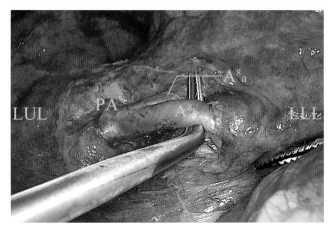

图 10-1-1-5　游离动脉 A⁸b

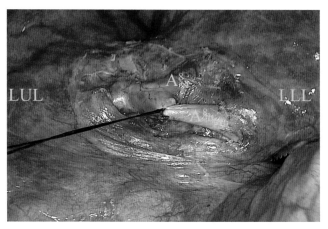

图 10-1-1-6　结扎动脉 A⁸b

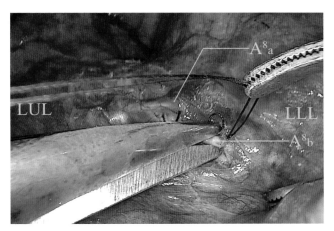

图 10-1-1-7　切断动脉 A⁸b

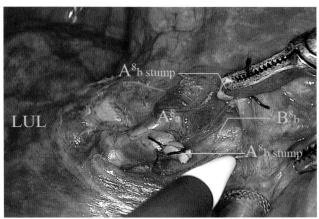

图 10-1-1-8　提起动脉 A⁸b 远侧残端，向深部分离、显露
与之伴行的支气管 B⁸b

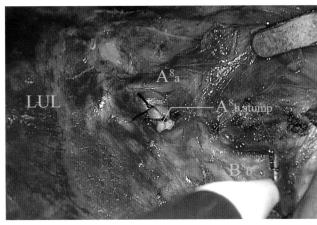

图 10-1-1-9　分离、显露支气管 B⁸b

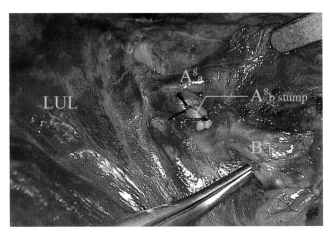

图 10-1-1-10　游离支气管 B⁸b

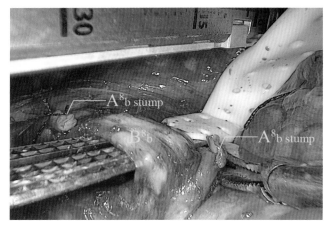

图 10-1-1-11　使用直线切割缝合器闭合切断支气管 B⁸b

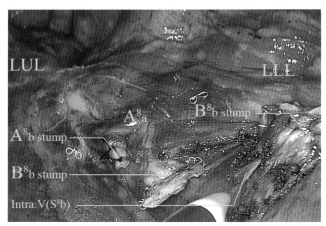

图 10-1-1-12　提起支气管 B⁸b 远侧残端，分离、显露
Intra.V(S⁸b)＋V⁸a2

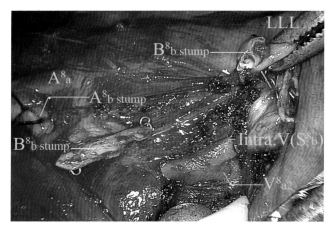

图 10-1-1-13　显露 Intra.V(S⁸b)＋V⁸a2

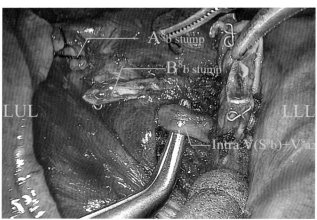

图 10-1-1-14　游离 Intra.V(S⁸b)＋V⁸a2

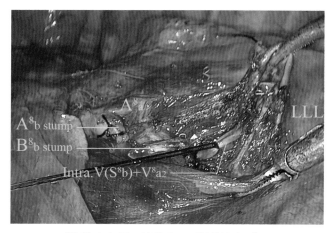

图 10-1-1-15　结扎 Intra.V(S⁸b)＋V⁸a2

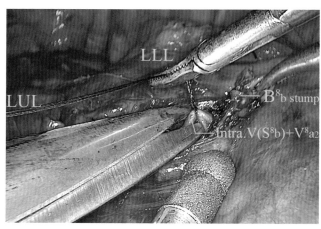

图 10-1-1-16　切断 Intra.V(S⁸b)＋V⁸a2

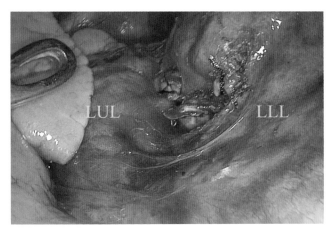

图 10-1-1-17　采用"改良膨胀萎陷法"确定段间交界面

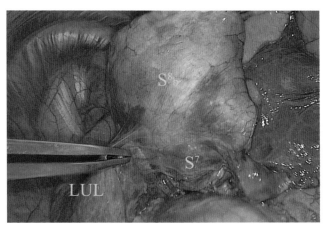

图 10-1-1-18　膨胀的 S⁸b 与萎陷的肺组织之间形成清晰的亚段间交界面

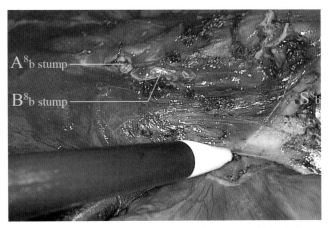

图 10-1-1-19　使用电凝钩沿膨胀萎陷交界面锐性分离

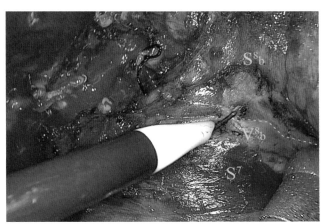

图 10-1-1-20　继续沿 V⁸b 及膨胀萎陷交界面锐性分离

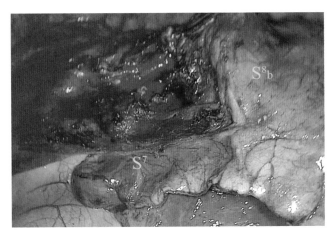

图 10-1-1-21　向深部锐性分离至足够深度

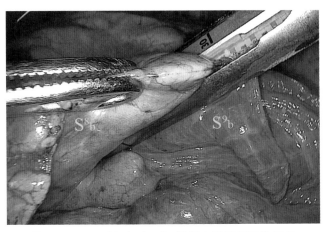

图 10-1-1-22　沿 S⁸b 与 S⁹b 段间交界面切开肺组织

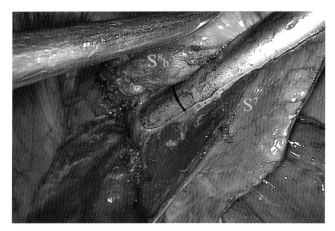

图 10-1-1-23　沿 S^7 与 S^{8}b 段间交界面适形裁剪

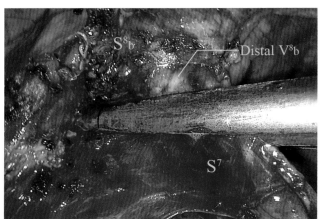

图 10-1-1-24　继续切开 S^7 与 S^{8}b 段间交界面肺组织

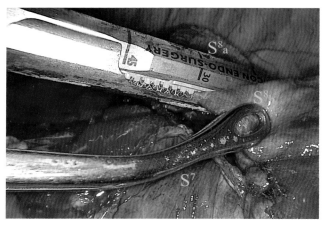

图 10-1-1-25　使用"开门技术"沿膨胀萎陷交界
切开 S^{8}a 与 S^{8}b 之间肺组织

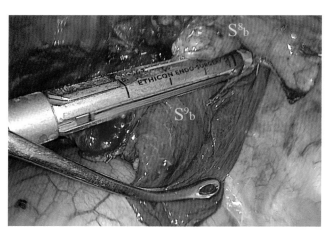

图 10-1-1-26　沿段间交界面切开 S^{8}b 与 S^{9}b 之间肺组织

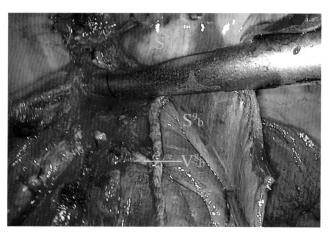

图 10-1-1-27　继续沿段间交界面适形裁剪

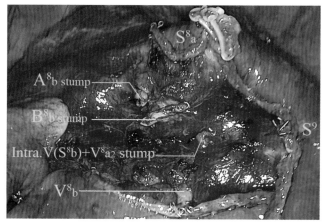

图 10-1-1-28　显示段门结构

（四）本例特点

1. 术前根据 3D-CTBA 判断结节位于 S^8b 内,判断结节与亚段间静脉 V^8a3 有足够距离,可以保证足够的切缘距离,故选择 S^8b 单亚段切除术。

2. 在精准切断靶段动脉、支气管的前提下,手术中发现一支静脉走行指向 B^8b 支气管远侧残端,属 S^8b 亚段内静脉,予以切断。手术中静脉判断或处理困难时,可暂不切断静脉,行"改良膨胀萎陷法",待形成膨胀萎陷交界面后,进入膨胀靶段肺组织的静脉即为段内静脉,可予以切断。本例中由于 V^7a 汇入 V^8b 中段,为防止误断,因此在裁剪段间交界时连同 V^8b 远端切断。

二、左肺下叶外基底段外亚段（LS⁹a）切除术

（一）解剖特点

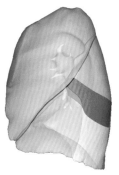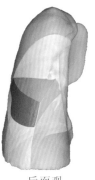

肋面观　　　　　　　　　后面观

图 10-1-2-a　模式图

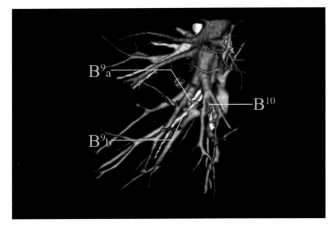

图 10-1-2-b　支气管（B）

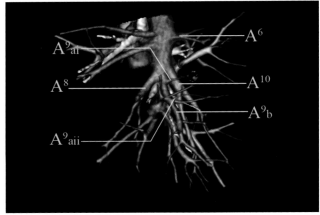

图 10-1-2-c　动脉（A）

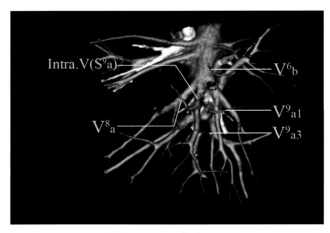

图 10-1-2-d　静脉（V）

1. 支气管：分为 B^6 和 B^{8-10}，后者分为 B^8 和 B^{9+10}；B^9 分为 B^9a 和 B^9b。

2. 肺动脉：分为 A^6 和 A^{8-10}，后者分为 A^8、A^9 和 A^{10}；A^9 分为 A^9ai、A^9aii 和 A^9b。

3. 肺静脉：分为 V^6 和 V^{8-10}，后者分为 V^{8+9} 和 V^{10}；V^6b 为 S^6b 和 S^9a 之间的亚段间静脉；Intra.$V(S^9a)$ 汇入 V^8a。

（二）术前规划

1. 患者结节位于 S^9a，A^9ai 与 A^9aii 之间，切断 V^6b 远端分支和 Intra.$V(S^9a)$，即可保证足够切缘距离。拟行左肺下叶外基底段外亚段（LS^9a）切除术。

2. 需切断的靶段解剖结构：支气管 B^9a，动脉 A^9ai，动脉 A^9aii，S^9a 亚段内静脉 Intra.$V(S^9a)$。

（三）手术步骤

1. 切开斜裂，分离、显露叶间肺动脉干、肺动脉基底干，切除第 11 组淋巴结。

2. 沿肺动脉基底干向远端分离、显露动脉 A^9、动脉 A^{10}，切除第 12 组淋巴结。

3. 沿动脉 A^9 向远端分离、显露动脉 A^9ai，结扎切断。

4. 提起动脉 A^9ai 远侧残端，分离、显露从动脉 A^9 和动脉 A^{10} 之间穿出的支气管 B^9a，结扎后切断。

5. 同时提起支气管 B^9a 和动脉 A^9ai 远侧残端，沿 A^9 动脉继续向远端分离、显露动脉 A^9aii，分离动脉 A^9aii 至足够长度，结扎后切断。

6. 采用"改良膨胀萎陷法"确定段间交界面。膨肺至左下肺完全膨胀后单肺通气，等待约 15 分钟，膨胀的 S^9a 与萎陷的肺组织之间形成的界限即为段间交界面。

7. 采用电凝钩沿膨胀萎陷肺组织交界面向远端锐性分离，分离至足够深度后，使用直线切割缝合器采用适形裁剪技术分割段间交界面。结合使用"开门技术"，先后分别切开 S^9a 和 S^9b，以及 S^9a 和 S^8a 肺组织交界面，之后沿膨胀萎陷交界面切除 S^9a。移除标本。

8. 胸腔内注水，膨肺，观察 S^9a 残端及肺分离面有无漏气、余肺是否复张良好。

9. 解剖标本，寻找结节，观察切缘是否足够，标记后送病理检查。

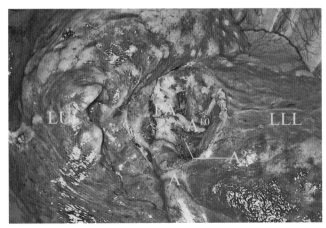

图 10-1-2-1　切开斜裂，显露叶间肺动脉干、肺动脉基底干，沿肺动脉基底干向远端分离

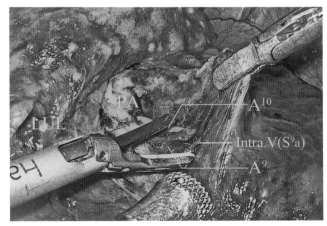

图 10-1-2-2　分离、显露动脉 A^9、A^{10} 及 Intra.$V(S^9a)$，并使用超声刀切断 Intra.$V(S^9a)$

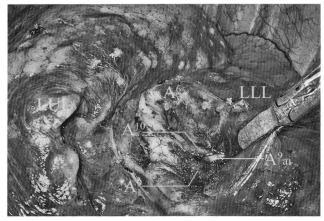

图 10-1-2-3　沿动脉 A^9 向远端分离，显露动脉 A^9ai

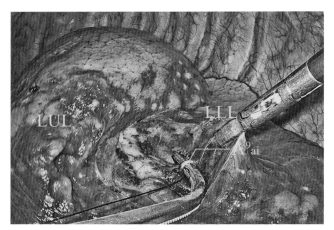

图 10-1-2-4　分离、显露动脉 A^9ai

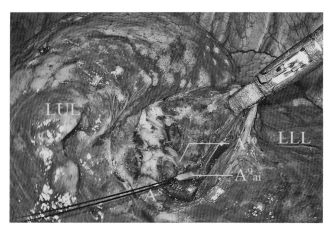

图 10-1-2-5　结扎动脉 A^9ai

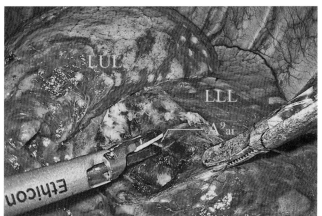

图 10-1-2-6　超声刀切断动脉 A^9ai

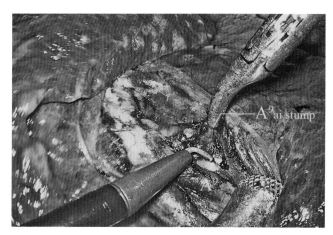

图 10-1-2-7　提起动脉 A^9ai 远侧残端，

在 A^9、A^{10} 之间深部分离 B^9a

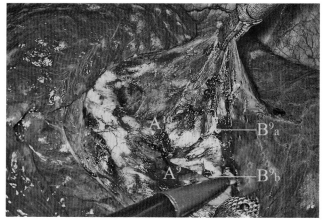

图 10-1-2-8　分离、显露支气管 B^9a

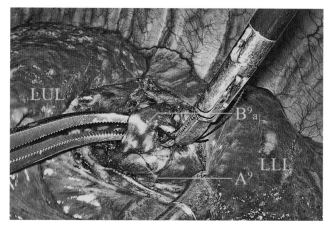

图 10-1-2-9　游离支气管 B⁹a

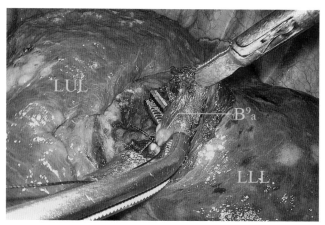

图 10-1-2-10　结扎支气管 B⁹a

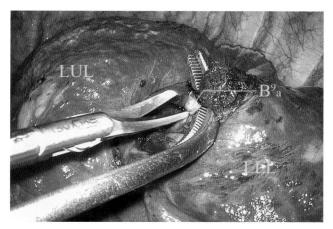

图 10-1-2-11　切断支气管 B⁹a

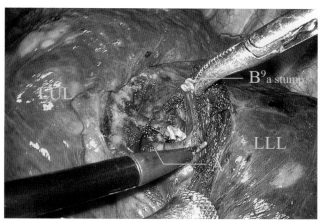

图 10-1-2-12　提起支气管 B⁹a 远侧残端，沿 A⁹ 向远端分离

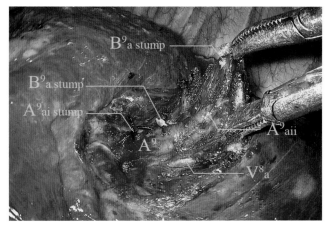

图 10-1-2-13　提起支气管 B⁹a 和动脉 A⁹ai 远侧残端，
分离、显露动脉 A⁹aii

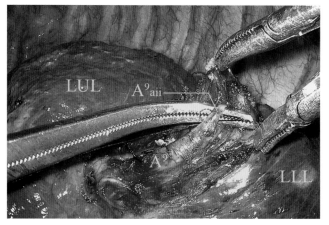

图 10-1-2-14　游离动脉 A⁹aii

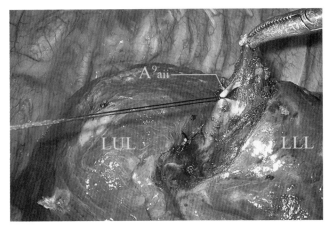

图 10-1-2-15　结扎动脉 A^9aii

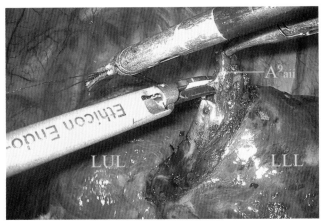

图 10-1-2-16　超声刀切断动脉 A^9aii

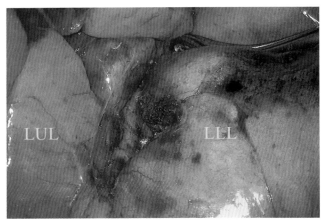

图 10-1-2-17　采用"改良膨胀萎陷法"确定段间交界面

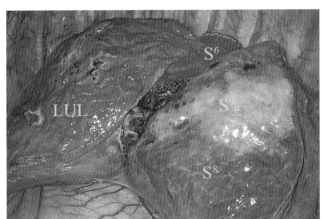

图 10-1-2-18　膨胀的 S^9a 与萎陷的肺组织之间
形成清晰的亚段间交界面

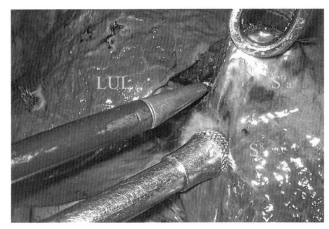

图 10-1-2-19　使用电凝钩沿膨胀萎陷交界面
向远端锐性分割肺组织

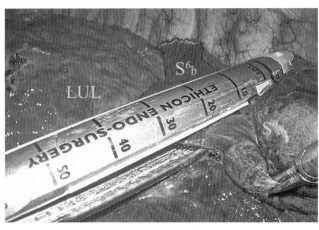

图 10-1-2-20　使用"开门技术"沿膨胀萎陷交界面
切开 S^6b 与 S^9a 段间交界面

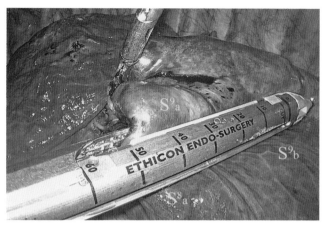

图 10-1-2-21 使用"开门技术"沿膨胀萎陷交界面
切开 S⁹a 与 S⁸a 段间交界面

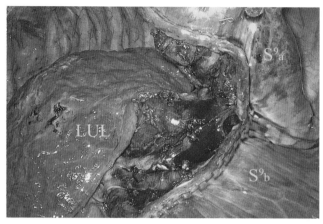

图 10-1-2-22 使用"开门技术"切开肺组织后的段门

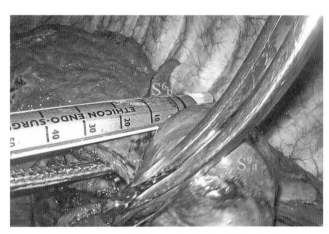

图 10-1-2-23 继续切开 S⁹a 与 S⁶b 之间肺组织

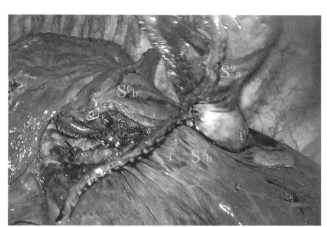

图 10-1-2-24 显示切开后的段间交界面

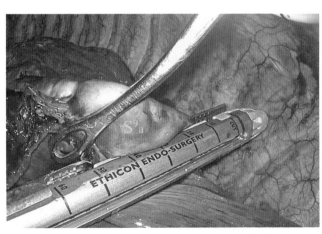

图 10-1-2-25 继续沿段间交界面适形裁剪

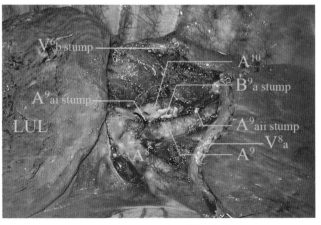

图 10-1-2-26 显示段门结构

（四）本例特点

1. 本例术前在 3D-CTBA 重建图像上可以观察到：S^9a 有两支动脉——动脉 A^9ai 和 A^9aii，两者相距较远。在手术过程中，先分离、切断动脉 A^9ai，然后显露、切断支气管 B^9a。提起支气管 B^9a 远侧断端，进入靶段的动脉即为另一支靶段动脉 A^9aii。这是根据肺段支气管和动脉相伴行的规律，通过靶段支气管来辨认靶段动脉，反之亦然。

2. 手术中观察膨胀萎陷交界面可以发现，S^9a 深陷于肺实质内，游离锥面较少，被 S^6b、S^8a、S^9b 所包绕，大部分为非游离锥面，所以 S^9a 与相邻靶段之间的肺段间交界面形状较为曲折。应用"开门技术"迎刃而解，第一次"开门"切开 S^9a 和 S^6b，第二次"开门"切开 S^9a 和 S^8a，简单又快捷地完成肺段间交界面的分离。

3. 本例中，一支 S^9a 亚段内静脉汇入 V^8a，因其特别细小，并没有单独进行游离解剖处理；此外，V^6b 远端与结节距离较近，未单独处理，仅在用腔镜直线切割缝合器裁剪段间平面时一并予闭合切断。

三、左肺下叶外基底段内亚段（LS⁹b）扩大切除术

（一）解剖特点

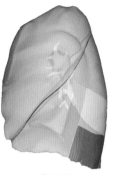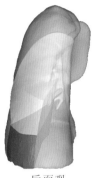

肋面观　　　　　　　　　　后面观

图 10-1-3-a　模式图

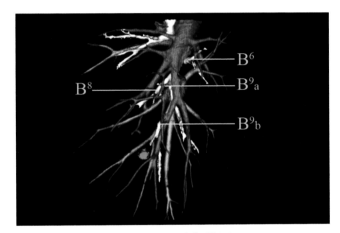

图 10-1-3-b　支气管（B）

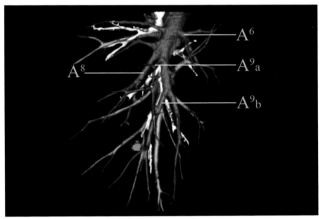

图 10-1-3-c　动脉（A）

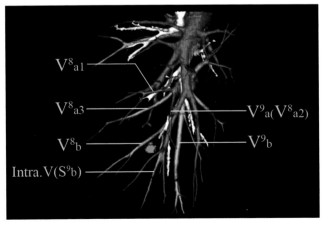

图 10-1-3-d　静脉（V）

1. 支气管：支气管分为 B^6、B^8 和 B^{9+10}；B^9a 发自 B^{9+10} 的近段，B^9b 发自 B^{9+10} 的中段。

2. 动脉：肺动脉分为 A^6、A^8 和 A^{9+10}；A^9a 发自 A^{9+10} 的近段，A^9b 发自 A^{9+10} 的中段。

3. 静脉：肺静脉分为 V^6 和 V^{8-10}，后者分为 V^8a、$V^8b+Intra.V(S^9b)$ 和 V^9b+V^{10}；V^9a3 即为 V^8a2。

（二）术前规划

1. 患者结节位于 S^9b，但邻近 S^9a 与 S^9b 之间亚段间静脉 V^8a2（即 V^9a3）及 $V^8b+Intra.V(S^9b)$。拟行左肺下叶外基底段内亚段（LS^9b）扩大切除术。

2. 需切断的靶段解剖结构：动脉 A^9b，支气管 B^9b，亚段间静脉 V^8a2 及 $V^8b+Intra.V(S^9b)$。

（三）手术步骤

1. 切断下肺韧带，采样第 9 组淋巴结。

2. 沿下肺静脉向远端分离，显露静脉 V^8a 和 $V^8b+(V^9b+V^{10})$。沿静脉 $V^8b+(V^9b+V^{10})$ 向远端分离，显露 $V^8b+Intra.V(S^9b)$，腔镜直线切割缝合器闭合切断。

3. 提起静脉 $V^8b+Intra.V(S^9b)$ 远侧残端，在静脉 V^8a 和 $V^8b+(V^9b+V^{10})$ 之间向深部充分分离，显露支气管 B^9b。分离支气管 B^9b 至足够长度，使用腔镜直线切割缝合器闭合切断支气管 B^9b。

4. 提起支气管 B^9b 远侧残端，沿静脉 V^8a 继续向后侧分离，显露静脉 V^8a2，分离静脉 V^8a2 至足够长度，结扎后切断。

5. 在其深面继续分离，显露动脉 A^9b，分离动脉 A^9b 至足够长度后结扎切断。

6. 采用"改良膨胀萎陷法"确定亚段间交界面。膨肺至左下肺完全膨胀后单肺通气，等待约 15 分钟，膨胀的 S^9b 与萎陷的肺组织之间形成的界限即为亚段间交界面。

7. 在段门与 S^8b、S^9b 及 $S^{10}b$ 亚段间交界面创建隧道，将靶段段门结构的远侧残端经隧道提至膈面，使用腔镜直线切割缝合器适形裁剪技术分割亚段间交界面，沿膨胀萎陷交界面切开肺组织，切除靶段肺组织，移除标本。采样第 7 组淋巴结。

8. 胸腔内注水，膨肺，观察支气管 B^9b 残端及肺分离面有无漏气、余肺是否复张良好。

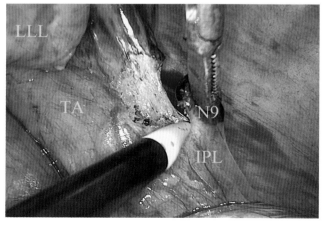

图 10-1-3-1　切断下肺韧带，采样第 9 组淋巴结

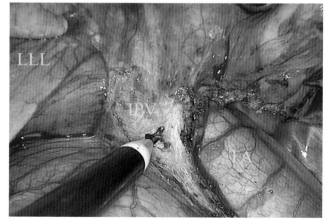

图 10-1-3-2　沿下肺静脉向上分离

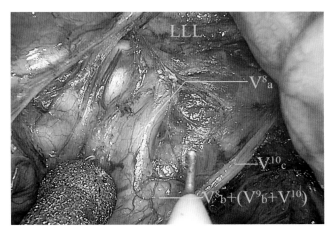

图 10-1-3-3　暴露静脉 V⁸a 及 V⁸b＋（V⁹b＋V¹⁰）

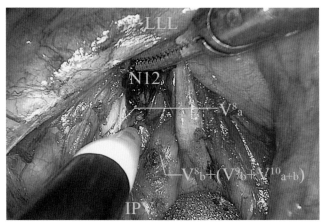

图 10-1-3-4　在静脉 V⁸a 及 V⁸b＋（V⁹b＋V¹⁰a＋b）

之间向深部分离，采样第 12 组淋巴结

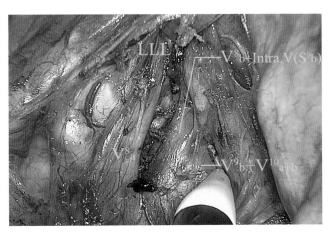

图 10-1-3-5　游离静脉 V⁸b＋Intra.V（S⁹b）

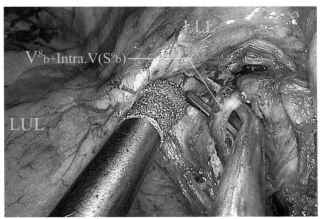

图 10-1-3-6　显露静脉 V⁸b＋Intra.V（S⁹b）

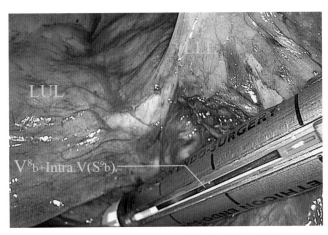

图 10-1-3-7　腔镜直线切割缝合器闭合切断

静脉 V⁸b＋Intra.V（S⁹b）

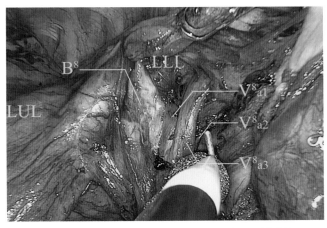

图 10-1-3-8　提起静脉 V⁸b＋Intra.V（S⁹b）远侧残端，

沿静脉 V⁸a 向远端分离

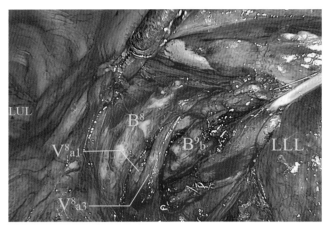

图 10-1-3-9　在静脉 V^8a 及 $V^8b+(V^9b+V^{10})$ 之间
向深部游离支气管 B^9b

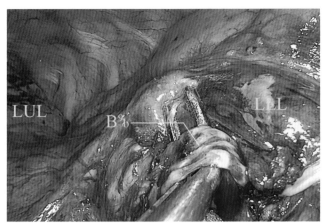

图 10-1-3-10　显露支气管 B^9b

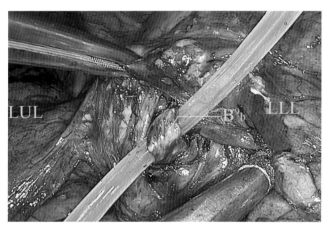

图 10-1-3-11　腔镜直线切割缝合器引导管通过支气管 B^9b 后方

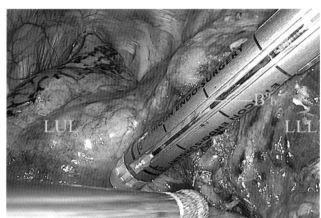

图 10-1-3-12　腔镜直线切割缝合器闭合切断支气管 B^9b

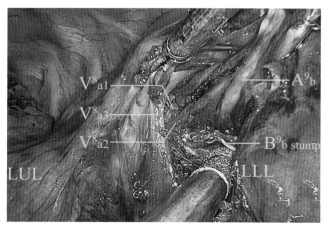

图 10-1-3-13　提起支气管 B^9b 远侧残端，暴露
亚段间静脉 V^8a2（即 V^9a3）

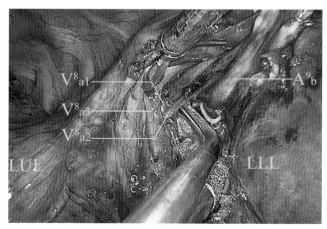

图 10-1-3-14　显露静脉 V^8a2（即 V^9a3）

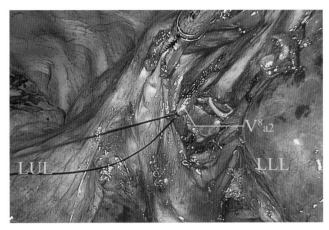

图 10-1-3-15　结扎静脉 V⁸a2（即 V⁹a3）

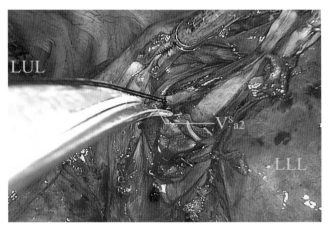

图 10-1-3-16　加扎后切断静脉 V⁸a2（即 V⁹a3）

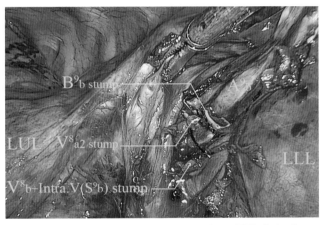

图 10-1-3-17　提起支气管 B⁹b 远侧残端，暴露动脉 A⁹b

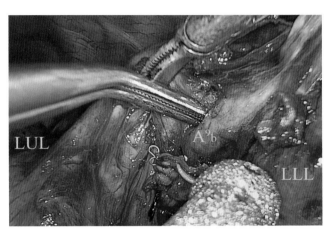

图 10-1-3-18　显露动脉 A⁹b

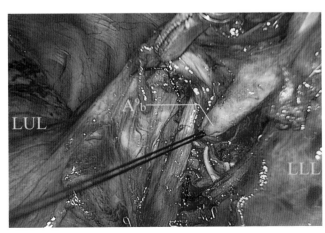

图 10-1-3-19　结扎动脉 A⁹b

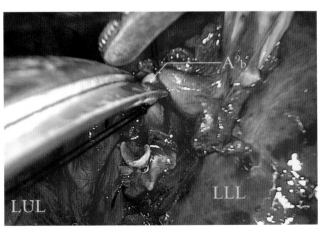

图 10-1-3-20　结扎后切断动脉 A⁹b

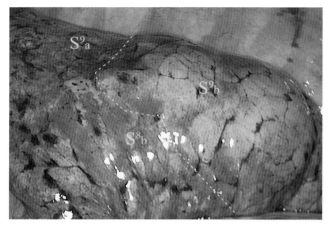

图 10-1-3-21　采用"改良膨胀萎陷法"显示
S⁹b 与 S⁸b 及 S⁹a 亚段间交界面

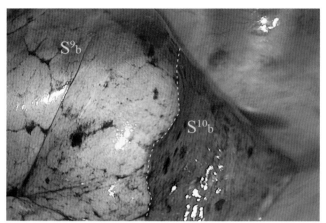

图 10-1-3-22　显示 S⁹b 与 S¹⁰b 亚段间交界面

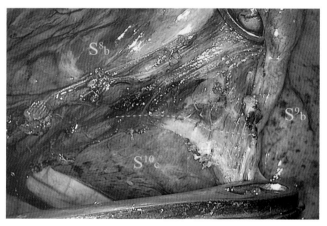

图 10-1-3-23　沿下肺韧带分离 S⁹b、S⁸b 及 S¹⁰c 三亚段间交界

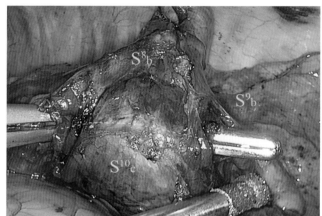

图 10-1-3-24　在段门与 S⁹b、S⁸b 及 S¹⁰c 三亚段
交界之间创建隧道

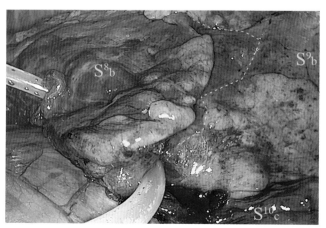

图 10-1-3-25　引导管通过段门与三亚段间交界创建的隧道

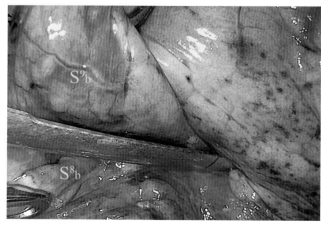

图 10-1-3-26　沿膨胀萎陷交界面切开 S⁸b 与 S⁹b 交界肺组织

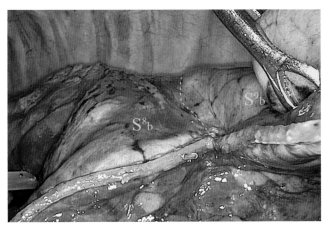

图 10-1-3-27 显示切开后的亚段间交界面

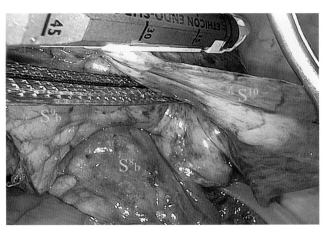

图 10-1-3-28 沿膨胀萎陷交界面切开
S^9b 与 $S^{10}b$ 交界之间肺组织

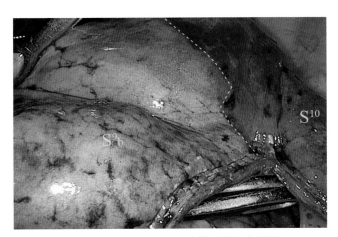

图 10-1-3-29 显示切开后的亚段间交界面

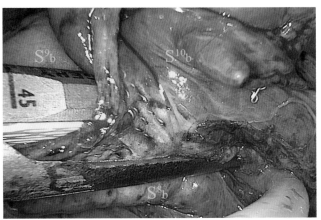

图 10-1-3-30 沿创建的隧道及膨胀萎陷交界面
继续适形裁剪

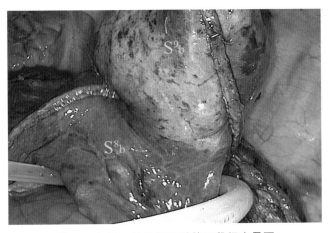

图 10-1-3-31 显示切开后的亚段间交界面

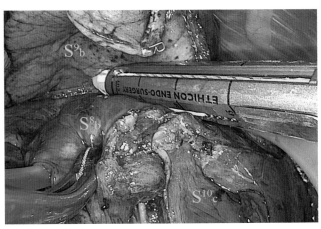

图 10-1-3-32 在创建的隧道中沿膨胀萎陷交界面
继续适形裁剪

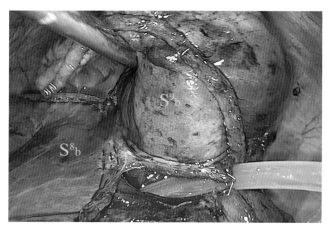

图 10-1-3-33　显示切开后的亚段间交界面

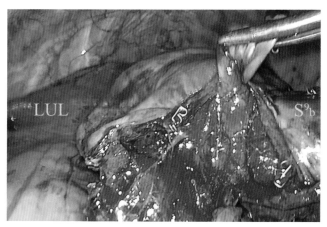

图 10-1-3-34　将靶段段门结构的远侧残端经隧道提至膈面

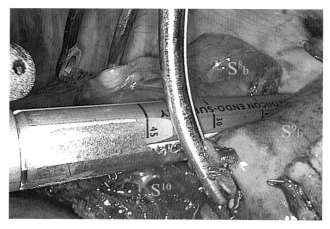

图 10-1-3-35　在创建的隧道中沿膨胀萎陷交界面
　　　　　　　继续适形裁剪

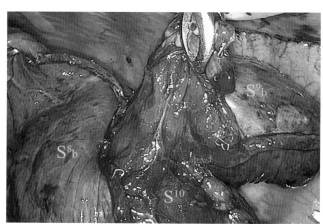

图 10-1-3-36　显示切开后的亚段间交界面

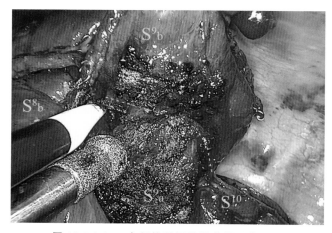

图 10-1-3-37　电凝钩沿亚段间交界适当分离

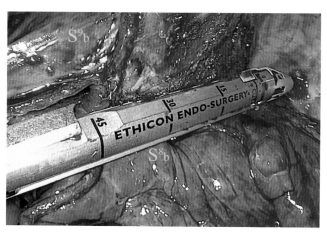

图 10-1-3-38　继续沿膨胀萎陷交界面适形裁剪

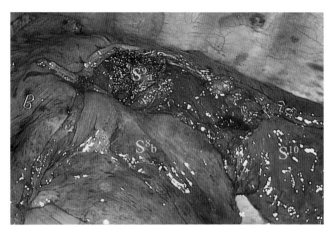

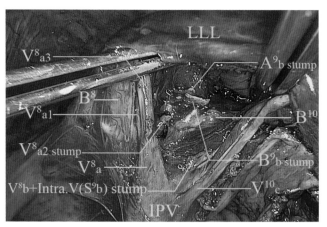

图 10-1-3-39　显示切开后的亚段间交界面　　　　图 10-1-3-40　移除标本后显示段门结构

（四）本例特点

1. 患者结节位于 S^9b，但邻近 S^9a 与 S^9b 之间亚段间静脉 V^8a2 及 S^8b 与 S^9b 之间的亚段间静脉 V^8b。如仅行 S^9b 单亚段切除会导致切缘不足，在切断亚段间静脉 V^8a2 及 V^8b 的基础上行 S^9b 扩大切除术则可以保证足够的切缘。

2. S^9b 形状狭长，周围被 S^9a、S^8b 以及 $S^{10}b+c$ 环绕。段门结构位置较深，位于基底段中央，无法从叶间裂分离，唯有自下肺静脉入路分离解剖段门结构，故单 S^9b 切除手术难度较大。我们查阅了相关数据库，未见有文献报道。

3. S^9b 上方为 S^9a，腹侧为 S^8b，背侧为 $S^{10}b+c$，段间交界面形状复杂，在肋面和膈面有部分游离胸膜，段门位于基底段中央，需要切开 S^8b 和 $S^{10}c$ 交界后才能使用切割缝合器分离段间交界面，但该方法对肺组织损伤大。本例自段门向膈面，在 S^8b、S^9b 和 $S^{10}b$ 的交汇处创建隧道有效地解决了这个难题。

4. 创建隧道后，将靶段远侧支气管、血管残端自隧道膈面侧提出，是本例的创新，为下一步适形裁剪创造了条件。在分离段间交界面过程中，提起靶段远侧支气管、血管残端至关重要，这个操作可以使这些结构远离切割线，并且提起残端保持张力也有利于解剖性分离亚段间交界面。

第二节　联合亚段切除术

一、左肺下叶前基底段外亚段 i 次亚段＋外基底段外亚段 i 次亚段（LS⁸ai＋S⁹ai）切除术

（一）解剖特点

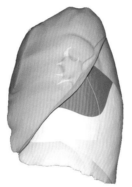
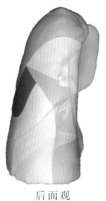

肋面观　　　　　　后面观

图 10-2-1-a　模式图

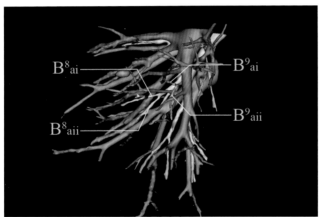

图 10-2-1-b　支气管（B）

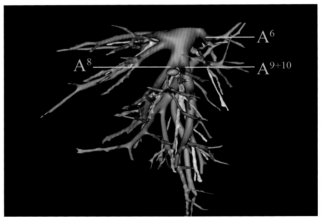

图 10-2-1-c　动脉（A）

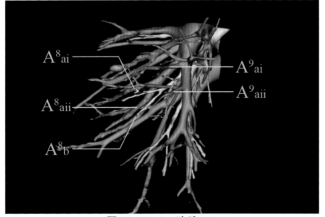

图 10-2-1-d　动脉（A）

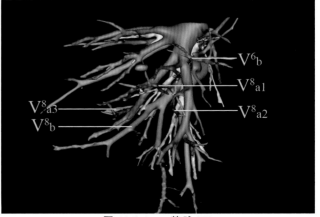

图 10-2-1-e　静脉（V）

1. 支气管：分为 B^6 和 B^{8-10}，后者分为 B^8 和 B^{9+10}；B^8 分为 B^8a 和 B^8b，B^8a 分为 B^8ai 和 B^8aii；B^9a 发自 B^{9+10} 近端，分为 B^9ai 和 B^9aii。

2. 肺动脉：分为 A^6 和 A^{8-10}，后者分为 A^8 和 A^{9+10}；A^8 分为 A^8a+bi 和 A^8bii，A^8a 分为 A^8ai 和 A^8aii；A^9a 有两个独立分支 A^9ai 和 A^9aii，分别发自 A^{9+10} 近端和中段。

3. 肺静脉：分为 V^6 和 V^{8-10}，后者分为 V^8 和 V^{9+10}；V^8 分为 V^8a1+V^8a2 和 $(V^8a3+V^8b)+Intra.V(S^8b)+Intra.V(S^9b)$。

（二）术前规划

1. 患者结节位于左下肺 S^8a+S^9a 之间，邻近静脉 V^8a1，处于次亚段 S^8ai 和 S^9ai 之间，在保证安全切缘前提下，拟行左肺下叶前基底段外亚段 i 次亚段＋外基底段外亚段 i 次亚段（LS^8ai+S^9ai）切除术。

2. 需切断的靶段解剖结构：动脉 A^8ai 和 A^9ai，支气管 B^8ai 和 B^9ai，次亚段间静脉 $Inter.V(S^8ai\text{-}S^9ai)$。

（三）手术步骤

1. 切开斜裂，分离、显露叶间肺动脉干及其分支，切除第 11 组淋巴结。

2. 沿肺动脉基底干向远端分离、显露动脉 A^8 和动脉 A^{9+10}，超声刀切断细小动脉分支。

3. 沿动脉 A^{9+10} 向远端分离、显露动脉 A^9ai，分离至足够长度，结扎后切断。

4. 沿动脉 A^8 向远端分离、显露起源于 A^8 细小动脉分支，超声刀切断。继续沿动脉 A^8 向远端分离、显露动脉 A^8ai。

5. 提起动脉 A^9ai 远侧残端，分离、显露位于动脉 A^8 和动脉 A^{9+10} 之间的支气管 B^9ai，结扎后切断。

6. 提起支气管 B^9ai 远侧残端，进一步分离、显露动脉 A^8ai 至足够长度，结扎后切断。

7. 提起动脉 A^8ai 远侧残端，分离、显露与之伴行的支气管 B^8ai，结扎后切断。

8. 采用"改良膨胀萎陷法"确定段间交界面。膨肺至左肺完全膨胀后单肺通气，等待约 15 分钟，膨胀的 S^8ai+S^9ai 与萎陷的肺组织之间形成的界限即为段间交界面。

9. 提起支气管 B^8ai 和支气管 B^9ai 远侧残端，在两者之间分离、显露次亚段间静脉 $Inter.V(S^8ai\text{-}S^9ai)$，分离至足够长度，结扎后切断。

10. 沿膨胀萎陷肺组织交界面使用直线切割缝合器，采用适形裁剪技术切开段间交界面。使用"开门技术"沿段间交界面切开 S^9ai 和 S^6b 之间肺组织，之后继续沿段间交界面切开肺组织，切除靶段 S^8ai+S^9ai。移除标本。

11. 解剖标本，寻找结节，观察切缘是否足够，标记后送病理检查。

12. 胸腔内注水，膨肺，观察支气管残端及肺分离面有无漏气、余肺是否复张良好。

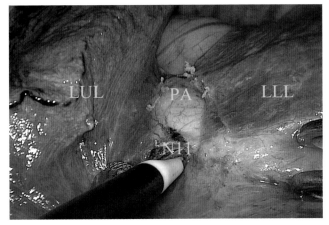

图 10-2-1-1　打开斜裂，显露叶间肺动脉干及分支

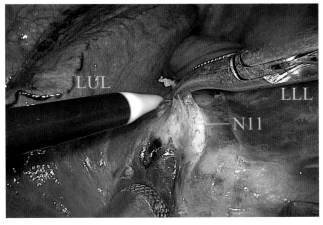

图 10-2-1-2　切除第 11 组淋巴结

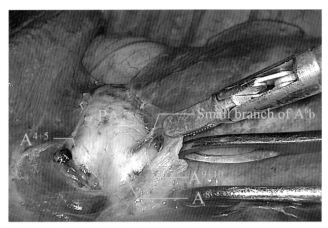

图 10-2-1-3　沿肺动脉基底干向远端分离，
显露细小动脉分支

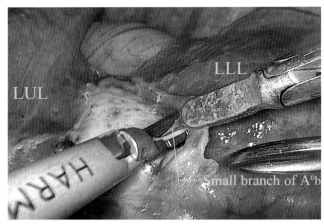

图 10-2-1-4　超声刀切断细小动脉分支

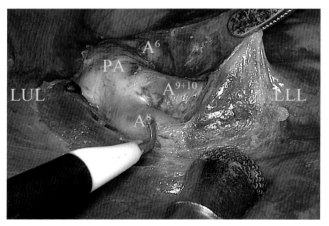

图 10-2-1-5　继续沿肺动脉基底干向远端分离，
显露动脉 A^8、A^{9+10}

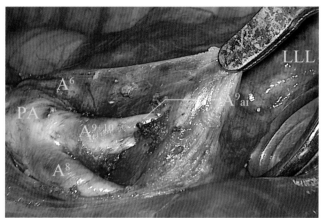

图 10-2-1-6　沿 A^{9+10} 向远端分离，显露动脉 A^{9}ai

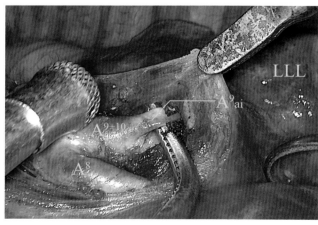

图 10-2-1-7　游离动脉 A^{9}ai

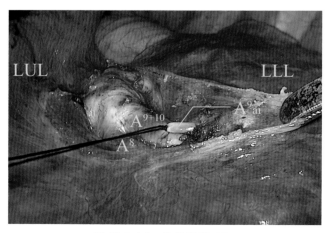

图 10-2-1-8　结扎动脉 A^{9}ai

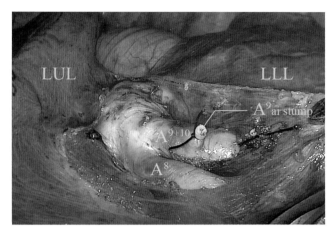

图 10-2-1-9　切断动脉 A⁹ai

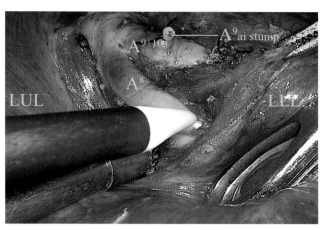

图 10-2-1-10　沿动脉 A⁸ 向远端分离

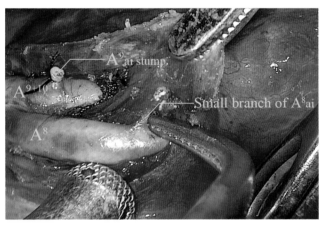

图 10-2-1-11　显露动脉 A⁸ai 细小分支

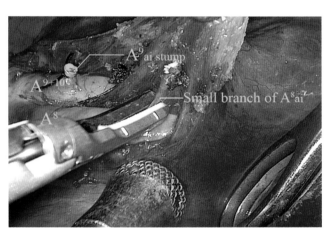

图 10-2-1-12　超声刀切断动脉 A⁸ai 细小分支

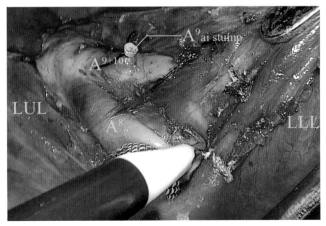

图 10-2-1-13　继续沿动脉 A⁸ 向远端分离

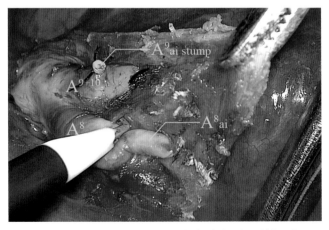

图 10-2-1-14　显露动脉 A⁸ai，并在动脉 A⁸、A⁹⁺¹⁰ 之间
　　　　　　　分离、显露支气管 B⁹a

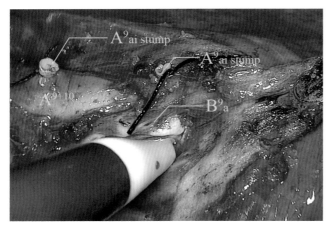

图 10-2-1-15　沿支气管 B⁹a 向远端分离

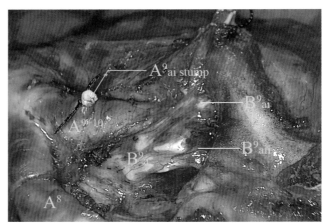

图 10-2-1-16　提起动脉 A⁹ai 远侧残端，
分离、显露支气管 B⁹ai

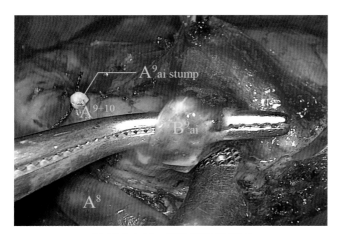

图 10-2-1-17　游离支气管 B⁹ai

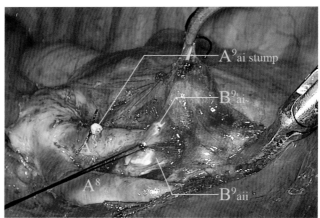

图 10-2-1-18　结扎支气管 B⁹ai

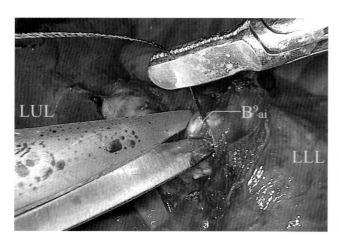

图 10-2-1-19　切断支气管 B⁹ai

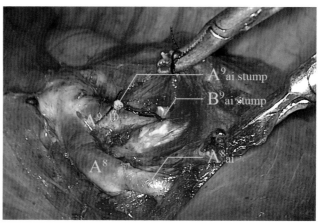

图 10-2-1-20　提起支气管 B⁹ai 远侧残端，显露段门结构

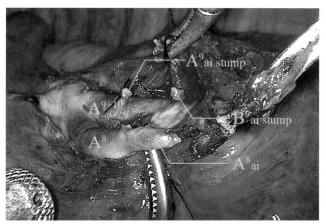

图 10-2-1-21　游离动脉 A⁸ai

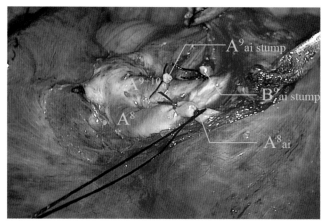

图 10-2-1-22　结扎动脉 A⁸ai

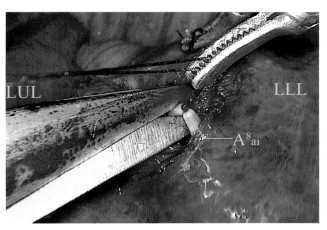

图 10-2-1-23　切断动脉 A⁸ai

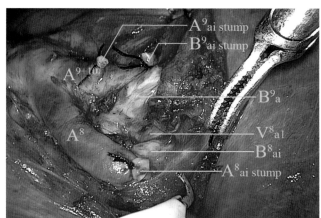

图 10-2-1-24　提起动脉 A⁸ai 远侧残端，向深部分离支气管 B⁸ai

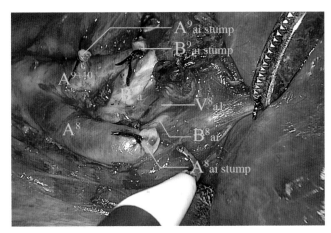

图 10-2-1-25　显露支气管 B⁸ai

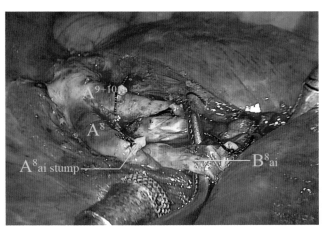

图 10-2-1-26　游离支气管 B⁸ai

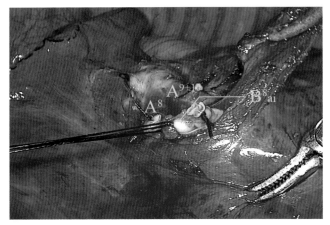

图 10-2-1-27 结扎支气管 B⁸ai

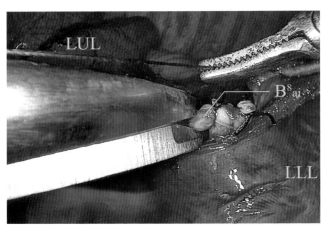

图 10-2-1-28 切断支气管 B⁸ai

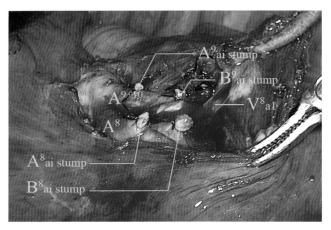

图 10-2-1-29 提起支气管 B⁸ai 及 B⁹ai 远侧残端，
显露亚段间静脉 V⁸a1

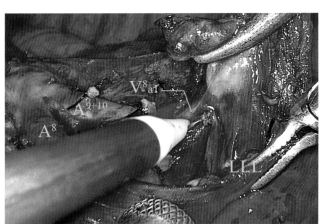

图 10-2-1-30 沿亚段间静脉 V⁸a1 向远端分离

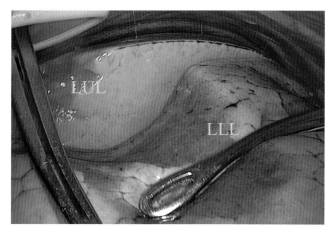

图 10-2-1-31 采用"改良膨胀萎陷法"确定段间交界面

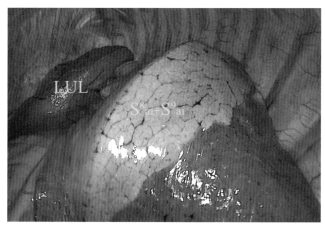

图 10-2-1-32 膨胀的 S⁸ai＋S⁹ai 与萎陷的肺组织
之间形成清晰的段间交界面

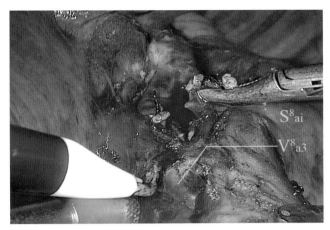

图 10-2-1-33 使用电凝钩沿膨胀萎陷交界面和亚段间静脉
V⁸a3 向深部锐性分离

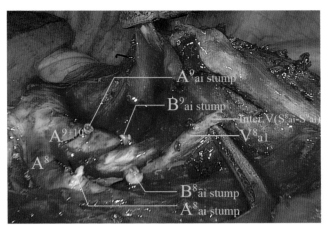

图 10-2-1-34 分离足够深度后显露段门结构,并游离
次亚段间静脉 Inter.V(S⁸ai-S⁹ai)

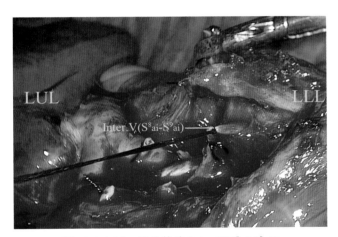

图 10-2-1-35 结扎静脉 Inter.V(S⁸ai-S⁹ai)

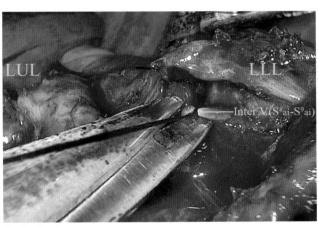

图 10-2-1-36 切断静脉 Inter.V(S⁸ai-S⁹ai)

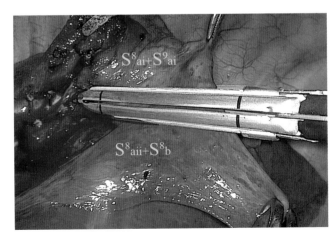

图 10-2-1-37 使用腔镜直线切割缝合器沿段间交界面
切开 S⁸ai 与 S⁸aii 之间肺组织

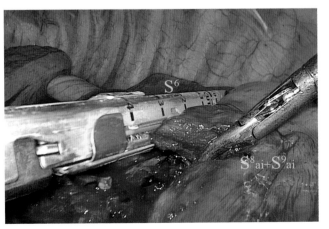

图 10-2-1-38 使用"开门技术"沿段间交界面切开
S⁹ai 与 S⁶b 之间肺组织

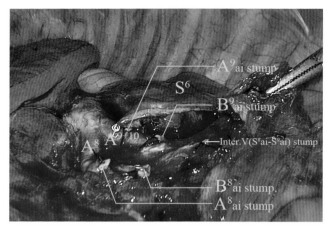

图 10-2-1-39　使用"开门技术"切开肺组织后的段门

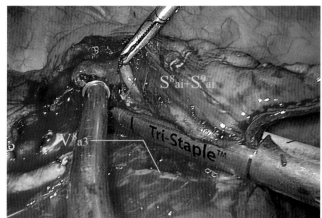

图 10-2-1-40　沿膨胀萎陷交界继续切开 S^8ai 与 S^8aii、S^9ai 与 S^9aii 段间交界面

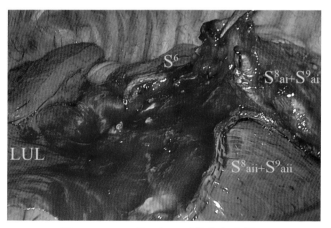

图 10-2-1-41　显示切开后的段间交界面

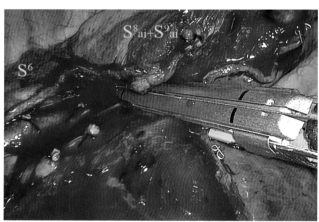

图 10-2-1-42　继续沿段间交界面适形裁剪

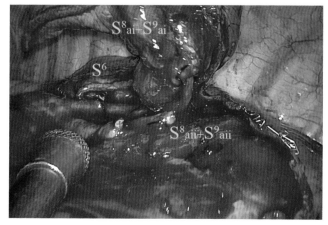

图 10-2-1-43　显示切开后的段间交界面

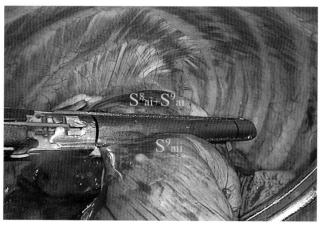

图 10-2-1-44　继续沿段间交界面适形裁剪

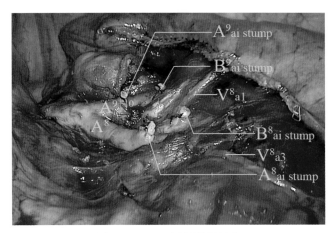

图 10-2-1-45　显示段门结构

（四）本例特点

1. 从 3D-CTBA 重建分析，患者肺结节临近静脉 V^8a1，位于左下肺 S^8a 与 S^9a 之间，属肺段间结节，常规可行 S^8a+S^9a 联合亚段切除术。但本例结节位置较为外周，处于 S^8ai 和 S^9ai 之间，联合次亚段切除就可以保证足够安全切缘。S^8ai 和 S^9ai 的动脉和支气管相对比较独立，技术上可以完成联合次亚段切除，所以选择行 S^8ai+S^9ai 联合次亚段切除。

2. 通常亚段间静脉 V^8a1 走行于 S^8a 和 S^9a 之间，本例静脉 V^8a1 和 V^8a2 共干，且 Inter.V（S^9ai-S^9aii）汇入 V^8a1，手术中需要仔细沿 V^8a1 向远端分离，以免损伤 V^8a2 和 Inter.V（S^9ai-S^9aii）。

二、左肺下叶前基底段外亚段 i 次亚段＋外基底段外亚段（LS⁸ai＋S⁹a）扩大切除术

（一）解剖特点

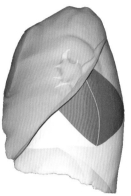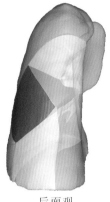

肋面观   后面观

图 10-2-2-a　模式图

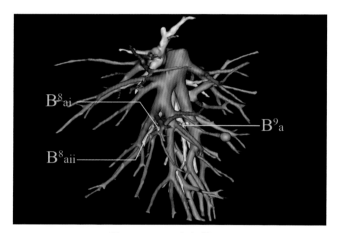

图 10-2-2-b　支气管（B）

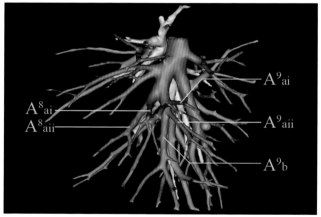

图 10-2-2-c　动脉（A）

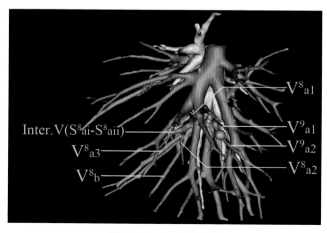

图 10-2-2-d　静脉（V）

1. 支气管:支气管分为 B^6 和 B^{8-10},后者分为 B^8、B^9、B^{10} 三分支;B^8 分为 B^8a 和 B^8b,B^8a 分为 B^8ai 和 B^8aii;B^9 分为 B^9a 和 B^9b,B^9a 分为 B^9ai 和 B^9aii。

2. 动脉:肺动脉分为 A^6、A^{8+9} 和 A^{10};A^8 分为 A^8a 和 A^8b,A^8a 分为 A^8ai 和 A^8aii;A^9a 有两个独立分支:A^9ai 和 A^9aii。

3. 静脉:肺静脉分为 V^6 和 V^{8-10},后者分为 V^8、V^9 和 V^{10} 三分支;V^8 分为 $V^8a1+[V^8a2+Inter.V(S^8ai-S^8aii)]$ 和 V^8a3+V^8b。

（二）术前规划

1. 患者结节位于 S^9a,S^9a 狭长,深陷于 S^8ai 和 $S^{10}a$ 之间,A^9ai 与 A^9aii 呈纵向排列,结节邻近 S^8a 与 S^9a 之间的亚段间静脉 V^8a1 以及 S^9a 与 $S^{10}a$ 之间的亚段间静脉 V^9a1。拟行左肺下叶前基底段外亚段 i 次亚段＋外基底段外亚段(LS^8ai+S^9a)扩大切除术。

2. 需切断的靶段解剖结构:动脉 A^8ai、A^9ai、A^9aii,支气管 B^8ai、B^9a,亚段间静脉 V^8a1、V^9a1。

（三）手术步骤

1. 显露下肺韧带,超声刀切断下肺韧带,采样第 9 组淋巴结。

2. 解剖分离斜裂,显露叶间肺动脉干及各分支,采样第 11 组淋巴结。

3. 沿着肺动脉基底干向远端分离,显露动脉 A^8 及 A^9。沿动脉 A^8 向远端分离,显露动脉 A^8ai 后结扎切断。

4. 提起动脉 A^8ai 远侧残端,显露支气管 B^8ai,分离支气管 B^8ai 后结扎切断。

5. 提起动脉 A^8ai 及支气管 B^8ai 远端残端,沿支气管 B^8ai 外侧分离,显露静脉 V^8a1,结扎后切断。

6. 沿动脉 A^9 向远端分离,显露动脉 A^9ai、A^9aii,分别结扎后切断。

7. 提起动脉 A^9a 远端残端,显露支气管 B^9a,分离支气管 B^9a 至足够长度后使用腔镜直线切割缝合器闭合切断。

8. 在支气管 B^9a 外侧向深部分离,显露静脉 V^9a1,结扎后切断。

9. 采用"改良膨胀萎陷法"确定亚段间交界面。膨肺至左下肺完全膨胀后单肺通气,等待约 15 分钟,膨胀的 S^8ai+S^9a 与萎陷的肺组织之间形成的界限即为次亚段间交界面。

10. 沿次亚段间交界面适当锐性分离肺组织后,使用腔镜直线切割缝合器适形裁剪技术分割亚段间交界面。使用"开门技术",沿膨胀萎陷交界面切开肺组织向 $S^{10}a$ 扩大切除靶段 S^8ai+S^9a,移除标本。采样第 7 组淋巴结。

11. 解剖标本,沿动脉 A^9a 向远端寻找结节,观察切缘是否足够,标记后送病理检查。

12. 胸腔内注水,膨肺,观察支气管 B^8ai、B^9a 残端及肺分离面有无漏气、余肺是否复张良好。

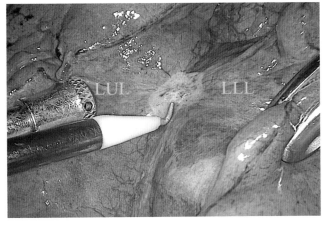

图 10-2-2-1 分离斜裂

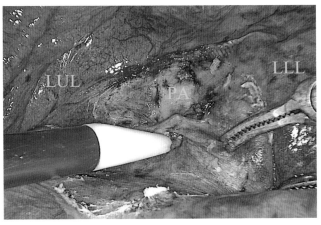

图 10-2-2-2 解剖叶间肺动脉干及分支

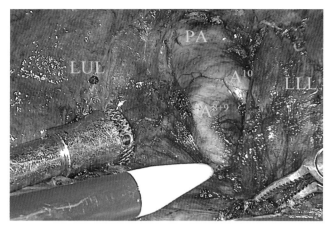

图 10-2-2-3　沿肺动脉基底干向远端分离

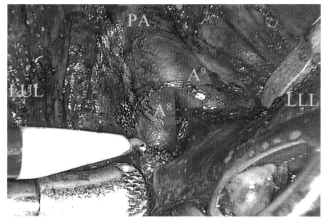

图 10-2-2-4　沿动脉 A^8 向远端分离

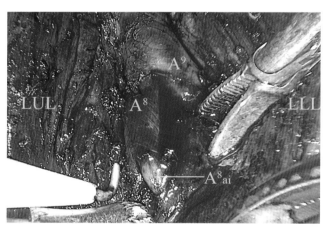

图 10-2-2-5　显露动脉 A^8ai

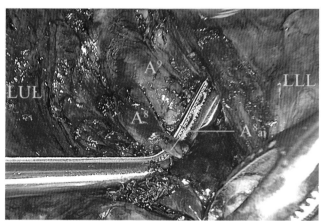

图 10-2-2-6　分离动脉 A^8ai

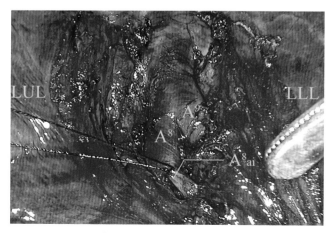

图 10-2-2-7　结扎动脉 A^8ai

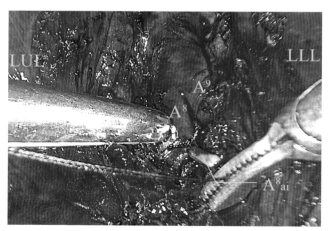

图 10-2-2-8　结扎后切断动脉 A^8ai

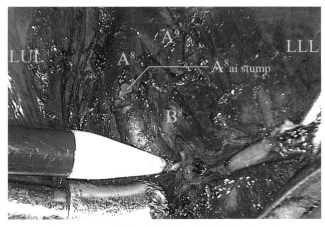

图 10-2-2-9 提起动脉 A^8ai 远侧残端,向深部
分离支气管 B^8a 及其分支

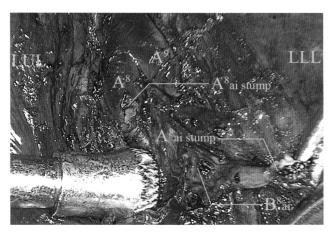

图 10-2-2-10 显露支气管 B^8ai

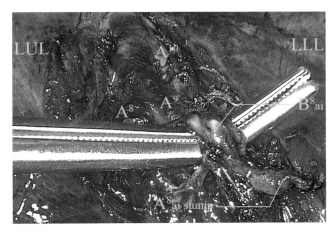

图 10-2-2-11 游离支气管 B^8ai

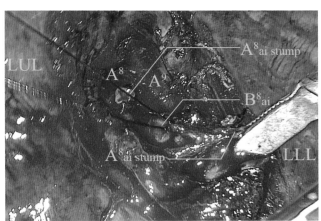

图 10-2-2-12 结扎支气管 B^8ai

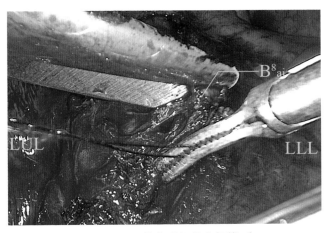

图 10-2-2-13 结扎后切断支气管 B^8ai

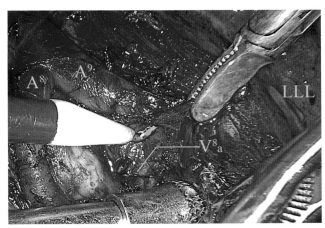

图 10-2-2-14 在支气管 B^8ai 外侧分离
S^8a 与 S^9a 亚段间静脉 V^8a

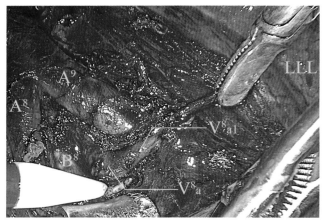

图 10-2-2-15　显露静脉 V^8a1

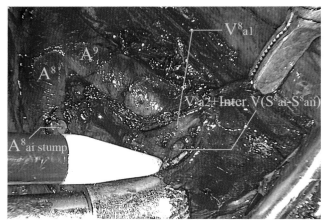

图 10-2-2-16　分离静脉 V^8a1

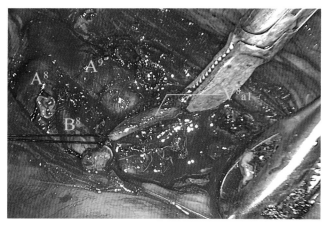

图 10-2-2-17　结扎静脉 V^8a1

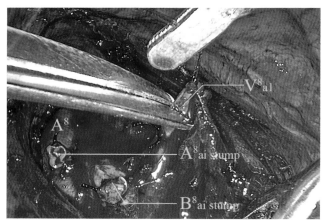

图 10-2-2-18　结扎后切断静脉 V^8a1

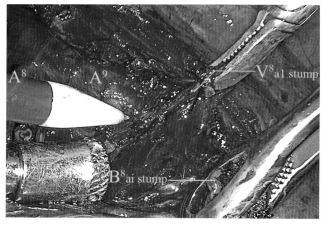

图 10-2-2-19　沿动脉 A^9 向远端分离

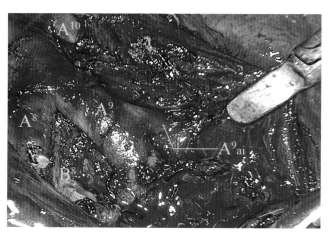

图 10-2-2-20　显露动脉 A^9ai

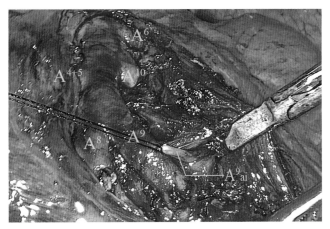

图 10-2-2-21　结扎动脉 A⁹ai

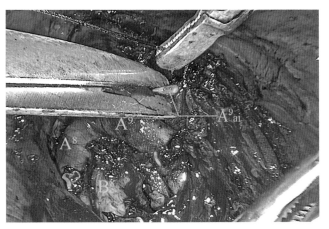

图 10-2-2-22　结扎后切断动脉 A⁹ai

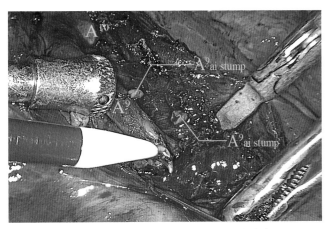

图 10-2-2-23　沿动脉 A⁹ 继续向远端分离

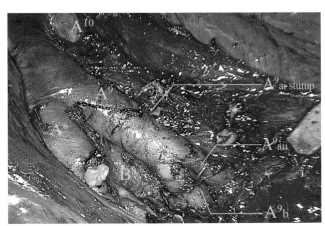

图 10-2-2-24　显露动脉 A⁹aii

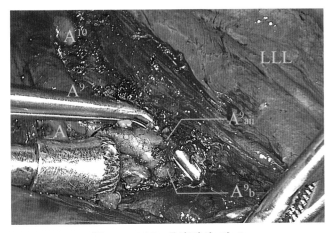

图 10-2-2-25　分离动脉 A⁹aii

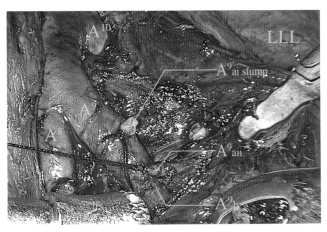

图 10-2-2-26　结扎动脉 A⁹aii

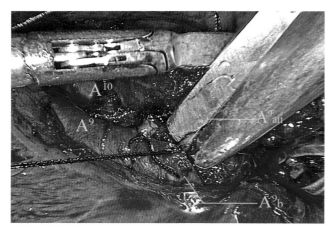

图 10-2-2-27　结扎后切断动脉 A⁹aii

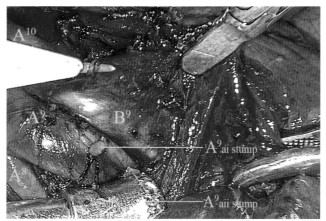

图 10-2-2-28　提起动脉 A⁹a 远侧残端.向深部
分离支气管 B⁹ 及其分支

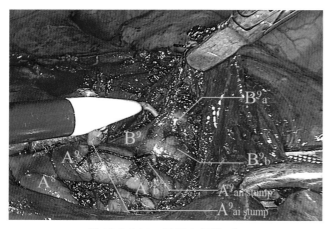

图 10-2-2-29　显露支气管 B⁹a

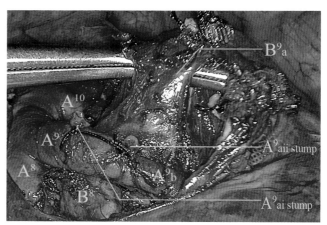

图 10-2-2-30　分离支气管 B⁹a

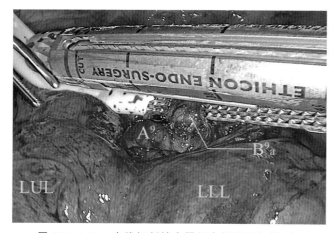

图 10-2-2-31　直线切割缝合器闭合切断支气管 B⁹a

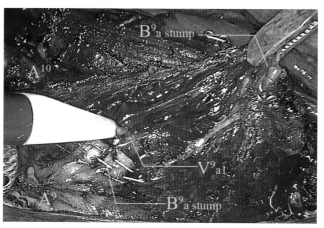

图 10-2-2-32　提起支气管 B⁹a 远侧残端.向深部分离.
显露 S⁹a 与 S¹⁰a 亚段间静脉 V⁹a1

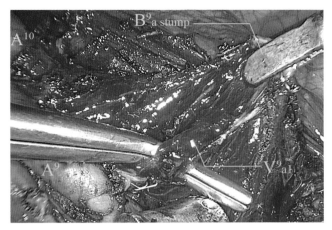

图 10-2-2-33　分离静脉 V⁹a1

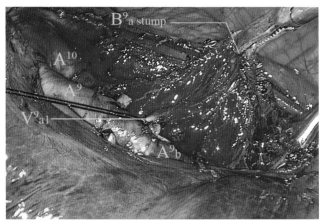

图 10-2-2-34　结扎静脉 V⁹a1

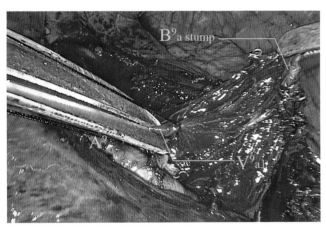

图 10-2-2-35　结扎后切断静脉 V⁹a1

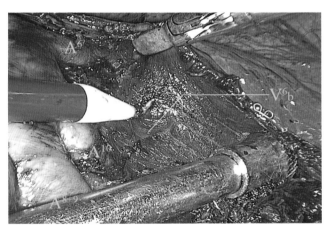

图 10-2-2-36　沿 A⁶、A¹⁰ 向远端分离，显露 V⁶b 远端分支

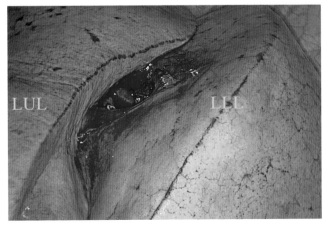

图 10-2-2-37　采用改良膨胀萎陷法确定亚段间交界面

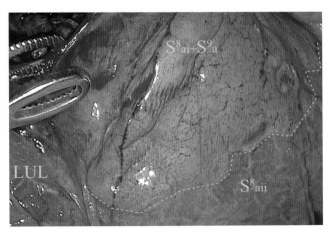

图 10-2-2-38　膨胀的 S⁸ai＋S⁹a 与萎陷的肺组织之间
形成清晰的段间交界面

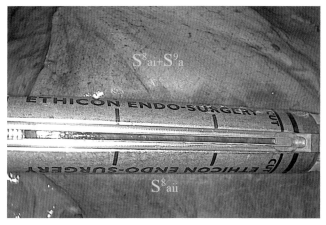

图 10-2-2-39　沿膨胀萎陷交界面切开肺组织

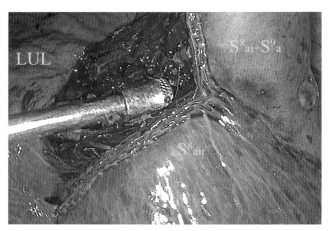

图 10-2-2-40　显示切开后的亚段间交界面

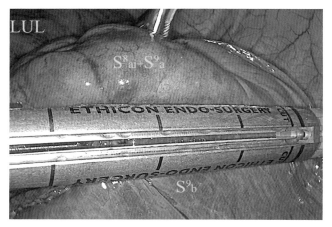

图 10-2-2-41　继续使用"开门技术"沿膨胀萎陷交界面
切开肺组织

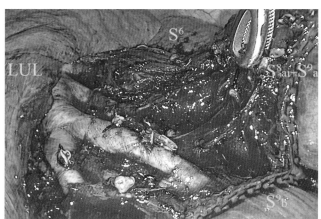

图 10-2-2-42　显示切开后的亚段间交界面

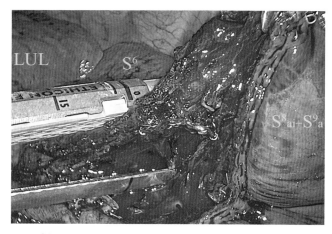

图 10-2-2-43　使用"开门技术"沿膨胀萎陷交界面
扩大切开 S^6b 和 S^9ai 之间的肺组织

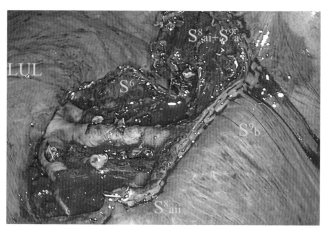

图 10-2-2-44　显示切开后的亚段间交界面

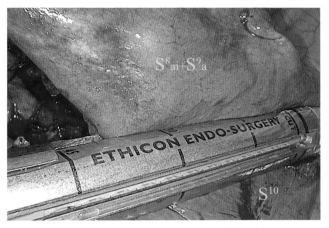

图 10-2-2-45　沿膨胀萎陷交界面继续切开肺组织

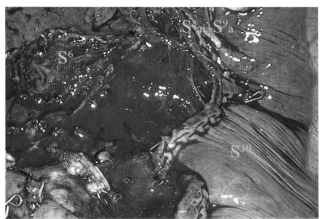

图 10-2-2-46　显示切开后的亚段间交界面

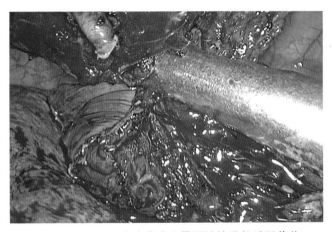

图 10-2-2-47　沿膨胀萎陷交界面继续进行适形裁剪

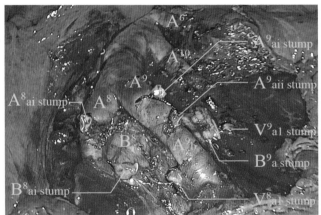

图 10-2-2-48　移除标本,显露段门结构

（四）本例特点

1. 本例结节位于 S⁹a,S⁹a 狭长,深陷于 S⁸ai 和 S¹⁰a 之间,A⁹ai 与 A⁹aii 呈纵向排列,结节邻近 S⁸a 与 S⁹a 之间的亚段间静脉 V⁸a1 以及 S⁹a 与 S¹⁰a 之间的亚段间静脉 V⁹a1。如仅行 S⁹a 单亚段切除,则切缘不足。增加切除 S⁸ai 可保证足够的内侧切缘;切断 V⁹a1 亚段间静脉可扩大切除部分 S¹⁰a 肺组织,获得足够的外侧切缘。此例最佳方案为 S⁸ai+S⁹a 扩大切除术,既可以保证足够的手术切缘,又尽可能地保留了肺组织。

2. 此例中 A⁸a 动脉分为两支,分别为 A⁸ai 及 A⁸aii 动脉,B⁸a 支气管也分为两支,分别为 B⁸ai 及 B⁸aii 支气管,为施行 S⁸ai 次亚段切除术创造了有利条件。此例中 A⁹a 动脉也分为两支,分别为 A⁹ai 及 A⁹aii 动脉,两分支之间距离较大,为保证足够的手术切缘创造了良好的条件。

3. 此例叶间裂发育欠佳,术中需仔细解剖叶间裂。需要切断的各分支动脉及支气管距离基底干起始部距离较远,需要向远端分离较长距离,有一定的手术难度。需要处理的解剖结构较多,其中动脉为三支、支气管为两支、亚段间静脉为两支,需要极大的耐心和精湛的解剖技巧才能完成此类手术。

三、左肺下叶上段内亚段＋后基底段（LS⁶c ＋S¹⁰）切除术

（一）解剖特点

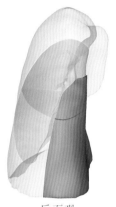 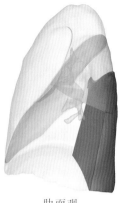

后面观　　　　　　　　　肋面观

扫码可观看

三维模型动态图

图 10-2-3-a　模式图

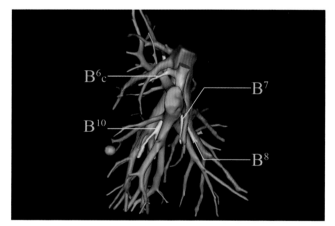

图 10-2-3-b　支气管（B）

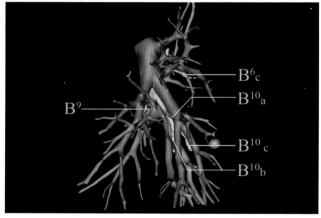

图 10-2-3-c　支气管（B）

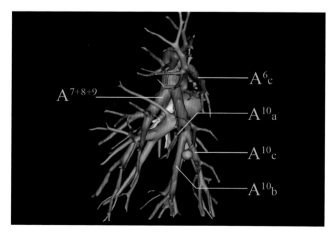

图 10-2-3-d　动脉（A）

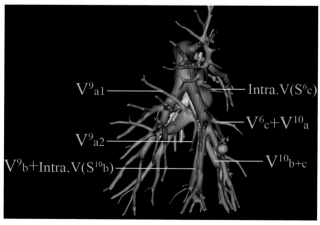

图 10-2-3-e　静脉（V）

1. 支气管:支气管分成 B^6 和 B^{7-10},前者分为 B^6a、B^6b 和 B^6c;后者分为 B^7+B^{8+9} 和 B^{10}。此例患者 S^9 较小,为 S^{10} 优势。

2. 肺动脉:肺动脉分为 A^6 和 A^{7-10},前者分为 A^6a、A^6b 和 A^6c;后者分为 A^7+A^{8+9} 和 A^{10};A^{10} 分为 $A^{10}a$ 和 $A^{10}b+c$。

3. 静脉:肺静脉分为 $V^6a+b+Intra.V(S^6c)$ 和 V^{8-10},V^6c 汇入 $V^{10}a$;V^{8-10} 分为 V^8+V^9a1 和 V^9a2+V^{10},V^9b 为数个汇入 $Intra.V(S^{10}b)$ 远端的细小分支。

(二)术前规划

1. 患者结节位于 V^6c 远端,行 S^{10} 切除术会导致上切缘不足。为保证安全切缘距离,又能最大程度地保存余肺组织,拟行左肺下叶上段内亚段+后基底段(LS^6c+S^{10})切除术。

2. 需切除的靶段解剖结构:动脉 A^{10} 和 A^6c,支气管 B^{10} 和 B^6c,静脉 $V^6c+V^{10}a$、V^9a2、V^9b+V^{10} 和 $Intra.V(S^6c)$

(三)手术步骤

1. 切开下肺韧带,采样第 9 组淋巴结、第 7 组淋巴结。

2. 分离、显露下肺静脉,并向远端分离,超声刀闭合切断下肺静脉细小属支,显露静脉 V^6a+b 和基底静脉干及各属支。

3. 分离、显露静脉 V^6a+b,并充分向远端游离。

4. 在静脉 V^6a+b 下方,基底静脉干根部,分离、显露共干的静脉 $V^6c+V^{10}a$,结扎后予切断。

5. 再沿基底静脉干向远端充分分离、显露出共干的静脉 $V^9b+V^{10}b$,使用腔镜直线切割缝合器切断。

6. 提起静脉 $V^9b+V^{10}b$ 远侧残端,向其深部分离、显露静脉 V^9a2,结扎后切断。

7. 沿静脉 V^9a 近侧残端继续向深部游离静脉 V^8,显露汇入其近端的 V^9a1,其行走于支气管 B^{10} 与 B^{8+9} 分叉之间,充分游离静脉 V^9a1,暴露支气管 B^{10} 前壁。

8. 在静脉 V^9a1 和 V^6a+b 之间,分离、显露支气管 B^{10},使用腔镜直线切割缝合器切断。

9. 提起 B^{10} 远侧残端,显露与之伴行的动脉 A^{10},分离至足够长度,使用腔镜直线切割缝合器切断。

10. 在静脉 V^6a+b 后上方,分离、显露支气管 B^6,沿 B^6 继续向远端分离、显露分支 B^6c,使用腔镜直线切割缝合器切断。

11. 提起支气管 B^6c 远侧残端,在其深部显露与之伴行的动脉 A^6c,结扎后切断。

12. 采用"改良膨胀萎陷法"确定段间交界面。膨肺至左下肺完全膨胀后单肺通气,等待约 15 分钟,膨胀的 S^6c+S^{10} 与萎陷的肺组织之间形成的界限即为段间交界面。

13. 静脉 V^6a+b 一属支 $Intra.V(S^6c)$ 明显位于膨胀的 S^6c 亚段内,游离后予超声刀切断。

14. 使用直线切割缝合器采用适行裁剪技术,分割段间交界面。使用"开门技术",沿段间交界面切开,切除 S^6c+S^{10}。移除标本。

15. 胸腔内注水,膨肺,观察 S^6c+S^{10} 残端及肺分离面有无漏气、余肺是否复张良好。

16. 解剖标本,寻找结节,观察切缘是够足够。标记后送病理检查。

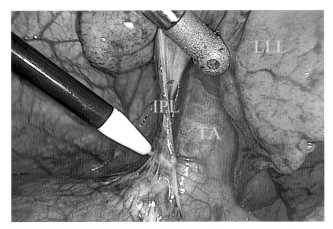

图 10-2-3-1 切开下肺韧带

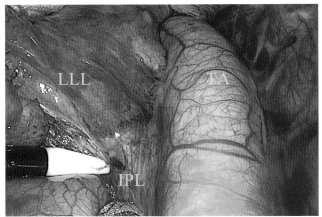

图 10-2-3-2 打开后纵隔胸膜，分离、显露下肺静脉

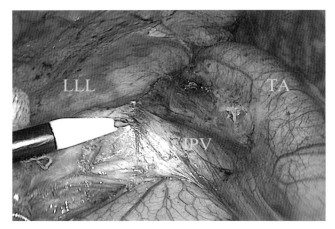

图 10-2-3-3 沿下肺静脉向远端分离，显露下肺静脉属支

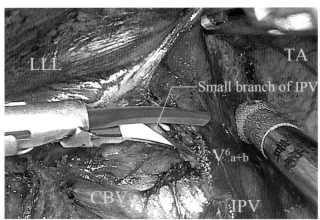

图 10-2-3-4 超声刀闭合切断下肺静脉细小属支

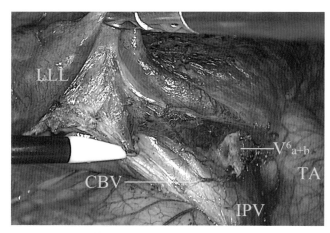

图 10-2-3-5 沿基地干静脉向远端分离，暴露基底静脉干属支

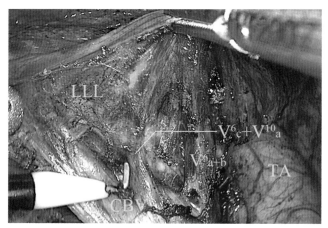

图 10-2-3-6 分离、显露静脉 $V^6c+V^{10}a$

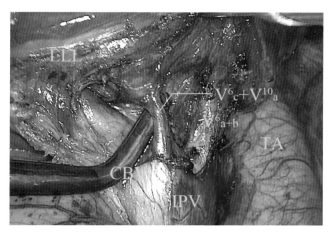

图 10-2-3-7　游离静脉 $V^6c + V^{10}a$

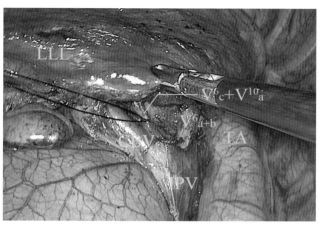

图 10-2-3-8　结扎静脉 $V^6c + V^{10}a$

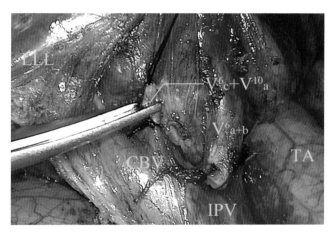

图 10-2-3-9　切断静脉 $V^6c + V^{10}a$

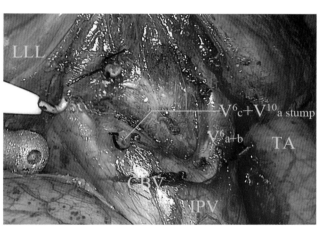

图 10-2-3-10　显露基底段静脉，并向远端分离

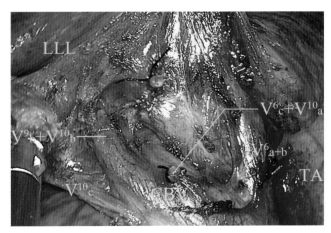

图 10-2-3-11　分离、显露静脉 $V^9b + V^{10}b$

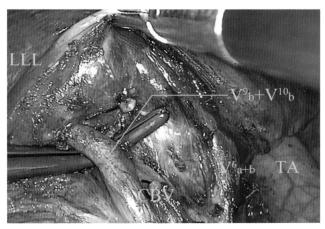

图 10-2-3-12　游离静脉 $V^9b + V^{10}b$

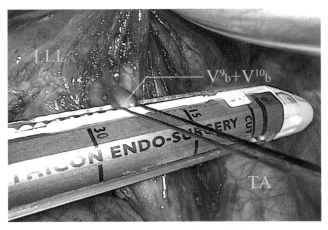

图 10-2-3-13　直线切割缝合器闭合切断静脉 $V^9b + V^{10}b$

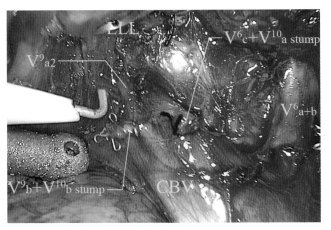

图 10-2-3-14　提起静脉 $V^9b + V^{10}b$ 远侧残端，
分离、显露其后方的 V^9a2

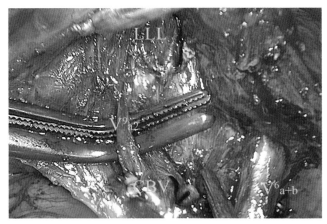

图 10-2-3-15　游离静脉 V^9a2

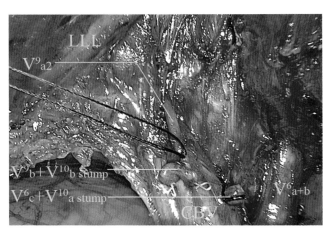

图 10-2-3-16　结扎静脉 V^9a2

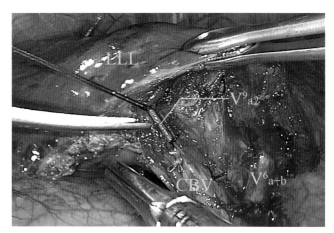

图 10-2-3-17　切断静脉 V^9a2

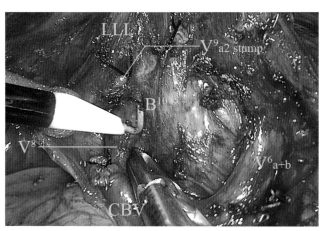

图 10-2-3-18　在静脉 V^9a2 深部分离、显露
静脉 V^8 和汇入其近端的 V^9a1

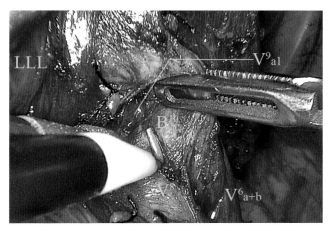

图 10-2-3-19 分离、显露静脉 V⁹a1 与支气管 B¹⁰

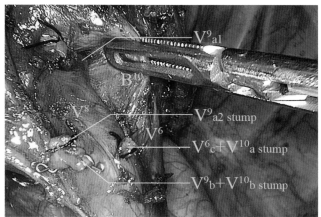

图 10-2-3-20 显露静脉 V⁹a1 与 B¹⁰

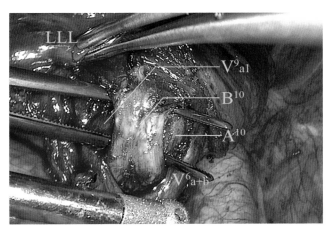

图 10-2-3-21 游离支气管 B¹⁰

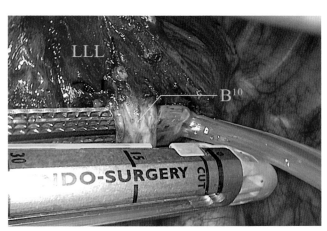

图 10-2-3-22 直线切割缝合器闭合切断支气管 B¹⁰

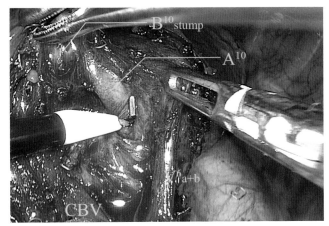

图 10-2-3-23 提起支气管 B¹⁰ 远侧残端,分离、
显露与之伴行的动脉 A¹⁰

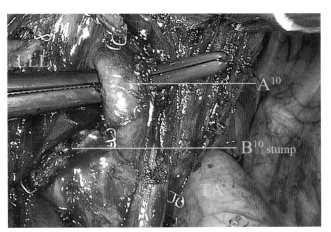

图 10-2-3-24 游离动脉 A¹⁰

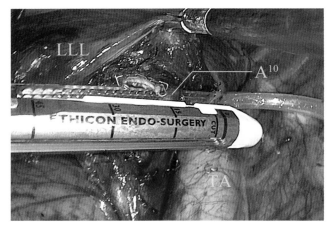

图 10-2-3-25　直线切割缝合器闭合切断动脉 A^{10}

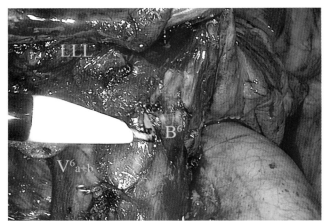

图 10-2-3-26　在静脉 V^{6}a＋b 后上方分离、显露支气管 B^6

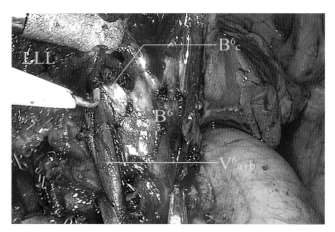

图 10-2-3-27　沿 B^6 向远端分离、显露 B^{6}c

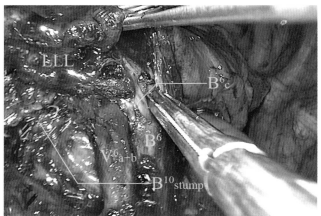

图 10-2-3-28　显露支气管 B^{6}c

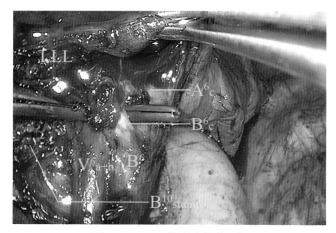

图 10-2-3-29　游离支气管 B^{6}c

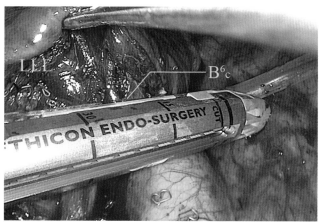

图 10-2-3-30　直线切割缝合器闭合切断支气管 B^{6}c

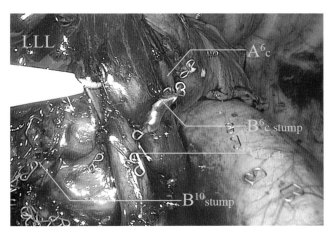

图 10-2-3-31　提起支气管 B⁶c 远侧残端、
分离、显露伴行动脉 A⁶c

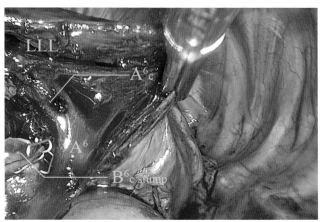

图 10-2-3-32　显露动脉 A⁶c

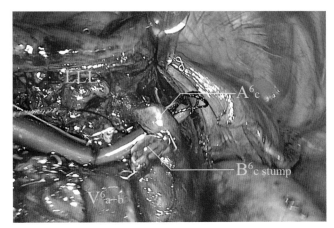

图 10-2-3-33　游离、结扎动脉 A⁶c

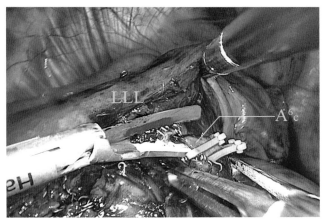

图 10-2-3-34　锁扣夹闭合 A⁶c 近端后切断

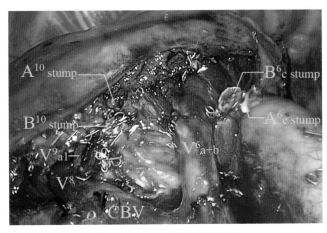

图 10-2-3-35　显露段门结构

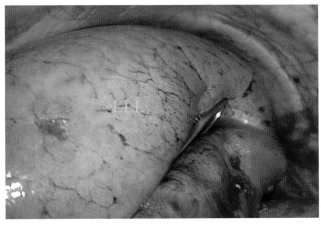

图 10-2-3-36　采用"改良膨胀萎陷法"确定段间交界面

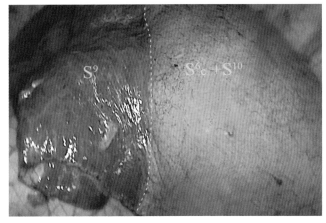

图 10-2-3-37　膨胀的靶段肺和保留肺组织之间
形成清晰的段间交界面

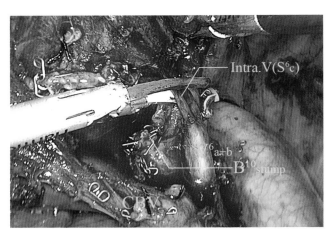

图 10-2-3-38　显示段门结构，并使用超声刀
切断 Intra.V(S^{6}c)

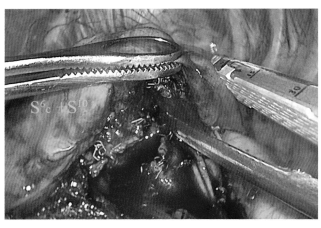

图 10-2-3-39　使用"开门技术"沿 S^{6}c 与 S^{6}a 亚段间
交界面切开肺组织

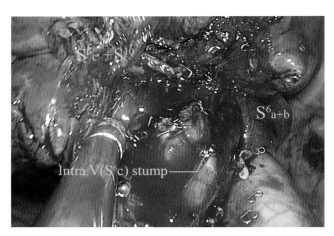

图 10-2-3-40　使用"开门技术"切开肺组织后的段门

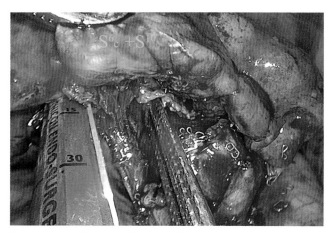

图 10-2-3-41　使用"开门技术"沿 S^{10}与 S^7 段间交界面切开肺组织

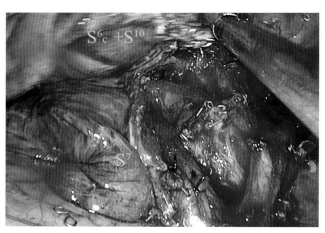

图 10-2-3-42　继续使用"开门技术"切开肺组织后的段门

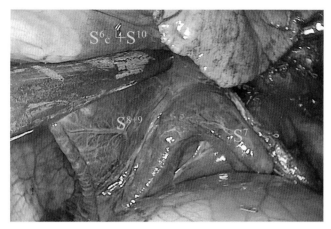

图 10-2-3-43　使用切割缝合器沿 S^{10} 与 S^{8+9} 段间
交界面切开肺组织

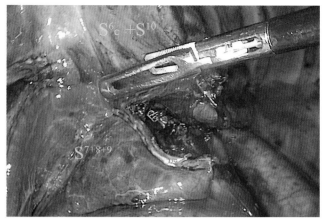

图 10-2-3-44　显示切开后的段间交界面

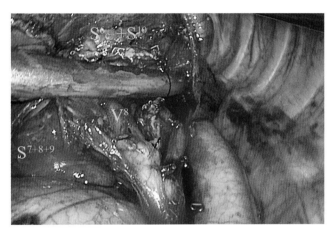

图 10-2-3-45　继续沿段间交界面适形裁剪

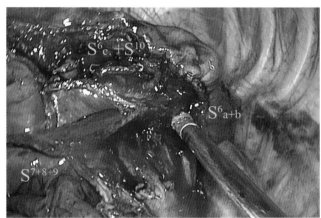

图 10-2-3-46　显示切开后的段间交界面

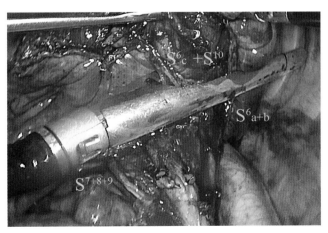

图 10-2-3-47　再继续沿段间交界面适形裁剪

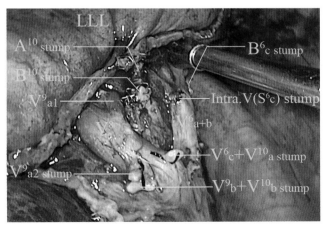

图 10-2-3-48　显示段门结构

（四）本例特点

1. 术前根据 3D-CTBA 判断患者结节位于 S^6 与 S^{10} 之间，仅仅行 S^{10} 切除术无法保证手术切缘。行 S^{10} 联合亚段 S^6c 切除术，既能够保证足够切缘，同时保留了更多肺组织（S^6a+b）。

2. 本例是以肺亚段为最小解剖单元的典型病例，在符合肿瘤学原则的前提下（切除靶结节，足够切缘），更多地考虑患者的肺功能保护，提高其术后生活质量，这一点显得尤其重要。本例中，扩大切除一个 S^6c 亚段很好地诠释了上述优势。

附:肺段解剖学名词中英文缩写索引

S——肺段（segment）

B——支气管（bronchus）

A——动脉（artery）

V——静脉（vein）

LN——淋巴结（lymph node）

stump——残端

Oblique fissure——肺斜裂

Horizontal fissure——右肺水平裂

ULB——上叶支气管（upper lobe bronchus）

LLB——下叶支气管（lower lobe bronchus）

BI——中间干支气管（bronchus intermedius）

RULB——右上肺支气管（right upper lobe bronchus）

Asc.A——升支动脉（ascending artery）

Rec.A——返支动脉（recurrent artery）

truncus superior——肺动脉上干

interlobar pulmonary artery trunk——叶间肺动脉干

basal pulmonary artery trunk——肺动脉基底干

SPV——上肺静脉（superior pulmonary vein）

IPV——下肺静脉（inferior pulmonary vein）

CV——中心静脉（central vein）

CBV——基底干静脉（common basal vein）

SBV——上基底段静脉（superior basal vein）

IBV——下基底段静脉（inferior basal vein）

Intra. V——段内静脉（intrasegmental vein）

Inter. V——段间静脉（intersegmental vein）

PA——肺动脉（pulmonary artery）

TA——胸主动脉（thoracic aorta）

AA——主动脉弓（aortic arch）

azygos vein——奇静脉

右肺上叶（**Superior Lobe of Right Lung**）

S 肺段（segment）

S^1——尖段（apical segment）

 S^1a——尖亚段（proper apical subsegment）

 S^1b——前亚段（anterior subsegment）

S^2——后段（posterior segment）

 S^2a——后亚段（posterior subsegment）

 S^2b——外亚段（lateral subsegment）

S^3——前段（anterior segment）

 S^3a——外亚段（lateral subsegment）

 S^3b——内亚段（medial subsegment）

B 支气管（bronchus）

B^1——尖段支气管（apical segmental bronchus）

 B^1a——尖亚段支气管（proper apical subsegmental bronchus）

 B^1b——前亚段支气管（anterior subsegmental bronchus）

B^2——后段支气管（posterior segmental bronchus）

 B^2a——后亚段支气管（posterior subsegmental bronchus）

 B^2b——外亚段支气管（lateral subsegmental bronchus）

B^3——前段支气管（anterior segmental bronchus）

 B^3a——外亚段支气管（lateral subsegmental bronchus）

 B^3b——内亚段支气管（medial subsegmental bronchus）

A 动脉（artery）

A^1——尖段动脉（apical segmental artery）

 A^1a——尖亚段动脉（proper apical subsegmental artery）

 A^1b——前亚段动脉（anterior subsegmental artery）

A^2——后段动脉（posterior segmental artery）

 A^2a——后亚段动脉（posterior subsegmental artery）

 A^2b——外亚段动脉（lateral subsegmental artery）

A^3——前段动脉（anterior segmental artery）

 A^3a——外亚段动脉（lateral subsegmental artery）

 A^3b——内亚段动脉（medial subsegmental artery）

V 静脉（vein）

V^1——尖段静脉（apical vein）

 V^1a——亚段间静脉，走行于 S^1a 和 S^1b 之间（intersubsegmental，between S^1a and S^1b）

 V^1b——段间静脉，走行于 S^1 和 S^3 之间；准确地为亚段间静脉，走行于 S^1b 和 S^3b 之间

  （intersegmental，between S^1 and S^3；exactly，intersubsegmental，between S^1b and S^3b）

V^2——后段静脉(posterior vein)

    V^2a——段间静脉,走行于 S^1 和 S^2 之间;准确地为亚段间静脉,走行于 S^1a 和 S^2a 之间(intersegmental, between S^1 and S^2; exactly, intersubsegmental, between S^1a and S^2a)

    V^2b——亚段间静脉,走行于 S^2a 和 S^2b 之间(intersubsegmental, between S^2a and S^2b)

    V^2c——段间静脉,走行于 S^2 和 S^3 之间;准确地为亚段间静脉,走行于 S^2b 和 S^3a 之间(intersegmental, between S^1 and S^2; exactly, intersubsegmental, between S^2b and S^3a)

    V^2t——亚段间静脉或段间静脉,走行于 S^2a 和 S^2b 或 S^1a 和 S^2a 之间(intersubsegmental or intersegmental, between S^2a and S^2b, or between S^1a and S^2a)

V^3——前段静脉(anterior vein)

    V^3a——亚段间静脉,走行于 S^3a 和 S^3b 之间(intersubsegmental, between S^3a and S^3b)

    V^3b——亚段内静脉或叶间静脉,走行于 S^3b 下方、或 S^3b 与 S^5 之间(intrasubsegmental or interlobar, below S^3b, or between S^3b and S^5)

    V^3c——亚段内静脉,走行于 S^3b 内;准确地为次亚段间静脉,走行于 S^3bi 和 S^3bii 之间(intrasubsegmental, in S^3b; exactly, intersub-subsegmental, between S^3bi and S^3bii)

$Vl(l: lateral)$——段间静脉,走行于 S^1、S^2 和 S^3 中间(intersegmental, in the middle of S^1, S^2 and S^3)

Central vein——$V^2a + V^2b + V^2c + V^2t + V^3a (+ V^1a$ or $V^1a + b)$

右肺中叶(**Middle Lobe of Right Lung**)

S 肺段(segment)

    S^4——外侧段(lateral segment)

        S^4a——外亚段(lateral subsegment)

        S^4b——内亚段(medial subsegment)

    S^5——内侧段(medial segment)

        S^5a——上亚段(superior subsegment)

        S^5b——下亚段(inferior subsegment)

B 支气管(bronchus)

    B^4——外侧段支气管(lateral segmental bronchus)

        B^4a——外亚段支气管(lateral subsegmental bronchus)

        B^4b——内亚段支气管(medial subsegmental bronchus)

    B^5——内侧段支气管(medial segmental bronchus)

        B^5a——上亚段支气管(superior subsegmental bronchus)

        B^5b——下亚段支气管(inferior subsegmental bronchus)

A 动脉(artery)

    A^4——外侧段动脉(lateral segmental artery)

        A^4a——外亚段动脉(lateral subsegmental artery)

        A^4b——内亚段动脉(medial subsegmental artery)

    A^5——内侧段动脉(medial segmental artery)

        A^5a——上亚段动脉(superior subsegmental artery)

        A^5b——下亚段动脉(inferior subsegmental artery)

V 静脉（vein）

　　V^4——外侧段静脉（lateral vein）

　　　　V^4a——亚段间静脉，走行于 S^4a 和 S^5a、S^4a 和 S^4b 之间（intersubsegmental，between S^4a and S^5a，and between S^4a and S^4b）

　　　　　　V^4a1——亚段间静脉，走行于 S^4a 和 S^5a 之间（intersubsegmental，between S^4a and S^5a）

　　　　　　V^4a2——亚段间静脉，走行于 S^4a 和 S^4b 之间（intersubsegmental，between S^4a and S^4b）

　　　　V^4b——亚段间静脉，走行于 S^4b 和 S^5b 之间（intersubsegmental，between S^4b and S^5b）

　　V^5——内侧段静脉（medial vein）

　　　　V^5a——亚段间静脉，走行于 S^5a 和 S^5b 之间（intersubsegmental，between S^5a and S^5b）

　　　　V^5b——亚段内静脉，走行于 S^5b 下方（intrasubsegmental，below S^5b）

右肺下叶（Inferior Lobe of Right Lung）

S 肺段（segment）

　　S^6——上段（superior segment）

　　　　S^6a——上亚段（superior subsegment）

　　　　S^6b——外亚段（lateral subsegment）

　　　　S^6c——内亚段（medial subsegment）

　　S^*——星段（subsuperior segment ）

　　　　S^*a——外亚段（lateral subsegment）

　　　　S^*b——后亚段（posterior subsegment）

　　S^7——内基底段（medial basal segment）

　　　　S^7a——前亚段（anterior subsegment）

　　　　S^7b——后亚段（posterior subsegment）

　　S^8——前基底段（anterior basal segment）

　　　　S^8a——外亚段（lateral subsegment）

　　　　S^8b——内亚段（medial subsegment）

　　S^9——外基底段（lateral basal segment）

　　　　S^9a——外亚段（lateral subsegment）

　　　　S^9b——内亚段（medial subsegment）

　　S^{10}——后基底段（posterior basal segment）

　　　　$S^{10}a$——后亚段（posterior subsegment）

　　　　$S^{10}b$——外亚段（lateral subsegment）

　　　　$S^{10}c$——内亚段（medial subsegment）

B 支气管（bronchus）

　　B^6——上段支气管（superior segmental bronchus）

　　　　B^6a——上亚段支气管（superior subsegmental bronchus）

　　　　B^6b——外亚段支气管（lateral subsegmental bronchus）

　　　　B^6c——内亚段支气管（medial subsegmental bronchus）

B[*]——星段支气管（subsuperior segmental bronchus）

    B[*]a——外亚段支气管（lateral subsegmental bronchus）

    B[*]b——后亚段支气管（posterior subsegmental bronchus）

B⁷——内基底段支气管（medial basal segmental bronchus）

    B⁷a——前亚段支气管（anterior subsegmental bronchus）

    B⁷b——后亚段支气管（posterior subsegmental bronchus）

B⁸——前基底段支气管（anterior basal segmental bronchus）

    B⁸a——外亚段支气管（lateral subsegmental bronchus）

    B⁸b——内亚段支气管（medial subsegmental bronchus）

B⁹——外基底段支气管（lateral basal segmental bronchus）

    B⁹a——外亚段支气管（lateral subsegmental bronchus）

    B⁹b——内亚段支气管（medial subsegmental bronchus）

B¹⁰——后基底段支气管（posterior basal segmental bronchus）

    B¹⁰a——后亚段支气管（posterior subsegmental bronchus）

    B¹⁰b——外亚段支气管（lateral subsegmental bronchus）

    B¹⁰c——内亚段支气管（medial subsegmental bronchus）

A 动脉（artery）

A⁶——上段动脉（superior segmental artery）

    A⁶a——上亚段动脉（superior subsegmental artery）

    A⁶b——外亚段动脉（lateral subsegmental artery）

    A⁶c——内亚段动脉（medial subsegmental artery）

A[*]——星段动脉（subsuperior segmental artery）

    A[*]a——外亚段动脉（lateral subsegmental artery）

    A[*]b——后亚段动脉（posterior subsegmental artery）

A⁷——内基底段动脉（medial basal segmental artery）

    A⁷a——前亚段动脉（anterior subsegmental artery）

    A⁷b——后亚段动脉（posterior subsegmental artery）

A⁸——前基底段动脉（anterior basal segmental artery）

    A⁸a——外亚段动脉（lateral subsegmental artery）

    A⁸b——内亚段动脉（medial subsegmental artery）

A⁹——外基底段动脉（lateral basal segmental artery）

    A⁹a——外亚段动脉（lateral subsegmental artery）

    A⁹b——内亚段动脉（medial subsegmental artery）

A¹⁰——后基底段动脉（posterior basal segmental artery）

    A¹⁰a——后亚段动脉（posterior subsegmental artery）

    A¹⁰b——外亚段动脉（lateral subsegmental artery）

    A¹⁰c——内亚段动脉（medial subsegmental artery）

V 静脉（vein）

V^6——上段静脉（superior vein）

　V^6a——亚段间静脉，走行于 S^6a 和 S^6c、S^6a 和 S^6b 之间（intersubsegmental，between S^6a and S^6c，and S^6a and S^6b）

　　V^6a1——亚段间静脉，走行于 S^6a 和 S^6c 之间（intersubsegmental，between S^6a and S^6c）

　　V^6a2——亚段间静脉，走行于 S^6a 和 S^6b 之间（intersubsegmental，between S^6a and S^6b）

　V^6b——段间静脉，走行于 S^6，S^9 和 S^8 之间；准确地为亚段间静脉，走行于 S^6b 和 S^6c、S^6b 和 S^9a、S^6b 和 S^8a 之间（intersegmental，among S^6，S^8 and S^9；exactly，intersubsegmental，between S^6b and S^6c，S^6b and S^9a，and S^6b and S^8a）

　　V^6b1——亚段间静脉，走行于 S^6b 和 S^6c 之间（intersubsegmental，between S^6b and S^6c）

　　V^6b2——亚段间静脉，走行于 S^6b 和 S^9a 之间（intersubsegmental，between S^6b and S^9a）

　　V^6b3——亚段间静脉，走行于 S^6b 和 S^8a 之间（intersubsegmental，between S^6b and S^8a）

　V^6c——段间静脉，走行于 S^6 和 S^{10} 或 S^* 之间；准确地为亚段间静脉，走行于 S^6c 和 $S^{10}a$，S^* 或 S^7b（右肺 B^7ab 型或 B^7b 型时）之间[intersegmental，between S^6 and S^{10} or S^*；exactly，intersubsegmental，between S^6c and $S^{10}a$，S^* or S^7b（when B^7 is B^7ab or B^7b type）]

V^*——星段静脉（subsuperior vein）

V^7——内基底段静脉（medial basal vein）

　V^7a——亚段间静脉，走行于 S^7a 和 S^8b 之间（intersubsegmental，between S^7a and S^8b）

　V^7b——亚段间静脉，走行于 S^7a 和 S^7b 之间（intersubsegmental，between S^7a and S^7b）

V^8——前基底段静脉（anterior basal vein）

　V^8a——亚段间静脉，走行于 S^8a 和 S^9a、S^8a 和 S^8b、S^9a 和 S^9b 之间（intersubsegmental，between S^8a and S^9a，S^8a and S^8b，and S^9a and S^9b）

　　V^8a1——亚段间静脉，走行于 S^8a 和 S^9a 之间（intersubsegmental，between S^8a and S^9a）

　　V^8a2——亚段间静脉，走行于 S^9a 和 S^9b 之间（intersubsegmental，between S^9a and S^9b）

　　V^8a3——亚段间静脉，走行于 S^8a 和 S^8b 之间（intersubsegmental，between S^8a and S^8b）

　V^8b——亚段间静脉，走行于 S^8b 和 S^9b 之间（intersubsegmental，between S^8b and S^9b）

V^9——外基底段静脉（lateral basal vein）

　V^9a——亚段间静脉，走行于 S^9a 和 $S^{10}a$、$S^{10}a$ 和 $S^{10}b$、S^9a 和 S^9b 之间（intersubsegmental，between S^9a and $S^{10}a$，$S^{10}a$ and $S^{10}b$，and S^9a and S^9b）

　　V^9a1——亚段间静脉，走行于 S^9a 和 $S^{10}a$ 之间（intersubsegmental，between S^9a and $S^{10}a$）

　　V^9a2——亚段间静脉，走行于 $S^{10}a$ 和 $S^{10}b$ 之间（intersubsegmental，between $S^{10}a$ and $S^{10}b$）

　　V^9a3——亚段间静脉，走行于 S^9a 和 S^9b 之间（intersubsegmental，between S^9a and S^9b）

　V^9b——亚段间静脉，走行于 S^9b 和 $S^{10}b$ 之间（intersubsegmental，between S^9b and $S^{10}b$）

V^{10}——后基底段静脉（posterior basal vein）

　$V^{10}a$——亚段间静脉，走行于 $S^{10}a$ 和 $S^{10}c$ 之间（intersubsegmental，between $S^{10}a$ and $S^{10}c$）

　$V^{10}b$——亚段间静脉，走行于 $S^{10}b$ 和 $S^{10}c$ 之间（intersubsegmental，between $S^{10}b$ and $S^{10}c$）

　$V^{10}c$——段间静脉，伴随下肺韧带上缘嵌入 S^{10} 和 S^7 交界深部；准确地为亚段间静脉，走行于 $S^{10}c$ 和 S^7b（S^7 缺如时为 S^8b）之间[intersegmental，running in the upper edge of the lower pulmonary ligament and embedded deeply into the border between S^{10} and S^7；exactly，intersubsegmental，between $S^{10}c$ and S^7b（S^8b when S^7 absent）]

左肺上叶（**Superior Lobe of Left Lung**）

S 肺段（segment）

S^{1+2}——尖后段（apicoposterior segment）

$S^{1+2}a$——尖亚段（apical subsegment）

$S^{1+2}b$——后亚段（posterior subsegment）

$S^{1+2}c$——外亚段（lateral subsegment）

S^3——前段（anterior segment）

S^3a——外亚段（lateral subsegment）

S^3b——内亚段（medial subsegment）

S^3c——上亚段（superior subsegment）

S^4——上舌段（superior lingular segment）

S^4a——外亚段（lateral subsegment）

S^4b——前亚段（anterior subsegment）

S^5——下舌段（inferior lingular segment）

S^5a——上亚段（superior subsegment）

S^5b——下亚段（inferior subsegment）

B 支气管（bronchus）

B^{1+2}——尖后段支气管（apicoposterior segmental bronchus）

$B^{1+2}a$——尖亚段支气管（apical subsegmental bronchus）

$B^{1+2}b$——后亚段支气管（posterior subsegmental bronchus）

$B^{1+2}c$——外亚段支气管（lateral subsegmental bronchus）

B^3——前段支气管 anterior segmental bronchus）

B^3a——外亚段支气管（lateral subsegmental bronchus）

B^3b——内亚段支气管（medial subsegmental bronchus）

B^3c——上亚段支气管（superior subsegmental bronchus）

B^4——上舌段支气管（superior lingular bronchus）

B^4a——外亚段支气管（lateral subsegmental bronchus）

B^4b——前亚段支气管（anterior subsegmental bronchus）

B^5——下舌段支气管（inferior lingular bronchus）

B^5a——上亚段支气管（superior subsegmental bronchus）

B^5b——下亚段支气管（inferior subsegmental bronchus）

A 动脉（artery）

A^{1+2}——尖后段动脉（apicoposterior segmental artery）

$A^{1+2}a$——尖亚段动脉（apical subsegmental artery）

$A^{1+2}b$——后亚段动脉（posterior subsegmental artery）

$A^{1+2}c$——外亚段动脉（lateral subsegmental artery）

A^3——前段动脉(anterior segmental artery)

    A^3a——外亚段动脉(lateral subsegmental artery)

    A^3b——内亚段动脉(medial subsegmental artery)

    A^3c——上亚段动脉(superior subsegmental artery)

A^4——上舌段动脉(superior lingular artery)

    A^4a——外亚段动脉(lateral subsegmental artery)

    A^4b——前亚段动脉(anterior subsegmental artery)

A^5——下舌段动脉(inferior lingular artery)

    A^5a——上亚段动脉(superior subsegmental artery)

    A^5b——下亚段动脉(inferior subsegmental artery)

V 静脉(vein)

V^{1+2}——尖后段静脉(apicoposterior vein)

    $V^{1+2}a$——段间静脉,走行于 S^{1+2} 和 S^3 之间;准确地为亚段间静脉,走行于 $S^{1+2}a$ 和 S^3c 之间(intersegmental, between S^{1+2} and S^3; exactly, intersubsegmental, between $S^{1+2}a$ and S^3c)

    $V^{1+2}b$——亚段间静脉,走行于 $S^{1+2}a$ 和 $S^{1+2}b$ 之间(intersubsegmental, between $S^{1+2}a$ and $S^{1+2}b$)

    $V^{1+2}c$——亚段间静脉,走行于 $S^{1+2}b$ 和 $S^{1+2}c$ 之间(intersubsegmental, between $S^{1+2}b$ and $S^{1+2}c$)

    $V^{1+2}d$——亚段间静脉,走行于 $S^{1+2}c$、S^3a 和 S^4a 之间(intersubsegmental, among $S^{1+2}c$, S^3a and S^4a)

        $V^{1+2}d1$——亚段间静脉,走行于 $S^{1+2}c$ 和 S^3a 之间(intersubsegmental, between $S^{1+2}c$ and S^3a)

        $V^{1+2}d2$——亚段间静脉,走行于 $S^{1+2}c$ 和 S^4a 之间(intersubsegmental, between $S^{1+2}c$ and S^4a)

        $V^{1+2}d3$——亚段间静脉,走行于 S^3a 和 S^4a 之间(intersubsegmental, between S^3a and S^4a)

V^3——前段静脉(anterior vein)

    V^3a——亚段间静脉,走行于 S^3a 和 S^3c、S^3a 和 S^3b 之间(intersubsegmental, between S^3a and S^3c, and S^3a and S^3b)

        V^3a1——亚段间静脉,走行于 S^3a 和 S^3c 之间(intersubsegmental, between S^3a and S^3c)

        V^3a2——亚段间静脉,走行于 S^3a 和 S^3b 之间(intersubsegmental, between S^3a and S^3b)

    V^3b——段间静脉,走行于 S^3 和 S^4 之间;准确地为亚段间静脉,走行于 S^3b 和 S^4b 之间(intersegmental, between S^3 and S^4; exactly, intersubsegmental, between S^3b and S^4b)

    V^3c——亚段间静脉,走行于 S^3b 和 S^3c 之间(intersubsegmental, between S^3b and S^3c)

Vl——段间静脉,走行于 S^{1+2} 和 S^3a 之间(intersegmental, between S^{1+2} and S^3a)

V^4——上舌段静脉(superior lingular vein)

    V^4a——亚段间静脉,走行于 S^4a 和 S^4b、S^4a 和 S^5a 之间(intersubsegmental, between S^4a and S^4b, and S^4a and S^5a)

        V^4a1——亚段间静脉,走行于 S^4a 和 S^4b 之间(intersubsegmental, between S^4a and S^4b)

        V^4a2——亚段间静脉,走行于 S^4a 和 S^5a 之间(intersubsegmental, between S^4a and S^5a)

    V^4b——亚段间静脉,走行于 S^4b 和 S^5a 之间(intersubsegmental, between S^4b and S^5a)

V^5——下舌段静脉(inferior lingular vein)

    V^5a——亚段间静脉,走行于 S^5a 和 S^5b 之间(intersubsegmental, between S^5a and S^5b)

    V^5b——亚段内静脉,走行于 S^5b 下方(intrasubsegmental, below S^5b)

左肺下叶（**Inferior Lobe of Left Lung**）

S 肺段（segment）

S^6——上段（superior segment）

　　S^6a——上亚段（superior subsegment）

　　S^6b——外亚段（lateral subsegment）

　　S^6c——内亚段（medial subsegment）

S^*——星段（subsuperior segment ）

　　S^*a——外亚段（lateral subsegment）

　　S^*b——后亚段（posterior subsegment）

S^8——前基底段（anterior basal segment）

　　S^8a——外亚段（lateral subsegment）

　　S^8b——内亚段（medial subsegment）

S^9——外基底段（lateral basal segment）

　　S^9a——外亚段（lateral subsegment）

　　S^9b——内亚段（medial subsegment）

S^{10}——后基底段（posterior basal segment）

　　$S^{10}a$——后亚段（posterior subsegment）

　　$S^{10}b$——外亚段（lateral subsegment）

　　$S^{10}c$——内亚段（medial subsegment）

B 支气管（bronchus）

B^6——上段支气管（superior segmental bronchus）

　　B^6a——上亚段支气管（superior subsegmental bronchus）

　　B^6b——外亚段支气管（lateral subsegmental bronchus）

　　B^6c——内亚段支气管（medial subsegmental bronchus）

B^*——星段支气管（subsuperior segmental bronchus）

　　B^*a——外亚段支气管（lateral subsegmental bronchus）

　　B^*b——后亚段支气管（posterior subsegmental bronchus）

B^8——前基底段支气管（anterior basal segmental bronchus）

　　B^8a——外亚段支气管（lateral subsegmental bronchus）

　　B^8b——内亚段支气管（medial subsegmental bronchus）

B^9——外基底段支气管（lateral basal segmental bronchus）

　　B^9a——外亚段支气管（lateral subsegmental bronchus）

　　B^9b——内亚段支气管（medial subsegmental bronchus）

B^{10}——后基底段支气管（posterior basal segmental bronchus）

　　$B^{10}a$——后亚段支气管（posterior subsegmental bronchus）

　　$B^{10}b$——外亚段支气管（lateral subsegmental bronchus）

　　$B^{10}c$——内亚段支气管 medial subsegmental bronchus）

A 动脉（artery）

A^6——上段动脉（superior segmental artery）

　A^6a——上亚段动脉（superior subsegmental artery）

　A^6b——外亚段动脉（lateral subsegmental artery）

　A^6c——内亚段动脉（medial subsegmental artery）

A^*——星段动脉（subsuperior segmental artery）

　A^*a——外亚段动脉（lateral subsegmental artery）

　A^*b——后亚段动脉（posterior subsegmental artery）

A^8——前基底段动脉（anterior basal segmental artery）

　A^8a——外亚段动脉（lateral subsegmental artery）

　A^8b——内亚段动脉（medial subsegmental artery）

A^9——外基底段动脉（lateral basal segmental artery）

　A^9a——外亚段动脉（lateral subsegmental artery）

　A^9b——内亚段动脉（medial subsegmental artery）

A^{10}——后基底段动脉（posterior basal segmental artery）

　$A^{10}a$——后亚段动脉（posterior subsegmental artery）

　$A^{10}b$——外亚段动脉（lateral subsegmental artery）

　$A^{10}c$——内亚段动脉（medial subsegmental artery）

V 静脉（vein）

V^6——上段静脉（superior vein）

　V^6a——亚段间静脉，走行于 S^6a 和 S^6c、S^6a 和 S^6b 之间（intersubsegmental，between S^6a and S^6c，and S^6a and S^6b）

　　V^6a1——亚段间静脉，走行于 S^6a 和 S^6c 之间（intersubsegmental，between S^6a and S^6c）

　　V^6a2——亚段间静脉，走行于 S^6a 和 S^6b 之间（intersubsegmental，between S^6a and S^6b）

　V^6b——段间静脉，走行于 S^6，S^9 和 S^8 之间；准确地为亚段间静脉，走行于 S^6b 和 S^6c、S^6b 和 S^9a、S^6b 和 S^8a 之间（intersegmental，among S^6，S^8 and S^9；exactly，intersubsegmental，between S^6b and S^6c，S^6b and S^9a，and S^6b and S^8a）

　　V^6b1——亚段间静脉，走行于 S^6b 和 S^6c 之间（intersubsegmental，between S^6b and S^6c）

　　V^6b2——亚段间静脉，走行于 S^6b 和 S^9a 之间（intersubsegmental，between S^6b and S^9a）

　　V^6b3——亚段间静脉，走行于 S^6b 和 S^8a 之间（intersubsegmental，between S^6b and S^8a）

　V^6c——段间静脉，走行于 S^6 和 S^{10} 或 S^* 之间；准确地为亚段间静脉，走行于 S^6c 和 $S^{10}a$ 或 S^* 之间（intersegmental，between S^6 and S^{10} or S^*；exactly，intersubsegmental，between S^6c and $S^{10}a$ or S^*）

V^*——星段静脉（subsuperior vein）

V^8——前基底段静脉（anterior basal vein）

　V^8a——亚段间静脉，走行于 S^8a 和 S^9a、S^8a 和 S^8b、S^9a 和 S^9b 之间（intersubsegmental，between S^8a and S^9a，S^8a and S^8b，and S^9a and S^9b）

V^8a1——亚段间静脉，走行于 S^8a 和 S^9a 之间（intersubsegmental，between S^8a and S^9a）

V^8a2——亚段间静脉，走行于 S^9a 和 S^9b 之间（intersubsegmental，between S^9a and S^9b）

V^8a3——亚段间静脉，走行于 S^8a 和 S^8b 之间（intersubsegmental，between S^8a and S^8b）

V^8b——亚段间静脉，走行于 S^8b 和 S^9b 之间（intersubsegmental，between S^8b and S^9b）

V^9——外基底段静脉（lateral basal vein）

V^9a——亚段间静脉，走行于 S^9a 和 $S^{10}a$、$S^{10}a$ 和 $S^{10}b$、S^9a 和 S^9b 之间（intersubsegmental，between S^9a and $S^{10}a$，$S^{10}a$ and $S^{10}b$，and S^9a and S^9b）

V^9a1——亚段间静脉，走行于 S^9a 和 $S^{10}a$ 之间（intersubsegmental，between S^9a and $S^{10}a$）

V^9a2——亚段间静脉，走行于 $S^{10}a$ 和 $S^{10}b$ 之间（intersubsegmental，between $S^{10}a$ and $S^{10}b$）

V^9a3——亚段间静脉，走行于 S^9a 和 S^9b 之间（intersubsegmental，between S^9a and S^9b）

V^9b——亚段间静脉，走行于 S^9b 和 $S^{10}b$ 之间（intersubsegmental，between S^9b and $S^{10}b$）

V^{10}——后基底段静脉（posterior basal vein）

$V^{10}a$——亚段间静脉，走行于 $S^{10}a$ 和 $S^{10}c$ 之间（intersubsegmental，between $S^{10}a$ and $S^{10}c$）

$V^{10}b$——亚段间静脉，走行于 $S^{10}b$ 和 $S^{10}c$ 之间（intersubsegmental，between $S^{10}b$ and $S^{10}c$）

$V^{10}c$——段间静脉，伴随下肺韧带上缘嵌入 S^{10} 和 S^8 交界深部；准确地为亚段间静脉，走行于 $S^{10}c$ 和 S^8b 之间（intersegmental，running in the upper edge of the lower pulmonary ligament and embedded deeply into the border between S^{10} and S^8；exactly，intersubsegmental，between $S^{10}c$ and S^8b）

（许洪磊）